Komplexität in der Psychotherapie

Rainer Sachse

Komplexität in der Psychotherapie

Psychotherapie klientengerecht und nachhaltig gestalten

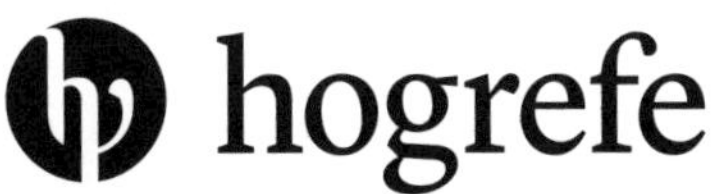

Prof. Dr. Rainer Sachse, geb. 1948. 1969–1978 Studium der Psychologie an der Ruhr-Universität Bochum. Ab 1980 Wissenschaftlicher Mitarbeiter an der Ruhr-Universität Bochum. 1985 Promotion. 1991 Habilitation. Privatdozent an der Ruhr-Universität Bochum. Seit 1998 außerplanmäßiger Professor. Leiter des Institutes für Psychologische Psychotherapie (IPP), Bochum. Arbeitsschwerpunkte: Persönlichkeitsstörungen, Klärungsorientierte Psychotherapie, Verhaltenstherapie.

Bibliografische Information der Deutschen Nationalbibliothek
Die Deutsche Nationalbibliothek verzeichnet diese Publikation in der Deutschen Nationalbibliografie; detaillierte bibliografische Daten sind im Internet über http://dnb.dnb.de abrufbar.

Hogrefe Verlag GmbH & Co. KG
Merkelstraße 3
37085 Göttingen
Deutschland
Tel. +49 551 999 50 0
Fax +49 551 999 50 111
info@hogrefe.de
www.hogrefe.de

Umschlagabbildung: © iStock.com by Getty Images / piranka
Satz: Sabine Rosenfeldt, Hogrefe Verlag GmbH & Co. KG, Göttingen
Druck: mediaprint solutions GmbH, Paderborn
Printed in Germany
Auf säurefreiem Papier gedruckt

1. Auflage 2022

(E-Book-ISBN [PDF] 978-3-8409-3127-7; E-Book-ISBN [EPUB] 978-3-8444-3127-8)
ISBN 978-3-8017-3127-4
https://doi.org/10.1026/03127-000

Prof. Dr. Franz Caspar gewidmet

Inhaltsverzeichnis

1 Einleitung

1.1 Worum es geht

Die Frage, wie Psychotherapie den Klienten[a] gerecht werden kann, erscheint vielleicht merkwürdig, sie ist aber, wie hier gezeigt werden soll, hochgradig gerechtfertigt und angezeigt. Denn die Frage lässt sich gar nicht leicht beantworten, wenn man, wie hier, die Antwort nicht aus einer Ideologie heraus, sondern aus psychologisch-wissenschaftlichen Überlegungen heraus beantworten will.

Analysiert man gründlich, was es bedeuten kann, „Klienten gerecht zu werden" und auch, inwieweit bisherige Psychotherapieverfahren Klienten gerecht werden, dann stößt man auf vielfältige Probleme. Das Erste, was man sieht, ist, dass Klienten hoch komplex sind, dass Probleme und Therapieprozesse hoch komplex sind. Und man erkennt, dass bisherige Therapieverfahren diese Komplexität z. T. ignorieren. Stellt sich eine Psychotherapie dieser Komplexität, dann, so wird deutlich werden, muss sie ihr Paradigma ändern: Denn hoch komplexe Klienten, Probleme und Prozesse erfordern eine hoch komplexe Psychotherapie. Und dies ist auch erforderlich, damit Psychotherapie den Klienten stärker als bisher gerecht werden kann: Indem sie viel stärker die Komplexität und Heterogenität von Klienten, die Komplexität von Problemen und von Therapieprozessen berücksichtigt.

Dies bedeutet aber auch, wie zu zeigen sein wird, *dass Psychotherapie sehr viel komplexer werden muss,* um die Komplexität von Klienten und Problemen gerecht werden zu können. Und dass ein Psychotherapeut sich der Komplexität stellen sollte und eine entsprechende Expertise entwickeln sollte. Daraus folgt wiederum, dass viele Aspekte der heute praktizierten Psychotherapie zumindest „suboptimal" sind, einige widersprechen sogar stark dem wissenschaftlichen Erkenntnisstand. Es soll daher versucht werden, grundsätzliche wissenschaftstheoretische Erkenntnisse und psychologische und psychotherapeutische Forschungsergebnisse aufzuzeigen sowie wichtige Erkenntnisse der Chaos- und Systemtheorie zu verwenden und aus ihnen abzuleiten, in welcher Richtung Psychotherapie weiterentwickelt werden kann.

Leider ist es auch nicht so, dass ich perfekte Lösungen hätte, aber ich kann zumindest einige Ansatzpunkte aufzeigen, über die man näher nachdenken kann. Was ich aufzeigen werde, bedeutet über weite Strecken eine Modifikation des bisherigen Psychotherapieparadigmas: Von einfach strukturierten Therapien hin zu (hoch) komplexen, die auch in der Lage sind, Probleme weit jenseits von „Symptomreduktionen" zu

a Zugunsten einer besseren Lesbarkeit wird im Text in der Regel das generische Maskulinum verwendet. Diese Formulierungen umfassen gleichermaßen alle Geschlechter (m/w/d). Die verkürzte Sprachform hat nur redaktionelle Gründe und beinhaltet keine Wertung.

bearbeiten. Ob dies zu Denkanstößen führen wird, ist ungewiss. Natürlich kann man alle Argumente ignorieren und „buisiness as usual" machen, das ist ja eine bewährte Lösung. Aber man könnte vielleicht auch in Dialoge eintreten und versuchen, offensichtliche Mängel zu beseitigen. Ich möchte deshalb auch in erster Linie Denkanstöße geben und Diskussionen anregen: Auch ich weiß im Augenblick nicht, wohin die Entwicklung gehen wird, bin aber hoch gespannt.

Es ist dem Leser vielleicht aufgefallen, dass eine Frage des Buches lautet, wie Psychotherapie dem Klienten „gerecht werden" kann. Sie lautet nicht, wie man Psychotherapie möglichst effektiv oder effizient machen kann. Natürlich ist Effektivität von Psychotherapie eine relevante Dimension: Ein Klient will, dass Psychotherapie „etwas bringt" und das ohne unnötigen Aufwand! Man muss jedoch sehen, dass Effektivität und Effizienz (vor allem Geschwindigkeit) nicht die einzigen Dimensionen einer Psychotherapie sind.

Psychotherapie stellt, vor allem wenn sie dazu dient, Lebensprobleme zu bearbeiten, einen wesentlichen Aspekt des Lebens selbst dar. Und wie bei allen relevanten Lebensaspekten ist Effektivität oder Effizienz nur *ein* Aspekt der Lebensgestaltung. Wenn ich Sex haben will, ist die effizienteste Methode, mit dem Verkehr in zwei Minuten fertig zu sein: Das spart maximal Zeit und Energie. Das ist so, aber will man das? Geht es wirklich um einen derart eingeschränkten Begriff von *Effektivität als einzelnes Ergebnis pro Zeiteinheit oder Kosteneinheit?* Wollen wir unser Leben und wollen wir Psychotherapie wirklich derart eingeschränkt definieren?

Wenn ich Spaß haben will, kann ich mir 2–3 Stunden Zeit nehmen, mich auf neue Erfahrungen einlassen, ohne zu wissen, was genau passieren wird. Das ist zweifellos nicht effizient, aber das macht dennoch Sinn. In vielen Bereichen zielt man nicht auf ein einzelnes, isoliertes Ereignis ab, das man in hohem Tempo erreicht; *man zielt auf breite Ergebnisse ab, darauf, mehrere Ziele gleichzeitig zu erreichen und man akzeptiert, dass das Energie und Zeit kosten kann.*

Will man Psychotherapie als ein Verfahren, mit dem man schnell möglichst eingegrenzte Effekte erzielt oder will man auch hier möglichst gute, nachhaltige Ergebnisse?

Gerade bei hoch komplexen Problemen ist es wesentlich, *komplexe Ziele nachhaltig anzustreben,* weil Klienten sehr oft mit komplexen Problemen in die Therapie kommen, für die es keine simplen, vorgefertigten Lösungen und manualisierte Lösungswege gibt. Viele Klienten wollen in der Psychotherapie keine Tauben-Angst „wegmachen", sie wollen Lebensprobleme, unter Umständen existenzielle Probleme lösen, die sie stark belasten, ihre Gesundheit gefährden usw., die damit hoch relevant sind und um die sich Psychotherapie auf alle Fälle kümmern sollte. Sie wollen klären, was genau sie so antreibt, dass sie ihre Gesundheit ruinieren, was sie eigentlich wirklich wollen, warum sie Probleme mit einem Partner haben, wieso sie ständig Interaktionskonflikte produzieren usw. usw. Auch das sind hochkomplizierte Fragen, für deren Analyse und Beantwortung man gründlich klären muss, was u. U. viel Aufwand erfordert und viel Zeit kostet.

Viele Probleme von Klienten sind hoch komplex: Zu Therapiebeginn kann ein Klient oft nicht mal das Problem genau definieren, nicht sagen, was er will oder was eine Lösung sein könnte. Die Klärung selbst ist komplex, man muss sich Zeit lassen, sich Aspekte näher anzuschauen, gerät in Sackgassen, setzt neu an usw. usw. Um diese Probleme zu lösen, muss man sich auf Prozesse einlassen, von denen man *nicht wissen kann,* wie sie ausgehen werden oder wohin sie einen führen werden, denn man weiß zu Beginn nicht, wo eine Lösung liegen wird und kann auch (noch) keine klaren Ziele definieren!

Psychotherapeuten brauchen die Kompetenz, diese Prozesse nicht nur zu begleiten, sondern konstruktiv zu steuern, dem Klienten deutlich zu machen, wo er langgehen sollte, welcher Frage er folgen sollte usw. Therapeuten können hier sehr konstruktiv wirken, aber sie müssen auch dem Prozess folgen, sie können keine Lösungen vorgeben, noch können sie Prozesse planen. Das alles mag aus der Perspektive einer Angst-Therapie unklar, unvorhersehbar, schlecht steuerbar und ineffizient erscheinen: Jedoch ist es eine relevante Alltagserfahrung, dass komplexe Probleme andere Vorgehensweisen brauchen als einfache, dass ihre Lösung anders verläuft und dass sie mehr Zeit erfordert. Und genau diese Aspekte sollen in diesem Buch ausführlich behandelt werden.

Gerade kreative Lösungen lassen sich nicht planen und nicht beschleunigen, jeder Zeitdruck macht die Lösung kaputt. Diese Aspekte sind auch in der Psychologie gut bekannt[1]. Und wir sollten ihnen folgen: Also sollten wir eine andere Form von Psychotherapie entwickeln, weg von Einfachheit, Planbarkeit, Determiniertheit, Effizienz: Wenn ich eine Schraube eindrehen will, kann ich allen diesen Prinzipien folgen, will ich ein komplexes Problem kreativ lösen, werden diese Vorgehensweisen meine Lösung „killen“.

1.2 Was heißt genau, eine Psychotherapie soll Klienten gerecht werden?

Wenn man sagt, Psychotherapie sollte Klienten gerecht werden, dann ist es natürlich wichtig zu präzisieren, was das genau bedeuten kann. Überlegungen, die im Laufe des Textes sehr viel genauer diskutiert werden, lassen es zu, mehrere Aspekte zu bestimmen, die die Frage beantworten, was genau „dem Klienten gerecht werden“ heißen soll. Im Folgenden werden die wichtigsten Aspekte aufgelistet und anschließend kommentiert:

1. Psychotherapie sollte in *erster Linie dem Klienten verpflichtet sein* und nicht den Kostenträgern von Psychotherapie. Zwar sollte Therapie sich bemühen, kostengünstig zu sein, das darf aber niemals auf Kosten des Klienten gehen.
2. Um Klienten gerecht zu werden, sollte Psychotherapie sich weitgehend an Klienten anpassen, also „klientenzentriert“ sein. Psychotherapie stellt Anforderungen an Klienten. Können/wollen Klienten diese nicht erfüllen, dann sollte Psychotherapie zuerst Strategien entwickeln, um damit umzugehen. Psychotherapie sollte jedoch möglichst wenig erwarten, dass sich Klienten der Psychotherapie anpassen.
3. „Den Klienten gerecht werden“ bedeutet vor allem, dass Therapeuten komplexe Probleme des Klienten therapeutisch bearbeiten und bearbeiten können: Lebensprobleme, existenzielle Konflikte, Motivationskonflikte, dysfunktionale Schemta usw.

4. Diese Aspekte bedeuten auch, dass Psychotherapie niemals die Anliegen, Schwierigkeiten, Meta-Probleme (s. u.) von Klienten ignorieren darf. Psychotherapie sollte Klienten nicht Methoden aufdrängen, die nicht angemessen sind oder Klienten durch Strategien zwingen, die sie im Grunde gar nicht wollen.
5. Psychotherapie ist eine Dienstleistung am Klienten, keine Zwangsjacke, und ein Klient ist auch nicht für den Therapeuten da oder Dienstleister für Therapeuten.
6. Psychotherapie sollte es ermöglichen, *die Probleme, die Klienten tatsächlich haben und die sie lösen wollen, auch wirklich zu lösen.*
7. Psychotherapie sollte auch dazu führen, die Probleme *nachhaltig* zu lösen, also so, dass nicht nur gute Lösungen entstehen, sondern die Lösungen auch über lange Zeit und über ein breites Spektrum wirken.
8. Daher können Effektivität (= die Wirkung der Therapie) und Effizienz (= Wirkung pro Zeiteinheit oder pro Kosteneinheit) nicht allein
   - durch die Kürze der Therapie bestimmt werden,
   - durch enge Effektivitätsmaße bestimmt werden.
9. Psychotherapie muss die enorme Heterogenität von Klienten und die enorme Komplexität von Therapieprozessen beachten.
10. Das bedeutet, dass Klienten ganz unterschiedliche therapeutische Zugänge, Strategien, Ziele, Effektmaße usw. brauchen, damit Psychotherapie ihnen überhaupt gerecht werden kann.
11. Psychotherapie muss berücksichtigen, dass Klienten nicht nur „Symptome“ oder einfache Probleme als Probleme aufweisen, sondern komplexe persönliche Probleme wie dysfunktionale Schemata, Konflikte, internale Stressbedingungen, unklare Motive usw.
12. Psychotherapie darf sich daher nicht nur auf einfache Probleme oder Symptome konzentrieren.
13. Klienten weisen nicht nur Lebensprobleme auf, die sie in der Psychotherapie lösen wollen. Klienten weisen auch *„Metaprobleme“* auf, also Probleme, die es ihnen erschweren, sich auf Psychotherapie oder Prozesse einzulassen, wie z. B.
   - mangelndes Vertrauen zum Therapeuten,
   - mangelnde Änderungsmotivation u. ä.
14. Um Klienten gerecht werden zu können, muss sich Psychotherapie auf solche Metaprobleme von Klienten einstellen können und sich Klienten anpassen. Sie sollte also adaptive Strategien für diese Klienten entwickeln.
15. Klienten können aber aufgrund ihrer Problematik auch Probleme damit haben, sich auf Therapie, den Therapeuten oder Therapieprozesse überhaupt einzulassen. So weisen viele Klienten massive Vertrauensprobleme auf und trauen sich daher nicht, Therapeuten zu Therapiebeginn selbstwertbelastende Informationen zu geben. Das erschwert es zusätzlich, schnell ein valides Klienten-Modell zu erstellen. Für solche Klienten sollte eine Psychotherapie spezielle Strategien der Beziehungsgestaltung entwickeln, um im Therapieprozess Vertrauen systematisch aufzubauen.
16. In einer Psychotherapie sollte ein Therapeut nicht nur extrinsische Therapiemotivation erzeugen, also eine Motivation, Ziele zu erreichen oder Probleme zu lösen. Er sollte auch versuchen, *intrinsische Motivation* zu fördern. Denn diese impliziert, dass ein Klient sich in hohem Maße auf schwierige Prozesse einlässt, sich selbst-

wertbelastenden Inhalten stellt, sich angemessen Zeit lässt, Ausdauer zeigt usw. Intrinsische Motivation erhöht die Effektivität von Psychotherapie.

17. Um all das zu leisten, muss Psychotherapie komplexer und vielfältiger werden, denn sonst kann sie der enormen Heterogenität der Klienten und Prozesse nicht gerecht werden.
18. Und Psychotherapie muss deutlich mehr in der Psychologie verankert werden, um Konzepte der Motivationstheorie, der Kognitions-, insbesondere der Wissens- und Sprachpsychologie, der Sozialpsychologie u.Ä. zu integrieren, die man benötigt, um die Komplexität der Klienten-Bedingungen und Klientenprozesse angemessen theoretisch zu modellieren.

Zu 1: Letztlich ist das natürlich eine politische Entscheidung: Nur sollten wir als Psychotherapeuten nicht politisch handeln, sondern therapeutisch. Wir sollten *das* vertreten, was wir für richtig halten und nicht zu Gehilfen von Krankenkassen werden. Psychotherapie sollte für Klienten da sein und ihnen genau das anbieten, was sie brauchen. Davon sollten wir als Psychotherapeuten ausgehen, und wenn das schwierig durchzusetzen ist, sollten wir uns dafür einsetzen.

Zu 2: „Klientenzentriert" soll hier in einem psychologischen, nicht in einem idiologischen Sinne gemeint sein. Klientenzentriert bedeutet schlicht, dass Klienten im Zentrum der Therapie stehen und dass Psychotherapie primär versuchen sollte, *sich an die Eigenheiten und Möglichkeiten der Klienten anzupassen*. Nur wenn das nicht möglich ist, kann Psychotherapie definieren, dass Klienten bestimmte Bedingungen erfüllen müssen, um Therapie zu machen. Natürlich kann das im Einzelfall sein, aber adaptive Indikation sollte vor selektiver Indikation stehen. Sicher stellt Psychotherapie hohe Anforderungen an Klienten, aber sie sollte Strategien entwickeln, die Klienten dabei helfen, sie auch zu erfüllen. Diese können irgendwann ausgeschöpft sein, dann hat die Therapie leider für Klienten „nichts mehr im Angebot". Aber diese Möglichkeiten sollten auch ausgeschöpft *werden!*

Zu 3: Viele Klienten kommen mit diffusen Problemen in die Therapie, mit diffusen Belastungen, Konflikten oder mit durchaus unklaren existenziellen Problemen, problematischen Lebensentscheidungen usw. Die Probleme erzeugen hohen Leidensdruck, viele weitere psychische und somatische Probleme und sie haben massive langfristige Folgen. Aber: Die Probleme sind hoch komplex, unklar, schwer definierbar u.ä. Auch für solche Probleme muss aber Psychotherapie „zuständig" sein, auch dann, wenn man Klienten nicht in die Kategorien von DSM oder ICD einordnen kann.

Zu 4: Psychotherapie sollte genau klären, was Klienten tatsächlich in der bzw. durch die Therapie wollen. Ein Therapeut kann entscheiden, ob dies therapeutisch erreichbar ist oder er kann mit den Klienten diskutieren, ob das sinnvoll ist. Und wenn nicht, kann er mit dem Klienten andere Ziele erarbeiten. *Letztlich bestimmt jedoch immer der Klient darüber, ob er Therapie machen will oder nicht, und darüber, was er in der Therapie erreichen will und was nicht*. Wenn immer möglich, sinnvoll und machbar, sollte Psychotherapie sich nach dem Klienten richten. Psychotherapie sollte den Klienten jedoch nicht „in bestimmte Methoden pressen", weil diese gerade verfügbar sind oder dem Klienten nur die Erreichung *solcher* Ziele anbieten, die besonders leicht erreichbar sind. Wenn wir Klienten nur das anbieten, was therapeutisch leicht oder schnell machbar ist, verhalten wir uns wie der Mann, der den Schlüssel unter der Lampe sucht, weil es dort hell ist und nicht auf dem matschigen Feld, auf dem er ihn verloren hat: Man kann sich manchmal fragen, ob alle Therapeuten diese Watzlawick-Metapher kennen! Wenn ein Therapeut bestimmte Probleme nicht lösen kann, weil er dafür nicht ausgebildet ist, ist das völlig in Ordnung: Kein Therapeut kann alles können! Aber die Psychotherapie als solche sollte die Probleme *da* lösen, wo sie sind.

Zu 5: Therapeuten sind für Klienten da, nicht Klienten für Therapeuten. Daher sollte ein Therapeut nicht erwarten, dass ein Klient sich auf die Methode einlässt, die der Therapeut kann, obwohl das gar nicht sinnvoll ist, sondern er sollte u. U. den Klienten weiterverweisen an einen Therapeuten, der dieses Problem lösen kann. Solche Therapeuten sollte es dann allerdings auch geben.

Zu 6: Um festzustellen, welche Probleme ein Klient wirklich hat und an welchen Problemen zentral gearbeitet werden sollte, muss ein Therapeut zunächst einmal genau analysieren, was die Probleme sind. Es gibt jedoch viele Klienten, die zu Therapiebeginn ihre Probleme gar nicht definieren können oder Ziele gar nicht bestimmen können: Daher muss ein Therapeut sich oft Zeit nehmen und den Klienten bei der Klärung dieser Aspekte helfen. Und viele Klienten haben komplexe, persönliche Probleme und keine klar umrissenen Ängste usw., sodass ein Therapeut sich auf komplexe Probleme einlassen muss und die Kompetenz aufweisen sollte, sich mit solchen Problemen zu befassen.

Zu 7: Es sollte in der Therapie nicht nur darum gehen, schnell irgendwelche Effekte zu erzielen: Vielmehr sollte angestrebt werden, *nachhaltige* Effekte zu erzielen. Dies sind Therapieergebnisse,

- die nicht nur begrenzte Effekte beim Klienten haben, sondern *breite* Effekte, also viele Lebensbereiche des Klienten betreffen;
- die den Klienten zu einem Löser für zukünftige Probleme machen, anstatt nur das jeweilige Problem zu lösen;
- die dazu führen, dass die Effekte *über längere Zeit anhalten* und so die Wahrscheinlichkeit *absenken,* dass ein Klient eine zweite oder dritte Therapie braucht, dass er stationäre Aufenthalte braucht, dass er Medikamente braucht usw.

Solche Effekte sind nicht nur günstig für den Klienten, sie sind langfristig auch günstig für die Kostenträger. *Damit ist es erforderlich, die Kriterien für Effektivität und Effizienz grundlegend zu überdenken.* Kurze Therapien mit oberflächlichen Effekten sparen unmittelbar Geld, aber ganz sicher nicht in der Summe, sondern sind letztlich Geldverschwendung. Aus der Ökologie und dem Klimaschutz sollte doch langsam klar sein, dass kurzfristiges Sparen, kurzfristige Ziele usw. wenig Sinn machen. Erforderlich ist das Anstreben von Nachhaltigkeit, und das bedeutet immer auch, dass es erforderlich ist, unmittelbar *mehr* auszugeben um langfristig mehr zu sparen! Die Bearbeitung komplexer Probleme ist aufwändig und kostet Zeit: Ja, das ist psychologisch so und das lässt sich auch nicht ändern! Die Frage ist aber, ob es nicht sehr viel sinnvoller ist, in solche Arten von Therapien „zu investieren".

Zu 8: Das bedeutet jedoch auch, dass man Effektivität, also Therapieerfolg, neu definieren muss und das bisherige Definitionen nicht uneingeschränkt gelten können. Und das bedeutet auch, dass „Effizienz" nicht nur durch kurzfristige Zeiteinheiten und Kosteneinsparungen definiert werden kann. Offenbar kann man durch solche Effizienz-Kriterien nicht nur Planeten, sondern auch Klienten „zugrunde richten".

Zu 9: Wie im Text ausführlich zu zeigen sein wird, sind Klienten und Prozesse höchst komplex: Klienten haben unterschiedlichste Arten von Problemen, Eigenheiten, Therapievoraussetzungen, Erwartungen, Interaktionsstile usw. usw. Daher kann es *niemals* für alle Klienten *eine* Therapie oder *eine* therapeutische Strategie geben. *Der Heterogenität der Klienten muss die Psychotherapie eine Heterogenität der Therapien entgegensetzen.* Es wird zu zeigen sein, dass man einfache Therapieverfahren nicht auf komplexe Probleme anwenden kann: Komplexe Probleme verlangen andere Denkmodelle, Analyse-Techniken, therapeutische Vorgehensweisen. Und man kann Ergebnisse einfacher Therapien von einfachen Problemen niemals sinnvoll auf die Therapie komplexer Probleme generalisieren.

Zu 10: Man kann also Psychotherapie nicht auf wenige Ansätze reduzieren, und man kann Klienten nicht nur Ansätze anbieten, die zwar gut erforscht sind, die sich jedoch nur für wenig komplexe Probleme eignen. Der Komplexität der Klienten sollte die Psychotherapie auch eine Komplexität der Psychotherapie entgegensetzen, die geeignet ist, auf das zu reagieren, was die Klienten „in die Therapie mitbringen".

Zu 11: Klienten weisen manchmal Probleme auf, die sich als „Symptome" klassifizieren und durch Diagnostiksysteme wie DSM oder ICD erfassen lassen. *Sehr häufig* weisen Klienten aber auch Probleme auf, die sich weder als „Symptome" beschreiben lassen, noch durch ICD oder DSM erfassbar sind. Klienten können hoch komplexe, hoch existenzielle Probleme aufweisen, die eine komplexere Analyse erfordern, eine komplexeres therapeutisches Vorgehen, komplexe Erfolgsmaße und die dem Therapeuten auch ein höheres Maß an Expertise abverlangen. Natürlich kann man sagen, all das seien keine Gegenstände von Psychotherapie, und wenn man Psychotherapie endgültig ad absurdum führen will, kann man das tun. Falls nicht (was erstrebenswert wäre!) muss sich Psychotherapie in hohem Maße auf die Bearbeitung solcher Probleme einstellen.

Zu 12: Man kann argumentieren, dass die Bearbeitung komplexer Probleme ja keine „Krankheitsrelevanz" habe und daher nicht Gegenstand der Psychotherapie sei. Sollte man das tun, ist allerdings das Ignorieren psychologischer Forschungsergebnisse kaum noch zu toppen. Denn die Psychologie zeigt nun wirklich in aller Deutlichkeit, in welch hohem Ausmaß dysfunktionale Schemata, Konflikte, internale Stressfaktoren, Beziehungskonflikte usw. psychische und gesundheitliche Probleme verursachen. Nur „offizielle" Symptome für psychotherapierelevant zu halten bedeutet, einen ganzen bedeutsamen Wissenschaftsbereich zu leugnen: Wie will man dann noch behaupten, Psychotherapie sei „wissenschaftlich fundiert"? Das ist sicher eines der großen Rätsel unserer Zeit.

Zu 13: Verschiedene Arten von „*Meta-Problemen*" spielen in der Psychotherapie eine entscheidende Rolle: Sie treten besonders, aber keineswegs nur bei Klienten mit Persönlichkeitsstörungen auf. Klienten haben oft große Probleme, zu Therapiebeginn ihre Probleme zu definieren, überhaupt zu wissen, was ihre Probleme sind, zu wissen, was sie eigentlich wollen, oder was sie in der Therapie erreichen wollen. Will man Klienten hier gerecht werden, dann kann man als Therapeut sich aber nicht auf solche Aspekte konzentrieren, „die schon klar sind", *weil dies sehr wahrscheinlich gar nicht die wirklich relevanten Probleme sind!* Vielmehr müssen Therapeuten und Klienten sich längere Zeit mit der Frage befassen, worum es in der Therapie überhaupt gehen soll. Erst dann, wenn das klar ist, kann eine Entscheidung über Ziele, Methoden usw. getroffen werden! Damit ist das augenblicklich gängige Vorgehen, eine „Exploration" zu machen, eine „Anamnese" zu erheben, eine „Diagnose" zu erstellen und dann bis zur fünften Stunde eine endgültige Therapieentscheidung zu treffen, nicht angemessen: Ja, es muss sogar als hochgradig unpsychologisch angesehen werden, *und es kann den Klienten in gar keiner Weise gerecht werden.*

Zu 14: Vielmehr sollte man eine längere Klärungsphase vorschalten, die bei manchen Klienten sehr kurz, bei vielen Klienten jedoch länger ist, und man sollte *unbedingt ein individuelles Fallkonzept erstellen,* aus dem man therapeutische Entscheidungen ableiten kann. Eine rein deskriptive Diagnostik reicht bei komplexen Problemen in gar keiner Weise aus.

Zu 15: Auch diese Überlegungen führen zu dem Ergebnis, dass ein Therapeut sich zu Therapiebeginn nicht darauf verlassen kann, vom Klienten valide Informationen zu erhalten. Das bedeutet auch: Relevante und valide Informationen über Probleme usw. erhält der Therapeut mit hoher Wahrscheinlichkeit erst im Laufe des Prozesses. Dies lässt ein Vorgehen, bis zur fünften Stunde „Diagnosen" zu stellen und „Therapieplanungen" zu machen, erneut hoch absurd erscheinen!

Zu 16: Ein Klient will Probleme loswerden und Kosten reduzieren: Das ist völlig ok. Doch daraus resultiert eine *extrinsische* Therapiemotivation. Viel wirksamer für ein effektives Handeln ist aber eine intrinsische Motivation: Die erzeugt Interesse, Anstrengungsbereitschaft, die Tendenz, sich Schwierigkeiten zu stellen usw. (vgl. Deci, 1975, 1980; Deci & Ryan, 1980a, 1980b, 1982, 1985, 2000). Daher wäre es wichtig, wenn Therapeuten sich darum bemühen würden, im Therapieprozess *auch* eine intrinsische Motivation zu erzeugen: *Wenn Klienten ihre eigenen Prozesse spannend finden würden, wenn sie selbst wissen wollen würden, wie ihr Problem funktioniert, wenn „sie sich selbst auf die Schliche kommen" wollen u. Ä.* Natürlich kann der Hauptzweck von Therapie nicht darin bestehen, den „Prozess zu genießen", aber da der Prozess oft schmerzlich und unangenehm ist, ist dieser Effekt auch nicht wahrscheinlich. Dennoch ist der Aufbau intrinsischer Motivation für die Therapie enorm hilfreich.

Zu 17/18: Aus allem Gesagten resultiert, dass Psychotherapie komplexer, vielfältiger, differenzierter werden muss. Und Psychotherapie sollte noch weit stärker als bisher Konzepte der Psychologie berücksichtigen, denn Psychologie ist die Rahmenwissenschaft für Psychotherapie.

1.3 Sinn des Buches

In diesem Buch geht es um die Frage, wie die Konzeption von Psychotherapie den Klienten gerecht werden könnte, also wie ein theoretisches und vor allem ein praktisches Konzept von Psychotherapie dazu aussehen kann oder aussehen sollte: Es wird diskutiert, welche Grundannahmen, Aspekte und Erkenntnisse in ein Konzept von Psychotherapie eingehen können und sollen. Damit soll in gewisser Weise ein Bild eines *„Paradigmas von Psychotherapie"* entworfen werden und dieser Entwurf soll aufgrund wissenschaftlicher und praktischer Erkenntnisse untermauert werden.

Anhand eines solchen Entwurfes sollen auch bestehende Psychotherapieformen kritisch betrachtet werden, und es sollen andere Entwicklungslinien aufgezeigt werden, entlang derer sich Psychotherapie entwickeln könnte. Natürlich ist dieser Entwurf weit davon entfernt, vollständig oder bis in alle Details durchdacht zu sein, aber ich hoffe, dass er zu Diskussionen anregen kann darüber, was aktuell verbessert oder verändert werden könnte.

Es geht mir darum, aus bisherigen Forschungskonzepten, Forschungsergebnissen und Praxiserfahrungen *Schlussfolgerungen abzuleiten,* wie Theorie und Praxis der Psychotherapie im Sinne des Ziels, Klienten stärker gerecht zu werden, weiterentwickelt werden könnten. Ich möchte sehr grundlegend mit erkenntnis- und wissenschaftstheoretischen Überlegungen beginnen, nicht weil ich ein Philosophie-Experte bin, sondern weil sich daraus nicht nur für theoretische Konzepte, sondern – vielleicht: erstaunlicherweise – auch für die Praxiskonzeption relevante Schlussfolgerungen ableiten lassen.

Ich möchte Ergebnisse aus der Psychotherapieforschung diskutieren, vor allem um zu zeigen, wie hoch komplex Psychotherapie ist und sein kann, um damit auch zu zeigen, dass eine Beschränkung von Psychotherapie auf wenige „zugelassene" Ansätze unangemessen ist. Da aus meiner Sicht Psychotherapie ein Fach der Psychologie ist, sollen auch Ergebnisse und Theorien der Psychologie in die Konzeption eingehen. Abbildung 1 stellt das Gesagte bildlich dar.

Im Einzelnen soll reflektiert und begründet werden,

- welche Schlüsse aus wissenschaftlichen Konzepten und Ergebnissen für die Theorie und Praxis der Psychotherapie gezogen werden können;
- welche zentralen Aspekte und Erkenntnisse in Theorie und Praxis der Psychotherapie berücksichtigt werden können (die z. T. zurzeit nicht ausreichend berücksichtigt werden);
- dass man weder wissenschaftliche Erkenntnisse noch in der Praxis gezogene Schlussfolgerungen als „letzte Wahrheiten", sondern immer nur als (mehr oder we-

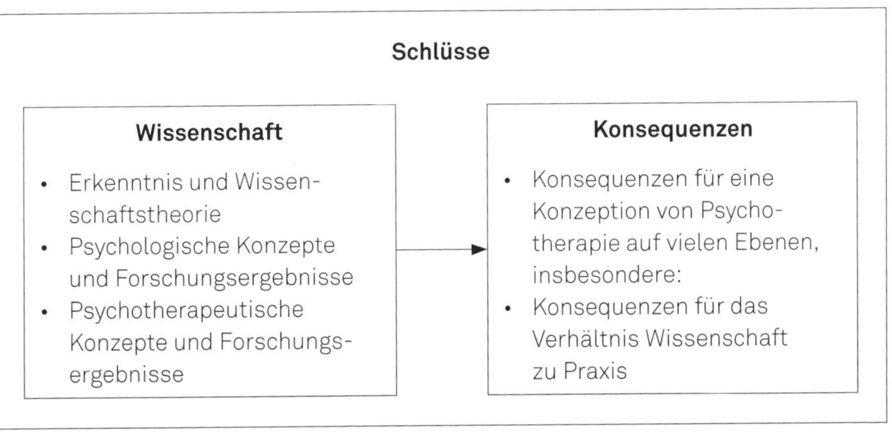

Abbildung 1: Wissenschaftliche Erkenntnis und praktische Anwendung: Ein Paradigma für die Psychotherapie

niger) gut belegte *Hypothesen* betrachten kann und welche Konsequenzen sich daraus ergeben;
- dass Forschung immer nur zu vorläufigen Ergebnissen auf dem gegenwärtigen Erkenntnisstand und zu „Vermutungswissen" führt, aus dem keine allgemeingültigen Vorschriften abgeleitet werden können;
- dass Klienten- und Therapeuten-Prozesse hoch komplex und heterogen sind und dass damit auch der Therapieprozess hoch komplex ist und damit äußerst hohe Anforderungen an den Therapeuten stellt, denen er nur unter bestimmten Umständen gerecht werden kann;
- dass keine Therapie alle Klienten erreichen kann und keine wirklich optimalen Ergebnisse erbringt und dass deshalb ein heterogenes Angebot von Therapien erforderlich ist;
- dass „All-Aussagen" (z. B. „alle Klienten weisen Merkmal X auf") in aller Regel weder als theoretische Aussagen, noch als Beschreibungen von Praxisprozessen geeignet sind;
- dass praktische Psychotherapie sich immer auf sehr konkrete, hoch spezifische Einzelfälle bezieht und wissenschaftliche Erkenntnis, um „angewandt" werden zu können, immer „übersetzt", angepasst, modifiziert werden muss: daher ist das Verhältnis von Forschung und Praxis ein hoch komplexes und praktisch keinesfalls eine einfache „Umsetzung" von Forschung.

1.4 Das Konzept dieses Buches

An dieser Stelle folgt eine kurze Übersicht über die Teile des Buches, um eine Vorstellung davon zu vermitteln, wie das Buch aufgebaut ist und welche Inhalte thematisiert werden.

1. Schlussfolgerungen aus erkenntnis- und wissenschaftstheoretischen Konzeptionen und Forschungsergebnissen der Psychotherapie

Um ein grundlegendes Konzept von Psychotherapie zu entwickeln, ist es erforderlich, theoretisch weit zu greifen: Wie zu zeigen sein wird, basieren einige der Konzepte auf erkenntnis- und wissenschaftstheoretischen Konzeptionen. Auf Annahmen darüber, was überhaupt durch Wissenschaft erkannt oder theoretisch konzipiert werden kann, welcher Art wissenschaftliches Wissen überhaupt ist u. ä. Diese Überlegungen, so wird deutlich werden, sind nicht Gedankenspiele gelangweilter Akademiker, sondern aus ihnen lassen sich sehr wesentliche und sehr elementare Schlussfolgerungen für die psychotherapeutische Praxis ableiten; Schlussfolgerungen, die auch für das praktische Handeln von großer Tragweite sind (was man auf den ersten Blick wohl nicht vermuten würde).

Für eine Grundkonzeption von Psychotherapie ist es aber auch erforderlich, sich an Forschungsergebnissen der Psychotherapieforschung zu orientieren (auf dem Hintergrund der wissenschaftstheoretischen Konzeption): Entwickelt man ein Konzept von Psychotherapie, dann ist es essenziell, zur Kenntnis zu nehmen, welche Schlussfolgerungen sich aus Forschungsergebnissen ableiten lassen. Eine zentrale Schlussfolgerung wird sein, dass Klient, Therapeut, Therapien, psychotherapeutische Prozesse usw. hoch komplex sind, dass die beteiligten Variablen stark heterogen sind und dass dies in der psychotherapeutischen Praxis berücksichtigt werden sollte. Abbildung 2 stellt diese beiden konzeptuellen Grundlagen dar.

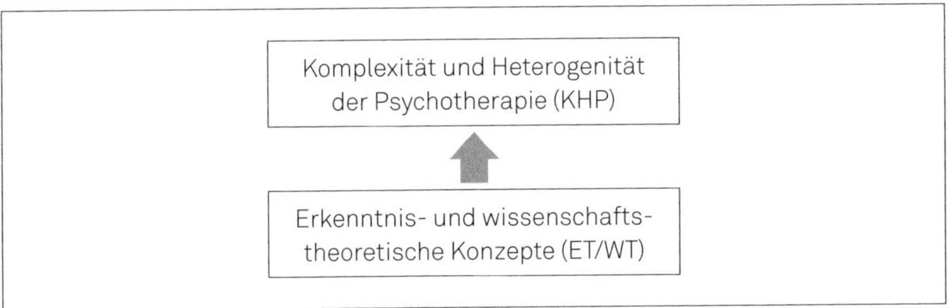

Abbildung 2: Folgerungen aus Erkenntnis- und Wissenschaftstheorie

2. Verarbeitungsprozesse, Modellbildung und Expertise

Die ersten relevanten Schlüsse, die aus den vorherigen Ausführungen gezogen werden können, sind, dass aufgrund der extrem hohen Komplexität psychotherapeutischer Prozesse sehr hohe Anforderungen an die Verarbeitungsprozesse des Therapeuten gestellt werden: Ein Therapeut muss die komplexe einlaufende Information in Realzeit verarbeiten. Aufgrund dieser Verarbeitungen muss er ein Modell des Klienten entwickeln, das eine Wissensbasis für weitere Verarbeitungen und therapeutische Entscheidungen darstellt. Dazu verwendet er Wissen das z. T. aus wissenschaftlichen Erkenntnissen gewonnen wurde, das sich aber auch aus Praxiserfahrung entwickelt. Um diese Prozesse realisieren zu können, benötigt ein Therapeut ein sehr hohes Ausmaß an *Expertise:* Wie wir sehen werden, ist für die Konzeption der psychotherapeutischen Praxis Expertise von zentraler Bedeutung. Abbildung 3 stellt diese Faktoren dar:

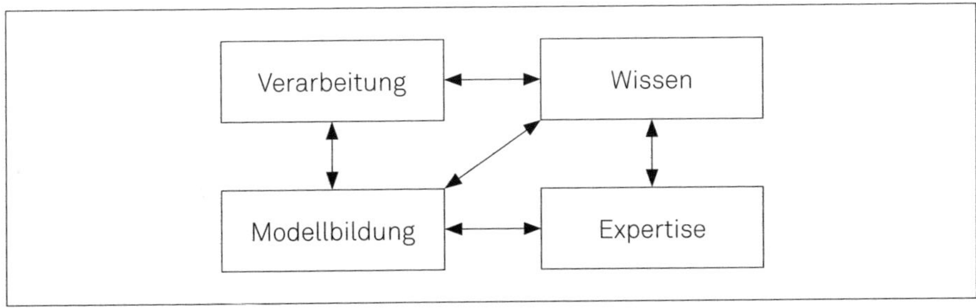

Abbildung 3: Zusammenhang zwischen den Konzepten

3. Therapieprozess

Der konkrete Prozess der Psychotherapie, d.h. die Interaktionen von Therapeut und Klient, die „im“ Klienten und Psychotherapeuten ablaufenden Prozesse usw. sind von großer praktischer und theoretischer Bedeutung. Therapeuten sollten diesen Prozessen in der praktischen Arbeit extrem viel Aufmerksamkeit schenken. Die genaue Bedeutung der Prozesse und die relevanten Prozessaspekte müssen geklärt werden. Darüber hinaus ist es wesentlich, sich mit dem Aspekt der Mikro-Ebene zu befassen, also mit dem, was im Einzelnen im Zeitverlauf geschieht.

Aspekte von Chaos und Struktur spielen eine Rolle: Ein Psychotherapieprozess ist nur zum Teil strukturiert und strukturierbar, er verläuft zu einem erheblichen Teil chaotisch. Und Klienten weisen große Schwierigkeiten auf, den Prozess von sich aus zu strukturieren. Und genau dies führt zum Aspekt der Prozesssteuerung durch den Therapeuten. Abbildung 4 stellt diese Komponenten dar.

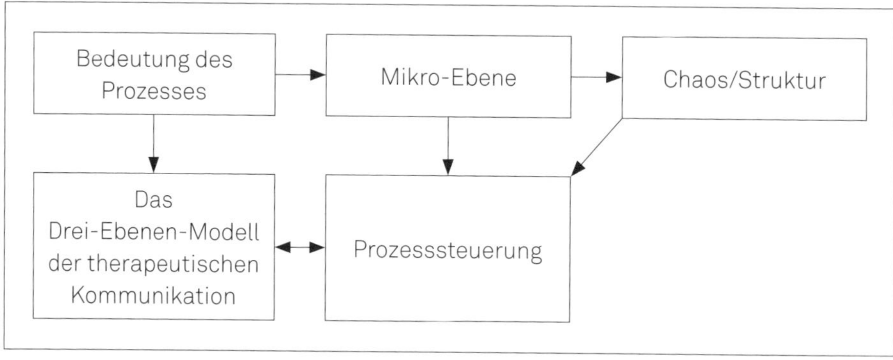

Abbildung 4: Komponenten des Therapieprozesses

4. Verankerung in der Psychologie, Menschenbild und Therapieziele

Ein ganz wesentlicher Aspekt einer Konzeption von Psychotherapie ist die Verankerung in der Psychologie: Man kann psychotherapeutische Prozesse, Verarbeitungsprozesse von Therapeuten, Veränderungsprozesse von Klienten u.ä. nicht ohne Verwendung grundlegender psychologischer Theorien und Erkenntnisse verstehen.

Ein weiterer Aspekt von großer Bedeutung ist auch das Menschenbild von Psychotherapie: Dies speist sich zum großen Teil aus der Psychologie, aber auch aus anderen Quellen: Aus ihm leiten sich aber wesentliche Ziele von Psychotherapie, Haltungen der Therapeuten u.a. ab. Aus Psychologie, Psychotherapieforschung und Menschenbild leitet sich die grundlegende Konzeption von Psychotherapiezielen ab, die durch Psychotherapie allgemein oder durch spezifische Psychotherapien im Besonderen angestrebt und erreicht werden sollen. Dies betrifft die prinzipiellen Ziele, nicht die jeweils individuellen Ziele von Klienten. Aber auch deren Entwicklung hängt von psychologischen Faktoren ab. Abbildung 5 stellt diese Komponenten dar.

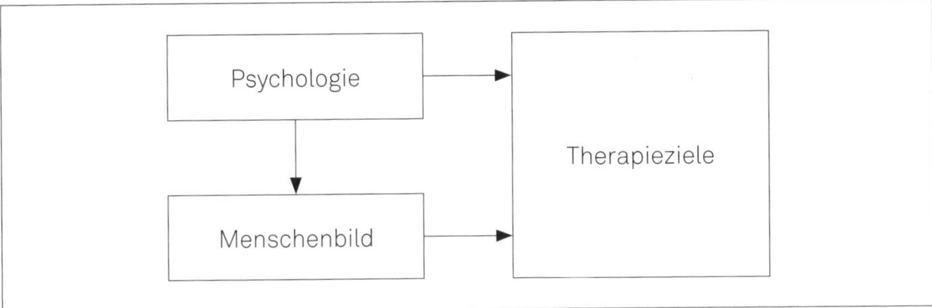

Abbildung 5: Verankerung in der Psychologie

5. Beispiele für Theorie- und Therapiekonzeptionen

Die dargestellten Überlegungen können nicht in aller Breite an Therapiekonzeptionen oder an Therapietheorien expliziert werden. Daher sollen lediglich drei Beispiele näher ausgeführt werden, die für ein Therapiekonzept grundlegend sein können:

- Der Aspekt der Beziehungsgestaltung durch den Therapeuten.
- Der Aspekt dysfunktionaler Schemata und ihrer Klärung.
- Der Aspekt der Alienation und dessen Bedeutung für die Entwicklung individueller Therapieziele.

Beziehungsgestaltung durch den Therapeuten ist ein zentraler Aspekt eines psychotherapeutischen Vorgehens, vor allem, weil dadurch bestimmte Therapieprozesse erst möglich gemacht werden.

Das Konzept des „Schemas“ ist für die Psychotherapie sehr fruchtbar, da viele Klientenprobleme durch Schemata determiniert beschrieben werden können. Therapeutische Ansätze der Schema-Klärung und Schema-Bearbeitung haben sich als fruchtbar erwiesen.

Der Aspekt der sogenannten „Alienation“, der Entfremdung einer Person von ihren impliziten Motiven, ist wichtig, um das psychologische Funktionieren von Problemen zu verstehen, aber auch, um zu verstehen, wann und wie man in der Therapie individuelle Therapieziele entwickeln kann.

6. Gesamtkonzept

Aus den dargestellten Elementen ergibt sich nun das Konzept des Buches. Es ist in Abbildung 6 dargestellt.

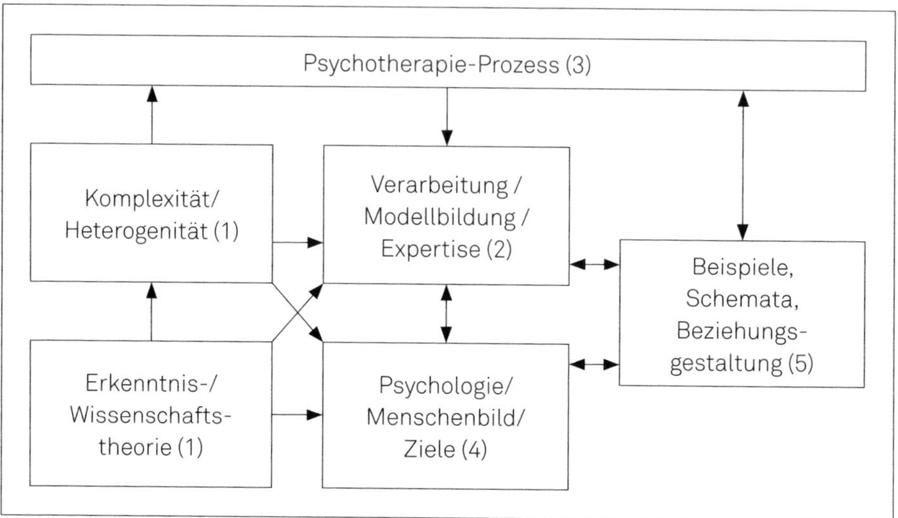

Abbildung 6: Zusammenhänge zwischen den einzelnen Aspekten

Teil 1:

Schlussfolgerungen aus erkenntnis- und wissenschaftstheoretischen Konzepten sowie aus Ergebnissen der Psychotherapieforschung

In diesem Teil sollen Vorschläge für eine Veränderung von Psychotherapie aus wissenschaftlichen Erkenntnissen abgeleitet werden, nicht aus einer „Ideologie" von Psychotherapie. Daher werden hier relevante wissenschaftliche Erkenntnisse dargestellt, aus denen sich signfikante Schlussfolgerungen ableiten lassen.

Begonnen wird mit sehr grundlegenden erkenntnis- und wissenschaftstheoretischen Überlegungen: Diese sind erforderlich, um zu reflektieren was genau „wissenschaftliche Fundierung" heißt und was genau darauf folgen kann und was nicht; dies ist auch wichtig, um den Aspekt des Verhältnisses von Forschung zu Praxis zu reflektieren und neu zu bestimmen, denn der Anspruch der Forschung sollte durchaus einer kritischen Reflektion unterzogen werden.

2 Erkenntnis- und wissenschafts-theoretische Überlegungen

Für einige der grundlegenden Argumentationen dieses Buches ist es wesentlich, die Konzepte von Psychotherapie und vor allem die Erörterungen *der Beziehung zwischen wissenschaftlicher Forschung und Praxis* im Bereich der Psychotherapie in einen erkenntnis- und wissenschaftstheoretischen Kontext einzubetten, denn diese Einbettung macht bestimmte Aspekte, um die es mir geht, sehr deutlich.

Dabei will ich nicht auf die gesamte Komplexität von erkenntnis- und wissenschaftstheoretischen Fragen eingehen (vgl. Bartels & Stöckler, 2009; Carrier, 2006, Carrier, 2009; Ernst, 2016; Gabriel, 2016; Grundmann, 2017; Popper, 2009a; Reichel & Parat de la Riba, 1992), sondern will nur *die* Aspekte herausgreifen, die für die vorliegende Konzeption relevant sind. Dabei will ich keine Basis-Erörterungen auf erkenntnistheoretischer Ebene betreiben; vielmehr möchte ich aus erkenntnis- und wissenschaftstheoretischen Positionen einige Grundthesen ableiten, die für die weiteren Ausführungen von Bedeutung sind. Daher will ich, aus Gründen der Übersichtlichkeit, die relevanten Erkenntnisse in Form von „Thesen" präsentieren. (Dies dient dazu, sich auf die Essentials konzentrieren zu können – nicht dazu, sich als „Reformator" zu präsentieren.)

2.1 These 1: Menschen müssen in ihren Kontexten handeln

Man muss davon ausgehen, dass Menschen immer von bestimmten Aspekten „der Realität" umgeben sind: Von Dingen, von Lebewesen, von Menschen. *Diese schaffen jeweils einen Kontext, in dem Menschen leben müssen.* Sie müssen sich schützen, für ihr Wohlergehen sorgen, ihre Wünsche zu erfüllen versuchen, sich nach sozialen Erwartungen und Wünschen richten usw. Ein besonders wesentlicher Aspekt individueller Realität ist der soziale Kontext: Der bestimmt sehr große Teile unseres Lebens! Und dieser Kontext variiert ständig: Situationen ändern sich, vor allem soziale Situationen stellen immer wieder von Neuem hohe Anforderungen (vgl. Aronson et al., 2007; Bierhoff, 1998; Jonas et al., 2007; Middlebrook, 1974; Myers et al., 2014; Smith & Mackie, 2007).

Daraus folgt, *dass Menschen in diesen Kontexten ständig handeln müssen:* Sie müssen Situationen analysieren, Entscheidungen treffen und Handlungen ausführen. Täten sie dies nicht, würden sie sehr schnell in große Probleme kommen.

Man kann also feststellen:
- Menschen leben in bestimmten „Segmenten der Realität“: In einem physikalischen Kontext, gesellschaftlichen Kontext, sozialen Kontext usw.
- Dieser Kontext stellt ständig eine *Reihe komplexer Anforderungen*, auf die Personen reagieren müssen: Sie müssen auf Erwartungen reagieren, Handlungen ausführen, um Kontrolle auszuüben, Ziele zu verfolgen usw.
- Personen müssen ständig Informationen verarbeiten, Entscheidungen treffen, Handeln usw.
- täten sie das nicht, wären sie nicht lebensfähig.
- Dabei sind einige Handlungen einfach, andere hoch komplex.

Aber: Menschen müssen in ihren Kontexten *effektiv handeln*, und dazu brauchen sie Wissen, das „in der Realität funktioniert“. *Sie müssen aber auch dann handeln, wenn ihnen in einem Bereich wissenschaftlich validiertes Wissen nicht zur Verfügung steht oder es in diesem Bereich ein wissenschaftlich validiertes Wissen gar nicht gibt.* Ganz offensichtlich gibt es andere Wissensbasen, die effektives Handeln ermöglichen, und auf die muss offensichtlich immer wieder zugegriffen werden.

Etwas Derartiges gilt nun auch für den Bereich Psychotherapie: Ein Therapeut ist mit sehr unterschiedlichen Problemen, Klienten-Charakteristika, therapeutischen Prozessen konfrontiert. Er ist mit der gesamten Komplexität menschlicher Existenz konfrontiert (das klingt gewaltig, ist aber schlicht zutreffend). Und er ist gezwungen, damit ständig umzugehen: Zu analysieren, Wissen anzuwenden, Modelle zu bilden, Entscheidungen zu treffen und zu handeln. Auch ein Therapeut kann sich nicht leisten, nicht zu handeln: Das wäre untherapeutisch, unethisch und entspräche auch nicht den Erwartungen des Klienten. Und auch ein Therapeut muss sich auf umfangreiches „Erfahrungswissen“ stützen, schon deshalb, weil niemals für alle Aspekte von Psychotherapie valide wissenschaftliche Erkenntnisse vorliegen können.

2.2 These 2: Handlungen sollen effektiv sein

Um in ihrem jeweiligen Kontext zurecht zu kommen, müssen Personen aber nicht nur handeln, sie müssen möglichst *effektiv* handeln, also dafür sorgen, dass angestrebte Effekte möglichst eintreten und unerwünschte Effekte möglichst ausbleiben:
- Personen wollen, dass ihre Handlungen effektiv sind. Dies ist auch für ein Überleben oder ein Leben in einem bestimmten Kontext wichtig.
- Effektiv bedeutet, dass eine Handlung die intendierte Wirkung (Konsequenz) entfaltet, d.h. dass sie für eine Person möglichst viele Gewinne und möglichst wenig Kosten erzeugt.

Das ist natürlich auch für den therapeutischen Kontext zutreffend: Therapeuten wollen (und sollten) so handeln, dass sich der Zustand des Klienten möglichst verbessert und nicht verschlechtert. Ein Therapeut versucht daher, nicht „irgendwas“ zu tun, sondern etwas zu tun, von dem er annehmen kann, dass es effektiv ist. Um dies zu tun, benötigt er ein hohes Maß an Expertise; er muss, wie Walter Kintsch es formuliert hat, in der Lage sein, „das Richtige zum richtigen Zeitpunkt zu tun".

2.3 These 3: Realitätsmodelle sind erforderlich

Effektives Handeln setzt voraus, dass man den Kontext, in dem man handelt, kennt: Man braucht Wissen darüber, welche Handlungen mit welchen ungefähren Wahrscheinlichkeiten zu welchen Ergebnissen führen. Eine Person braucht daher ein *Modell der Realität,* an dem sie sich orientieren kann (Anderson, 1983; Johnson-Laird, 1983; Seel, 1991). Eine Wissensbasis, die der Orientierung in einem Realitätskontext dient, soll als „Modell" bezeichnet werden. Ein hoch elaboriertes und empirisch geprüftes Modell soll als „Theorie" bezeichnet werden.

Daher gilt:
- Um Situationen interpretieren zu können, um Entscheidungen zu treffen und um zu handeln, insbesondere, um *effektiv* zu handeln, muss eine Person ein *Modell* (über die Realität), einen Satz von Annahmen über den Kontext, haben, in dem sie handelt. Sie muss z. B. wissen, wie die sozialen Regeln sind, welche Handlungen welche Konsequenzen und welche Wahrscheinlichkeiten sie haben usw. Ohne ein solches Wissen sind effektive Handlungen nicht möglich.
- Eine solche Wissensbasis kann man als ein „Realitätsmodell" oder als „Modell" bezeichnen. Es sollte alle wichtigen Informationen über den Kontext enthalten, die eine Person benötigt.
- Theorien sind unerlässlich, um Daten und „Fakten" überhaupt interpretieren und ihnen Sinn verleihen zu können, denn „Fakten" erklären sich nie selbst, sie müssen immer innerhalb eines theoretischen Kontextes interpretiert werden.

2.4 These 4: Ein Realitätsmodell sollte valide sein

Wiederum braucht eine Person für ein effektives Handeln nicht irgendein beliebiges Modell: *Sie braucht ein zutreffendes (= valides) Modell,* aus dem zutreffende Schlussfolgerungen gezogen werden können (Grundmann, 2017). Das bedeutet, das Modell oder die Theorie muss empirisch bestätigt oder belegt sein. Modell und Theorien können und sollten sich also „bewähren" (Bauberger, 2016; Chalmers, 1999; Holzkamp, 1967; Wiltsche, 2013) oder einen hohen „Bestätigungsgrad" aufweisen (Wiltsche, 2013).

Das bedeutet:
- Im Alltag sollte ein Modell über die Realität möglichst valide (zutreffend) sein. Es sollte also Annahmen enthalten, die sich durch eine entsprechende Prüfung bestä-

tigen lassen. Es sollte z.B. zutreffende Prognosen darüber erlauben, welche Handlungen zu welchen Konsequenzen führen, und es sollte zutreffende Erklärungen über eingetretene Effekte ermöglichen (sodass zutreffende Schlussfolgerungen möglich sind). Dabei kann ein Modell nicht nur aus „Daten" oder „Beobachtungen" bestehen: Es besteht auch aus (nicht bewiesenen und z.T. nicht beweisbaren) Annahmen, Schlussfolgerungen u.Ä. (Bauberger, 2016).
- Je valider die Annahmen eines Modells sind, desto eher ermöglicht es der Person ein effektives Handeln.

Die Validität eines Modells kommt dadurch zustande, dass das Modell auf *Empirie* basiert: Die Person muss (begründbare) Schlüsse aus realen Erfahrungen (aufgrund schon vorhandenen Wissens) ziehen, sie muss Annahmen des Modells testen und aus den Ergebnissen Schlüsse ziehen. Das bedeutet, das Modell muss auf Erfahrung beruhen, ständig durch Erfahrung modifizierbar, elaborierbar oder falsifizierbar sein.

Man kann davon ausgehen, dass eine solche Empirie, die man als *Alltagsempirie* bezeichnen kann, sich prinzipiell *nicht* von einer Empirie wissenschaftlicher Forschung unterscheidet: Sie unterscheidet sich nur graduell im Ausmaß und der Rigorosität der Testung (Vollmer, 1975), also im Ausmaß ihrer „Bewährung".

Die Bestätigung/Validität einer Theorie ist kein Alles-oder-Nichts-Prinzip, sondern ein Kontinuum: Alltagstheorien sind meist weniger gut validiert als wissenschaftliche Theorien, dennoch sind sie empirisch validiert.

Im Bereich der Wissenschaft werden *Theorien* gebildet, d.h. umfassende Modelle über bestimmte Realitätsbereiche, die z.T. hoch komplex sind, deren Formulierung und Prüfung strengen wissenschaftlichen Kriterien genügt. Theorien haben im Bereich der Wissenschaft insofern Priorität, als dass sich aus Theorien (neue) Hypothesen und Fragestellungen ableiten lassen, denen theoretische Annahmen der Formulierung von Beobachtungen und der Interpretation von Daten zugrunde liegen. Theorien ermöglichen Vorhersagen, Erklärungen und sind sinnstiftend (Chalmers, 2007; Good, 1967; Holzkamp, 1967; Kuhn, 1967; Penrose, 2010; Popper, 2009a, 2009b, 2009c, 2009d; Poser, 2001).

Dennoch ist das Erfordernis zu handeln von der Validität des Modells unabhängig: Eine Person muss in einem Kontext auch dann handeln, wenn sie nur über ein unvalides (oder defizitäres) Modell verfügt. Die Validität bestimmt aber wesentlich die *Effektivität* dieses Handelns!

2.5 These 5: Eine „Realität" existiert

Es ist für den Alltag ebenso wie für die Wissenschaft sinnvoll anzunehmen, dass eine „Realität" existiert, die für Personen die Bedingungen des Lebens und Handelns schafft und die bestimmt, ob eine Handlung effektiv ist oder nicht (vgl. Bunge & Mahner, 2004; Vollmer, 1975). Zwar ist der Solipsismus (Konzept, das die Realität nur in der

Vorstellung existiert) prinzipiell nicht widerlegbar, ergibt aber als Konzept weder für Alltagserfahrung, noch für wissenschaftliche Forschung irgendeinen Sinn (Vollmer, 1993). Dies ist vor allem so, da der Solipsismus im Detail zu exakt den gleichen Vorhersagen führt wie ein Modell, das von Realität ausgeht: Damit ist das Gedankengebilde eine bloße Spielerei ohne jegliche Relevanz.

Dabei kann man Folgendes annehmen:
- Diese Realität manifestiert sich für Personen immer in bestimmten Realitätsbereichen, also bestimmten Kontexten.
- Man sollte auch annehmen, dass eine Realität (zumindest eine physikalische) auch existiert, unabhängig von Menschen und unabhängig davon, ob Menschen sie wahrnehmen oder verstehen.
- Die Realität bestimmt die Möglichkeiten der eigenen Existenz und des eigenen Handelns.

2.6 These 6: Modelle können unterschiedlich valide sein

Ein Modell kann z. B. Annahmen über Aspekte der physikalischen Realität enthalten („wenn man vor eine Laterne läuft, erzeugt das Schmerzen“) oder Annahmen über soziale Realität („wenn ich X tue, reagieren andere mit Y“).

Die Annahmen eines Modells können nun unterschiedlich valide sein. Wie ausgeführt, ist die Bestätigung oder Validität einer Annahme ein *Kontinuum:* Von schwach empirisch validiert bis zu extrem gut empirisch validiert. In einem Modell kann es daher Annahmen geben, die völlig unzutreffend sind, die damit zu hoch ineffektiven Handlungen führen. Es kann Annahmen geben, die hoch valide sind, die damit zu hoch effektivem Handeln führen.

Darüber hinaus gilt:
- Ein Modell kann auch verschiedene Annahmen enthalten: hochgradig zutreffende, teilweise zutreffende, unzutreffende und dysfunktionale, also solche, die nicht nur keine positiven, sondern (stark) negative Effekte bewirken.
- Valide Annahmen sind solche, die im Alltag erprobt sind, die getestet wurden, wobei aus Daten auch zutreffende Schlüsse gezogen werden.
- Jede Annahme, die solchen Kriterien genügt, soll als *empirisch validiert* gelten.
- Damit sind nicht nur wissenschaftlich erforschte Annahmen empirisch validiert: *Auch Alltagsannahmen können empirisch validiert sein.*
- Das Ausmaß oder die Qualität der empirischen Validierung kann aber sehr unterschiedlich sein.
- Ist ein Modell im Alltag getestet worden, geht es auf zutreffende, interpretierte Beobachtungen u. Ä. zurück, dann soll es als „alltagsvalidiert“ gelten.
- Ist es nach (strengen) wissenschaftlichen Kriterien validiert, dann soll es als „wissenschaftlich validiert“ gelten.

- In jedem dieser Bereiche kann es aber Abstufungen im Ausmaß der Validierung geben.
- Ein Modell, das eine Person ihrem Handeln zugrunde legt, kann im Wesentlichen alltagsvalidiert oder zum großen Teil wissenschaftlich validiert sein. Oft kann ein Modell sowohl Annahmen mit Alltagsvalidierung als auch solche mit wissenschaftlicher Validierung enthalten.

2.7 These 7: Modelle bilden Wissen

Modelle, die empirisch validiert sind und zumindest alltagsvalidiert sind, sollen als „Wissen" bezeichnet werden (Ernst, 2016; Ramsey, 1990). Wissen ist die Basis einer Person für Situationsinterpretationen, Entscheidungen, Handlungen usw. (vgl. Beckenkamp, 1995; Engelkamp & Rummer, 2006; Hammerl & Grabitz, 2006; Seel, 1991; Zimmer, 2006). Nach dem Gesagten kann Wissen nun sehr unterschiedlich valide sein. Außerdem gilt, dass Interpretationen, Entscheidungen und Handlungen von Personen noch auf andere psychologische Faktoren als Wissen zurückgehen können: Auf Schemata, Motive, Emotionen usw. In solchen Fällen können sie zu unvaliden Modellen führen, die zu Fehlinterpretationen und zu dysfunktionalem Handeln führen. Diese „psychologischen Determinanten" sollen hier aber nicht weiter berücksichtigt werden.

2.8 These 8: Modelle oder Theorien sind immer vorläufig

Ein Modell über einen Realitätsbereich fußt immer nur auf einer begrenzten Zahl von Beobachtungen und Schlussfolgerungen, und die hängen u.a. vom angewandten Paradigma, der Theorie, dem gegenwärtigen Erkenntnisstand, den verwendeten Methoden ab (Kuhn, 1967; Poser, 2001). Ein Modell bildet daher *immer* nur einen Teil des Kontextes ab, und es tut es immer nur „auf dem gegenwärtigen Stand der Forschung". Und diese begrenzte „Datenbasis" erlaubt nur begrenzte Schlüsse über den Kontext: Es kann immer Kontextaspekte geben, die nicht berücksichtigt wurden. Es kann beipielsweise sein, dass man von unzureichenden Annahmen o.Ä. ausgegangen ist.

Daher gilt:

- Jedes Modell, jede wissenschaftliche Theorie muss für Veränderungen offen sein, geprüft werden können und immer wieder geprüft werden.
- Jedes Modell kann und sollte also durch neue Beobachtungen, neue Daten, neue Schlussfolgerungen u.ä. in Frage gestellt, modifiziert, elaboriert oder falsifiziert werden können.
- Modelle sind nie abgeschlossen, endgültig, unhinterfragbar oder unmodifizierbar. (Solche Aspekte gelten nur für Glaubensdogmen, nicht für empirische Modelle.)

- Modelle bilden damit einen Realitätsbereich immer nur *vorläufig* und unvollständig ab. Damit ist es maximal möglich, empirisch gut belegte Hypothesen über Aspekte der Realität zu schaffen, es ist aber nie möglich, letztlich genau zu sagen, was „Realität" genau ist. Auch ist die Annahme unzutreffend, dass „Daten" oder Beobachtungen eine Theorie direkt bestätigen können: Daten müssen immer interpretiert werden, und das geschieht mithilfe der Theorie. Beobachtungen sind theorie-geleitet und ergeben erst im Rahmen der Theorie Sinn. Damit gibt es keine „absolut objektiven", Theorie-unabhängigen „Indikatoren", die eine Theorie direkt „beweisen" können (Bauberger, 2016; Kuhn, 1967; Lakatos, 1970, 1971; Lakatos & Musgrave, 1974; Poser, 2001; Stegmüller, 1969; Vollmer, 1975).
- Modelle stellen also nie „die Wahrheit" dar, also Annahmen, die unverrückbar, unhinterfragbar, unmodifizierbar u.a. sind. Es gibt verschiedene Begriffe von „Wahrheit" (Ernst, 2016; Ramsey, 1990; Tarski, 1944, 1993): Wahrheit kann bedeuten, dass eine Aussage mit der Realität übereinstimmt (wobei das prinzipiell aber nur sehr schwer feststellbar ist; vgl. Baumann, 2015). Wahrheit kann aber auch bedeuten, dass eine Annahme „absolut wahr", „endgültig wahr", „unverrückbar wahr" ist (wie bei Max Frisch, 1967, Seite 52: „Die wir nennen die große Ordnung, die wahre Ordnung, die einzige Ordnung und die endgültige Ordnung."). Ich möchte den Begriff „Wahrheit" hier in dieser zweiten Bedeutung verwenden. Nach Ernst (2016) kann man erkenntnistheoretisch auf den Begriff „Wahrheit" gänzlich verzichten.
- „Wahrheit" in diesem Sinne kann es weder in Alltagsmodellen, noch in wissenschaftlichen Modellen geben.

Einige Menschen scheinen so etwas wie „absolute Wahrheit" psychologisch zu benötigen, z.B. sogenannte „Kreationisten": Leider werden durch das Bedürfnis nach „Wahrheit" Aussagen nicht „wahr", sondern die Personen erliegen lediglich unterschiedlichen Ausmaßen von Selbsttäuschung (siehe Sachse, 2020d).

2.9 These 9: Wissenschaftliches Wissen ist immer hypothetisch

Wissenschaft führt dazu, dass immer wieder Theorien und Ergebnisse in Frage gestellt werden („Skepsis"; Walach, 2005; von Weizsäcker, 1990), immer wieder neue Fragestellungen entwickelt werden, immer neue Daten zugänglich werden, aus denen neue Schlüsse gezogen werden müssen: Dadurch werden neue Modelle entwickelt, alte Modelle in Frage gestellt, modifiziert, elaboriert oder unter Umständen verworfen. Wissenschaft ist daher nie ein abgeschlossener oder abschließbarer Prozess, und was an Neuem gefunden wird, ist auch kaum prognostizierbar.

In einer extremen Formulierung kann man sogar sagen, dass Wissenschaft nicht „auf Fakten basiert", sondern „Fakten konstruiert" (Radecke & Teufel, 2010). Wenn eine Theorie jedoch (in einem gewissen Ausmaß) nur Fakten generiert oder zumindest Fakten interpretiert, dann kann sie auch nicht einfach „durch Fakten belegt", „bewiesen" werden: Fakten sind nicht „an sich existent" und „erklären sich auch nie selbst": Das verweist wieder auf den hypothetischen Charakter von „empirischen Belegen". In jedem Fall kann man aber nie sagen, *ob und in welchem Ausmaß* eine Theorie „die Realität abbildet" (Genz, 2002; Heisenberg, 1959). Denn das könnte man ja nur sagen, wenn man schon a priori wüsste, was „die Realität" ist. Das ist aber nicht möglich.

Wissenschaft lässt sich damit durch eine Reihe von Aspekten bestimmen:

- Ein wesentliches Motiv der Wissenschaft ist *Skepsis,* also die Bereitschaft, Annahmen immer wieder zu hinterfragen. Allerdings muss auch ein Wissenschaftler eine Theorie (vorläufig) für zutreffend halten, um sie überhaupt zum Gegenstand weiterer Erörterungen zu machen (vgl. Brecht, 1967; Ernst, 2016; Popper, 2009d; Sachse, 2020a; Sagan, 1997).
- Genau wie Alltagsmodelle, so werden und sollen auch wissenschaftliche Modelle und Theorien ständig hinterfragt werden *können* und hinterfragt *werden,* neu getestet werden. Sie werden ständig durch neue Beobachtungen, Daten und Schlussfolgerungen in Frage gestellt, modifiziert, elaboriert und gegebenenfalls falsifiziert.
- Obwohl Wissenschaft zu hoch validen Annahmen führt, die sich zu Theorien entwickeln, ermöglicht auch Wissenschaft nie die Entwicklung abgeschlossener Modelle (vgl. von Weizsäcker, 1992).
- Wissenschaftliche Theorien *sind nie (endgültig) verifizierbar*. Sie können sich lediglich im System der Wissenschaft selbst oder in ihrer Anwendung *bewähren* (d.h. sie können in einem bestimmten Kontext „gut funktionieren", sie zeigen eine mehr oder weniger hohe „Brauchbarkeit"; vgl. Popper, 2005, S. 207), was aber wiederum bedeutet, dass sie sich immer nur *vorläufig* bewähren (Kuhn, 1967; Popper, 2005; Ruß, 2004; Vollmer, 1993; Walach, 2005). Jeder Versuch, eine Theorie einer „Letzt-Begründung" zuzuführen, mündet in einem unlösbaren Dilemma (vgl. Albert, 1968). Unbezweifelbare Wahrheiten lassen sich nicht schaffen (Albert, 2000), es sei denn durch eine (letztlich nicht begründbare) Dogmatik (die jedoch dem Sinn von Wissenschaft eklatant widerspricht).
- Wissenschaft erzeugt damit immer nur *valide Aussagen auf dem aktuellen Kenntnisstand:* Dieser kann sich aber jederzeit ändern und eine Modifikation der Aussagen auslösen, zu völlig neuen Modellen führen usw. Außerdem enthält eine wissenschaftliche Theorie immer unbewiesene Annahmen, und ihre theoretischen Begriffe definieren oft nicht „Aspekte von Realität", sondern gehen auf operationale Definitionen zurück, d.h. wissenschaftliche Aussagen werden oft erst durch die angewandte Methode geschaffen und erhalten dadurch hoch spezifische Bedeutungen, die mit Phänomenen der Realität unter Umständen nur noch wenig übereinstimmen (Bauberger, 2016). Diese Definitionen schränken damit auch wieder den Geltungsbereich einer Theorie ein.

Dies soll an einem Beispiel erläutert werden: Misst man z.B. in der Psychotherapie „Therapieerfolg" mit bestimmten Instrumenten, z.B. Fragebögen, so ist „Erfolg" *nur im Hinblick darauf definiert und definierbar:* Er ist damit kein „allgemeiner Erfolg", sondern ein hoch spezifisch eingeschränkter Erfolg. Und das, was erfasst wird, kann unter

Umständen mit dem, was durch eine Therapie angestrebt wird, gar nichts zu tun haben, d.h. der so erfasste Erfolg kann für ein spezifisches therapeutisches Verfahren völlig irrelevant sein!

Außerdem bedeutet eine Operationalisierung von „Erfolg", dass streng genommen nie „etwas, das ohne den Test schon existiert, ‚gemessen' werden kann": Vielmehr wird etwas durch die Tests definiert, also erst geschaffen: Die Bezeichnung „messen" ist daher im Grunde irreführend (Bauberger, 2016). Erfolg wird nicht durch Tests „gemessen", sondern erst durch Tests definiert.

Trotz aller Validität führt Wissenschaft daher nie zu „Wahrheit", also zu „Letzt-Erkenntnissen", die nicht mehr modifizierbar, verbesserbar, hinterfragbar sind. Ein wissenschaftliches Modell ist damit immer nur „das im Augenblick am Besten mögliche". Wissenschaftliche Modelle sind daher immer *vorläufig* und so lange gültig, bis eine neue Entwicklung Veränderungen veranlasst. Auch sehr gut validierte wissenschaftliche Modelle verlieren damit nie den Charakter von *Hypothesen:* Sie sind im Augenblick gültig und gut belegt, aber sie können jederzeit verändert, vor allem können sie jederzeit in Frage gestellt werden (Popper, 2005, 2009d spricht von „Vermutungswissen").

Dass Forschung nie abgeschlossen ist oder abgeschlossen sein kann, macht schon die bisherige *Forschungsgeschichte* deutlich. Popper (2005, S. 47) formuliert das so: „Die naturwissenschaftlichen [und im Prinzip alle; Anmerkung des Verfassers] Theorien sind in ständiger Umwandlung begriffen (und dies ist) charakteristisch für Wissenschaft." Daher ist jedes wissenschaftliche Wissen *„Vermutungswissen"* (Hempel, 1965a, 1965b, 1965c, 1967, 1974; Popper, 2005; Ruß, 2004; von Fraassen, 1980; Wiltsche, 2013). Dabei können die Veränderungen in kleinen Schritten vorangehen, sie können aber auch gewaltige „Sprünge" machen, also zu ganzen „Paradigmenwechseln" führen (Kuhn, 1967). Und die neuen Erkenntnisse und Theorien können alte Theorien modifizieren, erweitern oder einen neuen Bezugsrahmen herstellen oder sie können sogar alte Annahmen vollständig falsifizieren (Popper, 2005).

Diese Aspekte kann man an *Beispielen* verdeutlichen: So hat die Untersuchung von Michelson und Morley (1887) die Annahme falsifiziert, der Weltraum sei mit „Äther" gefüllt (diese Annahme wurde vollständig aufgegeben). Die Relativitätstheorie Einsteins (1907, 1913, 1915, 1916, 1917; Clark, 1974; Cox & Forshaw, 2015; Kahra, 1963; Sonne & Weiß, 2013) hat die Theorie Newtons (2014) zum Teil zu einem Sonderfall gemacht (d.h. unter bestimmten Umständen sind die Aussagen Newtons weiterhin gültig), und zum Teil hat sie Annahmen Newtons auch widerlegt.

Teilweise werden aber auch Theorien entwickelt, die offenbar eine hohe Validität *in ihrem jeweiligen Geltungsbereich haben,* die sich aber nicht ohne Weiteres vereinbaren lassen, wie die Relativitätstheorie und die Quantentheorie (Görnitz, 2006; Kiefer, 2004). Seit Längerem wird versucht, die Theorien zu einer „einheitlichen Theorie" zusammenzufügen, gelungen ist dies bisher jedoch noch nicht (Bojowald, 2009; Rovelli, 2004, 2007, 2017a, 2017b, 2018a, 2018b).

Mathematisch hoch anspruchsvolle Lösungsversuche wie die „String-Theorie" (Dawid, 2013; Greene, 2000; Musser, 2008; Smolin, 2009) finden Lösungen, die sich nicht mehr empirisch prüfen lassen bzw. die nicht zu wirklich widerlegbaren Annahmen führen, was jedoch zu massiven neuen Problemen führt (Hossenfelder, 2018; Penrose, 2010; Zeh, 2012).

Die Wissenschaftsgeschichte macht also Folgendes deutlich:
- Es gibt nie endgültige, abgeschlossene Theorien.
- Jede Theorie kann herausgefordert werden und muss unter Umständen modifiziert, elaboriert oder verworfen werden.
- Genau dieser Prozess der Prüfung, Modifikation usw. von Theorien ist ein zentrales Charakteristikum von Wissenschaft.
- Wissenschaft führt manchmal zu widersprüchlichen Theorien, die valide, aber unvereinbar sind.

2.10 These 10: Wissenschaftliche Forschung führt zu maximal validen Modellen

Vergleicht man wissenschaftliche Forschung mit ihren strengen Kriterien und ihrer expliziten Reflexion mit anderen Vorgehensweisen empirischer Prüfung (z.B. „Alltagsempirie"), dann kann man sagen:
- Wissenschaftliche Forschung ist das Vorgehen, das Modelle einer strengen empirischen Testung unterzieht.
- Wissenschaft ist ein Vorgehen, bei dem Aussagen möglichst prüfbar und nachvollziehbar sein sollen („objektiv"), damit sie einer kritischen Diskussion auch zugänglich sind (Chalmers, 2007).
- Wissenschaft ist ein Vorgehen, bei dem Schlüsse durch strenge Kontrollen, Prozeduren und Methoden möglichst gut abgesichert werden sollen (Chalmers, 2007): Experimente sind die dazu am besten geeigneten Vorgehensweisen (Bredenkamp, 1980; Huber, 2019; Hussy & Jain, 2002; Mayo, 1996).
- Daher ermöglicht wissenschaftliche Forschung Aussagen von vergleichsweise höchster Validität.
- Natürlich gibt es hier (je nach wissenschaftlicher Qualität) Abstufungen.
- Wissenschaftlich getestete Annahmen sind daher valider als Annahmen, die „nur" einer Alltagstestung unterzogen wurden.
- Dennoch sind auch Forschungsergebnisse (auch experimentelle Ergebnisse) nie letztlich beweiskräftig, da sie auf falschen oder unzureichenden Annahmen beruhen, falsche Schlüsse enthalten können usw. (Chalmers, 2007).
- Allerdings beziehen sich die streng getesteten Annahmen immer auf enge Realitätsbereiche: *In diesen* sind sie dann sehr gut bestätigt, außerhalb dieser aber nicht: Die generalisierenden, induktiven Schlüsse auf nicht getestete Fälle sind den oben geschilderten Problemen unterworfen!

2.11 These 11: Wissenschaftliche Forschung ist per definitionem reduktionistisch

Auch wissenschaftliche Forschung bezieht sich immer nur auf bestimmte, gut definierte *Ausschnitte* der Realität. Nie kann Wissenschaft simultan alle möglichen Realitätsaspekte erfassen, untersuchen und schon gar nicht alle möglichen Wechselwirkungen aller erfassten Variablen. Daher gilt für wissenschaftliche Theorien prinzipiell das Gleiche wie für Realitätsmodelle im Allgemeinen: Sie erlauben immer nur valide Aussagen für bestimmte (meist enge) Realitätsausschnitte.

Um bestimmte Theorien über Sachverhalte zu entwickeln, reduzieren Forscher die zu modellierenden Aspekte auf bestimmte Variablen und blenden dabei viele andere aus: Um eine Planetenumlaufbahn zu berechnen, werden die Planeten auf „Massenpunkte" reduziert, und damit wird von Form und Beschaffenheit der Planeten abstrahiert. Dies zeigt auch, dass schon die Definition von Variablen Sachverhalte auf sehr begrenzte Aspekte reduziert.

Eine solche „Reduktion von Komplexität" *ist erforderlich,* sonst wäre es gar nicht möglich, wissenschaftliche Theorien zu entwickeln. Wissenschaftliche Theorien sollten „so komplex wie nötig" sein, jedoch „keine *unnötige* Komplexität enthalten" (sogenanntes „Ockhams-Rasiermesser"). Und „unnötige Komplexität" ist solche, die man zur Beantwortung einer gegebenen Fragestellung nicht benötigt. Das bedeutet auch: Falls erforderlich, dürfen Theorien auch komplex sein.

Bei einem Experiment variiert man immer nur eine überschaubare Anzahl von Variablen und hält andere konstant: Damit reduziert man Komplexität, man modelliert damit aber auch Bedingungen, wie es sie so in der Realität gar nicht gibt: In der Realität lassen sich Bedingungen nicht kontrollieren, ausblenden oder ignorieren. (Das ist ja überhaupt der Grund dafür, dass man Experimente macht.) Wissenschaftliche Theorien sind damit immer „Idealbedingungen" von Realität, bilden „die Realität" aber nie ab.

Man kann daher sagen:

- Die Aufgabe der Wissenschaft ist es, übersichtliche und handhabbare Modelle der Realität zu entwickeln.
- Modelle sind wie Karten, die die Realität auf wesentliche Aspekte reduzieren, damit bestimmte Zusammenhänge deutlich werden und bestimmte Fragen beantwortet werden können.
- Modelle sollen Komplexität reduzieren, das ist ihr Sinn.
- Wissenschaftliche Modelle (Theorien) sind immer *empirisch unterbestimmt:* Sie sind nie völlig empirisch nachgewiesen und enthalten immer Annahmen, die über Beobachtungen und Experimente hinausgehen (Baumann, 2015; Van Orman Quine, 1960). Theorien enthalten auch „implizites" (nicht völlig ausformuliertes) Wissen (Polanyi, 1973). Theorien müssen sogar Annahmen enthalten, die sich innerhalb der Theorien weder fundieren, noch beweisen lassen (Gödel, 1931; vgl. auch: Chalmers, 2007; Ernst, 2016; Nagel & Newman, 2010; Reichel, 1992).
- Wissenschaft ist daher von ihrem Auftrag her reduktionistisch.
- Um Experimente sicher durchzuführen, muss man viele Bedingungen kontrollieren.

- Damit schränkt man aber immer die Spanne der möglichen Fälle, die man beobachtet, extrem ein.
- Damit reduziert man immer die Aussagen des Experiments auf die definierten Fälle und blendet immer sehr viele Faktoren, die in der Realität eine Rolle spielen sowie alle möglichen Wechselwirkungen aus. Damit wirkt Wissenschaft wie eine Lupe: Bestimmte Aspekte werden sehr gut untersucht, aber viele andere werden ausgeblendet.

2.12 These 12: Der notwendige Reduktionismus schränkt den Geltungsbereich wissenschaftlicher Aussagen ein

Ein wesentlicher Aspekt wissenschaftlicher Theorien besteht darin, dass All-Aussagen oder zumindest *Aussagen einer gewissen Allgemeingültigkeit gemacht werden sollen:* Keine wissenschaftliche Theorie bezieht sich auf einen Einzelfall. Damit ergibt sich aber das Problem, dass eine Forschung immer nur eine gewisse Anzahl von Ereignissen und stark eingeschränkten Bedingungen untersuchen kann, letztlich aber Aussagen machen will, die dennoch allgemeinen Charakter haben. Das führt notwendigerweise zu einem Spannungsfeld:

- Da die Forschung sich immer nur auf ganz spezifische, eng begrenzte Realitätsbereiche konzentriert, kann die Forschung auch immer nur valide Aussagen über *diese* Aspekte der Realität machen.
- Bei aller hohen Validität der Forschung kann jede Untersuchung immer nur valide Aussagen *über einen eng begrenzten Bereich der Realität* machen (vgl. von Weizsäcker, 2006). Letztlich will man jedoch auf viele (oder sogar alle) Fälle und Bedingungen schließen (Aronson et al., 2007).
- Von besonderer Bedeutung ist hier das sogenannte *Induktionsproblem,* also der Schluss von spezifischen Beobachtungen auf allgemeine Gesetzmäßigkeiten: Genau solche Schlüsse will man in der Forschung ja ziehen, aber leider sind diese Schlüsse nicht unproblematisch: Um auf jeweils nicht untersuchte Fälle und Bereiche zu schließen, muss man *induktive Schlüsse* ziehen.
- Erkenntnistheoretisch und logisch führen *induktive Schlüsse* aber zu prinzipiellen Problemen: *Man kann von der Beobachtung eines Sachverhalts nie sicher auf nicht beobachtete Sachverhalte schließen* (Baumann, 2015; Baum & Gonzalez, 1994; Ernst, 2016; Popper, 1972, 1993, 1994; Poser, 2001; Rosenthal, 2009; Schurz, 2004; Wiltsche, 2013).
- Induktive Schlüsse, also Schlüsse von begrenzten Beobachtungen auf allgemeine Sachverhalte oder von spezifischen Fällen auf „alle" Fälle sind aber *für* die Bildung von Theorien essentiell: Man will ja keine Theorie über Einzelfälle, man will eine allgemeine Theorie (Bauberger, 2016). *Damit kann man das Induktionsproblem aber nicht umgehen.* Man muss sagen, dass die Analyse des Induktions*problems* durch Popper immer noch zutreffend ist, die von Popper vorgeschlagene *Lösung* durch eine

Falsifikation ist jedoch nicht zielführend (Bauberger, 2016; Holzkamp, 1967; Wiltsche, 2013).

- Solche induktiven Schlüsse bezeichnet man als *Generalisierungen.*
- Induktive Schlüsse machen immer *implizite (oder explizite) Annahmen:* Man kann nur dann von Einzelbeobachtungen auf alle Fälle schließen, wenn man annehmen kann, dass „alle Fälle" genauso funktionieren wie die beobachteten Fälle: Oder dass die Bedingungen, auf die man schließen will, im Prinzip die gleichen sind wie die, die man beobachtet hat. Oder wenn man annimmt, dass die beobachteten Fälle und die Fälle, auf die geschlossen wird, *homogen,* also in wesentlichen Aspekten gleich sind (Wiltsche, 2013).
- *Für solche Schlüsse muss man gute Gründe haben.* Man muss also belegen oder begründete Annahmen haben, dass die beobachteten Fälle und die, auf die man schließen will, vergleichbar sind: Nur dann sind Generalisierungen überhaupt vertretbar. Und selbst dann sind sie nicht gesichert (Ernst, 2016, S. 25).
- Um von einer Untersuchung, die sich auf eine ganz bestimmte Stichprobe und bestimmte Variablen bezieht, auf andere Kontexte mit anderen Stichprobenzusammensetzungen, Variablen und Wechselwirkungen zu schließen, muss man gute Gründe dafür anführen, *warum eine solche Übertragbarkeit gerechtfertigt erscheint.* Ohne solche Begründungen sind Generalisierungen im Grunde nicht akzeptabel (Baumann, 2015, S. 255). Solche Begründungen sind aber oft schwierig, weshalb Generalisierungen meist nicht die Validität beanspruchen können, die die kontrollierten Studien selbst beanspruchen.
- Es sollte aber nie bereits im Vorfeld Gründe *gegen* solche Schlüsse geben, denn in solchen Fällen sind solche induktiven Schlüsse sehr wahrscheinlich unvalide, d.h. es sollte keine Gründe, Erkenntnisse oder Daten geben, die nahelegen, dass solche induktiven Schlüsse *nicht* gerechtfertigt sind. Wenn man z.B. eine psychotherapeutische Untersuchung an Angst-Klienten durchführt, dann kann man die Ergebnisse auf keinen Fall auf persönlichkeitsgestörte Klienten generalisieren, weil man weiß, dass solche Klienten psychologisch ganz anders „funktionieren" als Angst-Klienten. Tut man dies trotzdem, macht man gravierende wissenschaftliche Fehler.
- Zieht man induktive Schlüsse ohne gute Gründe oder gegen gute Gründe, macht man den Fehler der *Übergeneralisierung.*
- Schon geringfügige Veränderungen der untersuchten Realitätsbedingungen können, vor allem über komplexe Wechselwirkungen, zu einer völligen Veränderung der Bedingungen führen.
- Daher kann man die Ergebnisse einer Forschung nie mit Sicherheit auf Bereiche übertragen, die nicht erforscht sind.
- Die Validität einer Forschung bezieht sich also immer nur auf einen sehr engen Geltungsbereich.
- Außerhalb dessen ist keine sichere Validität gegeben.
- Das Dilemma ist:
  - Entweder man hat sehr valide Ergebnisse in sehr engen Bereichen.
  - Oder man hat große Anwendungsbereiche und damit weniger valide Forschung.
- Wissenschaftliche Modelle und Theorien sind damit niemals „Modelle der Realität", sondern immer nur Modelle von sehr engen Bereiche der Realität.

2.13 These 13: Experimente schaffen sehr valide, aber von ihrem Geltungsbereich her stark eingeschränkte Aussagen

Will man als Wissenschaftler ein Experiment durchführen, dann will man Effekte auf Ursachen klar und eindeutig zurückführen können. Dazu muss man die relevanten Einflussfaktoren systematisch variieren, alle anderen Faktoren, die ebenfalls Einfluss nehmen können, ausschalten oder genau kontrollieren (Bredenkamp, 1980; Campbell & Stanley, 1963; Huber, 2019; Hussy & Jain, 2002; Kirk, 1968; Mayo, 1996).

Durch die systematische Variation experimenteller Variablen und die hohe Kontrolle möglicher „Störvariablen“ ermöglicht ein Experiment Aussagen von sehr hoher Validität. Allerdings schränkt die starke Kontrolle den Geltungsbereich der Aussagen auch stark ein.

Durch die Reduktion und Kontrollen der Variablen reduziert man aber notwendigerweise die in der „Realität“ vorkommende Komplexität von Faktoren und deren Wechselwirkungen sehr stark: Man blendet solche Faktoren aus, die in der Realität von (u.U. großer) Bedeutung sind, und *man reduziert vor allem die Zahl der möglichen Wechselwirkungen,* die in der Realität großen Einfluss auf die Ergebnisse haben können.

Damit kann man dann aber logischerweise nur noch Aussagen über genau die untersuchten Faktoren machen und nicht sagen, wie sich andere Faktoren und deren Wechselwirkungen auswirken würden. Dazu wären weitere Experimente nötig, aber auch die müssen wieder die Realität reduzieren. Erst ein Experiment, das *alle* Faktoren einbezöge, könnte zu umfassenden Aussagen führen. Ein solches Experiment ist aber unmöglich. Es ist damit auch prinzipiell unmöglich, Experimente oder generell Forschung zu machen, die die gesamte mögliche Komplexität abbildet.

Daher muss man aus den experimentellen bzw. Forschungsergebnissen auf Fälle schließen, die gar nicht untersucht wurden. Dabei handelt es sich immer um *induktive Schlüsse,* und diese sind nie zwingend (Ernst, 2016; Popper, 2005; Schurz, 2004): Es kann sein, dass die Ergebnisse eines Realitätsausschnitts übertragbar sind auf andere Realitätsaspekte. Es kann aber ebenfalls sein, dass andere Faktoren und Wechselwirkungen die Bedingungen völlig ändern, sodass Generalisierungen zu massiven Fehlschlüssen führen.

Ein solches Problem ist aber prinzipiell nicht vermeidbar, man muss also
- sich immer darüber klar sein, *dass* man induktive Schlüsse zieht,
- dass man daher *begründen* muss, warum eine Generalisierung gerechtfertigt ist
- bzw. darlegen ob es Gründe dafür gibt, dass man die Ergebnisse auf andere Konfigurationen von Faktoren eben *nicht* übertragen kann.

Auf jeden Fall gilt: Für die jeweils untersuchten Bedingungen schafft die Forschung sehr valide Ergebnisse. Aber außerhalb des jeweils untersuchten Bereichs ist die Validität dieser Ergebnisse *fraglich* und muss im Einzelfall geprüft und begründet werden.

2.14 These 14: Praxis ist deutlich komplexer als Forschung

Der Alltag, in dem Menschen zu Leben gezwungen sind, ist durch sehr hohe Komplexität gekennzeichnet: Sehr viele Aspekte können (z. T. unvorhersehbar) auftreten und den Kontext (stark) ändern. Im Alltag hat ein Mensch die Bedingungen nur sehr begrenzt unter Kontrolle und nur begrenzten Einfluss: Ein Mensch kann, anders als ein Wissenschaftler, Komplexität nur begrenzt reduzieren.

Das prinzipiell Gleiche gilt für die Realität psychotherapeutischer Prozesse: Auch sind die Bedingungen, auf die ein Therapeut trifft und auf die er reagieren muss, hoch komplex. In den Therapieprozessen kann jederzeit viel passieren, und der Therapeut muss auch darauf reagieren (vgl. Kapitel 6 und 7).

> Alltag und Therapie *sind damit sehr viel komplexer als alle wissenschaftliche Forschung*, alle experimentellen Designs o.Ä., unabhängig davon, welchen wissenschaftlichen Standards sie entsprechen. *Wissenschaft kann damit nie die Komplexität realer Lebenszusammenhänge wirklich abbilden* („Die Karte ist nicht das Land", vgl. Eco, 1990), und dies gilt für alle Lebensbereiche, auch für Psychotherapie (vgl. Bauberger, 2016; Pöltner, 1992; Wittgenstein, 1971).

Daher kann man sagen:

- Ein Praxisfeld ist hoch komplex: In diesem können immer sehr viele Faktoren auftreten, die in hoch komplexer Weise wechselwirken.
- Ein Praktiker muss in diesem komplexen Feld handeln; er kann die Komplexität nicht reduzieren, er kann nicht einfach bestimmte Aspekte ignorieren oder kontrollieren.
- Das, was die Wissenschaft kann und tut, kann ein Praktiker genau nicht: Bedingungen kontrollieren, Faktoren ausblenden, Bedingungen gezielt herstellen.
- Ein Praktiker ist jederzeit der gesamten Komplexität des Praxisbildes ausgesetzt.
- Und er ist gezwungen, in diesem zu handeln.

2.15 These 15: Praktisches Handeln kann nur teilweise auf wissenschaftlichen Modellen basieren

Wissenschaftliche Modelle stellen eine wesentliche Wissensbasis für die Praxis dar. In vielen Fällen lassen sie sich auf den jeweiligen Kontext anwenden und ermöglichen damit valide Schlüsse. Wissenschaftliche Theorien und Erkenntnisse stellen damit eine gesicherte Wissensbasis bereit: Und wenn immer das möglich ist, sollte ein Praktiker diese Wissensbasis auch nutzen, denn dies erhöht mit hoher Wahrscheinlichkeit seine Handlungseffizienz.

Die entscheidende Frage ist aber nicht, ob Praktiker möglichst gesichertes Wissen anwenden sollten; die entscheidende Frage ist, wann sie dieses Wissen tatsächlich anwenden *können*. Da der Geltungsbereich der wissenschaftlichen Modelle eingeschränkt ist, sind solche Modelle oft nicht einsetzbar oder nur als *Heuristiken* (vgl. These 7), die Anhaltspunkte für eine Orientierung liefern. Eine in der Praxis handelnde Person, die versucht, effektiv zu handeln, muss sich aber logischerweise auch auf andere Modelle verlassen, die weniger gut empirisch abgesichert sind (Caspar, 2007a, 2007b, 2007c, 2007d, 2007e).

Für eine Anwendung wissenschaftlicher Erkenntnisse in der Praxis gilt daher:

- Wissenschaftliche Modelle haben in aller Regel eingeschränkte Wirkungsbereiche. Nur in diesen können sie eine wissenschaftliche Validität beanspruchen. Außerhalb dieser Bereiche ist die Validität nicht a priori gegeben, sondern müsste erneut wissenschaftlich nachgewiesen werden.
- Damit stellt Wissenschaft immer nur Modelle zu engen Realitätsbereichen zur Verfügung.
- Praxis geschieht aber in einem hoch komplexen, nicht reduzierbaren Realitätsbereich.
- Damit kann Wissenschaft niemals Modelle für alle Aspekte der Praxis liefern.
- Im Gegenteil: Wissenschaftliche Modelle decken nur einen relativ geringen Bereich des Anforderungsbildes ab.
- Da ein Praktiker aber handeln muss und möglichst effektiv handeln will, muss er in vielen Praxisaspekten *auf Wissen zurückgreifen, das aus anderen Quellen stammt,* z. B. aus eigener Erfahrung.
- Diese Situation kann sich auch prinzipiell nicht ändern, da Wissenschaft schon wegen des hohen Aufwands pro Zeiteinheit immer nur wenige Bereiche beforschen kann. Dagegen wird die Praxis aber sehr viel schneller viel komplexer, *so dass Wissenschaft nie den Anspruch erheben kann, die Grundlage für Praxis zu sein.*

2.16 These 16: Wissenschaftliche Modelle sind Heuristiken für die Praxis

Wie ausgeführt, sind die Bedingungen, die ein Praktiker vorfindet, meist hoch komplex: Klienten weisen hohe Komorbiditäten verschiedener Störungen auf, wollen spezifische Probleme lösen, die sich mit gängigen diagnostischen Kategorien gar nicht erfassen lassen (Caspar et al., 2017b), können zu Therapiebeginn gar keine Ziele definieren, weisen bestimmte Persönlichkeitseigenschaften auf usw. Alle diese Bedingungen sind aber meist in Forschungsarbeiten gar nicht abgebildet (vgl. Kapitel 17). Das macht es unmöglich, Forschungsergebnisse unmittelbar in die Praxis umzusetzen. Aber selbst, wenn eine direkte Umsetzung nicht möglich ist, können wissenschaftliche Erkenntnisse wichtige Informationen liefern. Sie können auf relevante Bedingungen hinweisen, die ein Therapeut beachten sollte, sie können zeigen, welche Strategien überhaupt wirken und welche nicht, sie können Ideen für Interventionen liefern usw. (Caspar, 2015b, 2017a, 2017b), d.h. wissenschaftliche Erkenntnisse können *heuristisches Wissen* bereitstellen, das ein Praktiker nutzen kann.

Daher gilt:

- Wissenschaftliche Modelle sind (wichtige) Heuristiken für die Praxis.
- Eine Heuristik ist ein Denkmodell, das Annahmen, Zusammenhänge, also Wissen enthält, das dem Therapeuten sehr nützlich sein kann, bei dem er aber immer prüfen muss, ob und in welchem Ausmaß und in welcher Hinsicht es auf einen Einzelfall anwendbar ist.
- Sollte ein wissenschaftliches Modell anwendbar sein, sollte der Therapeut es auch anwenden.
- Ist es nicht anwendbar, kann der Therapeut es nicht anwenden.
- In vielen Fällen muss der Therapeut das Modell modifizieren, wodurch es aber den streng wissenschaftlichen Charakter verliert.
- Es ist für einen Therapeuten weder praktisch noch ethisch vertretbar, in einem Praxisfeld nur wissenschaftlich fundiertes Wissen anzuwenden, da dies seine Interventionsmöglichkeiten extrem eingrenzt.
- Aus den genannten Gründen können wissenschaftliche Modelle oder Forschungsergebnisse in bestimmter Weise in Praxis eingehen. Sie können die Praxis aber nie völlig bestimmen oder als Vorschriften für praktisches Handeln verstanden werden.
- Würde man wissenschaftliche Modelle als Vorschriften für praktisches Handeln verwenden, würde das die Praxis massiv einschränken, die Entwicklung von Expertise massiv behindern und praktisches Handeln ineffektiv machen. Außerdem würde es eine konstruktive Weiterentwicklung von Praxis-know-how massiv beeinträchtigen.
- Ein solches Vorgehen würde auch den Sinn von Wissenschaft ad absurdum führen.

2.17 These 17: Die eigene Expertise spielt eine wesentliche Rolle

Immer dann, wenn ein wissenschaftliches Ergebnis als Wissen vorliegt, muss ein Praktiker im Einzelfall entscheiden,

- wie die konkreten Bedingungen *dieses* Klienten sind (da Klienten *nicht* homogen sind!),
- was der Klient an Problemen mitbringt, bearbeiten will usw.,
- also ob die wissenschaftlich validierte Therapiemethode überhaupt auf den Klienten anwendbar ist.

Falls diese Frage verneint werden muss, muss er entscheiden, ob er die Strategien modifizieren, anpassen kann oder mit anderen kombinieren kann. Falls nein, muss er aufgrund anderer Wissensbasen neue, individualisierte therapeutische Strategien entwickeln. Für alle diese therapeutischen Aufgaben benötigt der Therapeut eine sehr hohe Expertise (siehe dazu ausführlich Kapitel 6).

Im Einzelnen bedeutet das:

- In sehr vielen Fällen muss sich der Praktiker auf weniger gut validierte Wissensquellen verlassen.
- Gerade dann spielt die Expertise des Therapeuten eine wesentliche Rolle.
- Expertise geht zum großen Teil auf Wissen zurück, das ein Therapeut aus reflektierter Erfahrung im Praxisfeld bildet.
- Diese Wissensbasis ist entscheidend für Interpretationen, Entscheidungen und Handlungen.
- Schon bei der Verarbeitung von Klienten-Information spielt Expertise eine zentrale Rolle.
- Und selbst dann, wenn ein Therapeut empirisch valide Modelle anwendet, spielt Expertise eine Rolle: Der Therapeut muss analysieren, welche Bedingungen vorliegen, ob sie die Anwendung einer Heuristik erlauben usw.
- Auch für eine korrekte Anwendung wissenschaftlicher Diagnose-Systeme benötigt ein Therapeut Expertise.
- Ein Praktiker muss interpretieren, ob eine bestimmte Kategorie überhaupt vorliegt, ob ein Wissen überhaupt anwendbar ist, ob komplexere oder andere Faktoren eine Rolle spielen usw. Alle diese Entscheidungen gehen auf Erfahrungen zurück, also auf Wissen, das auf nicht-wissenschaftliche Erfahrungsbildung zurückgeht.

2.18 These 18: Therapeuten arbeiten immer nur mit Hypothesen

Aus den Ausführungen lassen sich Schlüsse für ein praktisches Handeln ziehen:

- Selbst wenn Therapeuten wissenschaftliche Modelle heranziehen, sind auch diese nie völlig oder endgültig valide. Sie können jederzeit durch andere, bessere Modelle ersetzt werden. Eine im Augenblick sehr gut bewährte Therapiemethode kann durch eine bessere ersetzt werden: Aber wer bestimmt, ob diese nicht erst durch konkrete Praxiserfahrung entwickelt wird? Selbst hoch valide Therapiemethoden dürfen damit nie die Handlungsmöglichkeiten von Therapeuten völlig einschränken, sie müssen immer Freiheitsgrade lassen.
- Meist müssen sie die Modelle aber modifizieren, was die Validität reduziert.
- Und sehr häufig müssen sie auf weniger valide Modelle zurückgreifen.
- Unabhängig davon, ob sich Therapeuten nun auf validiertes, wissenschaftliches Wissen oder auf andere empirische Wissensbasen beziehen, aus dem Gesagten folgt zwingend, dass sich Therapeuten in ihren Schlüssen, Entscheidungen und Handlungen im Grunde immer nur *Hypothesen* (Popper, 2009a) bilden und nicht letzt-valide Erkenntnisse über „Realität" produzieren können. Das heißt, dass sie Annahmen produzieren, die aufgrund von Wissen und aufgrund vorliegender Daten geschlossen werden, die mehr oder weniger gut belegt sind und die ständig überprüft, in Frage gestellt, modifiziert, elaboriert und unter Umständen falsifiziert werden können und müssen.
- Diese Hypothesen können mehr oder weniger gut belegt sein: Sie können auf unterschiedlich validem Wissen basieren und sich auf unterschiedlich gute Datensätze stützen.
- In jedem Fall *bleiben es Hypothesen:* Diese können immer in Frage gestellt werden, modifiziert oder elaboriert werden oder verworfen werden.
- *Hypothesen zu verwenden bedeutet für einen Anwender, sich klar darüber zu sein, dass seine Hypothese immer vorläufig ist, nie absolut valide ist, nie „die Wahrheit" ist, sondern immer unvollständig oder sogar falsch sein kann.* Und dass sie damit immer überprüft werden muss, in Frage gestellt werden kann u. ä. Dies gilt *für das Stellen von Diagnosen,* für die Bildung von Klientenmodellen, für die Entwicklung therapeutischer Strategien o. Ä.: In jedem Fall macht ein Therapeut (belegbare) Annahmen, die unter Umständen falsch sein können, durch neue Daten in Frage gestellt werden können usw. Eine „letzte Sicherheit" zu erreichen, ist eine Illusion!
- Da ein Praktiker im Anwendungsfeld jedoch immer handeln muss und dazu eine irgendwie geartete Wissensbasis braucht, muss er sich, mit aller Vorsicht, *auf seine Hypothesen verlassen und sie als Basis seines Handelns verwenden.*
- Dabei müssen sich Praktiker notwendigerweise oft auch auf weniger valide Hypothesen verlassen, auch in dem Bemühen, diese zu verbessern.
- Eine Person sollte sich auch immer über den Grad der Absicherung einer Hypothese bewusst sein.
- Aber: Auch *sehr gut* belegte Hypothesen werden nie zur „Wahrheit".

2.19 These 19: Wissenschaftlich validierte Modelle können Expertise verbessern, aber nicht ersetzen

Betrachtet man Expertise als die Gesamtheit des handlungsbezogenen Wissens in einem bestimmten Kontext oder Kompetenzbereich und die Kompetenz in der Verarbeitung und Handlung, dann können wissenschaftliche Erkenntnisse in diese Expertise eingehen und sie verbessern (vgl. Kapitel 6).

- Dennoch geht ein hoher Teil der Expertise auch weiterhin *auf reflektierte Praxis* zurück, also auf Schlussfolgerungen aus konkreten Handlungen in konkreten Kontexten und deren Effekten.
- Dieser Praxisteil von Expertise, der den größten Teil von Expertise ausmacht, kann niemals durch wissenschaftliche Modelle ersetzt werden.
- Denn wissenschaftliche Modelle müssen, wie ausgeführt, immer im komplexen Praxiskontext angewandt werden, und dies erfordert ein anwendungsorientiertes Wissen.
- Der Faktor „persönliche Kompetenz“ – die Fähigkeit, Schlüsse zu ziehen, Informationen zu verarbeiten, Entscheidungen zu treffen, Handlungen zu planen und auszuführen – wird in der Praxis immer eine bedeutende Rolle spielen.

3 Schlussfolgerungen aus den Thesen für die Psychotherapie

Hier sollen die aus den erkenntnis- und wissenschaftstheoretischen Thesen abgeleiteten Schlussfolgerungen auf den Bereich der Psychotherapie angewandt werden (vgl. Sachse, 2013b, 2014e, 2014h, 2016h; Sachse, Fasbender & Hammelstein, 2012).

3.1 Ziele der Wissenschaft Psychotherapie

Der Bereich „Psychotherapie als Wissenschaft" ist gekennzeichnet durch wissenschaftlich fundierte Konzeptentwicklungen und Forschungen (vgl. Lutz & Grawe, 2007): Hier werden Konzepte von Störungen entwickelt und vor allem empirisch überprüft; es werden Konzepte von Therapien empirisch validiert, insbesondere werden therapeutische Prozesse erforscht und die Effektivität von Therapien festgestellt. In gewissem Umfang werden auch therapeutische Vorgehensweisen entwickelt, die meisten Therapieformen entstehen jedoch aus der therapeutischen Praxis.

Im Bereich „Psychotherapie als Wissenschaft" geht es um Aspekte, um die es auch sonst in der wissenschaftlichen Forschung geht:

- Es geht in hohem Maße darum, ein wissenschaftliches Verständnis psychotherapeutischer Prozesse zu entwickeln, also darum, Aspekte der Psychotherapie nach strengen wissenschaftlichen Maßstäben zu erforschen: Therapieprozesse, die Wirkungen therapeutischer Interventionen, Veränderungsprozesse bei Klienten aus psychologischer Sicht zu konzipieren, Theorien über dabei ablaufende Prozesse und ihre Wechselwirkungen zu entwickeln und diese Theorien so weit wie möglich empirisch zu validieren[2],
- Dabei wird, wie auch sonst in der Wissenschaft, versucht, hoch komplexe Prozesse auf überschaubare Prinzipien oder Modelle zu reduzieren: Es geht in hohem Maße darum, Komplexität zu reduzieren, überschaubar und damit empirisch erforschbar und handhabbar zu machen.
- Auch in der wissenschaftlichen Forschung geht es im Grunde darum, gut validierte „Landkarten" komplexer Landschaften zu entwickeln, die genau diejenigen Aspekte und Relationen abbilden, die man zur Orientierung benötigt. Dabei geht es um fundiertes Wissen über Störungen, psychotherapeutische Prozesse, Wirkungen therapeutischer Interventionen usw.
- Und genau um dies leisten zu können, müssen auch wissenschaftliche Theorien der Psychotherapie die Komplexität reduzieren. Und dies ist nicht nur wegen der ex-

tremen Komplexität realer Prozesse notwendig, es ist sogar wünschenswert: Denn wenn wissenschaftliche Theorien einen Orientierungswert haben sollen, dann *müssen* sie sich auf bestimmte Aspekte der Realität konzentrieren. So enthält eine Theorie über die Störung „Angst" genau die psychologischen Variablen und Prozesse, die benötigt werden, um zu verstehen, wie Angst entsteht, wie Angst zustande kommt usw. Komplexe Wechselwirkungen mit anderen Störungen werden dabei meist ausgeblendet.

- Die Reduktion von Komplexität bedeutet aber nicht nur, dass bei der Erforschung eines Aspekts viele Variablen unberücksichtigt bleiben, sondern auch, dass sehr viele Aspekte „der Realität" noch überhaupt nicht oder nicht systematisch erforscht sind. Das bedeutet, dass man über viele Sachverhalte oder in vielen Bereichen gar keine wissenschaftlich fundierten Aussagen machen kann.

Bedauerlicher-, aber auch verständlicherweise sind bisher vor allem relativ wenig komplexe Störungen und relativ wenig komplexe Therapieverfahren empirisch erforscht worden. Das ergibt eine gute empirische Fundierung für diese Aspekte. Leider, wie mehrfach deutlich ausgeführt wurde, lassen sich die Ergebnisse dieser Forschungen überhaupt nicht auf die komplexe Therapie komplexer Störungen generalisieren. Und obwohl gerade dies besonders wichtig wäre, gibt es zu komplexen Problemen und Therapien viel zu wenig Forschung!

Im Bereich wissenschaftlicher Forschung geht es auch darum, Konzepte zu entwickeln, die wissenschaftlichen Kriterien genügen, die auf den Erkenntnissen von Forschung basieren, die in sich schlüssig sind etc. Bei empirischen Forschungen geht es vor allem darum, *die interne Validität zu erhöhen,* also Bedingungen zu kontrollieren, „Störfaktoren" auszuschließen etc. Durch Forschung, das ist allen Forschern klar, *reduziert man Komplexität und klammert systematisch alle Bedingungen aus, die als nicht notwendig erachtet werden,* und damit schafft man „Landkarten" der Realität, die eine fundierte Orientierung erlauben sollen, die damit aber „die Realität" nur sehr begrenzt abbilden. Dies ist aber ebenso intendiert wie sinnvoll im Rahmen wissenschaftlicher Vorgehensweisen. So werden z. B. auch Theorien über Therapieprozesse auf die hoch relevanten Prozesse reduziert, und dabei bleiben viele Wechselwirkungen notwendigerweise unberücksichtigt (allerdings auch deshalb, weil Wechselwirkungen faktisch nur schwer erforschbar sind und Arbeiten zu diesem Thema einen eher geringen Stellenwert haben).

3.2 Einschränkungen wissenschaftlicher Aussagen im Bereich Psychotherapie

Wie oben ausgeführt wurde, stößt das Vorgehen „Wissenschaft" an Grenzen, und diese sind z. T. für die Bestimmung des Verhältnisses von Wissenschaft und Praxis der Psychotherapie hoch relevant. Das wissenschaftliche Vorgehen impliziert (wie im vorigen Kapitel ausgeführt wurde) einige Beschränkungen:

- Wissenschaftliche Konzepte *interpretieren* Realität, bilden sie also nicht „einfach" ab. Fakten, wissenschaftliche Daten u.Ä. erklären sich nie selbst, sie müssen immer im Rahmen einer wissenschaftlichen Theorie „interpretiert" und damit sinnvoll gemacht werden. *Und damit können unter Umständen verschiedene Theorien die gleichen Fakten durchaus unterschiedlich interpretieren: Daten mögen methodisch hart sein, was ihre Deutung betrifft, sind sie aber ziemlich weich.* So stellt eine „Theorie der Angst" auch kein Bild „der Realität" dar, sondern ist ein theoretisches Konstrukt (Herrmann, 1969), also eine bestimmte, auf theoretischen Annahmen basierende Struktur von Hypothesen, die (mehr oder weniger) durch Daten gestützt werden.
- Wissenschaftliche Modelle und Theorien konstruieren, wie gezeigt wurde, genau genommen eine Art von Karte, *auf der die als jeweils relevant angenommenen Informationen so exakt wie möglich verzeichnet sind, auf der aber auch sehr viele Informationen fehlen* (Kazdin, 1994). Dass eine solche Karte eine schnelle und sichere Orientierung ermöglicht und sich deshalb nicht mit jeweils irrelevanten Details befasst, ist für die Verwendung einer Theorie wichtig.
- Die Konzepte lassen sich daher nie „eins-zu-eins" auf die Realität anwenden (vgl. Dick et al., 1999). Sie müssen immer erst der Komplexität eines konkreten psychotherapeutischen Geschehens angepasst werden.
- Wie Landkarten so sind auch wissenschaftliche Theorien so lange sinnvoll, so lange man sich genau an *den* Aspekten orientieren will, die in der Theorie (auf der Karte) spezifiziert sind. Sobald man andere Aspekte benötigt, gibt die Theorie (oder Karte) keine valide oder gar keine Auskunft mehr. So nützt einem Praktiker eine Forschung zur Therapie von Angst nur dann, wenn er Angst auch therapieren will; für die Therapie von Depressionen kann sie schon irrelevant oder sogar irreleitend sein.
- Und da gerade Theorien in der Psychologie und damit auch in der Psychotherapie einen deutlich begrenzten Anwendungs- und Geltungsbereich aufweisen (psychologische Forschung konzentriert sich meist auf relativ wenige Paradigmen!), kommt man bei der Arbeit in komplexer Realität sehr schnell an die Grenzen der Theorie (an die Grenzen der Aussagekraft einer Karte).
- Will man aber Aussagen machen, die sich nicht aus der Theorie oder aus (gesicherten) empirischen Ergebnissen ableiten lassen, *dann muss man sich auf Wissen anderer Art verlassen:* Man muss *Schlüsse* aus Theorien ziehen, die in dieser Weise *heuristisch,* also belegbar und schlüssig, aber nicht völlig zwingend und gesichert sind; man muss sich auch auf andere Wissensbasen als auf wissenschaftlich gesicherte stützen.
- Wissenschaftliche Theorien sind knapp und umfassen nur einen Bruchteil der komplexen Realität: In der Psychologie gibt es über sehr viele sehr relevante Aspekte noch gar keine elaborierten wissenschaftlichen Theorien.
- Über *sehr viele* psychologische Sachverhalte und insbesondere über sehr viele psychotherapeutische Prozesse gibt es gar keine valide empirische Forschung: Man hat z.B. für Interventionen keine „technologischen Regeln" (s.u.). Die meisten psychotherapeutischen Prozesse oder Veränderungsprozesse, gerade bei komplexen Problemen und komplexen Therapien, sind empirisch unerforscht. (Isaak Newton hat einmal (frei übersetzt) gesagt: „Gemessen an der Pfütze unseres Wissens ist unsere Unkenntnis ozeanisch!"; und das gilt auch in der Psychotherapie.)

Damit kann man aus den erkenntnis-/wissenschaftstheoretischen Erörterungen und aus dem Stand der Forschung auch für die Psychotherapie Folgerungen ableiten:

- Wissenschaftliche Theorien und Erkenntnisse sind niemals „letztliche Wahrheiten", sondern nur „Erkenntnisse nach dem aktuellen Erkenntnisstand"; sie können jederzeit revidiert, verändert, durch neue Erkenntnisse relativiert, völlig umgestoßen usw. werden. Die Einsicht, dass Wissenschaft etwas Veränderliches ist, dass wissenschaftliche Erkenntnisse immer angezweifelt werden können und müssen, ist ein wesentliches Definitionsmerkmal von Wissenschaft. Daher sind wissenschaftliche Ergebnisse nie „Wahrheiten" oder „Dogmen", an denen man sich orientieren muss oder die man nicht anzweifeln darf: *Eine Theorie oder ein Forschungsergebnis sollte nie die Entwicklung neuer Konzepte behindern.* Lässt man jedoch bestimmte Therapien in der Praxis gar nicht zu, dann können sie sich auch nicht bewähren oder entwickeln: Es ist daher die Frage, ob solche „Entwicklungsblockaden" überhaupt mit dem Sinn von Wissenschaft vereinbar sind. Auch wenn eine bestimmte Therapie hoch effektiv ist, kann man nie ausschließen, dass man durch unkonventionelles Vorgehen eine noch effektivere Methode finden kann. Und dies gilt auch für den Erkenntnisstand der Psychotherapie: Selbst valide Theorien sind vorläufig, können modifiziert, elaboriert oder durch bessere Modelle ersetzt werden.
- Damit sind wissenschaftliche Erkenntnisse keine „Wahrheiten", auf die man sich berufen kann, die man „verkünden" kann oder die man „dogmatisieren" kann: Vielmehr sind wissenschaftliche Erkenntnisse Heuristiken, an denen man sich orientieren sollte, die man aber immer prüfen, verändern, anpassen etc. können sollte. Betrachtet man jedoch das Verhalten mancher Wissenschaftler z. B. auf Kongressen, dann hat man manchmal den Eindruck, den Chef des heiligen Offiziums vor sich zu haben; einige Wissenschaftler scheinen sich sogar für Bernardo Gui zu halten. (Ein besonders prägnantes Beispiel dafür war das Verhalten des britischen Physikers Arthur Eddington gegenüber Chandrasekhar, den er für eine Arbeit über die Entwicklung von Neutronensternen „abkanzelte", die sich letztlich als richtig erwies: Trotz der verheerenden Einschätzung von Eddington erhielt Chandrasekhar sowohl den Nobelpreis als auch die Fields-Medaille.)
- Und somit sind auch Therapieformen, die empirisch effektiv sind, *keine Dogmen:* Sie sind *Heuristiken,* die man an jeweils konkrete therapeutische Situationen anpassen muss, die man flexibel einsetzen muss, sodass man sie modifizieren kann; dabei muss man jede Modifikation erneut prüfen und gegebenenfalls erneut anpassen usw.
- Aus wissenschaftlichen Erkenntnissen können *Empfehlungen* abgeleitet werden, und wo immer es zu begründen ist, ist es auch in der Praxis äußerst sinnvoll, sich an wissenschaftlichen Modellen zu orientieren. Oft „passen" die wissenschaftlichen Aussagen aber nicht oder nicht gut auf den jeweiligen Praxiskontext (da Klienten, Ausgangsbedingungen, Ziele usw. andere sind als in der Forschung), und dann sind wissenschaftliche Erkenntnisse nur noch Heuristiken. Sie sind wertvolle Orientierungshilfen, müssen aber den Bedingungen angepasst werden.
- Und so ist auch eine empirisch validierte Therapieform oft nur eine Heuristik für die Praxis; sie kann aber nicht zu einer allgemeingültigen Vorschrift für die Praxis werden.

Es ergibt sich die Frage, ob sich aus Forschungsergebnissen oder Theorien „Vorschriften für die Praxis" ableiten lassen, die ein Praktiker einzuhalten hat und die vorschreiben, dass er nichts anderes tun darf; denn Vorschriften würden davon ausgehen, „dass man die Wahrheit kennt und einhalten muss" und dass die Erkenntnisse nicht an die Erfordernisse des komplexen Einzelfalls angepasst werden müssen. Daher ist die Frage, ob sich nicht eher „Empfehlungen", Heuristiken ableiten lassen, die für das praktische Handeln eine Orientierung darstellen, denn letzten Endes kann nur der Praktiker aufgrund seiner Analyse entscheiden, wie eine Heuristik konkret anwendbar ist (vgl. Kapitel 6).

Die Tatsache, dass empirische Wissenschaft immer nur einen Teilbereich des komplexen Praxisfeldes erfassen kann, kann man leicht am Fall der sogenannten „technologischen Regeln" zeigen. Westmeyer (1975, 1976a, 1976b) hat gefordert, dass alle Interventionen als „technologische Regeln" formuliert würden, also in Form von: „Wenn beim Klienten und im Therapieprozess Bedingungen A, B, C vorliegen, dann tue X, Y." Solche Regeln sollten von Therapeuten aber nur dann angewandt werden, wenn sie „Effektivitätswerte" aufweisen, also wenn durch empirische Forschung ermittelt ist, wie hoch die Wahrscheinlichkeit ist, dass ein damit angestrebter Zustand auch wirklich erreicht ist. Eine solche Forderung kann man stellen, sie ist aber für die Praxis komplett unsinnig.

Analysiert man aber solche Regeln im Kontext der therapeutischen Praxis genauer, dann wird deutlich, dass diese im Grunde hoch komplex sind.

Wenn ein Klient

- mit Störung X,
- mit Persönlichkeitsprofil A, B und C,
- in der Phase P der Therapie
- und dem Stand der Therapeut-Klient-Beziehung von E
- und dem aktuellen Klärungsstand von F
- und dem aktuellen Bearbeitungsstand von G
- und dem emotionalen Zustand von H,
- den Inhalt I thematisiert
- und das Prozessziel J ist, dann tue als Therapeut XY.

Damit wird aber sofort deutlich, dass jede technologische Regel genau genommen aus circa 30 × 50 × 5 × 20 × 6 × 15 × 15 × 50 × 30 Unterregeln bestehen müsste (wenn sie der tatsächlichen Komplexität des Therapieprozesses entsprechen wollte, und das ist nur eine grobe Schätzung, da es im Grunde nahezu unendlich feine Abstufungen geben könnte). Und für jede einzelne dieser Regeln sollte es dann empirisch fundierte Effektivitätswerte geben. Denn: Ist das nicht der Fall, werden die Regeln „automatisch" wieder zu „heuristischen" Regeln! Um das zu schaffen, bräuchten 30 Therapieforscher 10–15 Jahre; und in dieser Zeit haben sich mindestens 200 neue Regeln entwickelt (wieder 30 × 50 × 5 × 20 × 6 × 15 × 15 × 50 × 30). Es ist unmittelbar erkennbar, dass ein Anspruch, ein Therapeut dürfe nur Interventionen realisieren, die empirisch gesichert sind, *unsinnig ist!*

Aus diesem Grund spricht Grawe auch nicht von technologischen, sondern von *heuristischen Regeln* und konsequent von heuristischer Psychotherapie[3]. Das bedeutet: Wissenschaftliche Erkenntnisse werden nicht „angewandt", sie werden nach einer Expertenanalyse eines Einzelfalls „angepasst", und Heuristiken dienen dazu als Wissensbasis (siehe Kapitel 6).

3.3 Das Problem der Generalisierbarkeit

Wie schon angesprochen, erzeugt empirische Forschung noch ein anderes, für Psychotherapie hoch relevantes Problem: Um empirische Forschung mit hoher interner Validität durchführen zu können, müssen sehr viele Bedingungen kontrolliert, standardisiert oder ausgeschlossen werden: Nur dann kann man erzielte Effekte eindeutig bestimmten Faktoren zuordnen.

Damit schaffen empirische Untersuchungen aber eindeutig Bedingungen, wie sie in der Realität (in der Realität der Psychotherapie!) in genau dieser Weise nur selten vorkommen.

Das Bestreben, die internale Validität zu erhöhen, senkt fast immer die externe Validität. Daher lassen sich so gewonnene Ergebnisse nur selten in „naturalistischen" Studien replizieren, und sie sind ebenfalls nie „eins-zu-eins" auf Realität anwendbar. Auf diese Weise schafft man dann zwar empirische „Goldstandards", schafft aber gleichzeitig Ergebnisse, die für die Praxis *allenfalls einen heuristischen Wert* haben: Sie lassen sich ohne Modifikation praktisch nie in der Praxis anwenden oder nur dann, wenn man so tut, als bestünden die komplexen Bedingungen der Praxis gar nicht. *Ein „Goldstandard" ist damit ein Standard für die Forschung, nicht für die Praxis.* Ein „Goldstandard" für die Praxis besteht in einer guten Anpassung von Erkenntnissen an die Erfordernisse eines konkreten Klienten durch einen Experten!

Man kann sich auch ernsthaft fragen, ob das sogenannte „scientist-practioner-Modell" nicht auch ein Versuch sein könnte, der Praxis doch noch „wissenschaftliche Standards" aufzuzwingen und so zu tun, als sei praktisches Handeln Wissenschaft. Aber genau *das* ist es nicht (siehe Kapitel 2 und 6).

Zu einer guten und verantwortungsvollen Wissenschaft gehört notwendigerweise auch, dass man *die Grenzen der Wissenschaft erkennt, kennt und akzeptiert:* Man darf eine Landkarte nicht für die Landschaft halten und eine wissenschaftliche Theorie nicht für die Realität. Daher kann man aus wissenschaftlichen Erkenntnissen wohl Empfehlungen für die Praxis ableiten, aber nie Vorschriften.

4 Ergebnisse der Psychotherapieforschung und Folgerungen für eine Konzeption von Psychotherapie

4.1 Heterogenität und Komplexität

Betrachtet man den Stand der empirischen Psychotherapieforschung[4], dann kann man einige empirisch gut begründete Schlussfolgerungen ableiten, wie extrem komplex Psychotherapie ist, wie heterogen Klienten, Therapeuten, Prozesse, Interventionen sind. Und daraus lassen sich wesentliche Schlussfolgerungen für die Konzeption von Psychotherapie ziehen. Diese für die psychotherapeutische Praxis hoch relevanten Erkenntnisse beziehen sich auf unterschiedliche Aspekte der Psychotherapie.

Dabei geht es wesentlich um die Tatsache, dass weder Klienten, noch Therapeuten, noch Interventionen, noch Therapie usw. *homogen* (also alle gleich) sind und um die Konsequenzen, die daraus resultieren.

Kiesler (1966a, 1966b) kritisierte schon früh den sogenannten „Homogenitätsmythos“, nämlich die Annahme, dass alle Klienten und alle Therapeuten einheitlich seien und damit auch die daraus resultierende Annahme, dass es „einheitliche“ Therapien gäbe, die für *alle* Klienten geeignet und effektiv seien. Kiesler (1969) nimmt vielmehr an, dass Klienten sehr unterschiedlich sind, dass sie unterschiedliche Persönlichkeits- und Störungscharakteristika aufweisen und dass sie daher unterschiedlich auf unterschiedliche Arten von Therapien und Interventionen reagieren.

Die Annahme einer „Homogenität“ würde alles sehr stark vereinfachen: Man bräuchte nur wenige Therapien für alle Störungen, man müsste die Eigenheiten von Klienten nicht berücksichtigen usw. Und: Man könnte die Ergebnisse bei einer Störung auf *alle* Störungen generalisieren usw. Geht man jedoch von einer starken Heterogenität, also von einer hohen Komplexität aus, dann ist alles das nicht mehr möglich bzw. nicht zu rechtfertigen!

> *Die Erkenntnis einer starken Heterogenität hat sehr gravierende wissenschaftliche Konsequenzen! Ergebnisse mit Klienten-Gruppe A lassen sich nicht (ohne spezielle Begründung!) auf Klienten-Gruppe B übertragen; Ergebnisse für Therapieform X gelten nicht (ohne weitere Analysen) für Therapieform Y; Forschungen zur Störung F gelten nicht für Störung G usw.*

Im Folgenden soll die Heterogenität unterschiedlicher therapeutischer Aspekte herausgearbeitet werden.

4.2 Klienten-Variablen

Mit „Klienten-Variablen“ sind alle Charakteristika gemeint, die Klienten „in die Therapie mitbringen“, oder Handlungen, die sie im Therapieprozess realisieren. Die Ergebnisse machen in eklatanter Weise die extrem hohe Heterogenität von Klienten deutlich, also die enorme Komplexität, die Klienten in einer Therapie erzeugen. Ignoriert eine Therapie dies, dann vereinfacht sie die Realität, macht damit aber unter Umständen schwerwiegende Fehler.

4.2.1 Diagnosen

Diagnosen lassen sich aufgrund sehr unterschiedlicher Diagnose-Instrumente erstellen: Anhand von Fragebögen, mithilfe von Ratings (vgl. Sachse, 2015c, 2018e, 2018h, 2020a; Sachse, Kiszkenow-Bäker & Schirm, 2016; Comer, 1995) oder unter Anwendung von elaborierten Diagnostik-Systemen wie DSM (American Psychiatric Association [APA], 2015) oder ICD (Dilling et al., 2006; Falkai & Wittchen, 2015; Giere, 1999; Graubner, 2004, 2005; Saß, Wittchen & Zaudig, 2001; Saß, Wittchen, Zaudig & Houben, 2003).

Die diagnostischen Zugänge sind dabei sehr unterschiedlich: Während Diagnosen durch Systeme wie DSM oder ICD *deskriptive* Diagnosen liefern, also Diagnosen über Symptombeschreibungen ohne theoretische Implikationen (jedenfalls der Absicht nach!), liefern theoriegeleitete Diagnosen durch Ratingsysteme schon erste Funktionsdiagnosen, also erste Hypothesen über das psychologische Funktionieren der Störung. Und dies sinnvollerweise auch aus der Perspektive des jeweiligen Therapiesystems, denn genau das spezifiziert, welche Aspekte der Störung für therapeutische Ansatzpunkte relevant sind.

Nach allen Analysen über den therapeutischen Nutzen von Diagnosen (vgl. Sachse, 2020a, 2020b) wird deutlich, dass deskriptive Diagnosen zwar erste Orientierungen liefern, jedoch für therapeutische Entscheidungen völlig unzureichend sind. Sie sollten daher durch Funktionsdiagnosen zumindest ergänzt werden (Herpertz, Caspar & Mundt, 2008).

Aber selbst wenn ein Diagnostiker eine Diagnose unter Verwendung von DSM oder ICD erstellt, ist Diagnostik trotzdem immer ein komplexer Interpretationsprozess, der ein hohes Maß an Wissen und Expertise erfordert und der nicht einfach eine „direkte Anwendung“ von DSM oder ICD darstellt: Klienten geben Therapeuten oft, ohne dass eine tragfähige Beziehung vorliegt, gar keine relevante Information, sie verzerren Information, machen Images auf usw. (Freyberger & Caspar, 2017; Sachse, 1997b, 1999a, 2001, 2004b, 2006g). Klienten geben dem Therapeuten Informationen auch in *ihrer* Sprache, ihren Konzepten, also hochgradig „kodiert“ (der Klient hat ja nicht die Information „histrionische Persönlichkeitsstörung“ auf die Stirn tätowiert). Er gibt relevante Informationen „verschlüsselt“, chaotisch, verzerrt usw. Und Therapeuten müssen alle diese Informationen dann (aufgrund ihrer Expertise) „dekodieren“, d.h. sie müssen daraus in einem komplexen Prozess eine Diagnose *ableiten* (vgl. Kapitel 5 und 6).

Die Stellung von Diagnosen ist daher keine einfache „Anwendung“ von Diagnoseinstrumenten, sondern ein hoch komplexer Prozess des Ziehens von Schlüssen, des Bildens,

Modifizierens, Elaborierens und Verwerfens von Hypothesen, der auf Seiten des Therapeuten hohe Expertise voraussetzt (vgl. Freyberger & Caspar, 2008; Lutz et al., 2006). Völlig gleichgültig, wie gut elaboriert oder validiert ein Diagnose-System sein mag (was meist gar nicht so ausgeprägt ist), und egal, wie elaboriert ein Ratingsystem ist: Wie gut es in der Praxis ist, hängt entscheidend *von der Expertise des Anwenders ab* (vgl. Kapitel 6)!

4.2.2 Eingangsvariablen des Klienten

Klienten gehen *mit einer Anzahl sehr unterschiedlicher Charakteristika in die Psychotherapie*. Alle diese Variablen können den Therapieprozess beeinflussen, können Einfluss auf die Kooperation, Motivation des Klienten, auf die Art, mit der Klienten Interventionen umsetzen und damit auf den Therapieerfolg haben – und dies haben sie in der Regel auch[5]. Klienten zeigen im Therapieprozess eine Vielzahl relevanter Verhaltensmerkmale, die den Prozess äußerst komplex machen (Clarkin & Levy, 2004; Herpertz & Caspar, 2008). Und Klienten definieren zu Therapiebeginn und im Verlauf der Therapie sehr unterschiedliche Probleme und Ziele (Orlinsky et al., 1994). Klienten bringen eine Reihe anderer psychologischer Faktoren in die Therapie mit, die man weder kontrollieren, noch selegieren kann: Temperament, Persönlichkeitseigenschaften, Vorstellungen von Therapie etc. Alle diese Faktoren haben Einfluss auf den Therapieprozess (Caspar et al., 2008b).

Hier soll *exemplarisch* ein Überblick über relevante Klienten-Variablen gegeben werden, um die Komplexität des Gegenstandsbereichs deutlich zu machen. Es ist *keine* vollständige Liste, das ist jedoch zur Verdeutlichung des Problems auch nicht erforderlich. Die Realität ist eher noch komplexer.

4.2.2.1 Persönliche Charakteristika von Klienten

- *Attributionsstil*
  Der Attributionsstil, den Klienten aufweisen, hat z. B. einen Einfluss darauf, wie effektiv eine kognitive Depressionstherapie ist (Whisman, 1993). Ungünstige Attributionsstile von Klienten erschweren die kognitive Umstrukturierung, und dies sehr wahrscheinlich nicht nur in Depressionstherapien.
- *Erwartungen*
  Die Erwartungen, die Klienten an die Therapie mitbringen, beeinflussen stark die Länge der Therapie (Jenkins et al., 1986) oder die Qualität der therapeutischen Allianz (Joyce & Piper, 1998). Dabei können die Erwartungen an den Therapeuten, an die Therapieprozesse und an die Ergebnisse äußerst unterschiedlich sein und manchmal von dem, was Klienten in der Therapie tun sollten, krass abweichen („Lösen Sie die Probleme für mich!" u. a.).
- *Perfektionismus und Selbstkritik*
  Eine Tendenz zu Perfektionismus und Selbstkritik reduziert Therapieerfolg (Blatt et al., 1995; Hawley et al., 2006).

- *Selbstwert-Einschätzung*
  Bei vielen Störungen ist die Selbstwert-Einschätzung systematisch beeinträchtigt (z. B. bei Depression, Borderline, Persönlichkeitsstörungen). Das Ausmaß der Selbstwert-Einschätzung, mit dem Klienten in die Therapie kommen, beeinflusst deutlich den Therapieprozess (Rudolph et al., 2008).
- *Änderungsbereitschaft*
  Die Änderungsbereitschaft oder Änderungsmotivation von Klienten beeinflusst stark die Therapie (vgl. Grosse-Holtforth & Schneider, 2008; McCallum & Piper, 1997; Silver, 1983). Dies ist sehr deutlich untersucht bei Abhängigkeitserkrankungen (Crittendon et al., 1994; DiClemente et al., 1991; DiClemente & Prochaska, 1982; Farkas et al., 1996; Prochaska & DiClemente, 1983). Höher motivierte Klienten nutzen therapeutische Interventionen in weit höherem Umfang als weniger motivierte Klienten (DiClemente et al., 1991). Aber auch bei anderen Störungen erweist sich Änderungsmotivation als relevant für den Therapieerfolg (Baer et al., 1980; Dziewas et al., 1979; Dziewas, 1980; Gelso & Johnson, 1983; Malan, 1976). Dies ist besonders bedeutsam bei Klienten mit Persönlichkeitsstörungen (vgl. Kapitel 4.7).
- *Ich-Stärke*
  „Ich-Stärke" kann definiert werden als Fähigkeit einer Person, mit Problemen, Ängsten und Bedrohungen konstruktiv umzugehen und trotz bestehender Konflikte, bestehenden Stresses und Bedrohungen ihre Identität aufrecht zu erhalten. Je höher die Ich-Stärke einer Person ist, desto stärker profitiert sie von einer Psychotherapie (Conte et al., 1991; Sexton et al., 1990). Man kann annehmen, dass sich Klienten mit hoher Ich-Stärke Problemen im Therapieprozess eher und konsequenter stellen und weniger vermeiden.
- *Coping-Stil*
  Coping-Stil bezeichnet die Fähigkeit eines Individuums, mit Belastungen und Stress umzugehen (Beutler, Harwood, Michelson, Song & Holman, 2011; Beutler, Harwood, Kimpara, Verdirame & Blau, 2011). Eine solche Dimension ist Externalisierung/Internalisierung (Beutler et al., 2002). Externalisierer sind handlungsorientiert, hedonistisch, aggressiv und wenig „einsichtorientiert". Internalisierer sind dagegen scheu, selbstkritisch, kontrolliert, gehemmt und lageorientiert. Beutler und Mitarbeiter (2002) fanden, dass Internalisierer eher von „einsichtorientierten" Therapien profitieren und Externalisierer eher von verhaltens- und trainingsorientierten Methoden (Beutler, Harwood, Michelson, Song & Holman, 2011; Beutler, Harwood, Kimpara, Verdirame & Blau, 2011).
- *Empathie-Fähigkeit*
  „Empathie-Fähigkeit" (englisch: „psychological mindedness") bezeichnet die Fähigkeit einer Person, sich in eine andere Person hineinzuversetzen und diese Person zu verstehen (Strauß, 2008). Empathie-Fähigkeit von Klienten kann einen positiven Einfluss auf das Therapieergebnis haben (Piper et al., 1992). Dies gilt wahrscheinlich besonders dann, wenn es um interaktionelle Probleme geht.
- *Bindungsstil*
  Bindungsstil bedeutet, dass Personen in unterschiedlichem Maße und in unterschiedlicher Art Beziehungen zu Interaktionspartnern eingehen (Bowlby, 1969, 1988). Der Bindungsstil, den Therapeuten bei Klienten wahrnehmen, beeinflusst ihre eigene

Beziehungsgestaltung (Obegi & Berant, 2008; Strauss et al., 2006). Die Art des Stils hat auch Einfluss auf das Therapieergebnis (Mallinckrodt, 2010). Ein sicherer Bindungsstil wirkt sich positiv aus (Diener & Monroe, 2011; Levy et al., 2011). Der Bindungsstil beeinflusst auch das Verhalten von Klienten im Therapieprozess. Klienten mit sicherem Bindungsstil zeigen mehr Selbstöffnung (Saypol & Farber, 2010).

- *Beziehungsfähigkeit*
  Die Variable „Beziehungsfähigkeit" („interpersonal relatedness") erfasst, ob eine Person in der Lage ist, enge Beziehungen einzugehen, und ob sie funktionale Annahmen und Interpretationen aufweist. Personen mit hoher Beziehungsfähigkeit gehen mit dem Therapeuten eine bessere therapeutische Allianz ein als Personen mit niedriger Beziehungsfähigkeit (Luborsky et al., 1985; Marmar et al., 1989; Piper et al., 1991). Auch hier weisen Klienten mit Persönlichkeitsstörungen spezifische Probleme auf.
- *Alexithymie*
  Alexithymie kann aufgefasst werden als „mangelnder Zugang zu eigenen Emotionen oder mangelndem Experiencing". Ein hohes Ausmaß an Alexithymie beeinträchtigt Therapieerfolg (Leweke et al., 2009; McCallum et al., 2003). Ein solcher Zusammenhang findet sich aber nicht in kognitiven Therapien (Spek et al., 2008).
- *Demoralisation*
  „Demoralisation" bedeutet, dass ein Klient sich seinen Problemen gegenüber hilflos fühlt, sich selbst wertlos fühlt und den Eindruck hat, selbst wenig tun zu können (Frank, 1974). Klienten, die in Therapie kommen, zeigen ein unterschiedliches Ausmaß an Demoralisierung (Galassi & Galassi, 1973; Kellner & Sheffield, 1973). Man kann annehmen, dass das Ausmaß der Demoralisierung Einfluss auf die Änderungsmotivation von Klienten hat (Frank, 1974).

4.2.2.2 Erwartungen des Klienten an die Therapie

Klienten haben unterschiedliche Erwartungen im Hinblick darauf, wie Psychotherapie funktioniert, was sie selbst tun sollten oder wie Therapeuten handeln. Erwartungen haben einen deutlichen Einfluss auf das Therapieergebnis (Arnkoff et al., 2002; Lambert, 1992). Es ist günstig, wenn Klienten in der Therapie von sich selbst mehr erwarten als vom Therapeuten (Beitel et al., 2009). Weisen Klienten im Hinblick auf ihren Therapieerfolg *mittlere Erwartungen* auf, wirkt sich das positiv aus (Noble et al., 2001).

4.2.3 Die Bedeutung der Störung

4.2.3.1 Die Art der psychischen Störung

Die Art der psychischen Störung (die Art der Diagnose) hat einen starken Einfluss auf das psychotherapeutische Geschehen (Caspar et al., 2008a; Freyberger & Caspar, 2008). Dies wird sehr deutlich an Therapiekonzepten (und entsprechenden Untersuchungen), in denen spezielle, auf eine Störung bezogene Therapiemaßnahmen konzipiert werden.

Auch die „Schwere" der psychischen Störung ist von Bedeutung (Beutler et al., 2006; Clarkin & Levy, 2004; Newman et al., 2006). Allerdings kann eine größere Problematik, wahrscheinlich über eine Erhöhung der Änderungsmotivation, auch zu besseren Ergebnissen führen (Brown et al., 2001; Hansen & Lambert, 2003; Hansen et al., 2002). (Mit „Schwere der Störung" sind nicht nur Symptome, sondern alle auftretenden Kosten gemeint, z. B. auch Beziehungs- oder Gesundheitskosten, Unzufriedenheit u. ä.)

Die Art der Störung definiert sich jedoch nicht nur durch eine deskriptive Diagnose, sondern durch die individuelle Störungstheorie, das Fallkonzept. Dabei geht man davon aus, dass eine psychotherapeutische Maßnahme genau auf eine Störung bzw. auf ihr „psychologisches Funktionieren" zugeschnitten sein sollte. Dabei meint der Begriff „Funktionsspezifität" eher eine Orientierung der Therapie an einem psychologischen Störungsmodell und „Störungsspezifität" eher eine Orientierung an der jeweiligen Diagnose[6].

4.2.3.2 Psychologisches Funktionsmodell der Störung

Es spielt in der Psychotherapie aber nicht nur eine Rolle, welche Störung ein Klient in die Therapie mitbringt bzw. welche Störung ein Therapeut diagnostiziert. Es ist für eine therapeutische Indikationsentscheidung, für die Ableitung relevanter therapeutischer Ansatzpunkte, für die Ableitung therapeutischer Strategien u. a. wesentlich zu wissen, wie eine bestimmte Störung psychologisch „funktioniert": Für die Ableitung eines therapeutischen Vorgehens braucht man ein *psychologisches Störungsmodell* (vgl. Kapitel 4). Nun sind die Störungsmodelle für unterschiedliche Störungen sehr unterschiedlich, da ganz offensichtlich unterschiedliche Störungen psychologisch ganz unterschiedlich „funktionieren".

Aus diesem unterschiedlichen Funktionieren folgt dann auch, dass daraus unterschiedliche therapeutische Ansatzpunkte, Strategien usw. für unterschiedliche Störungen abgeleitet werden müssen. Selbst wenn es Überschneidungen geben kann, so gilt doch: Man kann eine Angststörung nicht so behandeln wie eine Depression und diese nicht so behandeln wie eine Persönlichkeitsstörung. Ein sogenanntes „störungsspezifisches Vorgehen muss daher vor allem ein *„funktionsspezifisches Vorgehen"* sein (Caspar et al., 2017a, 2017b), also ein therapeutisches Vorgehen, das sich an der individuellen Störungstheorie orientiert.

4.2.3.3 Schwere der Symptomausprägung

In der Regel gilt der Zusammenhang: Je schwerer die Ausprägung von Symptomen ist, desto geringer ist der Therapieerfolg (Beckham, 1989; Garfield, 1994; Hoberman et al., 1988; Lambert & Anderson, 1996; Luborsky et al., 1988; Stone et al., 1961; Truax, Tunnell, Fine & Wargo, 1966; Rounsaville et al., 1981). Auch hier kann man aber theoretisch davon ausgehen, dass der „Schwere der Symptomausprägung" ein „stärker gestörtes" psychisches Funktionieren zugrunde liegt.

4.2.4 Weitere Variablen

4.2.4.1 Geringes psychologisches Funktionsniveau

Ein psychologisches Funktionsniveau wird deutlich darin, wie gut ein Klient den Alltag bewältigt, ob er einer Arbeit erfolgreich nachgeht, zufriedenstellende soziale Beziehungen unterhält usw. Ein geringes psychologisches Funktionsniveau wirkt sich nachteilig auf den Therapieerfolg aus (Gitlin et al., 1995; Kocsis et al., 1988; Sotsky et al., 1991). Offenbar wirkt sich diese Variable nicht bei allen Therapieformen gleich negativ aus (Rounsaville et al., 1981).

Daher muss man bei einer Anwendung wissenschaftlicher Forschungsergebnisse alle diese Faktoren berücksichtigen und kann, streng genommen, Ergebnisse nur auf Kontexte übertragen, die die gleichen Bedingungen erfüllen wie die der Untersuchung. Generalisiert man, ohne dass eine Übereinstimmung nachgewiesen wurde, oder sogar, *obwohl* es deutliche Hinweise auf Unterschiede gibt, dann macht man implizit wieder eine *Homogenitätsannahme* (Garfield, 1986, 1994; Kiesler, 1966a, 1966b, 1969, 1971; Sachse, 2013b), und man zieht Schlüsse, die wissenschaftlich in keiner Weise gerechtfertigt sind.

4.2.4.2 Motivation

Operationalisiert man die Motivation von Klienten als Engagement und aktive Beteiligung am Prozess, dann hat dies einen starken Einfluss auf den Therapieerfolg (Orlinsky et al., 1994, 2004). Erfasst man Motivation auf anderem Wege, ist der Einfluss weniger deutlich (Newman et al., 2006).

Allerdings ist es nötig, Therapiemotivation von Änderungsmotivation zu trennen (Donovan & Rosengren, 1999). Therapiemotivation ist lediglich die Motivation, eine Therapie aufzusuchen und z. B. dem Therapeuten die Verantwortung für Veränderungen zu übertragen. Änderungsmotivation bedeutet die Entscheidung, selbst etwas aktiv für eine Veränderung zu tun. Die Therapiemotivation der Klienten ist von großer Bedeutung für den Prozess der Therapie und das Therapieergebnis (Caspar, 2003c). Änderungsmotivation hat einen Einfluss auf Therapieerfolg (Norcross et al., 2011). Reaktanz, das Gegenteil von Motivation, verschlechtert den Therapieerfolg (Beutler et al., 2002, 2011a, 2011b).

4.2.4.3 Persönlichkeitsstörungen

Von besonderer psychotherapeutischer Bedeutung sind Persönlichkeitsstile oder Persönlichkeitsstörungen von Klienten. Klienten mit Persönlichkeitsstörungen weisen, verglichen mit den Störungen, die bis zum DSM-IV als „Achse-I-Störungen" bezeichnet wurden (wie Ängste, Depressionen usw.), noch viele weitere Charakteristika auf, die den Therapieprozess unmittelbar beeinflussen und damit ganz spezielle Anforderungen an den Therapeuten stellen[7].

Auch eine Komorbidität einer Persönlichkeitsstörung mit einer anderen Störung verändert stark die Therapie und Therapieeffekte dieser Störung[8]. Und Klienten mit Persönlichkeitsstörungen unterscheiden sich stark von Klienten mit anderen Störungen. Deshalb benötigen sie von der ersten Sitzung an völlig andere therapeutische Vorgehensweisen als z. B. Angst- oder Depressionsklienten (näheres siehe dazu Kapitel 4.7).

4.2.4.4 Klienten-Probleme

Die Probleme, deretwegen Klienten in eine Therapie kommen und die sie letztlich in einer/durch eine Therapie bearbeiten wollen, *können außerordentlich unterschiedlich sein*. So können Klienten kommen, um isolierte Symptome zu beseitigen, wie phobische Ängste. Oder sie kommen, um, psychologisch gesehen, komplexere Symptombereiche zu beseitigen, wie z. B. Depressionen.

Sie kommen aber auch, wie viele Klienten mit Persönlichkeitsstörungen, *um starke existenzielle Probleme zu bearbeiten:* Probleme von Identität, von Selbstfindung, von Lebenszielen, interaktionellen Konflikten usw. Diese Probleme lassen sich weder in ein DSM-, noch in ein ICD-Raster einfügen (Casper et al., 2017a, 2017b).

Logischerweise muss man annehmen, dass sich solche Probleme in ihrer Lebensrelevanz, ihrer Komplexität, ihrem psychischen Funktionieren, der Anzahl der beteiligten Variablen und deren Wechselwirkungen usw. stark unterscheiden. Und, man darf wohl nach allem, was man über Psychotherapien weiß, annehmen, dass nicht alle Therapieverfahren für alle Arten von Problemen gleich gut geeignet sind und geeignet sein können.

4.2.4.5 Komorbiditäten

Komorbiditäten, d. h. das gemeinsame Auftreten mehrerer Störungen bei der gleichen Person, sind relativ häufig (Gouzoulis-Mayfrank et al., 2008; Sachse & Kiszkenow-Bäker, 2020a, 2020b, 2020c, 2020d, 2020e).

Nach einer Studie von Melartin et al. (2002) zeigten Klienten mit einer depressiven Störung deutlich Komorbiditäten mit anderen Störungen (und auch mehrere Komorbiditäten):

- mit Persönlichkeitsstörungen: 44 %,
- mit Angststörungen: 57 %,
- mit Alkoholmissbrauch: 25 %.

Nur 21 % (!!) der Klienten zeigten eine „reine" Depression. Andere Studien replizieren im Wesentlichen diese Ergebnisse (Fava et al., 2000; Kessler et al., 1998, 2005).

Bestehen zwei Störungen bei einer Person parallel, dann können diese Störungen psychologisch unabhängig voneinander funktionieren (also funktional unverbunden sein) oder sie können sich psychologisch gegenseitig beeinflussen (also funktional verbunden sein; Gouzoulis-Mayfrank et al., 2008; Sachse & Kiszkenow-Bäker, 2020a,

2020b, 2020c, 2020d, 2020e). Es gibt eine Tendenz dazu, dass Klienten, die mehrere Störungen aufweisen, insgesamt als deutlich schwer gestört eingeschätzt werden (Kessler et al., 2005).

Komorbiditäten wirken sich in erheblichem Maße auf den Psychotherapieprozess und auf das PsychoTherapieergebnis aus. Daher kann aus Ergebnissen an einer Störungsgruppe *ohne* Komorbiditäten nicht auf mögliche Ergebnisse derselben Störungsgruppe *mit* Komorbiditäten geschlossen werden (Gouzoulis-Mayfrank et al., 2008).

Besonders relevant sind Komorbiditäten mit Persönlichkeitsstörungen. Diese sind sehr häufig. Untersuchungen zeigen z. B., dass 50–90 % aller Klienten mit depressiven Störungen eine komorbide Persönlichkeitsstörung aufweisen (Fava et al., 2002; Farabaugh et al., 2004; Friedman et al., 1983; Hardy et al., 1995; Pilkonis & Frank, 1988; Zimmerman et al., 1991, 2005). Die Wahrscheinlichkeit, dass Klienten mit chronischer Depression eine ckomorbide Persönlichkeitsstörung aufweisen, ist sogar noch höher (McCullough et al., 2003; Pepper et al., 1995; Russell et al., 2003).

Eine komorbide Persönlichkeitsstörung bei Depression verschlechtert das Therapieergebnis der Depressionstherapie (Burns & Nolen-Hoeksema, 1992; Diguer et al., 1993; Fiorot et al., 1990; Greenberg et al., 1995; Hardy et al., 1995; Mulder et al., 2006; Newton-Howes et al., 2006; Shea et al., 1990; Thompson et al., 1988). Klienten, die eine komorbide Persönlichkeitsstörung aufweisen, gestalten die Therapeut-Klient-Beziehung anders als „rein" depressive Klienten und zeigen eine geringere Kooperation mit dem Therapeuten. Daher ist es erforderlich, die Therapie speziell an diese Klienten anzupassen (Giesen-Bloo et al., 2006; Kroger et al., 2006; Leahy, 2001; McDermut & Zimmermann, 1998).

Auch bei Angst-Klienten beeinflusst eine komorbide Persönlichkeitsstörung das Therapieergebnis. Bei Klienten mit sozialer Phobie beeinträchtigte eine schizotype, Borderline- und selbstunsichere Persönlichkeitsstörung das Therapieergebnis, während eine dependente Persönlichkeitsstörung das Ergebnis verbesserte (Turner, 1987). Klienten mit dependenter Persönlichkeitsstörung befolgten die therapeutischen Instruktionen beim Expositionstraining besser.

Auch bei der Behandlung von Zwängen erweisen sich komorbide Persönlichkeitsstörungen als beeinträchtigend für den Therapieerfolg (AuBuchon & Malatesta, 1994; Jenike, 1990). Bei Essstörungen weisen 20–80 % der Klienten eine komorbide Persönlichkeitsstörung auf (Beisel, 2002; Braun et al., 1994; Cassin & von Ranson, 2005; Grilo et al., 1996; Herzog et al., 1992; Ilkjaer et al., 2004; Ro et al., 2005).

Auch bei der Behandlung von Essstörungen beeinträchtigen komorbide Persönlichkeitsstörungen den Therapieerfolg (Coker et al., 1993; Cooper et al., 1994; Rossiter et al., 1993; Wilfley et al., 2000).

4.3 Therapeuten-Variablen

Mit „Therapeuten-Variablen" sind sowohl Charakteristika von Therapeuten gemeint, die sie „in die Therapie mitbringen", als auch Handlungen, die sie im Therapieprozess realisieren, einschließlich therapeutischer Interventionen und Strategien.

Therapeuten realisieren im Therapieprozess eine Vielzahl von „Therapeuten-Variablen“, die Einfluss auf den Therapieerfolg haben und die in komplexer, bisher kaum erforschter Weise *interagieren* (Baldwin & Imel, 2013; Beutler, 1997; Beutler, Crago & Arizmendi, 1986; Beutler, Engle, Mohr, Daldrup, Bergan, Meredith & Merry, 1991; Beutler, Mohr, Grawe, Engle & MacDonald, 1991; Beutler et al., 1994, 2004; Norcross, 2002; Parloff et al., 1978; Sachse & Rudolf, 2017; Truax & Mitchell, 1971). Auch dadurch *wird der Therapieprozess hoch komplex*. Denn Therapeuten können viele unterschiedliche Strategien realisieren – und tun das auch, auch Therapeuten, die den gleichen therapeutischen Ansatz verfolgen. Viele unterschiedliche Strategien führen zu Therapieerfolgen, aber über die Effekte einzelner Strategien und deren Wechselwirkungen ist relativ wenig bekannt.

Therapeuten realisieren aber auch sehr unterschiedliche Beziehungs- und Kommunikationsstile und sind unterschiedlich dominant, unterschiedlich in ihrem nonverbalen oder paraverbalen Handeln, d.h. Therapeuten weisen viele Charakteristika auf, die in keiner Therapieform explizit konzeptualisiert werden, aber die therapeutisch hoch wirksam sein können. Man kann mit Grawe auch sagen, dass Therapeuten (durch unterschiedliche Strategien und Interventionen) auch unterschiedliche *Wirkprinzipien* in der Therapie realisieren (Grawe, 1996; Grawe et al., 1990a, 1990b, 1994).

4.3.1 Beziehungsgestaltung

- *Empathie*
  Empathie ist eine hoch komplexe Therapeuten-Variable. Empathie meint zum einen ein eher intuitiv-holistisches „Einfühlen in den Klienten“, zum anderen meint Empathie aber auch ein stark kognitives Verstehen des vom Klienten Gemeinten[9]. Empathie im kognitiven Sinn bedeutet, dass ein Therapeut aus den verbalen und nonverbalen Daten, die ein Klient liefert, das Gemeinte und wesentliche Annahmen des Klienten rekonstruieren kann: In diesem Sinne ist Empathie ein hoch komplexer, wissensbasierter Verarbeitungsprozess, der vom Therapeuten eine sehr hohe Expertise erfordert (vgl. Kapitel 5). Empathie steht in Zusammenhang mit Therapieerfolg, erweist sich also als effektive Therapievariable[10]. Allerdings ist die Stärke dieses Zusammenhangs meist eher moderat (.30; Bohart et al., 2002), auch wenn einige Autoren recht hohe Korrelationen finden (z.B. Tausch et al., 1970: .62).
- *Akzeptierung*
  Die Variable „Akzeptierung“ wird oft mit „emotionaler Wärme“ vermischt, kann aber konzeptionell von dieser getrennt werden. Akzeptierung bedeutet, dass ein Therapeut den Klienten zunächst einmal so annimmt, wie er ist, mit allen Eigenheiten und Problemen, den Klienten nicht bewertet und insbesondere nicht abwertet und nicht vom Klienten erwartet, dass dieser sich in bestimmter Weise verändert: Akzeptierung impliziert damit auch, dass ein Therapeut dem Klienten keine inhaltlichen Vorgaben darüber macht, was er tun soll, sondern dass er letztlich immer dem Klienten die Entscheidung überlässt. Es gibt eine Reihe von Studien, die signifikante Zusammenhänge aufzeigen zwischen Akzeptierung und Therapieerfolg (z.B. Gomes-Schwartz, 1978; Mitchell et al., 1973; Truax, Wargo & Silber,

1966). Akzeptierung ist jedoch nicht immer mit positivem Therapieergebnis assoziiert (DiLoreto, 1971; Garfield & Bergin, 1971).

- *Responsiveness*
  „Responsiveness" ist die Fähigkeit des Therapeuten, sich flexibel auf den Klienten einzustellen: Die Fähigkeit, sich an die besonderen Bedingungen eines Klienten anzupassen (Caspar & Grosse-Holtforth, 2009) und sich auf den Klienten einzustellen. Es gibt empirische Befunde, dass Responsiveness des Therapeuten sich positiv auf die Therapeut-Klient-Beziehung auswirkt und auf das Therapieergebnis (Caspar & Grosse-Holtforth, 2009; Grawe et al., 1990; Schmitt et al., 2003).
- *Selbstkongruenz*
  Das Therapeuten-Merkmal „Selbstkongruenz" bedeutet, dass ein Therapeut selbst einen guten Zugang zu seinem Erleben hat: Seinen Affekten, Stimmungen, Emotionen, seinen Interpretationen, Überzeugungen u. ä. und dass er diese nicht unterdrückt oder abwehrt. „Selbstkongruenz" bedeutet somit, dass ein Therapeut seine eigenen internalen Prozesse gut repräsentiert und dass diese eine Grundlage dafür sind, dass er sich dem Klienten gegenüber authentisch verhalten kann (Truax & Mitchell, 1971). Es gibt positive Korrelationen zwischen der Selbstkongruenz des Therapeuten und dem Therapieerfolg (McClanahan, 1974; Mitchell et al., 1973; Tausch et al., 1970; Truax, Wargo & Silber, 1966), diese sind jedoch meist nur moderat (meist unter .30).
- *Signalkongruenz*
  Signalkongruenz ist das Ausmaß, in dem ein Therapeut auf der verbalen und der nonverbalen Kommunikationsebene dem Klienten *konsistente* Informationen sendet. Bei Signalinkongruenz sendet der Therapeut dem Klienten widersprüchliche Botschaften. Zeigen Therapeuten im Therapieprozess Signalinkongruenzen, dann werden die vom Klienten als unehrlich und als weniger hilfreich wahrgenommen (Bernieri et al., 1991). Es zeigt sich auch eine positive Korrelation zwischen Signalkongruenz und Therapieerfolg (Bennun & Schindler, 1988).
- *Selbsteinbringung des Therapeuten*
  Selbsteinbringung des Therapeuten bedeutet, dass der Therapeut persönlich Stellung nimmt, Aspekte seiner Person dem Klienten enthüllt, dem Klienten z. B. von eigenen Erfahrungen berichtet, dem Klienten seine emotionale Befindlichkeit mitteilt etc. Selbsteinbringung ist somit eine komplexe Handlungsweise des Therapeuten (Watkins, 1990). Es zeigt sich, dass eine Selbsteinbringung des Therapeuten einen negativen affektiven Zustand des Klienten reduzieren kann (Barrett & Berman, 2001). Die klinischen Effekte sind allerdings relativ gering (Piper et al., 1999). Eine Selbsteinbringung eines Therapeuten kann auch die Selbstöffnung des Klienten positiv beeinflussen (Davis & Sloan, 1974; Derlega et al., 1973) sowie die Einschätzung der Therapie als hilfreich steigern (Mann & Murphy, 1975; McCarthy & Betz, 1978). Es wirkt sich auch positiv auf den Therapieerfolg aus, wenn ein Therapeut von sich aus relevante Inhalte in den Therapieprozess einbringt (Tracey, 1986).
- *Komplementäre Beziehungsgestaltung*
  „Komplementäre Beziehungsgestaltung" des Therapeuten bedeutet, dass ein Therapeut entweder die relevanten Beziehungsmotive des Klienten rekonstruiert und sich dazu komplementär (= bedürfnisbefriedigend) verhält (Sachse, 1999b, 2000a, 2001, 2004b, 2006c; Sachse et al., 2010) oder dass ein Therapeut sogenannte „in-

teraktionelle Pläne" des Klienten rekonstruiert und sich dazu komplementär (= zielerfüllend) verhält (Caspar, 1984, 1986, 1987, 1989, 1996a, 1997b; Caspar & Grawe, 1982a, 1982b; Grawe & Caspar, 1984). Komplementäre Beziehungsgestaltung setzt voraus, dass der Therapeut relevante Aspekte des psychologischen Funktionierens eines Klienten valide rekonstruiert hat und dass er sich angemessen dazu in Beziehung setzen kann (vgl. Kapitel 15).

4.3.2 Interaktionsvariablen

- *Interaktionsstile*
  Therapeuten unterscheiden sich stark in ihren Interaktionsstilen, die sie Klienten gegenüber realisieren. So können Therapeuten z.B. auf den klassischen Achsen freundlich-unfreundlich und dominant-submissiv variieren (Kiesler & Watkins, 1989; Kivlighan et al., 1984). Freundlichkeit von Therapeuten korreliert deutlich mit positiven Therapieergebnissen (Beyebach & Carranza, 1997; Coady, 1991; Henry et al., 1990). Ob sich hohe Dominanz eines Therapeuten positiv auswirkt, hängt stark davon ab, ob dieses Therapeuten-Verhalten mit dem Interaktionsstil des Klienten kompatibel ist (Coady, 1991).
- *Direktivität*
  Es gibt unterschiedliche Arten, in denen ein Therapeut direktiv sein kann: Er kann dem Klienten „Inhalte vorgeben", also *inhaltsdirektiv* sein oder er kann die Prozesse des Klienten steuern, also *prozessdirektiv* sein[11]. Studien zeigen, dass es stark vom Klienten, seinen Erwartungen, seiner Aufnahmebereitschaft, seiner Vermeidung und anderen Variablen abhängt, ob sich eine hohe Direktivität (bzw. wie sich die Art der Direktivität) auswirkt (Beutler et al., 1991a, 1991b, 1999, 2000; Shoham-Salomon et al., 1989; Shoham-Salomon & Hannah, 1991).
- *Prozesssteuerung*
  Therapeuten können bestimmte Klientenprozesse durch gezielte Interventionen stark steuern und dadurch konstruktiven Einfluss auf den Prozessverlauf nehmen. Sachse und Maus (1987, 1991) haben dazu sogenannte „Bearbeitungsangebote" entwickelt, mit deren Hilfe Therapeuten die Klärungsprozesse, also Prozesse der Aktivierung und Repräsentation relevanter Schemata systematisch steuern können. Diese Interventionen werden systematisch weiterentwickelt und ausgebaut (Sachse, 1987, 1992a, 1996b, 2003, 2008b; Sachse & Fasbender, 2010; Sachse et al., 2011). Empirische Prozessstudien zeigen, dass diese Interventionen einen sehr starken und konstruktiven Einfluss auf die Klärungsprozesse von Klienten ausüben[12]. Die vom Therapeuten derart hervorgerufenen Klärungsprozesse wirken sich positiv auf den Therapieerfolg aus (Sachse, 1992a, 2000b).
- *Einsichts- und symptomorientierte Interventionen*
  Es zeigt sich, dass (zumindest in primär einsichtsorientierten Therapien) Interventionen, die der Klärung dienen, sich als deutlich effektiver erweisen als Interventionen, die auf eine direkte Modifikation von Symptomen abzielen (Beutler et al., 1991b; Bond & Bunce, 2000; McLean & Hakstian, 1990; Reynolds et al., 1996; Rossello & Bernal, 1999; Stiles & Shapiro, 1994). Wahrscheinlich hängt es aber stark

von moderierenden Klienten-Variablen ab, ob sich einsichtsorientierte oder direkt symptomfokussierte Interventionen positiv auswirken (Beutler et al., 2002): Anscheinend profitieren stark introvertierte (wahrscheinlich: selbstexplorative) Klienten stärker von einsichtsorientierten Interventionen, während impulsive und Klienten mit schlechter Kontrolle stärker von symptomorientierten Interventionen profitieren (Barber & Muenz, 1996; Beutler et al., 1991a, 1991b, 1993, 2000).

- *Emotionsaktivierende Interventionen*
  Ein Therapeut kann Interventionen realisieren, die beim Klienten (problemrelevante) emotionale Reaktionen evozieren (Greenberg & Safran, 1989). Derartige therapeutische Interventionen haben einen starken Effekt auf das Therapieergebnis (Greenberg et al., 1994). Ein solcher förderlicher Effekt emotionsaktivierender Interventionen tritt aber nicht in allen Psychotherapien auf, sondern ist wahrscheinlich in solchen Therapien besonders ausgeprägt, die die evozierten Emotionen auch konstruktiv bearbeiten, wie z.B. in der process-experiential psychotherapy oder emotionsfokussierten Psychotherapie (Elliott et al., 2008; Greenberg & Bolger, 2001; Greenberg & Elliott, 1997; Greenberg, Ford, Alden & Johnson, 1993; Greenberg, Rice & Elliott, 1993; Greenberg, Korman & Paivio, 2001; Greenberg & Paivio, 1997; Greenberg & Pascual-Leone, 1995, 1997, 2001). Ob sich emotionsaktivierende Interventionen positiv auswirken, hängt wahrscheinlich auch von der Qualität der Therapeut-Klient-Beziehung ab: Nur bei einer guten Beziehung reagieren Klienten positiv auf solche Interventionen (Gaston et al., 1994). Bei einer relativ schlechten Therapeut-Klient-Beziehung wirken sich supportive Interventionen konstruktiver aus als emotionsaktivierende.
- *Expertise*
  Die Frage, inwieweit die *Expertise* eines Therapeuten für den Therapieprozess und das Therapieergebnis eine Rolle spielt, ist bisher nur wenig systematisch untersucht worden (vgl. Kapitel 6). Man kann jedoch aufgrund der Expertise-Forschung (Chi, 2006; Ericsson, 1996, 2002, 2006a, 2006b; Ericsson et al., 1993, 2006; Feltovich et al., 2006) annehmen, dass eine gute Ausbildung mit entsprechendem Praxis-Training auch bei Therapeuten zu guten Informationsverarbeitungs- und Handlungsplanungs- und Ausführungskompetenzen führen, die sich, zumindest bei komplexeren Therapien, vorteilhaft auf den Therapieprozess und das Therapieergebnis auswirken (vgl. Sachse, 2006a, 2006d, 2009a). Bei den bisherigen Studien zeigt sich, in Einklang mit der Expertise-Forschung, dass professionell gut ausgebildete und gut trainierte Therapeuten bessere Therapieergebnisse erbringen als weniger gut ausgebildete und weniger gut trainierte Therapeuten (Barlow et al., 1997; Blatt et al., 1996; Bryant et al., 1999; Lave et al., 1998). Der Zusammenhang zwischen Expertise des Therapeuten und Therapieerfolg hängt allerdings von verschiedenen Variablen ab (vgl. Beutler, 1997; Bein et al., 2000; Luborsky et al., 1997; Shaw & Dobson, 1987; Shaw et al., 1999):
  - Von der spezifischen Art der Ausbildung, die ein Therapeut absolviert,
  - davon, ob die erlernten Kompetenzen des Therapeuten für den jeweiligen Klienten relevant sind,
  - davon, ob die jeweilige Ausbildung bei Therapeuten überhaupt relevante Merkmale einer Expertise herstellen,

  - von der Art und Schwere des Klienten-Problems (bei einfachen Klienten-Problemen kann sich eine erhöhte Therapeutenexpertise kaum positiv auf den Therapieerfolg auswirken; logischerweise wird eine hohe Expertise erst bei schwierigeren Problemen relevant).

  Ohne eine Kontrolle oder Variation relevanter Rahmenbedingungen ist ein Zusammenhang zwischen Expertise und Therapieerfolg oft nicht aufzuzeigen oder aber führen negative Ergebnisse zu falschen Schlussfolgerungen, wie denen, eine Expertise von Therapeuten spiele für den Therapieprozess keine Rolle (vgl. Kapitel 6).
- *Verbales und nonverbales Therapeutenverhalten*
  Nutzt ein Therapeut in hohem Maße emotionsgeladene Wörter, kann das den Therapieerfolg positiv beeinflussen (Holzer et al., 1997). Das Gleiche gilt für bestimmte Arten der Stimmqualität (Rice & Kerr, 1986; Rice et al., 1979).

4.4 Prozess-Variablen

„Prozess-Variablen" sind solche, die man im Therapieprozess erfassen kann, meist durch Ratings, z. T. aber auch durch Stunden-Nachbefragungsbögen für Klienten und Therapeuten.

Es gibt sehr viele unterschiedliche Prozesse im Verlauf einer Psychotherapie, die zum Therapieerfolg beitragen und die wiederum nur in begrenzt erforschter Weise miteinander interagieren (Barber, Connolly, Crits-Christoph, Gladis & Siqueland, 2000; Crits-Christoph & Connolly, 2003; Crits-Christoph, Connolly & Mukherjee, 2013; Haas, Hill, Lambert & Morrell, 2002; Morgan, Luborsky, Crits-Christoph, Curtis & Solomon, 1982; Nicholson & Berman, 1983; Orlinsky, Grawe & Parks, 1994; Orlinsky, Ronnestad & Willutzki, 2004; Orlinsky & Howard, 1978, 1986). Weitgehend unklar ist auch, wie genau die Therapieprozesse einen Therapieerfolg vermitteln.

Deutlich wird hier aber schon (und das soll später noch ausführlicher dargestellt werden, vgl. Kapitel 8), wie eminent komplex Therapieprozesse sind.

- *Therapiephase*
  Die Phase einer Therapie hat starken Einfluss darauf, welche Prozesse beim Klienten ablaufen bzw. initiiert werden können und haben damit Auswirkungen auf das Therapieergebnis. Es gibt empirische Belege dafür, dass die Anfangsphase der Therapie (die ersten vier Stunden) eine „sensible Phase" ist, in der Grundlagen für weitere Prozesse geschaffen werden (Eells, 2007a, 2007b; Flückinger, Grosse Holthforth, Znoj, Caspar & Wampold, 2013; Haas, Hill, Lambert & Morrell, 2002; Norcross, 2011a, 2011b; Wilson, Fairburn, Agras, Walsh & Kraemer, 2002).
- *Therapeutische Allianz*
  „Therapeutische Allianz" ist eine komplexe Variable, in die sowohl Aspekte des Therapeuten-handelns als auch solche des Klienten-Handelns eingehen. Natürlich wird aber die Qualität der therapeutischen Allianz auch vom Klienten stark geprägt. Die Qualität der therapeutischen Allianz bestimmt den Therapieerfolg (in psychoanalytischen Therapien) sehr stark (Holtzworth-Munroe et al., 1989; Horowitz et al.,

1984; Kolb et al., 1985; Krupnick et al., 1996; Marziali et al., 1981; Moras & Strupp, 1982; O'Malley et al., 1983).

- *Vertrauen zum Therapeuten*
  Das Ausmaß, in dem ein Klient Vertrauen in den Therapeuten hat, bestimmt wesentlich mit, ob ein Klient die Therapie vorzeitig beendet oder ob er die Therapie zu Ende führt (Saltzman et al., 1976). Dabei geht es sowohl um personales als auch um Kompetenzvertrauen (Kokotovic & Tracey, 1987; McNeill et al., 1987). *Personales Vertrauen* bedeutet, dass der Klient der Person des Therapeuten vertraut, also z. B. annimmt, dass er sich respektvoll und empathisch verhält und Informationen, die der Therapeut vom Klienten erhält, nicht gegen den Klienten verwendet u. a. *Kompetenzvertrauen* meint, dass der Klient annimmt, dass der Therapeut „weiß, was er tut", dass der Klient dem Therapeuten also Expertise unterstellt. Gelingt es dem Therapeuten nicht, sich schon in den ersten Therapiestunden inhaltlich auf den Klienten einzustellen, brechen die Klienten mit erhöhter Wahrscheinlichkeit die Therapie ab (Tracey, 1986).
- *Aktive Mitarbeit des Klienten*
  Ein Klient kann im Therapieprozess aktiv mitarbeiten, Interventionen des Therapeuten umsetzen, Informationen liefern, Fragen beantworten etc. oder er kann passiv bleiben und die Therapie „rezipieren". Aktive Mitarbeit des Klienten korreliert deutlich mit Therapieerfolg (Gomes-Schwartz, 1978; O'Malley et al., 1983).
- *Relevante Themen*
  Welche Themen die Klienten im Therapieprozess „aufmachen", hat einen wesentlichen Einfluss auf den Therapieerfolg. Es wirkt sich positiv auf den Therapieeffekt aus, wenn Klienten
  - relevante Lebensprobleme thematisieren und wenn sie
  - zentrale Beziehungen thematisieren (Jones et al., 1988, 1992; Orlinsky & Howard, 1975; Piper et al., 1979; Sorenson et al., 1985).
- *Kooperation/Compliance*
  Kooperation bedeutet, dass der Klient den therapeutischen Interventionen folgt, sich mit Fragen des Therapeuten auseinandersetzt, Vorschläge des Therapeuten aktiv bedenkt, Hausaufgaben umsetzt etc. Kooperation steht in Zusammenhang mit Therapieerfolg (Burns & Nolen-Hoeksema, 1991; Kolb et al., 1985; Piper et al., 1985; Rounsaville et al., 1987; Westerman et al., 1986). Allerdings liegen die Zusammenhänge im Bereich von .07 bis .31.
- *Widerstand*
  Der Begriff „Widerstand" wird in der Literatur sehr unterschiedlich verwendet. Wir wollen ihn hier im Sinne von „Verweigerung der therapeutischen Kooperation" oder auch im Sinne von „Reaktanz" verwenden (Caspar, 1995c; Safran & Muran, 2000). Ein hohes Ausmaß an Widerstand beeinträchtigt den Therapieerfolg (in psychoanalytischen Therapien), wahrscheinlich aber in allen Therapien, die auf Klärung angelegt sind (vgl. Bischoff & Tracey, 1995; Miller et al., 1993; Stoolmiller et al., 1993). Das Ausmaß an Widerstand, das ein Klient in einer Psychotherapie realisiert, korreliert stark mit Charakteristika wie Dominanz, Unabhängigkeit, Autonomie, mangelnde Toleranz, Verleugnungstendenz, geringer Konformität (Dowd et al., 1991).

- *Vermeidung*
  Der Begriff „Vermeidung" bedeutet, dass ein Klient sich nicht mit bestimmten Problem-Aspekten oder Probleminhalten beschäftigt. Dabei kann er selbst die Konfrontation mit Inhalten vermeiden, also bestimmte Inhalte (systematisch) aus seiner Aufmerksamkeit ausblenden („internale Vermeidung"), z. B. weil diese Inhalte ihm selbst peinlich oder bedrohlich erscheinen (Sachse, Fasbender & Sachse, 2011a). Oder er kann es vermeiden, dem Therapeuten bestimmte Inhalte mitzuteilen (die ihm aber selbst schon mehr oder weniger deutlich sind), er blendet diese Inhalte aus der therapeutischen Kommunikation aus („interaktionelle Vermeidung"; Sachse et al., 2011). Vermeidung spielt bei manchen Störungsgruppen eine große Rolle und beeinträchtigt therapeutische Prozesse, insbesondere Klärungsprozesse in erheblichem Ausmaß[13].
- *Beziehungsgestaltung durch den Klienten*
  Nicht nur der Therapeut gestaltet die therapeutische Beziehung aktiv – dies tut auch der Klient. Klienten bringen bestimmte Interaktionsmuster (Sachse, 2006c) oder „interaktionelle Pläne" in den Therapieprozess ein (Caspar, 1996a, 1996b; Caspar & Grawe, 1982a, 1982b; Grawe & Caspar, 1984). Sie stellen damit den Therapeuten vor bestimmte Interaktionsanforderungen, manchmal auch vor Interaktionsprobleme. Insbesondere Klienten mit Persönlichkeitsstörungen bringen oft schwierige Interaktionsmuster in Form manipulativen Handelns (Tedeschi et al., 1985; Tedeschi & Riess, 1981) in den Therapieprozess ein (Sachse et al., 2011). Sie tun dies oft in Form von „Images", indem sie Therapeuten ein bestimmtes Bild von sich vermitteln (z. B. „ich bin hoch kompetent", „ich bin hoch reflexiv", „ich bin besonders schwach und hilflos") oder in Form von „Appellen", durch die sie den Therapeuten zu bestimmten (meist untherapeutischen) Handlungen veranlassen wollen (z. B. „bestätige mich", „gib mir Ratschläge", „löse meine Probleme", „sei für mich da", „kümmere Dich um mich"). Therapeuten müssen hier in der Lage sein, diese Images zu erkennen (zur Analyse von Images siehe Sachse et al. (2011)) und konstruktiv damit umzugehen, wobei die Schwierigkeit der Aufgabe darin liegt, den Klienten konstruktiv zu steuern und *gleichzeitig* eine tragfähige Beziehung zum Klienten aufrechtzuerhalten.
- *Selbst-Exploration und Experiencing*
  Die Klienten-Variable „Selbst-Exploration" erfasst, in welchem Ausmaß ein Klient sich auf internale Prozesse konzentriert und diese für sich selbst klärt. „Experiencing" erfasst, wie stark ein Klient emotional-affektive Prozesse bei sich selbst fokalisiert und diese Prozesse selbst zu verstehen und zu rekonstruieren versucht bzw. in welchem Ausmaß ihm eine solche Rekonstruktion gelingt (Klein et al., 1969, 1986). Das Ausmaß des vom Klienten im Psychotherapieprozess realisierten Experiencing steht in signifikantem Zusammenhang mit dem Therapieerfolg (Bohart et al., 1996; Goldman & Greenberg, 2001; Greenberg et al., 1998; Hendricks, 2002; Klein et al., 1986; Warwar & Greenberg, 2000). Auch Selbst-Exploration steht in Zusammenhang mit Therapieerfolg, weobei die Koeffizienten zwischen .05 und .51 liegen (Bruhn et al., 1980; Marmar et al., 1989; Minsel et al., 1972; Westermann et al., 1983).
- *Assimilisation problematischer Erfahrungen*
  „Assimilation problematischer Erfahrungen" meint, dass ein Klient problematische Selbstanteile erkennt, reformuliert, integriert oder sich davon lösen kann. Nach Stiles (1992, 2002; Stiles et al., 1988, 1989, 1990) verläuft der Assimilationsprozess in

sieben Stufen. Von „kein Bewusstsein von problematischen Erfahrungen" über „erarbeiten einer Problemlösung" bis zur „endgültigen Bewältigung".

- *Bearbeitungstiefe*
  Skalen zur Erfassung der „Bearbeitungstiefe" beurteilen, wie weit ein Klient den Prozess der Repräsentation eigener relevanter Schemata führt (Sachse, 1988a, 1992a; Sachse & Maus, 1987, 1991; Takens, 2001; Toukmanian, 1986, 1992). Je besser das Niveau der Bearbeitungstiefe von Klienten im Psychotherapieprozess war, desto mehr profitierte der Klient von der Therapie (Day, 1994; Sachse, 1992a; Stinckens, 2001; Toukmanian, 1992; Toukmanian & Grech, 1991).
- *Emotionale Beteiligung*
  Das Ausmaß an emotionaler Beteiligung, das ein Klient im Rahmen von Klärungsprozessen in einer Therapie aufweist, korreliert positiv mit dem Therapieerfolg (Beutler et al., 2000; Greenberg & Foerster, 1996; Greenberg & Korman, 1993; Greenberg & Malcolm, 2002; Iwakabe et al., 2000; Jones & Pulos, 1993; Korman, 1998).
- *Reales Klienten-Handeln*
  Dass Klienten im Therapieprozess oft den Interventionen des Therapeuten gar nicht folgen wollen, dass sie oft nicht motiviert sind, dass sie Images und Appelle senden, dass sie Emotionen entstehen lassen u.a. (vgl. Breil & Sachse, 2016; Caspar, 2003b; Caspar, Herpertz & Lieb, 2017a, 2017b; Sachse, 1999a, 1999b, 2001, 2004c, 2013d, 2014f); sie folgen daher keineswegs „Manualen" einfach und sie zeigen oft auch kein „Basisverhalten" (Schulte, 1997a, 1997b, 1997c, 1997d).

4.5 Therapieeffekte

4.5.1 Messung von Therapieerfolg

Untersuchungen zur Effektivität von Psychotherapie müssen Therapieerfolg operationalisieren und messen (vgl. Bergin, 1971; Bergin & Lambert, 1978; Lambert, 2013; Lambert & Bergin, 1994; Lambert et al., 1986; Lambert & Ogles, 2004). Dabei entstehen jedoch Probleme:

- Messung von Therapieerfolg ist insgesamt schwierig, denn die „Messinstrumente", die man eigentlich bräuchte, stehen oft nicht zur Verfügung, und die Qualität der Erhebungsmethoden ist oft fraglich, sodass von einer „Messung" oft kaum gesprochen werden kann.
- Die Effekte werden oft „zu eng" gemessen, d.h. es werden nur spezifische Effekte erfasst, sodass über Effekte nur sehr eingeschränkte Aussagen möglich sind (Grawe, Caspar & Ambühl, 1990a, 1990b; Grawe, Donati & Bernauer, 1994).
- Es werden oft gar nicht *die* Effekte gemessen, die in der jeweiligen Therapie angestrebt werden, die Messungen erfassen damit die „eigentliche" Effektivität der Therapie gar nicht.
- Es werden oft standardisierte Testverfahren benutzt, die aber oft genau *die* Aspekte, die man eigentlich erfassen möchte, gar nicht erfassen (weil sie für ganz andere

Zwecke entwickelt wurden). Also misst man *die* Veränderungen, die wirklich relevant sind, oft gar nicht.
- Die Messinstrumente sind gar nicht zur Veränderungsmessung geeignet und sie sind auch immer nur begrenzt valide.
- Genaue, valide Aussagen, welche Psychotherapie oder welche Strategien welche Effekte genau erbringen, sind daher immer nur eingeschränkt möglich.

Bei der hohen Heterogenität von Klientenproblemen, Prozessen usw. ist deutlich, dass Methoden zur Erfassung von Therapieerfolg sehr stark auf die jeweiligen Klienten, Probleme und/oder Ziele zugeschnitten sein sollten: Standardisierte Instrumente erfassen oft gar nicht, was in einer Therapie zentral erreicht werden soll!

Alles in allem kann daher von einer irgendwie gearteten „Homogenität" (der Therapien, Klienten, Interventionen, Therapeutenprozesse usw.) nicht einmal ansatzweise die Rede sein (Caspar et al., 2017b; Orlinsky et al., 1994). Ebenso ist die Forschung sehr weit davon entfernt, alle Variablen, ihre Wirkungen, ihre Wechselwirkungen usw. erforscht zu haben!

4.5.2 Wirken alle Psychotherapien gleich?

Eine weitere wesentliche Frage ist die nach der Homogenität der Therapieeffekte: Haben unterschiedliche Therapien unterschiedliche Effekte (hinsichtlich der Stärke und/oder der Breite und/oder der Nachhaltigkeit), oder erzeugen unterschiedliche Therapien sehr ähnliche Effekte? Leider ist diese Frage bisher nicht eindeutig beantwortbar.

Mehrer Vergleichsstudien kamen zu dem Ergebnis, dass verschiedene Therapieformen sehr ähnliche Ergebnisse erbringen (Bergin & Lambert, 1978; Beutler, 1979; Goldstein & Stein, 1976; Kellner, 1975; Lambert, 2013; Lambert & Bergin, 1973; Meltzoff & Kornreich, 1970; Rachman & Wilson, 1980). Diese Ergebnisse veranlassten Rosenzweig (1936) sowie Luborsky und Mitarbeiter (1975), von einem „Dodo-Effekt" zu sprechen, nach dem Spruch des Vogels Dodo in Alice im Wunderland: „Everyone has won and all must have prices".

Metaanalytische Studien zeigen meist einen Vorteil kognitiv-behavioraler gegenüber verbalen oder beziehungsorientierten Psychotherapien (Dobson, 1989; Dush, Hirt & Schroeder, 1989; Gaffan, Tsaousis & Kemp-Wheeler, 1995; Lambert, 2013; Miller & Berman, 1983; Robinson et al., 1990; Svatberg & Stiles, 1991; Wampold et al., 1997). Dieser Unterschied ist allerdings nicht stark ausgeprägt.

Dies könnte zu dem Schluss verleiten, dass die Effekte verschiedener Psychotherapien homogen sind. Man kann allerdings die Schlussfolgerungen aus den Ergebnissen anzweifeln (Lambert, 2013). Die Studien weisen nämlich Probleme auf, die zweifelsfreie Schlüsse nicht ermöglichen:
- Ähnlich wie bei der Expertiseforschung (vgl. Kapitel 6) kann man auch hier annehmen, dass die Bedeutung spezifischer Interventionen, also auch therapeutischer Interventionen, mit dem Schwierigkeitsgrad der Problematik steigt: Bei einfachen Problemen mit gut strukturierten Klienten helfen unter Umständen die (von allen

Verfahren mehr oder weniger realisierten) allgemeinen Faktoren aus. Bei einer höheren Komplexität der Probleme können aber sehr spezifische Interventionen wirksam werden, *und dann erst* werden sie überhaupt differenziell wirken. Diese Faktoren wurden aber nie kontrolliert!

- Spezifische Interventionen können mit spezifischen Klienten-Charakteristika wechselwirken: Bei Problem X kann Methode A besser wirken als Methode B, bei Y kann es umgekehrt sein. Das Gleiche kann für alle Klienten-Charakteristika gelten. Kontrolliert man Klienten-Charakteristika und Wechselwirkungen gar nicht, dann können sich die differenziellen Effekte „ausmitteln". Solche Klienten-Charakteristika sind nie systematisch erfasst worden. Wechselwirkungen wurden nie erhoben - dies wäre allerdings auch extrem aufwendig.
- Die spezifischen Effekte unterschiedlicher Interventionen können sich in sehr spezifischen Effektmaßen niederschlagen, aber eben nicht in denen, die standardmäßig verwendet werden. Dann werden differenzielle Effekte gar nicht erkennbar. Spezifische Maße gibt es aber nur ganz selten.
- Die Unterschiede in den Effekten könnten sich auch nicht in der Intensität, sondern der „Breite" oder „Nachhaltigkeit" der Effekte zeigen, was meist aber kaum erfasst wird.
- In den Studien wurden nicht nur unterschiedliche Methoden verwendet, sondern z.T. unterschiedliche Klienten. Es wurden unterschiedliche Erfolgsmaße benutzt usw., sodass ein direkter Vergleich schwierig ist.
- Grawe hat sowohl in seiner Meta-Analyse (Grawe, Donati & Bernauer, 1994), als auch seinen Therapieprozessstudien (Grawe, Caspar & Ambühl, 1990a, 1990b, 1990c) durchaus unterschiedliche Effekte unterschiedlicher Therapien gefunden. Grawe (1987b, 1988b; Grawe et al., 1990b) hält das Dodo-Prinzip daher für einen „Mythos".

Im Augenblick lässt sich die Frage nach der Homogenität von Ergebnissen nicht sicher beantworten. Psychologisch gesehen ist es aber extrem unplausibel, dass Menschen, die allgemein auf Stimuli, Beziehungsangebote und alles andere hoch differentiell reagieren, ausgerechnet auf verschiedene Interventionen gleich reagieren sollten.

Betrachtet man die Probleme, die bei der Einschätzung des Therapieerfolges auftreten, so kann man eine Alternativhypothese formulieren. Demnach erfassen die Instrumente nur einen bestimmten, sehr begrenzten Bereich von möglichen Veränderungen:

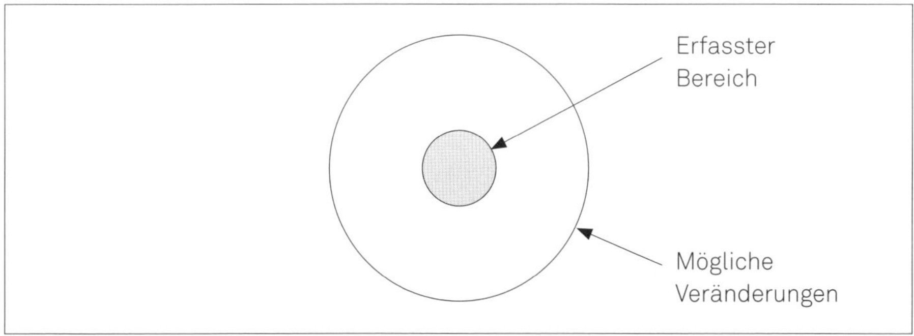

Abbildung 7a: Durch Instrumente erfasster vs. möglicher Bereich von Wirkeffekten

Würde man den Gesamtbereich aller Veränderungen erfassen, dann kann es sein, dass Therapien sich deutlich unterscheiden:

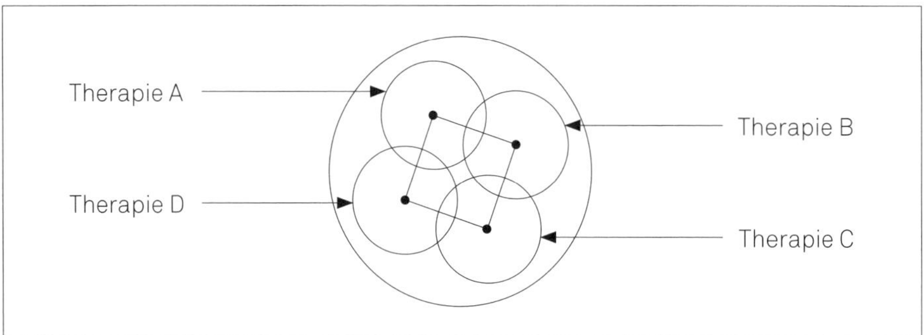

Abbildung 7b: Therapie-Unterschiede hinsichtlich der Veränderungserfassung

Die Punkte in den Kreisen stellen die mittleren Änderungen dar und die liegen nun weit auseinander. Erfasst man aber nur einen engen Bereich, dann ergibt sich ein anderes Bild:

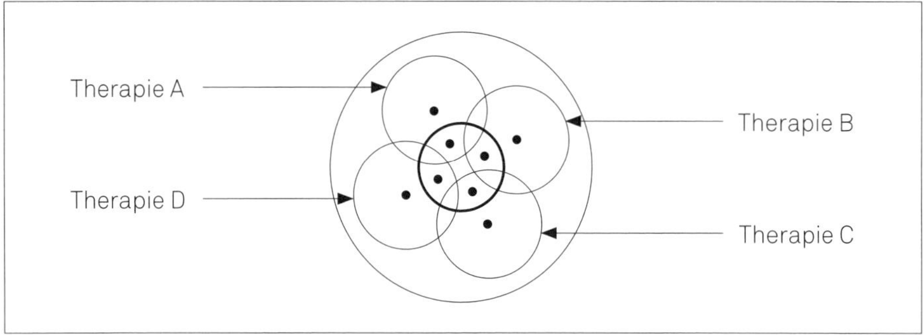

Abbildung 7c: Therapie-Unterschiede hinsichtlich der zentralen Veränderungserfassung

Der eng erfasste Bereich bildet die wirklichen Unterschiede nicht ab: Vielmehr liegen nun die Mittelwerte der Veränderungen der vier Therapien eng zusammen, sodass sie sich zwar unterscheiden, jedoch nicht sehr stark. Trifft diese Hypothese zu, dann ist Dodo ein Artefakt und genauso wenig realistisch wie im Wunderland.

Auch die Annahme von Wampold (2001), dass spezifische Interventionen von Therapien gar nicht spezifisch wirken, sondern die Effekte von Therapie auf „unspezifische Wirkfaktoren" zurückgehen, ist ungefähr so plausibel wie die Annahme, alle Menschen würden auf alles, was passiert, völlig gleich reagieren. Wie ein solcher Effekt psychologisch zustandekommen soll, wäre mir psychologisch nicht erklärbar.

Man muss eben sehen, dass man aus der Tatsache, dass man einen Schlüssel nicht findet, nicht ohne weiteres schließen kann, er sei nicht im Haus: Dies kann man erst, wenn man *alle* Alternativen ausschließen kann, ansonsten macht man hier unzulässige Schlüsse! Und, dass man aus der Tatsache, dass man bestimmte Effekte (bisher!) nicht findet, auf eine „great psychotherapy debate" kommt, ist in etwa so plausibel, wie aus Interpretationsproblemen in der Quantenphysik auf die Existenz von „Multiversen" zu schließen. Das *kann* man tun, muss man aber nicht.

4.6 Schlussfolgerungen aus den Forschungsergebnissen

Natürlich sind viele dieser Schlussfolgerungen nicht neu, sie wurden auch schon von anderen Autoren vollzogen[14]. Sie sollen hier aber nochmals ausführlich erörtert werden.

Alle diese komplexen Aspekte wurden nicht dargestellt, um sie einfach aufzuzählen. Vielmehr sollen daraus relevante Schlussfolgerungen für eine Konzeption von Psychotherapie abgeleitet werden.

Diese Schlussfolgerungen sollen auf wissenschaftlichen Forschungsergebnissen basieren, sodass die Schlüsse nachvollziehbar sind. Die Schlussfolgerungen gehen aber z. T. auch darüber hinaus, um deutlich zu machen, welche weitgehenden Konsequenzen daraus gezogen werden *können* und welche Veränderungen einer Konzeption von Psychotherapie sich daraus ergeben sollten.

Die Schlussfolgerungen sind mit vielen „Datenquellen" verbunden, also aus einer Vielzahl von Ergebnissen abeleitet worden: Daher greift eine Schlussfolgerung schon mal auf Ergebnisse voraus, die später ausführlich dargestellt werden: Dies macht es möglich, zu einem konsistenten Gesamtbild von Schlussfolgerungen zu gelangen. Diese Schlussfolgerungen sollen zunächst einmal im Überblick dargestellt werden, damit erkennbar wird, worum es geht: Ein Überblick erlaubt einen prägnanten Blick auf das Wesentliche.

Im Verlauf des Buches wird immer wieder auf diese Schlussfolgerungen zurückzukommen sein: Sie werden durch weitere Ergebnisse mit Überlegungen erweitert, elaboriert und durch zusätzliche Schlüsse ergänzt.

Heterogenität

- Die dargestellten Ergebnisse zu Klienten-, Therapeuten- und Prozessvariablen belegen sehr eindrucksvoll Kieslers Annahme, dass weder Klienten noch Therapeuten noch Prozesse „homogen" sind.
- Im Gegenteil: Klienten sind äußerst heterogen, sie weisen eine Vielzahl verschiedener „Variablen" auf und noch viel mehr Wechselwirkungen zwischen den einzelnen Variablen, wobei jede Art einer Wechselwirkung als ein eigenes Charakteristikum angesehen werden muss! Die Zahl der zu konstatierenden Variablen und Wechselwirkungen ist immens!
- Auch Therapeuten-Charakteristika, Therapeuten-Handeln usw. sind sehr heterogen: Therapeuten können ein breites Spektrum an Variablen zeigen und ein sehr

breites Spektrum an Handlungsmöglichkeiten realisieren (und das nicht nur „zwischen“ Therapieformen, *sondern auch innerhalb einer Therapieform*). Und wiederum müssen auch die Wechselwirkungen berücksichtigt werden, denn eine Kombination von zwei Interventionen kann deutlich andere Effekte entfalten als jede Intervention allein!

- Auch die Prozesse sind nicht homogen: Klienten zeigen völlig unterschiedliche Prozessverläufe, völlig unterschiedliche Prozessvariablen können für Therapieeffekte relevant sein, und *zwei Klienten können auch das gleiche Therapieergebnis auf völlig unterschiedlichen Wegen erreichen*.

- Und natürlich gibt es *hoch komplexe Wechselwirkungen zwischen Therapeuten- und Klienten-Variablen:* Eine bestimmte Intervention eines Therapeuten kann auf Klient X eine völlig andere Wirkung ausüben als auf Klient Y! Bei Klient mit Störung A kann die therapeutische Strategie Z sehr effektiv wirken, während diese bei Störung B weitgehend wirkungslos ist.
- Von einer „Homogenität“ kann also keine Rede sein. Und das bedeutet auch, dass wann immer eine Forschung eine solche Annahme explizit *oder implizit* macht, verfällt sie dem *Homogenitätsmythos!* Eine solche Annahme ist offenbar in keiner Weise wissenschaftlich haltbar.
- Klienten zeigen auch *nie* nur ein Klienten-Charakteristikum, sondern immer sehr viele: Alle diese „Variablen“ können Einfluss auf Klienten-Prozesse oder Therapieergebnisse ausüben.
- Die Komorbiditätsforschung macht auch deutlich, dass Klienten nur sehr selten nur *ein* Problem, *eine* Störung oder *eine* Symptomatik aufweisen. Jede Art von Komorbidität kann jedoch die Reaktion des Klienten auf eine therapeutische Strategie stark verändern: Während ein Klient mit Störung X ohne Komorbidität auf Strategie A gut anspricht, muss dies bei einem Klienten mit Störung X *und* Komorbidität Y keineswegs der Fall sein! Empirische Ergebnisse zu Wechselwirkungen von Störungen untereinander und von Störungen mit anderen Klienten-Charakteristika fehlen aber zum großen Teil (Caspar, 2011).

- Die enorme Heterogenität von Klienten-Charakteristika bedeutet, dass man ganz offensichtlich *nicht allen Klienten das gleiche therapeutische Angebot machen kann:* Nicht das gleiche Beziehungsangebot machen, nicht die gleichen therapeutischen Strategien anwenden, nicht die gleichen Therapieziele anstreben usw. (Caspar et al., 2013b).
- Und da Strategien, Prozesse und damit auch Ergebnisse der Psychotherapie sehr heterogen sind, kann man auch den Therapieerfolg von Klienten nicht einheitlich messen, sondern muss *die* Effekte erfassen, die tatsächlich bei dem jeweiligen Klienten durch die jeweiligen Vorgehensweisen angestrebt werden! Eine einheitliche Messung von Therapieerfolg für alle Klienten würde wieder extrem dem Homogenitätsmythos folgen!

Wissenschaft und Praxis

- Aus den genannten Gründen sollten Klienten auch nicht durch einzelne Variablen (ein „Angst-Klient") definiert werden, sondern sollten als komplexe Systeme gesehen werden. Vereinfacht die Forschung Komplexität insofern, dass sie Klienten auf bestimmte Störungen reduziert („eine Gruppe von Angst-Klienten"), dann ist das legitim, führt aber zu großen Problemen bei der Generalisierung von Ergebnissen! Und in einer Studie können sich die Effekte anderer Klienten-Variablen unter Umständen ausmitteln, spielen also keine Rolle: *In einem Einzelfall können solche Variablen jedoch von großer Bedeutung sein.* Dazu macht die Forschung gar keine Aussagen, ein Praktiker muss das alles jedoch aufgrund seiner Expertise berücksichtigen. Schon allein deshalb benötigt ein Praktiker Expertise mit Wissen, das über wissenschaftlich fundiertes Wissen hinausgeht!
- In der Forschung ist es üblich und (unter der Diktion, Bedingungen zu kontrollieren) sinnvoll, Klienten auf bestimmte Aspekte zu reduzieren, z. B. auf „phobische Klienten". Zur Reduktion von Komplexität ignoriert man sehr viele andere Klienten- (und auch Therapeuten-) Variablen! Zur Kontrolle schließt man z. B. Klienten, die Komorbiditäten aufweisen, aus. Damit kann man über die untersuchte Variable gute Aussagen machen. Streng genommen gelten die Ergebnisse dann aber nur für Bedingungen, die exakt den Untersuchungsbedingungen entsprechen. *Ist das nicht der Fall, sind Schlüsse auf andere Kontexte erst einmal unbewiesene induktive Schlüsse, also „Übergeneralisierungen" und nicht gerechtfertigt.*
- Da ein Praxisfeld solche artifiziellen Bedingungen jedoch mit sehr hoher Wahrscheinlichkeit *nie* aufweist, sind die Schlüsse auf Praxisfelder immer problematisch und in keiner Weise wissenschaftlich zwingend (Bohart, 2005).
- Damit muss ein Praktiker jeweils aufgrund seiner Expertise entscheiden, ob die Praxisbedingungen hinreichend mit den Forschungsbedingungen übereinstimmen, sodass eine „Anwendung" der Forschungsergebnisse sinnvoll ist, oder ob es so gravierende Abweichungen und Konditionen beim Klienten gibt, das eine Anwendung nicht zu rechtfertigen ist oder sogar kontraindiziert erscheint.
- Eine einfache „Anwendung" oder „Umsetzung" von Forschungsergebnissen in die Praxis ist damit prinzipiell nicht möglich. Und die Entscheidung darüber, *ob* es möglich ist, muss immer die Person vornehmen, die einen realen Klienten kennt und einschätzen kann, nie kann das ein Wissenschaftler entscheiden.
- Und damit benötigt ein Therapeut immer in hohem Maße ein auf Erfahrung und Expertise basierendes „Praxiswissen" und kann seine Entscheidungen und Handlungen niemals nur auf wissenschaftlich fundiertes Wissen stützen.

Der Geltungsbereich von Studien

- Untersucht man in wissenschaftlichen Studien Klienten mit einer bestimmten Störung (z. B. Angst), dann wird diese Angst oft durch diagnostische Kriterien nach DSM oder ICD definiert. DSM und ICD liefern jedoch nur *Beschreibungen* von Symptomen, also Beschreibungen von „Symptomoberflächen".

- Sie sagen nichts darüber aus, wie die Störung „psychisch funktioniert“, und sie stellen auch nicht sicher, ob die Angst bei Klient A psychologisch der Angst bei Klient Y entspricht.

> - *Jeder Störung kann man aber eine psychologische Störungstheorie zugrunde legen, die erklärt, wie die jeweilige Störung „psychologisch funktioniert“: Streng genommen lassen sich dann erst daraus allgemeine therapeutische Ansatzpunkte, Interventionen und Strategien ableiten. Einer Indikation und einer Therapieentscheidung kann also keine „Diagnose“, sondern muss eine Theorie zugrunde liegen.*

- Das muss nur dann nicht sein, wenn man annehmen kann, dass eine Störung (z.B. Angst) psychologisch so einfach ist,
  - dass dem Symptom X immer die gleichen psychologischen Prozesse zugrunde liegen,
  - die Angst bei Klient X genauso funktioniert wie bei Klient Y.

  Dies muss jedoch wissenschaftlich erwiesen sein, ansonsten basiert der Schluss auf einem Homogenitätsmythos.
- Bei komplexeren Störungen ist eine solche Annahme aber kaum noch zu rechtfertigen:
  - Die Symptome können psychologisch auf unterschiedlichen Wegen zustande kommen.
  - Die Störung kann bei Klient X anders funktionieren als bei Klient Y.
  - Dazu kommen noch die spezifischen Variablen bei Klient X und Klient Y, die die Bedingungen jeweils verändern können.

> - *Daher kann eine reine Diagnose als Indikationsentscheidung nur in begründeten Ausnahmefällen möglich sein.*
> - Für alle komplexeren Störungen kann das aber nicht der Fall sein: Indikationen und therapeutische Entscheidungen können sich nie allein aus Diagnosen, sondern immer nur aus Störungsmodellen („Fallkonzepten“) ableiten.

- Die Konsequenz daraus ist für die Therapie eines einzelnen Klienten, dass auch hier eine Diagnose allein nicht ausreicht, sondern dass ein Therapeut in jedem Fall ein Fallkonzept bzw. ein Klientenmodell entwickeln muss, um Entscheidungen treffen zu können.
- Dass das bei besonders einfachen Störungen anscheinend nicht erforderlich ist, beweist nichts. Eine Generalisierung von solchen Störungen auf „alle Störungen“ folgt wiederum dem Homogenitätsmythos.
- Führt man z.B. eine Erfolgsstudie mit Klienten einer Störungsgruppe durch (z.B. Angst-Klienten), die man mithilfe von Diagnosen definiert, kann man psychologisch über die Störung nichts aussagen, man kann aber vor allem die Ergebnisse für Klienten mit „Symptom X“ nie (ohne entsprechende wissenschaftliche Nachweise!)

auf Klienten mit „Symptom Y" generalisieren, also Aussagen über die Therapie „von Klienten" machen.

- Derartige Generalisierungen sind immer dann völlig unangemessen, wenn es empirische Hinweise dafür gibt, dass spezifische Faktoren eine Rolle spielen, wenn also die Generalisierung *gegen* anderslautende Daten erfolgt. Nimmt man trotzdem eine solche Generalisierung vor, dann geht man von einer (nachweislich falschen!) Homogenitätsannahme aus!
- Schon leichte Modifikationen des Problembildes (z. B. Klienten mit Störung X ohne Komorbidität vs. Klienten mit Störung X mit Komorbidität) können es unmöglich machen, Ergebnisse von einer Klienten-Gruppe auf eine andere Klienten-Gruppe zu übertragen.

Heterogene therapeutische Angebote

- Therapeuten weisen, wie alle Menschen, eine begrenzte Verarbeitungskapazität auf und können, bei aller Expertise-Entwicklung, keine unbegrenzt hohe Expertise entwickeln. Mit hoher Expertise können sie (wenn sie entsprechende Fähigkeiten aufweisen) schon eine sehr hohe Komplexität bewältigen, aber auch das stößt irgendwann an Grenzen.
- Daher können Therapeuten nie alle Klienten-Charakteristika im Blick haben und berücksichtigen, alle therapeutischen Interventionen beherrschen, alle Prozesse von Klienten steuern usw.

- Therapeuten müssen sich auf bestimmte Aspekte (Störungen, Probleme, Prozesse u. ä.) *spezialisieren und konzentrieren.*

- Die enorme Heterogenität von Klienten hat aber zur Folge, dass Klienten mit sehr unterschiedlichen Symptomen, Komorbiditäten, Problemen, Problemdefinitionen, Zielen, Anliegen, Erwartungen usw. in die Therapie kommen. Sie stellen damit ein sehr breites Spektrum von Anforderungen an Therapeuten und die Therapie.
- Fasst man Psychotherapie als etwas auf, das dazu dient, Klienten eine psychologische Methode zur Lösung ihrer Probleme anzubieten, und das dazu da ist, Klienten so gut zu fördern wie möglich, dann sollte Psychotherapie auch auf die Probleme, Anliegen usw. der Klienten eingehen, d.h. sie sollte *klientenzentriert* sein. (Dies geht deutlich weg davon, Psychotherapie nur als Methode von „Symptomreduktion" oder als „Anpassung an Umweltanforderungen" o.Ä. aufzufassen: Die Identität von Psychotherapie sollte sich nicht durch Kostenerwägungen o.Ä. definieren lassen!)
- Um dieses Verständnis von Psychotherapie einzulösen, kann man den Klienten aber nicht nur ein sehr schmales Spektrum von psychotherapeutischen Angeboten machen: Man kann ihnen nicht nur Therapien gegen Angst anbieten, man kann ihnen nicht nur Therapien gegen Symptome anbieten, unabhängig davon, was genau sie

jeweils wirklich brauchen oder wollen. Bieten Forscher den Klienten jedoch nur eng definierte therapeutische Angebote (mit dem Argument, nur diese seien wissenschaftlich validiert), dann definieren die Forscher, was Klienten brauchen und was nicht. Man fragt sich dann verängstigt, welches Verständnis von Wissenschaft, Ethik etc. dahinter stehen mag!

- Man muss ihnen auch Therapien für komplexe Probleme anbieten, die sich nicht mit DSM und ICD erfassen lassen. Man muss ihnen Therapien anbieten, die ihren Bedürfnissen und Eigenheiten entsprechen. Dies gilt insbesondere bei komplexen Störungen wie Persönlichkeitsstörungen, die sich meist gar nicht um spezifische „Symptome", umgrenzte Probleme, klar definierte Ziele u. a. drehen.
- Bei der enormen Komplexität von Klienten wird es faktisch aber nie möglich sein, alle Bedingungen abzudecken. Psychotherapie sollte jedoch ein breites Spektrum an Angeboten machen.
- Sicher ist eine wissenschaftlich evaluierte Therapiemethode von Vorteil, auch für Klienten. Man kann Klienten aber nicht nur solche Methoden anbieten, wenn man damit einen sehr großen Teil ihrer Anliegen unabgedeckt lässt.
- Vor allem da sehr viele Bereiche und Aspekte von Psychotherapie gar nicht oder nur wenig erforscht sind, kann man ein psychotherapeutisches Angebot nicht auf gut validierte Methoden beschränken. Es ist vielmehr erforderlich, auch weniger gut evaluierte Methoden zuzulassen (im Rahmen einer hohen therapeutischen Expertise!).
- Es ist sehr deutlich geworden, dass Klienten und Klienten-Probleme oft (extrem) komplex sind, und wenn ein Therapeut nicht will, dass er relevante Aspekte ausblendet oder ignoriert, dann bedeutet das, dass er sich der Komplexität stellen muss.
- Wenn Probleme jedoch komplex sind, wenn Klienten Therapeuten nicht sofort relevante Daten liefern, Informationen hoch kodiert geben, selbst oft gar nicht wissen, was ihre Probleme und Ziele sind, dann ist es extrem unwahrscheinlich, dass ein Therapeut eine solche Komplexität schnell analysieren kann. (Es sei denn, das Problem ist extrem simpel, aber auch diesbezüglich muss er erst sicher sein!)

- Daher ist es in aller Regel nicht denkbar, dass ein Therapeut nach fünf Therapiestunden ein Modell über den Klienten gebildet hat, schon therapeutische Entscheidungen treffen kann o.Ä. Das System, fünf „probatorische Sitzungen" durchzuführen, Diagnosen zu stellen und eine Therapie zu planen etc. ist unter dieser Perspektive unhaltbar, ja geradezu unsinnig!
- Außerdem muss sich ein Therapeut immer darüber im Klaren sein, dass Diagnosen, Modelle usw. immer *Hypothesen* sind und Hypothesen bleiben, die trotz aller „Belegtheit" nie „wahr" sind, sondern immer modifiziert, angepasst und unter Umständen revidiert werden müssen.
- Mit Sicherheit nach fünf Stunden zu wissen, was ein Klient braucht, und einen „Therapieplan" zu entwickeln, von dem man dann nicht wieder abweicht, ist nicht zu begründen und dem Klienten gegenüber auch nicht zu verantworten!

Flexibilität des Therapeuten, Modifikation von Modellen

- Wenn Klienten oft erst im Prozessgeschehen durch therapeutische Prozesse rekonstruieren können, was genau ihre Probleme sind, die sie in der Therapie erarbeiten sollten, und was ihre Ziele sind, *sollte ein Therapeut offen bleiben für Veränderungen von Problemdefinitionen und Zielen*. Und er sollte immer bereit sein, seine Themen und Ziele zu modifizieren und neue therapeutische Entscheidungen zu treffen.
- Therapeuten sollten daher nicht nach 1–5 Stunden schon weitreichende therapeutische Entscheidungen treffen, Planungen machen und dann nicht mehr davon abweichen. Selbst wenn die Klienten im Vordergrund stehende Symptome schildern, kann das relevante Problem ein anderes und ein sehr viel komplexeres sein. Und das kann unter Umständen erst nach einiger Zeit (z.B. nach dem Aufbau von Vertrauen) deutlich werden.
- Therapeuten sollten sich im Prozess Zeit nehmen und mit Klienten klären, welche Probleme Klienten tatsächlich aufweisen und bearbeiten möchten, welche Ziele sie entwickeln usw.
- Sie sollten sich auch erst dann auf einen Symptombereich (z.B. Angst) konzentrieren und Manuale durchführen, wenn sie sicher sind,
  - dass die Diagnose zutrifft,
  - dass es keine Komorbiditäten gibt, die man mit berücksichtigen muss,
  - dass es keine anderen, deutlich relevanteren Probleme gibt, die aber erst langsam deutlich werden,
  - dass Klienten auch wirklich zentral das Symptom bearbeiten wollen.
- Therapeuten sollten aber nicht
  - eine therapeutische Entscheidung treffen,
  - eine Planung machen,
  - ein Manual ansetzen u.ä.

  und dann nicht mehr sensibel dafür sein, ob sich die Bedingungen, Probleme usw. des Klienten im Prozess verändern. Erst wenn ein Therapeut solche Informationen wahrnehmen und verarbeiten *kann*, der Klient solche Signale jedoch *nicht* sendet, ist eine stringente Fortsetzung des Vorgehens gerechtfertigt. Nimmt der Therapeut solche Aspekte aber nicht mehr wahr oder nimmt er sie nicht ernst, besteht die reale Gefahr, dass der Therapeut den Klienten „durch ein Manual treibt" und deutlich am Klienten vorbeitherapiert.

Natürlich ist es trivial, dass man eine bestimmte Symptomatik durch eine stringente Behandlung besonders effektiv reduzieren kann. Das bedeutet auch nur, dass man, wenn man schnell zu A will, den kürzesten Weg gehen sollte; eine durchaus nicht bahnbrechende Erkenntnis.

> *Die relevante Frage im Therapieprozess ist aber nicht, ob eine stringente Angstbehandlung Angst reduziert, sondern ob eine Angstbehandlung überhaupt eine zentrale therapeutische Aufgabe ist.*

Denn wenn ein Therapeut
- zu Beginn der Therapie nicht gründlich versteht und Modelle bildet,
- im Prozess Veränderungen nicht wahrnimmt usw.,
- dem Klienten nur eine Angstbehandlung anbietet,
- im Prozess nichts anderes für relevant hält,

dann „treibt" er den Klienten durch die Angstbehandlung, obwohl das gar nicht das zentrale Anliegen des Klienten ist. Daher *muss* ein Therapeut aufmerksam bleiben, er muss Entscheidungen treffen und auch in Frage stellen, er muss flexibel sein können und bleiben!

Zu sagen, „ein Therapeut" dürfe nicht flexibel sein, geht wieder davon aus, dass alle Klienten sich wie Angst-Klienten verhalten, dass kein Klient seine Problemdefinitionen ändert usw. Der Vorschlag ist wieder eine Übergeneralisierung und folgt erneut dem Homogenitätsmythos!

Kompetenz von Therapeuten

- Die Komplexität von Klienten-Variablen, Therapeuten-Variablen und von Prozessen macht deutlich, dass ein Therapeut über eine hohe Expertise verfügen muss, wenn er auch nur einen Teil der Komplexität bewältigen will. *Je mehr Komplexität er bewältigen will, desto größer muss seine Expertise sein.*
- Ein Therapeut, der sich dazu entscheidet, Komplexität zu reduzieren, kann sich auf bestimmte Aspekte konzentrieren oder auf bestimmte Strategien beschränken. Das ist akzeptabel und es spricht nichts dagegen. Der Therapeut sollte sich dann aber bewusst sein, dass er viele Aspekte ausblendet und für viele Probleme kein Experte sein kann. Dieser Einschränkung sollte er sich bewusst sein und die Grenzen seiner Kompetenzen kennen. Das bedeutet, dass er bestimmte Klienten gar nicht annehmen und sich auf bestimmte Prozesse auch gar nicht einlassen sollte.
- Ein Therapeut, der sich Komplexität nicht stellt und seine Expertise damit einschränkt, sollte dann aber nicht *seine* Konzeption von Psychotherapie für *die* Konzeption von Psychotherapie halten, denn damit würde er wieder dem Homogenitätsmythos folgen.
- Damit kann er aber auch nur Aussagen über *die* Klienten und *die* Prozesse machen, für die er eine Expertise aufweist.
- Die Expertise-Forschung lehrt, dass Therapeuten nur in solchen Bereichen Expertise aufweisen (können), in denen sie trainiert sind bzw. in denen sie reflektierte Praxis aufweisen.
- Weisen sie in bestimmten Bereichen kein Training und keine Praxis auf, dann verfügen sie auch nicht über entsprechende Kompetenzen.
- Untersucht man nun Therapeuten, die ein spezifisches Training hinter sich haben (und eben andere spezifische *nicht*), und man stellt fest, dass *diese* Therapeuten bestimmte Prozesse nicht valide einschätzen können, dann geht das auf das Training zurück, nicht auf *die Therapeuten*. Macht man hier allerdings Aussagen über *die The-*

rapeuten, dann macht man eine Übergeneralisierung und folgt erneut dem Homogenitätsmythos.

- Vor allem wenn man Aussagen über die spezifische Inkompetenz von Therapeuten macht, die man selbst ausgebildet hat, dann sollte man sich darüber klar sein, dass man damit auch eine Aussage über die Qualität der eigenen Ausbildung macht.
- Valide Aussagen über *die Therapeuten allgemein* kann man erst nach einem sehr breiten Spektrum von untersuchten Fällen machen. Und gibt es Therapeuten, die bestimmte Prozesse eben doch beherrschen, ist der generalisierende Schluss vollkommen ungerechtfertigt.

Komplexität der Probleme

- Besonders wesentlich ist es zu betonen, dass unterschiedliche psychische Störungen und Probleme
  - auf unterschiedliche psychologische Prozesse zurückgehen,
  - also unterschiedliche Störungstheorien erfordern,
  - aus denen sich unterschiedliche therapeutische Ansatzpunkte, unterschiedliche therapeutische Vorgehensweisen usw. ableiten lassen.
- Das bedeutet, dass die Zuordnung von Strategien oder Interventionen zu Störungen und Problemen ebenfalls hoch komplex ist und keineswegs homogenen Regeln folgen kann.
- Deutlich wird auch, *dass unterschiedliche Störungen psychologisch gesehen deutlich unterschiedlich komplex sind:* Dies ist nur eine Feststellung, keine Wertung, und sagt auch nichts über die subjektive Schwere einer Störung oder über ihre Behandlungsnotwendigkeit aus.
- So sind Persönlichkeitsstörungen psychologisch deutlich komplexer als Angst-Störungen.
- Komplexe Störungen erfordern damit
  - von Therapeuten eine höhere Expertise,
  - spezifische therapeutische Vorgehensweisen,
  - unter Umständen völlig andere therapeutische Strategien als einfache Störungen.
- Bei komplexen Störungen können therapeutische Maßnahmen erforderlich sein, die bei einfachen Störungen keine Rolle spielen.
- Komplexe Störungen können zu komplexem Prozessverhalten von Klienten führen, das es für den Therapeuten erforderlich macht, die Klientenprozesse zu verarbeiten, während das bei einfachen Störungen irrelevant sein kann.
- Daher kann man auf gar keinen Fall therapeutische Prinzipien, die man für einfache Störungen entwickelt hat, auf komplexe Störungen generalisieren (denn die Gruppen sind definitiv nicht homogen!). Das Umgekehrte ist jedoch genausowenig möglich!
- Störungs- oder Funktionsspezifität von Psychotherapie muss bedeuten, dass die Wissenschaft spezifische und hoch komplexe Therapiestrategien für komplexe Störungen entwickelt (was bedeutet, dass sie sich mit solchen Fragen befassen sollte!).

- Und Störungs- und Funktionsspezifität bedeuten für einen Therapeuten im Therapieprozess, dass er relevante Modelle bildet und seine Strategien und Interventionen an die Erfordernisse der Störung und des Klienten anpasst.

4.7 Komplexe und einfache Störungen: Eine entscheidende Variable für die Psychotherapie

Im Folgenden soll deutlich werden, in welchen Hinsichten und auf welchen Dimensionen sich verschiedene psychische Störungen unterscheiden können. Dies soll veranschaulichen, dass unterschiedliche Störungen sehr unterschiedliche therapeutische Maßnahmen erfordern, unterschiedliche Anforderungen an Therapeuten stellen und vieles mehr.

Darüberhinaus soll gezeigt werden, dass unterschiedlich komplexe Störungen völlig unterschiedliche psychotherapeutische Vorgehensweisen erfordern: Unterschiedliche Denkweisen, Diagnostik, Modellbildung, Verarbeitungsprozesse, therapeutische Strategien u.a. Man könnte sogar sagen: Es handelt sich unter Umständen sogar um unterschiedliche psychotherapeutische Paradigmen.

Deutlich werden soll auch, dass alle empirischen Ergebnisse, die für Störung X gefunden wurden, sich nicht auf Störung Y übertragen lassen. Exemplarisch soll dies hier an zwei Störungen aufgezeigt werden, die aufgrund unterschiedlicher Aspekte verglichen werden sollen: Angststörungen und Persönlichkeitsstörungen.

4.7.1 Angststörungen

Hier soll als eine Störung, die zum Vergleich herangezogen wird, die „Phobie" gewählt werden: Denn zwischen Phobie und Persönlichkeitsstörung ist sehr wahrscheinlich der theoretische und therapeutische Kontrast am deutlichsten. Dabei wird davon ausgegangen, dass die Phobie in einer „reinen" Form vorliegt, d.h. ohne Komorbiditäten, insbesondere ohne Komorbiditäten mit Persönlichkeitsstörungen (was sehr wahrscheinlich in der therapeutischen Praxis nur selten vorkommt!).

Was die psychologische Theorie der Phobie betrifft, so sind die zugrundeliegenden theoretischen Annahmen recht simpel: Phobie geht im Wesentlichen auf klassische Konditionierungsprozesse zurück (Pawlow, 1927, 1928, 1930, 1941, 1957), wobei in der Ausprägung der Störung auch Prozesse der operanten Konditionierung eine Rolle spielen können[15].

Neuropsychologische Untersuchungen zeigen, dass Konditionierungsprozesse subkortikal, also „am Großhirn vorbei" stattfinden (LeDoux, 1987, 1989, 1991, 1993, 1994, 1995; LeDoux, Romanski & Xagoraris, 1989; LeDoux, Farb & Ruggiero, 1990; LeDoux, Ciccetti, Xagoraris & Romanski, 1990), sodass kognitive Verarbeitungsprozesse (sogenannte „Appraisal-Prozesse") zur Generierung von Emotionen (Scherer, 1982, 1984, 1988, 1991, 1993, 1996; Schmidt et al., 2010), Schemata u.A. bei Phobien offenbar keine Rolle spielen. In Übereinstimmung damit erweisen sich Reizkonfrontationsverfahren auch als die wirksamsten Therapieverfahren[16], während kognitive Verfahren so gut wie keinen zusätzlichen Einfluss auf den Therapieeffekt ausüben.

Aus psychologischer Sicht muss man damit Phobien als relativ einfache Störungen auffassen. Um das hier in aller Deutlichkeit zu sagen: Das ist nur eine psychologische Einschätzung der theoretischen Komplexität. Es ist *überhaupt keine Wertung!*

Denn Phobien können Klienten große Probleme bereiten und müssen auf alle Fälle therapiert werden. Ich weiß das selbst aus persönlicher Erfahrung: Bis zu meinem 25. Lebensjahr hatte ich eine starke Höhenphobie: Ich vermied Leitern, Türme, Abgründe u. ä. Dann machte ich eine Reizkonfrontationstherapie mit sehr gutem Erfolg: Während ich vorher keine zwei Stufen auf einer Leiter hochsteigen konnte, genieße ich inzwischen die Aussicht auf der Spitze des Eifelturms. Ich bin dafür sehr dankbar! Ich bin damit der Letzte, der irgendetwas gegen Phobien oder Reizkonfrontationsverfahren einzuwenden hat. Und wenn die Therapieform indiziert ist, gibt es zweifellos keine bessere. Das bedeutet aber eben nicht, dass sie auch für andere Störungen geeignet sein muss!

4.7.2 Besondere Bedingungen bei der Therapie von Phobien

Verschiedene Studien, vor allem solche von Schulte und Mitarbeitern, zeigen, dass sich bei der Therapie von Phobie-Klienten besondere Bedingungen und Effekte zeigen, die aber sehr wahrscheinlich spezifisch für Phobie-Klienten und Reizkonfrontationsverfahren sind. In den Studien[17] zeigt sich z. B.,

- dass bei diesen Klienten, diesen Therapieverfahren und diesen spezifischen Therapeuten offenbar individuelle Fallkonzeptionen nicht erforderlich sind: es genügt, eine DSM-Diagnose zu stellen und dann eine „Standardtherapie“ durchzuführen, um optimale Therapieergebnisse zu erzielen;
- dass eine spezielle Form von Beziehungsgestaltung nicht erforderlich ist und kaum Einfluss auf das Therapieergebnis hat;
- dass ein Therapeut „Beziehungsveriablen“ erst dann beachten muss, wenn eine manualisierte Therapie fehlschlägt;
- dass die Therapie besonders dann effektiv ist, wenn Therapeuten völlig stringent Reizkonfrontation durchführen und keine anderen Therapieziele berücksichtigen;
- dass Therapie hochgradig manualisierbar ist;
- dass ein Therapeut Prozessvariablen so gut wie nicht berücksichtigen muss und dass eine Beachtung solcher Variablen keinen therapeutischen Effekt zeigt; lediglich der „Klienten-Stimmung“ wird ein Effekt zugebilligt;
- dass bei der Phobie-Therapie weder Schemata noch komplexere Probleme von Klienten berücksichtigt werden müssen, sondern es eher den Therapieerfolg der Phobie beeinträchtigt, wenn ein Therapeut „vom Programm abweicht“;
- es zeigt sich auch, dass in bestimmter Weise ausgebildete Therapeuten kaum in der Lage sind, anhand von Prozessbeobachtungen einen Therapieerfolg von Angst-Klienten zu prognostizieren (Meyer & Schulte, 2002) und dass diese Therapeuten kaum in der Lage sind, systematisch Prozessmerkmale zu analysieren (Schulte & Meyer, 2002).

Selbstverständlich ist es sehr sinnvoll, Therapieforschung mit Klienten zu machen, die eine spezifische Störung aufweisen, Therapieforschung mit spezifischen Therapiemethoden oder mit spezifischen Therapeuten, die eine ganz spezifische Therapieausbildung durchlaufen haben. Natürlich sind die Ergebnisse für diesen spezifischen Bereich von Psychotherapie auch aufschlussreich und die Ergebnisse sind empirisch gut abgesichert.

Was man allerdings hier sehr deutlich machen muss, ist, dass diese Ergebnisse eben sehr spezifisch sind für

- Klienten mit bestimmten Störungen (Phobien),
- Klienten, die keine oder nur wenige Komorbiditäten aufweisen,
- bestimmte eingesetzte Therapiemethoden,
- bestimmte eingesetzte Erfassungs- und Erhebungsinstrumente,
- bestimmte Therapeuten mit bestimmter Expertise.

Dass Therapeuten bestimmte Einschätzungen nicht vornehmen können, spricht nicht allgemein für eine „Unfähigkeit von Therapeuten", sondern erst einmal nur dafür, dass Therapeuten, die nicht spezifisch dafür trainiert wurden, Prozessmerkmale nicht einschätzen können. Es ist die Frage, ob das nicht eher etwas über die Therapieausbildung als über „Therapeuten" aussagt.

Wie bereits dargelegt wurde, sind Klienten sehr verschieden, reagieren unterschiedlich auf Methoden, sind Therapiemethoden sehr unterschiedlich und unterscheiden sich Therapeuten in Inhalt der Ausbildung und Grad ihrer Expertise. Um die Ergebnisse auf einen spezifischen Bereich von Psychotherapie generalisieren zu können, muss es, sehr gute Gründe geben, die dafür sprechen, dass eine solche Generalisierung legitim ist. Nach allem, was hier ausgeführt wurde, muss man aber davon ausgehen, dass eine solche Bedingung *nicht* vorliegt.

Im Gegenteil gibt es sehr viele sehr gute Gründe, die dafür sprechen, dass eine solche Generalisierung auf „die Klienten", „die Therapien" oder „den Therapeuten" *nicht* möglich ist und damit, macht man sie trotzdem, eine Übergeneralisierung darstellt.

Da diese Aspekte im Text schon behandelt wurden, sollen hier nur die wesentlichen Aspekte angeführt werden:

- Es gibt gravierende Unterschiede z. B. zwischen Phobikern und Klienten mit Persönlichkeitsstörungen.
- Z.B. in ihrem psychischen Funktionieren, ihren Zielen, Problemen, Erwartungen und im Hinblick darauf, was sie therapeutisch benötigen.
- Entsprechendes, wenn auch u. U. weniger ausgeprägt, gilt auch für den Unterschied zwischen Angst-Klienten und depressiven Klienten, ja sogar zwischen Phobikern und Klienten mit sozialen Ängsten.
- „Störungsspezifische" oder „funktionsspezifische" Therapien gibt es ja gerade deshalb, weil man davon ausgeht, dass unterschiedliche Klienten mit unterschiedlichen Störungen unterschiedliche Arten von Therapie brauchen.

Viele Klienten benötigen, um sich auf Therapie einzulassen, eine spezifische Beziehungsgestaltung; damit ist die Tatsache, dass eine Therapieform keine Ansätze dazu entwickelt, spezifisch für diese Therapieform (vgl. Emmelkamp, 1986, 1994, 2004, 2013).

Bei manchen Klienten muss man Schemata, komplexe Probleme, Konflikte, Alienation usw. therapeutisch berücksichtigen; manche Klienten reagieren auf wenig-direktive Methoden positiv, manche auf hoch direktives Vorgehen usw. Die Entwicklungen der Psychotherapie wie z.B. funktionsspezifisches Vorgehen, Fallkonzepte, Prozessforschungen usw. machen ja nur Sinn, wenn man eben davon ausgeht, dass man gerade *nicht* von einem spezifischen Aspekt von Psychotherapie auf andere oder gar „alle anderen" schließen kann! Denn könnte man das, wären alle spezifischen Entwicklungen logischerweise komplett überflüssig.

Eine solche Sichtweise ist aber unangemessen, und sie wird der gesamten Psychotherapieforschung auch nicht gerecht. Ein solcher Schlussfolgerungsfehler sollte Forschern nicht passieren, denn das Feld „Psychotherapie" ist hochgradig heterogen, wird heterogen bleiben und sollte das auch, angesichts der extremen Komplexität, mit der wir konfrontiert sind. Von einem „einheitlichen Konzept" des Bereichs kann keine Rede sein.

4.7.3 Persönlichkeitsstörungen

Ganz anders gelagert sind die Störungen, die als „Persönlichkeitsstörungen" (PD) bezeichnet werden: Hier haben wir es mit hoch komplexen Störungen zu tun, bei denen nahezu *alle* der beschriebenen Dimensionen relevant sind. Auch hier soll mit „komplex" keine Wertung oder „Aufwertung" impliziert sein, sondern nur zum Ausdruck kommen, dass zu einem Verständnis der Störung viele theoretische Aspekte erforderlich sind.

Persönlichkeitsstörungen lassen sich theoretisch anders konzipieren als andere psychische Störungen[18] und sie erfordern wegen besonderer Charakteristika wie „Ich-Syntonie", „Manipulation", fehlender Änderungsmotivation usw. besondere therapeutische Vorgehensweisen und Bedingungen[19]. Eine spezifisch auf Klienten mit Persönlichkeitsstörungen erbrachte bei empirischen Effektivitätsstudien gute Effekte[20].

Es soll hier als Beispiel die narzisstische Persönlichkeitsstörung angeführt werden. Die narzisstische Persönlichkeitsstörung ist eine Störung, bei der die Betroffenen ein „doppeltes Selbstschema" aufweisen: Sie zeigen einerseits ein Schema, das Annahmen enthält wie „ich bin kompetent" und auch „ich bin sehr gut", „ich habe große Fähigkeiten" u.a.; andererseits besitzen sie jedoch auch ein Schema, das negative Selbst-Annahmen enthält wie „ich bin inkompetent", „ich bin ein Versager" etc. Aufgrund des negativen Selbstschemas sind die Klienten, auch in der Therapie, hochgradig kritik-empfindlich, und aufgrund ihres positiven Selbst-Schemas realisieren sie viele positive Images, d.h. sie stellen sich in bestimmter Weise dar!

Klienten mit einer narzisstischen Störung weisen darüber hinaus noch viele weitere Merkmale auf, von denen einige Relevante im Folgenden ausgeführt werden sollen. Wie für andere Persönlichkeitsstörungen auch, ist es möglich, für die narzisstische Störung ein allgemeines psychologisches Störungsmodell aufzustellen, das beschreibt, wie die Störung „psychologisch funktioniert". Das Modell zeigt, dass es zu einer psychologischen Störungstheorie der PD erforderlich ist, viele psychologische Komponenten zu berücksichtigen:

- Beziehungsmotive: PD-Klienten weisen ausgeprägte Beziehungsmotive auf und erwarten vom Therapeuten damit eine bestimmte Art von Beziehungsgestaltung.
- Schemata: Die Klienten zeigen dysfunktionale Selbst- und Beziehungsschemata und kompensatorische Norm- und Regelschemata, die zu starken persönlichen und interaktionellen Problemen führen.
- Misstrauen: Aufgrund dieser Schemata zeigen sie ein interaktionelles Misstrauen, auch dem Therapeuten gegenüber. Dies erfordert vom Therapeuten eine bestimmte Art von Beziehungsgestaltung (vgl. Caspar et al., 2017b).
- Änderungsmotivation: Die Klienten zeigen zu Therapiebeginn eine geringe Änderungsmotivation, sodass diese mit bestimmten Strategien (z. B. Konfrontation) aufgebaut werden muss.
- Manipulation: Klienten zeigen, auch dem Therapeuten gegenüber, ein stark manipulatives Handeln, wodurch sie im Prozess schwierige Interaktionssituationen produzieren, auch sogenannte „Interaktionstests", mit denen ein Therapeut angemessen umgehen muss.

Beim intransparenten, manipulativem Handeln kann man zwei Aspekte unterscheiden:
- Den Aspekt einer Selbstdarstellung mit dem Ziel, beim Interaktionspartner einen bestimmten Eindruck zu hinterlassen.
- Den Aspekt der Beeinflussung eines Interaktionspartners, bestimmte Dinge zu tun oder nicht zu tun.

Der Aspekt der Selbstdarstellung wird allgemein als „impression management" bezeichnet: Es ist z. B. der Versuch eines Klienten, sich in besonders gutem Licht zu zeigen. Solche Strategien kommen bei *allen* Klienten vor, insbesondere jedoch bei Klienten mit Persönlichkeitsstörungen[21]. Ein solches Handeln führt nicht notwendigerweise zu Interaktionsproblemen mit dem Therapeuten, es kann sogar einen positiven Einfluss auf die Therapeut-Klient-Beziehung haben. Allerdings „verschleiert" das Handeln auch hier Probleme des Klienten.

Der Aspekt der *Manipulation* ist problematischer: Dabei werden Therapeuten von Klienten für bestimmte Ziele eingespannt und das therapeutische Handeln wird „ausgehebelt". Solches Handeln kommt zwar auch bei Klienten ohne Persönlichkeitsstörung vor, im Wesentlichen realisieren jedoch persönlichkeitsgestörte Klienten solche Handlungen. Sie erfordern spezielle therapeutische Strategien[22].

Darüber hinaus weisen PD-Klienten noch weitere Charakteristika auf:
- Es wird bei einer genauen Analyse der Störung sofort deutlich, *dass es sehr starke personen-spezifische, idiosynkratische Anteile gibt:* Was genau in den Selbst-, Beziehungs-, Norm- oder Regelschemata „steht", ist extrem vom jeweiligen Klienten (mit seiner jeweiligen Biographie) abhängig. Therapeuten müssen daher mit den Klienten eine aufwendige und z. T. langwierige Klärungsarbeit machen, um genau zu wissen, welches *die jeweiligen relevanten Schema-Inhalte sind:* Denn nur dann, wenn sie dies *valide* wissen, können sie die Schemata auch nachhaltig verändern. Dazu reicht es nicht, „Explorationen" zu machen, denn Schema-Inhalte sind zum großen Teil *implizites Wissen,* das von Personen nicht einfach „abgerufen" werden kann. Auch affektive und emotionale Prozesse spielen hier eine große Rolle, deren kognitive

Repräsentation noch deutlich schwieriger ist als die von impliziten kognitiven Schemata. Eine effektive Therapie ist damit *nicht ohne ein individuelles Fallkonzept möglich* und die Erarbeitung eines solchen Konzeptes ist eine therapeutisch sehr schwierige und aufwendige Aufgabe (vgl. Kapitel 6).

- Die Störung ist (außer in Phasen der Aktivierung des negativen Selbstschemas) *ich-synton,* d.h. die Klienten empfinden ihre Störung selbst nicht als störend: Daher sehen sie zu Therapiebeginn keine Veranlassung, therapeutisch an ihrer Störung zu arbeiten. Sie sind daher zu Beginn der Therapie wenig bis gar nicht änderungsmotiviert und liefern dem Therapeuten damit auch keinen diesbezüglichen Arbeitsauftrag. Sie sind „therapiemotiviert", meist in dem Sinne, dass sie mithilfe des Therapeuten „ihre Kosten reduzieren wollen", jedoch ohne sich in irgendeiner Weise selbst zu verändern. Sie sind oft sogar *stabilisierungsmotiviert,* d.h. sie wollen versuchen, mithilfe des Therapeuten ihr System stabil zu halten oder, anders gesagt, sie wollen die Therapie dazu nutzen, sich nicht verändern zu müssen. Damit hat der Therapeut jedoch gleich zu Therapiebeginn ein sehr spezielles Problem: Einen Klienten, der sein Problem gar nicht verändern will und deshalb entsprechende Therapieangebote des Therapeuten auch in keiner Weise folgen wird. Hier benötigt der Therapeut spezifische therapeutische Vorgehensweisen, um im Verlauf des Therapieprozesses eine Änderungsmotivation aufzubauen und einen Arbeitsauftrag zu definieren: Eine Aufgabe, die eine sehr hohe therapeutische Expertise erfordert. Bei diesem Prozess muss sich der Therapeut einerseits hochgradig auf den Klienten einstellen können, er muss den Klienten andererseits aber auch hochgradig konfrontieren und steuern. Der Prozess ist weder völlig vorhersehbar noch wirklich planbar, und er ist vollkommen unmanualisierbar, da die Reaktion und Strategien des Klienten nie völlig vorhersagbar sind: Vielmehr müssen Therapeuten sich aufgrund ihrer Expertise immer wieder neuen Anforderungen anpassen können.
- Klienten mit narzisstischer Störung sind leicht kränkbar und stark kritikempfindlich: Sie vermeiden alle Informationen, die z.B. ihre Kompetenz in Frage stellen. Zu Therapiebeginn vermeiden die Klienten alle Informationen sehr systematisch, die ihre Person auch nur ansatzweise in Frage stellen. Insbesondere vermeiden die Klienten stark, sich den Inhalten der negativen Selbstschemata zu stellen. Daher müssen Therapeuten in der Lage sein, konstruktiv mit Vermeidung umzugehen und diese durch angemessene Interventionen Schritt für Schritt zu reduzieren. Dies erfordert wiederum spezielle therapeutische Strategien und eine entsprechende Expertise des Therapeuten.
- Die Klienten weisen eine hochgradig dysfunktionale Beziehungsgestaltung auf: Sie gehen oft nicht in die Klienten-Rolle, diskutieren mit dem Therapeuten, senden Images von Großartigkeit, von „ich habe keine Probleme" oder „ich habe alles im Griff" und Appelle von „bewundere mich" oder „bestätige mich". Zu Beginn der Therapie ist ein Klient durch den Therapeuten nur schwer steuerbar, er determiniert vielmehr das Geschehen im Therapieprozess in hohem Maße. Therapeuten müssen hier eine sehr gut auf den Klienten abgestimmte komplementäre Beziehungsgestaltung realisieren, um die Klienten langsam in einen funktionalen Beziehungsmodus zu bringen. Dabei muss der Therapeut die jeweilige Beziehungsgestaltung des Klienten genau verstehen und sich komplementär zum Klienten verhalten, ohne das

dysfunktionale System des Klienten zu stabilisieren. Dies setzt eine sehr flexible, schnelle und sichere Informationsverarbeitung auf Seiten des Therapeuten voraus und eine sehr schnelle und sichere Handlungsplanung und Interventionsgestaltung. Therapeuten, die dies können, bewegen sich auf einem *sehr hohen Expertise-Niveau.*

- Klienten mit narzisstischer Störung bringen die Therapeuten häufig in schwierige Interaktionssituationen: Sie realisieren Tests, bei denen sie feststellen wollen, „ob der Therapeut gut genug ist" oder „ob der Therapeut ihnen gewachsen ist", sie verwickeln den Therapeuten in „Fachdiskussionen", bei denen es aber im Grunde darum geht zu testen, ob der Therapeut bereit ist, den Klienten „als Peer" zu respektieren usw. Diese Tests sind „Nagelproben" des Psychotherapieprozesses: Der Therapeut kann den Test bestehen und damit seinen Beziehungskredit deutlich verbessern, oder er kann „durchfallen", wodurch die Therapie schlagartig beendet sein kann[23]. Nach unserer Erfahrung sind Therapeuten in aller Regel solchen Tests nicht ohne ein spezielles Training gewachsen: Denn Tests stellen nicht nur extrem hohe Anforderungen an die Kompetenz; Tests „triggern" auch persönliche Schemata des Therapeuten und verleiten diese dann zu untherapeutischem, manchmal auch zu antitherapeutischem Handeln, anders gesagt: „Die Therapeuten verlieren ihre Akzeptierung, aber ihre Echtheit nicht."

Diese Analyse macht deutlich, dass eine Therapie einer so hoch komplexen Störung wie der narzisstischen Persönlichkeitsstörung (und das Gleiche gilt für *alle* Persönlichkeitsstörungen) auch eine hoch komplexe Therapie erfordert. Um die Störung theoretisch zu fassen, benötigt man Lernpsychologie, Motivationspsychologie, Emotionspsychologie, Kognitionspsychologie, eine Theorie der Manipulation und Interaktion, der Kommunikation, sozialpsychologische Modelle u. a. Damit braucht ein Therapeut, um die Theorie zu verstehen und anzuwenden, ein fundiertes psychologisches Wissen: Es genügt nicht, „Lernpsychologe" zu sein, man muss „Psychologe" sein! Und die Therapie erfordert auch einen Therapeuten mit sehr hoher Expertise, der auf alle Problem-Dimensionen des Klienten eingehen kann.

Mit den Ausführungen, die PD sei eine hoch komplexe Störung und die Phobie sei eine relativ einfache, ist nur das Maß an theoretischer Komplexität gemeint, das nötig ist, um die Störung „zu modellieren". Dabei bestehen ohne jeden Zweifel gravierende Unterschiede. Und sie beziehen sich auch auf den Grad der Komplexität der Therapie, die erforderlich ist, um die Störung effektiv zu therapieren. Auch hier bestehen ohne Zweifel deutliche Unterschiede. Erneut soll gesagt sein, dass damit keinerlei *Wertung* gemeint ist: Auch Phobien können sehr stark belastend sein und erfordern Psychotherapie. Und eine PD ist „nichts Besseres" als eine Phobie oder „etwas Besonderes": Alle solche Aspekte sind hier *nicht gemeint!* Es soll lediglich darauf hingewiesen werden, dass die Störungen sich in mehreren Dimensionen unterscheiden, und das ist konzeptuell wichtig!

Würde ein Therapeut bei einer narzisstischen Störung nur eine DSM-Diagnose stellen und dann versuchen, eine „Standard-Therapie" durchzuführen, dann würde er sehr viele, sehr relevante psychologische Dimensionen ignorieren. In diesem Fall würde er die Realität in einem ganz erheblichen Maße „verzerren": Die „Reduktion" würde dann sehr wesentliche psychologische Prozesse betreffen und diese systematisch aus den therapeutischen Modellen ausschließen. Man kann sehr begründet annehmen, dass dies auch die Effektivität der Therapie extrem reduzieren würde. Sehr wahrscheinlich würde die Therapie schon von Anfang an nicht funktionieren, da sie überhaupt nicht „auf den Klienten passen“ würde.

Die Überlegungen für die anderen „reinen“ Persönlichkeitsstörungen Histrionisch, Dependent, Schizoid, Passiv-aggressiv, Paranoid und Zwanghaft sind prinzipiell ähnlich, wenn auch im Detail unterschiedlich: Die interaktionellen Probleme, die passiv-aggressive Klienten einem Therapeuten machen, sind deutlich anders als die, die Histrioniker verursachen und dennoch: Die Überlegungen sind prinzipiell die gleichen.

4.7.4 Angststörung und Persönlichkeitsstörung: Ein psychologischer Vergleich

Hier soll nun ein Vergleich der Angst-Störung „Phobie“ mit Persönlichkeitsstörungen auf relevanten psychologischen Variablen vorgenommen werden. Dabei sollen mehrere theoretische und praktische Dimensionen durchgegangen werden und die Störungen sollen im Hinblick auf diese Dimensionen verglichen werden. In Anschluss daran werden aus dem Vergleich relevante Schlussfolgerungen gezogen.

Tabelle 1: Vergleich der Störungen Phobie und PD nach verschiedenen Dimensionen

Nr.	Charakteristik	Angst	PD
1	Komplexität der Störungstheorie	eher gering	sehr hoch
2	Probleme von Klienten liegen auf Symptomebene	fast ausschließlich	in geringem Ausmaß
3	Bedeutung persönlicher/existenzieller Probleme	niedrig	hoch
4	Diagnosen reichen für therapeutische Ansatzpunkte	ja	nein
5	Fallkonzeptionen und Modelle sind erforderlich	wenig	in sehr hohem Maße
6	Beobachtung von Therapieprozessen ist wesentlich	nein	sehr
7	Idiosynkratische Varianz	niedrig	hoch
8	Beziehungsorientierung von Klienten	niedrig	hoch bis sehr hoch
9	Misstrauen gegenüber dem Therapeuten	niedrig	hoch bis sehr hoch

Tabelle 1: Fortsetzung

Nr.	Charakteristik	Angst	PD
10	Therapieziele zu Therapiebeginn	klar	meist unklar
11	Klarheit der Problemdefinition	hoch	niedrig
12	Ich-Syntonie	sehr niedrig	hoch bis sehr hoch
13	Änderungsmotivation	hoch	niedrig
14	Manipulation	sehr gering	hoch bis sehr hoch
15	Auftreten schwieriger Interaktionssituationen	nein	in hohem Maße
16	Auftreten von Interaktionstests	nein	häufig
17	Spezielle Beziehungsgestaltung erforderlich	nein	ja
18	Maßnahmen zur Motivierung erforderlich	ja	nein
19	Konfrontationen erforderlich	nein	ja
20	Klärungsprozesse erforderlich	nein	ja
21	Strategien zum Umgang mit schwierigen Interaktionssituationen notwendig	nein	ja
22	Notwendigkeit von Fallkonzepten und Klienten-Modellen	gering	hoch
23	Flexibilität des Therapeuten	gering	hoch
24	Komplexe Problembearbeitung erforderlich	nein	ja
25	Manualisierung möglich	ja	nein
26	Prozessverlauf der Therapie	linear	rekursiv

Die einzelnen Zeilen der Tabelle werden im Folgenden kommentiert:

1. *Komplexität der Störungstheorie:* Wie dargestellt, ist die Störungstheorie phobischer Ängste eher gering: Sie umfasst im Wesentlichen Theorien des klassischen und auch operanten Konditionierens. Dagegen ist die Störungstheorie von PD hoch komplex: Sie umfasst Schema-Theorie, Motivationstheorie, Theorie der Interaktionsspiele, Theorien der Verarbeitungsprozesse u. a. Damit muss man schließen, dass die Störungstheorie, die benötigt wird, um PD zu erklären, deutlich komplexer ist als die Störungstheorie phobischer Ängste.
2. *Probleme auf Symptomebene:* Die Probleme, die Klienten aufweisen und deretwegen sie Therapie aufsuchen, liegen nahezu ausschließlich auf Symptomebene: Die

Klienten haben Angst-Symptome, Vermeidungsverhalten usw. Die Probleme, die PD-Klienten aufweisen, liegen so gut wie gar nicht auf Symptomebene: Es kann sein, dass Klienten zu Therapiebeginn Symptome schildern als sogenannte „Testprobleme“, um die es dann aber tatsächlich nicht geht.

3. *Persönliche/existenzielle Probleme:* Klienten mit phobischen Störungen wollen ihre Angst reduzieren, sie wollen nicht über persönliche Probleme sprechen. Wenn PD-Klienten eine Beziehung zum Therapeuten aufgebaut haben, wollen sie über persönlich-existenzielle Probleme mit dem Therapeuten sprechen und wollen diese bearbeiten: Leistungsziele, Leistungsstress, Beziehungsprobleme, Lebensziele, Manipulationen usw. Das Spektrum der Themen, die Problembereiche und Ziele sind bei beiden Störungen signifikant unterschiedlich.
4. *Reichen Diagnosen für therapeutische Ansatzpunkte?* Bei Phobien genügen meist Diagnosen (nach DSM oder ICD), um daraus therapeutische Ansatzpunkte für eine Therapie abzuleiten. Wegen der hoch komplexen Zielsetzungen ist das bei PD nicht der Fall: Diagnosen geben keinerlei Aufschluss über die Struktur des Problems.
5. *Fallkonzeptionen und Klienten-Modelle sind erforderlich:* Bei Angst-Klienten sind (wegen Punkt 4) individuelle Fallkonzeptionen und Klienten-Modelle von untergeordneter Bedeutung. Bei PD-Klienten sind sie zentral: Man braucht ein individuelles Störungsmodell, um therapeutische Ansatzpunkte und therapeutische Strategien durchführen zu können.
6. *Die Beachtung von Therapieprozessen ist wesentlich:* Da eine phobische Störung relativ einfach ist, Klienten motiviert sind und die Symptome bearbeiten wollen und andere Aspekte keine Rolle spielen, ist der Therapieprozess gut vorhersehbar und steuerbar. Bei PD ist der Prozess stark chaotisch, viele Aspekte können auftreten, neue Probleme werden deutlich (z.B. durch nun ausreichendes Vertrauen u.ä.), neue Ziele tauchen auf, Schemata können aktiviert werden usw. Ein Therapeut muss daher den Prozess stark im Blick haben, ein Prozessmodell entwickeln und flexibel reagieren können.
7. *Idiosynkratische Varianz:* Hier geht es darum, in welchem Ausmaß eine Störung von individuellen Besonderheiten eines Klienten geprägt wird, die vom Therapeuten beachtet und berücksichtigt werden müssen. Bei Angst-Klienten ist dies kaum der Fall: Symptome und Ursachen variieren kaum. Bei PD-Klienten ist das in sehr hohem Ausmaß der Fall: Die Schemata sind hochgradig idiosynkratisch, die Ziele, die Manipulationen, die Verarbeitungen usw. Alle diese Aspekte müssen vom Therapeuten beachtet und verarbeitet werden, was die Störung PD erneut deutlich komplexer macht als die Störung Angst.
8. *Beziehungsorientierung von Klienten:* „Beziehungsorientierung von Klienten“ bezieht sich auf die Frage, wie groß das Bedürfnis von Klienten ist, dass ein Therapeut eine bestimmte Art von Beziehungsgestaltung realisiert. Dies ist bei Angst-Klienten niedrig bis sehr niedrig. Es ist bei PD-Klienten jedoch hoch bis sehr hoch: Klienten kommen z.T. vor allem deshalb in die Therapie und brauchen eine bestimmte Art von Beziehungsgestaltung, um zum Therapeuten Vertrauen aufzubauen.
9. *Misstrauen gegenüber dem Therapeuten:* Das Misstrauen der Angst-Klienten dem Therapeuten gegenüber ist eher gering, und sollte es ein Misstrauen im Hinblick

auf Kompetenz geben, kann der Therapeut das durch therapeutische Arbeit kompensieren. Aufgrund der dysfunktionalen Selbst- und Beziehungsschemata weisen PD-Klienten jedoch ein hohes und z. T. sehr hohes Maß an Misstrauen auf: Vor allem in Form von fehlendem personalen Vertrauen, aber auch in Form von fehlendem Kompetenzvertrauen. Dies macht ebenfalls eine spezielle Beziehungsgestaltung erforderlich.

10. *Therapieziele zu Therapiebeginn:* Die Therapieziele von Angst-Klienten sind zu Therapiebeginn meist klar und lassen sich klar formulieren. Wegen der hoch komplexen Probleme und der hohen Alienation (Entfremdung vom eigenen Motivsystem, vgl. Kapitel 17) sind bei PD-Klienten Therapieziele zu Therapiebeginn oft *nicht* klar oder sie sind erst vorläufig und ändern sich im Therapieprozess. Sie können daher zu Therapiebeginn meist nicht oder nicht valide bestimmt werden.
11. *Klarheit der Problemdefinition:* Bei Angst-Klienten ist die Problemdefinition zu Therapiebeginn meist sehr einfach und klar. Wegen der hohen Komplexität, der starken Vermeidung, der hohen Selbsttäuschung und der starken Ich-Syntonie sind bei PD die eigentlichen Problemdefinitionen zu Therapiebeginn jedoch meistens nicht klar. Klienten definieren Pseudo-Probleme oder „Testprobleme", die jedoch nicht dem entsprechen, worum es in der Therapie wirklich gehen soll.
12. *Ich-Syntonie:* Die Störung wird von den Angst-Klienten als Störung wahrgenommen, kein Aspekt ist ich-synton. PD-Klienten weisen jedoch ein hohes bis sehr hohes Ausmaß an Ich-Syntonie auf: Sehr viele zentrale Aspekte der PD stören Klienten selbst nicht bzw. werden nicht als problematisch wahrgenommen.
13. *Änderungsmotivation zu Therapiebeginn:* Die Änderungsmotivation von Angst-Klienten ist von Anfang an sehr hoch. Spezielle therapeutische Maßnahmen sind nicht erforderlich. Aufgrund der Ich-Syntonie, der Vermeidung und der Selbsttäuschung ist bei PD-Klienten jedoch die Änderungsmotivation zu Therapiebeginn niedrig, sehr niedrig oder sogar negativ („Stabilisierungsmotivation"). Daher muss eine Änderungsmotivation im Therapieprozess durch spezifische therapeutische Maßnahmen geschaffen werden.
14. *Manipulation:* Die Tendenz von Angst-Klienten, Therapeuten zu manipulieren, ist nahezu null. PD-Klienten sind dagegen manipulativ bis hoch manipulativ, sowohl ihren Interaktionspartnern als auch dem Therapeuten gegenüber.
15. *Auftreten schwieriger Interaktionssituationen:* Sogenannte „schwierige Interaktionssituationen" sind solche, in denen Klienten Handlungen realisieren, die nicht im Therapiekonzept vorgesehen sind, nicht einer Problembearbeitung dienen und die vom Therapeuten mit „normalem" therapeutischen Repertoire noch nicht bewältigt werden können. Klienten mit Angst-Problemen neigen so gut wie gar nicht dazu, in der Therapie schwierige Interaktionssituationen zu realisieren. Klienten mit PD realisieren solche Handlungen jedoch in hohem Maße, vor allem zu Therapiebeginn.
16. *Auftreten von Interaktionstests:* Klienten mit Angst realisieren Therapeuten gegenüber keine Interaktionstests. Viele Klienten mit PD testen jedoch ihre Therapeuten, vor allem zu Therapiebeginn; manche mit leichten, manche mit sehr harten Tests. Nicht alle PD-Klienten testen, wenn sie es aber tun, schaffen sie große Interaktionsprobleme für Therapeuten.

17. *Spezielle Beziehungsgestaltung erforderlich:* Eine spezielle Beziehungsgestaltung des Therapeuten ist bei Angst-Klienten nicht erforderlich. Bei PD-Klienten ist dies jedoch in sehr hohem Maße erforderlich, denn ansonsten lassen sich Klienten mit hoher Wahrscheinlichkeit gar nicht auf relevante Prozesse ein.
18. *Therapeutische Maßnahmen zur Motivierung von Klienten sind erforderlich:* Dies ist in aller Regel bei Angst-Klienten nicht der Fall. Da PD-Klienten jedoch einen Mangel an Änderungsmotivation aufweisen, sind solche Maßnahmen für einen Therapieerfolg essenziell.
19. *Konfrontative therapeutische Strategien sind erforderlich:* Bei Angst-Klienten ist dies nicht der Fall. Bei PD-Klienten ist dies unbedingt erforderlich: Einmal muss aus einer ich-syntonen eine ich-dystone Störung werden, und zum anderen müssen Klienten erkennen, dass sie Probleme haben, selbst verursachen und selbst daran arbeiten müssen.
20. *Sind therapeutische Klärungsprozesse erforderlich:* Da Schemata bei Angst-Klienten keine Rolle spielen, sind auch keine Schema-Klärungen erforderlich. Dysfunktionale Schemata spielen bei PD-Klienten eine sehr zentrale Rolle. Und diese Schemata sind hochgradig idiosynkratisch und für Klienten sehr schwer zu klären. Daher benötigen Therapeuten spezielle Klärungsstrategien, um bei Klienten konstruktive Klärungsprozesse zu steuern.
21. *Strategien zum Umgang mit schwierigen Interaktionssituationen und Interaktionstests:* Solche Strategien sind für Angst-Klienten nicht erforderlich. Sie spielen jedoch bei PD-Klienten eine sehr große Rolle: Denn macht ein Klient hier Fehler, kann das das sofortige Ende der Therapie bedeuten.
22. *Notwendigkeit von Fallkonzepten und Klienten-Modellen:* Solche Aspekte sind bei Angst-Klienten von untergeordneter Bedeutung. Bei PD-Klienten benötigt ein Therapeut zur Ableitung von Therapie unbedingt ein individuelles Fallkonzept. Darüber hinaus benötigt er aber ein Klienten-Modell, in dem er Informationen aus dem Klientenprozess verarbeitet.
23. *Flexibilität des Therapeuten:* Ein Therapeut muss im Prozess meist nicht flexibel sein und kann stringent der Angstbehandlung folgen. Da sich Probleme, Ziele usw. der PD-Klienten im Prozess ändern können und mit hoher Wahrscheinlichkeit ändern werden, muss ein Therapeut den Prozess fortlaufend überwachen, Modelle bilden, Entscheidungen treffen und flexibel reagieren können (vgl. Caspar et al., 2017b).
24. *Komplexe Problembearbeitung erforderlich:* Dies ist bei Angst-Klienten nicht erforderlich. Da die Probleme von PD-Klienten hoch, z. T. sehr hoch komplex sind, muss ein Therapeut in der Lage sein, solche komplexen Probleme mit Klienten zu bearbeiten und dafür mit dem Klienten gemeinsam Lösungen zu entwickeln.
25. *Manualisierung möglich:* Bei Angst-Klienten ist eine Manualisierung der Therapie möglich und effektiv. Bei PD-Klienten ist dies völlig unmöglich: Es ist nicht einmal möglich, zu Therapiebeginn eine Therapieplanung für größere Zeiträume zu machen. Würde ein Therapeut den Klienten in ein Manual zwingen, würde er gegen die Interessen des Klienten handeln.
26. *Prozessverlauf der Therapie:* Der Prozessverlauf der Therapie ist bei Angst-Klienten und bei Angst-Therapien eher linear: Der Therapiefortschritt steigt in aller

Regel linear an. Bei PD-Klienten ist das nicht so: Der Prozess ist rekursiv, sprunghaft, manchmal chaotisch. Und wenn Klienten sich dann Problemen stellen, kann es im Prozess vorübergehende Verschlechterungen der Stimmung geben.

Aus den dargestellten Beobachtungen können nun einige Schlussfolgerungen abgeleitet werden:

- Erneut wird deutlich, *wie extrem heterogen Störungen sind* und wie extrem heterogen therapeutische Vorgehensweisen sind. Damit wird auch erneut klar, dass man nicht von Ergebnissen mit einer Störung auf andere Störungen generalisieren kann. Man hat keinerlei Hinweise darauf, dass das möglich oder gerechtfertigt sein könnte, im Gegenteil: Man hat extrem viele Hinweise dafür, dass das völlig ungerechtfertigt ist.
- Unterschiedliche Störungen unterscheiden sich stark in ihrem psychologischen Funktionsmodell und den daraus ableitbaren therapeutischen Ansatzpunkten und Strategien.
- Störungen sind sowohl auf der Ebene der Störungstheorie als auch auf der Ebene der Psychotherapie sehr unterschiedlich komplex.
- Das erfordert sowohl unterschiedlich aufwendige individuelle Störungskonzepte, Fallkonzepte, Klientenmodelle als auch unterschiedlich komplexe therapeutische Vorgehensweisen.
- Und notwendigerweise erfordern komplexere Modelle und Vorgehensweisen ein unterschiedlich hohes Ausmaß an Expertise auf Seite des Therapeuten. Therapeuten, die mit komplexen Störungen arbeiten, brauchen viel mehr Störungs- und Interventionswissen, müssen weit komplexere Verarbeitungen bewältigen und komplexere Modelle erstellen. Und sie müssen weit komplexere therapeutische Strategien realisieren, flexibel sein usw.
- Damit kann man aber auch nicht von der Therapie einer Störung auf die Therapie anderer Störungen schließen.
- Und man kann vom notwendigen Kompetenzniveau des Therapeuten bei Störung X nicht auf das notwendige Kompetenzniveau des Therapeuten bei Störung Y schließen.
- Außerdem muss man annehmen, dass zur Schaffung einer höheren therapeutischen Expertise andere Ausbildungen erforderlich sind, die spezifische Fertigkeiten auf Verarbeitungs- und auf Handlungsebene vermitteln. Und das bedeutet vor allem: systematisches Training!

Teil 2:

Verarbeitung, Modellbildung, Wissen und Expertise

Im zweiten Teil werden wesentliche Aspekte der therapeutischen Informationsverarbeitung behandelt: Aspekte einer schnellen Verarbeitung von Klienten-Information, der Bildung von Klienten-Modellen, der Verwendung psychologischen und psychotherapeutischen Wissens und die Frage einer Expertise von Therapeuten *ergibt sich vor allem, wenn man Psychotherapie als hoch komplexen Prozess betrachtet* und wenn man es für wesentlich hält, dass ein Therapeut den Klienten-Prozess als solchen erfasst, zu einer Modellbildung nutzt und als Grundlage therapeutischer Entscheidungen verwendet. Wenn man, wie hier, davon ausgeht, dass eine Therapiekonzeption komplexer sein sollte, um Klienten gerecht werden zu können, dann spielen Überlegungen zur Informationsverarbeitung und Modellbildung eine wesentliche Rolle.

5 Therapeutische Informationsverarbeitung, Verstehen und Modellbildung

Betrachtet man den hohen Komplexitätsgrad, den Psychotherapie annehmen kann, dann wird sehr schnell erkennbar,

- dass Klienten viele Eigenschaften in die Therapie mitbringen können, die relevant sind und die vom Therapeuten erschlossen und berücksichtigt werden müssen;
- dass Klienten sehr unterschiedliche Ausmaße von Motivation mitbringen, was von Therapeuten bemerkt und bearbeitet werden muss;
- dass Klienten oft unklare Probleme und Ziele aufweisen und der Therapeut das bemerken und damit umgehen muss;
- dass Klienten oft ein hohes Ausmaß von Misstrauen mitbringen, was ein Therapeut verstehen und womit ein Therapeut umgehen muss;
- dass ein Klient den Therapeuten manipulieren kann, was ein Therapeut verarbeiten und bewältigen muss usw. usw. usw.

Alle diese Aspekte von Komplexität haben zwei Konsequenzen:

- Sie stellen sehr hohe Anforderungen an die Verarbeitungsfähigkeiten und Modellbildungskompetenzen von Therapeuten.
- Sie stellen sehr hohe Anforderungen an die Handlungskompetenzen von Therapeuten.

Hier will ich mich zunächst mit den Konsequenzen befassen, die hohe therapeutische Komplexität für die Verarbeitungsprozesse eines Therapeuten hat. Therapeutische Informationsverarbeitung ist im Therapieprozess, insbesondere bei komplexen Psychotherapien, *von zentraler Bedeutung* (Caspar, 2005; Sachse, 2007b, 2009b). Der Therapeut muss die vom Klienten kommende Information verstehen, interpretieren, er muss ein Modell über den Klienten bilden, er muss rekonstruieren, was die Probleme des Klienten sind, seine Ziele, seine Ressourcen usw. Nur wenn ihm dies gelingt, kann er auf der Grundlage seines Wissens Entscheidungen über Ziele, Strategien und Interventionen treffen. *Nur wenn er die Information verarbeitet, kann er überhaupt mit dem Klienten sinnvoll kommunizieren.* Ohne ein Modell über den Klienten zu haben, kann ein Therapeut keine gezielten therapeutischen Strategien verfolgen, keine gezielten Interventionen realisieren.

> *Ohne Informationsverarbeitung keine Psychotherapie.*

Wie effektiv ein Therapeut ist, hängt zentral davon ab, wie schnell und wie effektiv er die Klienten-Information verarbeitet und wie effektiv er die vorhandene Information nutzt. Die therapeutische Informationsverarbeitung ist somit die Schnittstelle zwischen dem Handeln des Klienten und dem Handeln des Therapeuten[24]. Untersuchungen von Caspar zeigen, wie hoch komplex Verarbeitungsprozesse bei Therapeuten sind (Caspar, 1989, 1992, 1995a, 1995b, 1995c, 2010).

5.1 Komplexität der Verarbeitung

Die therapeutische Verarbeitung in einer komplexen Psychotherapie ist hoch komplex und damit sehr anspruchsvoll. So muss ein Therapeut z. B.

- verbale und nonverbale Informationen des Klienten bemerken, aufnehmen
- er muss schon relativ schnell diese Information *auf Relevanz hin bewerten:* Ist sie wichtig? Hilft sie beim Verständnis des Klienten? Hilft sie, Entscheidungen zu treffen? usw.
- aus der Information Schlüsse ziehen, Hypothesen bilden
- aus Informationsteilen weitergehende Schlüsse über Motive, Ziele, Annahmen usw. des Klienten ziehen
- seine Schlüsse prüfen, evaluieren, ändern, erweitern usw.
- aufgrund seines Modells Entscheidungen treffen, Strategien bilden, Interventionen realisieren
- all dies in *Realzeit* realisieren, also während der Klient weiterhandelt

Zentral (und die komplexeste Einschätzung) ist, dass der Therapeut die richtigen Interventionen *an der richtigen Stelle ansetzt.* Dafür muss er sehr genau wissen, wo die richtige Stelle ist. Therapeuten benötigen in aller Regel ein *langes Training, bis sie Informationen auf einem hinreichend komplexen Niveau hinreichend schnell verarbeiten können,* aber *das* macht die eigentliche *Expertise* eines Therapeuten aus (Gruber, 1994). Um eine derartige Verarbeitung leisten zu können, müssen Therapeuten über gut strukturiertes und gut verfügbares *Wissen* verfügen (Hoffmann, 1990a, 1990b); auch über ein Wissen über die Grundlagen von Verarbeitungsprozessen.

Therapeuten benötigen dafür eine hohe Expertise. Ein Therapeut sollte ein Prozess- und Veränderungsexperte sein, der in der Lage ist, komplexe therapeutische Situationen zu handhaben, und damit mehr sein als ein Manual-Techniker.

5.2 Therapeutisches Verstehen

Der Therapeut muss die vom Klienten einlaufende Information *verstehen:* Verstehen ist der erste, elementarste Prozess der Informationsverarbeitung; ohne Verstehen keine Modellbildung. „Verstehen" soll hier nicht in einem philosophischen (phänomenologischen oder heuristischen Sinne) verstanden werden. Therapeutisches Verstehen wird hier in einem streng sprachpsychologischen Sinne verstanden: *Verstehen ist die Bildung mentaler, strukturierter Modelle aufgrund einlaufender, vorwiegend verbaler Daten auf der Grundlage eigenen Wissens. „Verstehen" in diesem Sinne ist ein absolut notwendiger, grundlegender, psychologischer Prozess, ohne den keine sinnvolle Psychotherapie denkbar ist*[b].

Bei einem „Verstehen" in diesem Sinne geht es auch nicht um „Verständnis", also darum, Klienten-Inhalte persönlich nachvollziehen oder nachempfinden zu können: Es geht „nur" um einen komplexen, psychologischen Rekonstruktionsprozess. In einem sehr allgemeinen Sinne bedeutet Verstehen immer, „eine Information in ein bestehendes Wissen einordnen zu können" (Bransford & McCarrell, 1975). Verstehen impliziert jedoch umgekehrt auch, die verwendete Wissensbasis durch die neue Information zu erweitern (Engelkamp, 1983, 1984a, 1984b, 1984c, 1994).

„Verstehen" in diesem Sinne bedeutet für den Prozess der Psychotherapie, dass ein Therapeut *ein Modell über den Klienten bildet,* und dieses Modell ist die zentrale Grundlage seiner therapeutischen Entscheidungen und seiner therapeutischen Strategien. Ohne Verstehen kein zielgerichtetes Handeln: *Verstehen ist damit die Basisvoraussetzung strukturierten therapeutischen Handelns.* Denn dieses Wissen hilft ihnen, die komplexen Prozesse besser zu organisieren (vgl. Sachse, 1988a, 1989, 1992a, 1992d, 1993a, 1996b, 2011, 2015a).

Bevor man sich der Frage zuwenden kann, wie und was Therapeuten eigentlich verstehen, muss man sich theoretisch damit befassen, wie verbale Aussagen, die der Therapeut verstehen muss, überhaupt zustande kommen: man muss sich mit der *Sprachproduktion* beschäftigen. Denn ein Verstehen der hier relevanten Prozesse macht auf therapeutisch wichtige Aspekte aufmerksam. Wir gehen hier von dem Sprachproduktionsmodell von Herrmann (1982) und seiner Erweiterung von Sachse (1992a) aus. (Herrmann hat sein Sprachproduktionsmodell später verändert (Herrmann, 1985; Herrmann & Grabowski, 1994); das ursprüngliche Modell eignet sich jedoch für die Konzeption *therapeutischen* Verstehens am besten.)

Herrmann (1982) geht davon aus, dass man Gesagtes und Gemeintes auseinanderhalten muss. Grundlage des jeweils vom Sprecher Gemeinten ist die sogenannte „propositionale Basis", also die *zu einem Zeitpunkt aktivierten Konzepte und Schemata* einer Person (vgl. auch Herrmann, 1984). Das, was eine Person in einem gegebenen Augenblick *meint,* definiert sich durch ein „Geflecht", ein „Netzwerk" von Konzepten, Schemata, Repräsentationen etc. Dabei kann sie etwas meinen, was dem Konsens des Sprachverstehens entspricht, und/oder sie kann etwas meinen, das nur ihre eigene idiosynkratische Bedeutungskonstruktion darstellt (Bock, 1990).

Dieses Netzwerk jeweils gegebener „Konzepte" bildet den jeweiligen „Sinnkontext", den „Bedeutungshorizont" der Person. Dieser Sinnkontext gibt einem Einzelaspekt erst den gemeinten Sinn (Hörmann, 1976a, 1976b, 1983a, 1983b). „Bedeutung" wird also nicht durch ein isoliertes Konstrukt geschaffen, sondern immer erst durch die Einbettung dieses Konstruktes in einen Kontext: Daher ist „Bedeutung" auch nie „konstant", sondern variiert ständig, wenn sich der Kontext ändert.

---

b Zur grundlegenden Konzeption des sprachpsychologischen Verstehensbegriffs siehe: Herrmann, 1982, 1984, 1985, 1992, 2003, 2005; Herrmann & Grabowski, 1994; Herrmann & Laucht, 1977; Hörmann, 1973, 1976b, 1977, 1980, 1983a, 1983b, 1991; Hörmann & Terbuyken, 1974.

Dieser Aspekt ist für das psychotherapeutische Sprachverstehen sehr wichtig, denn er macht Folgendes deutlich:

- Eine Aussage einer Person erhält immer erst einen Sinn durch den jeweils mitaktivierten Bedeutungshorizont: Was ein Wort oder ein Satz für eine Person „bedeutet“, *ist abhängig von den Konzepten, die sie jeweils damit verbindet.*
- So erhält z.B. das Wort „Streit“ einen Sinn dadurch, dass eine Person bestimmte Vorstellungen über Situationen, bestimmte Absichten, bestimmte Personen damit verbindet: Wort + Kontext ergeben erst die Bedeutung. So kann „Streit“ für Klient A eine leichte Erhöhung von Lautstärke oder eine nachdrückliche Ausdrucksweise meinen; „Streit“ kann für Person B aber bedeuten, dass man danach die komplette Wohnzimmer-Garnitur austauschen muss: Mit solch krassen Bedeutungsunterschieden muss ein Therapeut rechnen.
- Die Bedeutung und damit das jeweils von der Person Gemeinte ist nicht konstant, sondern verändert sich, je nachdem, welche Schemata aktuell mit-aktiviert sind: Das Wort „Turm“ hat eine andere Bedeutung, wenn die Person lediglich ein Bauwerk assoziiert oder wenn sie phobische Erfahrungen damit assoziiert.
- Die Bedeutung ändert sich damit aber auch von Person zu Person: Ohne jeweils zu rekonstruieren, wie eine Person einen Inhalt „einbettet“, weiß der Hörer *nicht,* was sie meint (er kann es vermuten, damit aber völlig falsch liegen).
- Bedeutungen sind daher *variabel,* sie ändern sich von Kontext zu Kontext.
- Und Bedeutungen sind abhängig von den damit verbundenen Konzepten: Je nachdem, welche Konzepte eine Person heranzieht, verändert das die Bedeutung (Beispiel: Die Bedeutung von „Partner“ ist im beruflichen Kontext eine andere als im engen Beziehungskontext.). Das bedeutet aber: Diese Konzepte sind bei einer Bedeutungs-Verleihung mitgegeben, können von der Person prinzipiell rekonstruiert werden, d.h. die Person kann erkennen, in welchen Kontext die Aussage eingebettet ist und wie die Bedeutung dadurch verändert wird.

Das Gemeinte, die propositionale Basis, ist nun die Grundlage des Gesagten; da sie aber sehr komplex ist, kann sie selten vollständig versprachlicht werden. Dabei kann sie jeweils relativ eng sein, wenn die Person nur wenige Bedeutungsaspekte im Fokus hat, sie kann aber auch extrem weit und komplex sein.

Nach Herrmann nimmt die Person daher eine Selektion von Inhalten vor: Sie sucht die Aspekte aus, die sie versprachlichen will. Diese Aspekte bilden den *semantischen Input* (Herrmann & Laucht, 1977). Damit wird immer nur ein Teil des Gemeinten auch gesagt: *Eine Person meint immer mehr, als sie sagt.* In der Regel macht eine Person den jeweils existierenden Bedeutungshintergrund nicht explizit, d.h., sie äußert ihn nicht direkt; er wird aber vorausgesetzt, mitgedacht, ist also *implizit* vorhanden. Selbst wenn der Bedeutungshorizont nicht ausgesprochen wird, so beeinflusst er doch die sprachliche Aussage mit; *er ist damit implizit in der Aussage mit enthalten.* Solche impliziten Annahmen spielen vor allem in idiosynkratischen Bedeutungskonstruktionen eine wesentliche Rolle. Sie müssen daher von Therapeuten im Therapieprozess mitverstanden, also erschlossen werden (Sachse & Sachse, 2011). Diese Rekonstruktionsprozesse sind jedoch schwierig und erfordern vom Therapeuten eine hohe Expertise. Ohne eine solche Expertise bleibt das Verstehen des Therapeuten *oberflächlich* oder ist sogar falsch!

„Verstehen" ist damit ein hoch komplexer kognitiver Rekonstruktionsprozess und kommt in diesem Sinne nicht durch „einfühlen" oder durch ein „Hineinversetzen in die Person" zustande (was psychologisch auch gar nicht möglich ist).

Sachse (1992a, 2017a, 2017b) erweitert das Modell von Herrmann. Er geht davon aus, dass die sprachliche Aussage nicht nur durch das beeinflusst wird, was einer Person an Konzepten jeweils fokal gegeben ist (d.h. was sie als den „Kern" des Gemeinten betrachtet und worauf sie ihre Aufmerksamkeit besonders richtet), also durch die propositionale Basis. Das jeweils Gemeinte wird vielmehr stark mitbestimmt durch grundlegende Schemata der Person, also durch Motive, Selbstkonzepte, Überzeugungen, usw. D.h., relevante „internale Determinanten" bestimmen nicht nur die Situationsverarbeitung und den „state of mind" (vgl. Horowitz, 1987), sie bestimmen auch die sprachlichen Handlungen der Person entscheidend mit. Was eine Person z.B. über eine Leistungssituation aussagt, wird sehr stark dadurch mitbestimmt, wie sie diese Situation auffasst, *und dies wird von ihren Schemata determiniert. Damit „bilden" sich relevante Schemata der Person immer auch in Sprache ab; sie sind in den Aussagen eines Klienten impliziert und können daher vom Klienten und vom Therapeuten prinzipiell erschlossen und rekonstruiert werden.* (Ein Klient kann seine Schemata nur zum Teil explizit angeben, sie müssen erst im Therapieprozess geklärt werden, vgl. Kapitel 16.)

Dies ist der Grund, warum verbale Psychotherapie überhaupt möglich und sinnvoll ist: *Relevante Schemata werden sprachlich deutlich, können durch sprachliche Steuerungen aktiviert und verändert werden.* Allerdings sind solche Rekonstruktionen schwierig und langwierig: Schemata können von den Klienten nicht einfach „abgerufen und angegeben" werden, und Klienten können sie auch in Fragebögen nicht einfach angeben: Komplexe, relevante, implizite Schemata können nur durch einen aufwendigen Klärungsprozess rekonstruiert werden!

Sachse (1992a, 2003; Sachse, 2017a; Sachse & Fasbender, 2010, 2017; Sachse, Fasbender & Breil, 2009; Sachse & Langens, 2014a; Sachse & Sachse, 2011) nennt die Schemata, die das vom Klienten jeweils Gemeinte mit beeinflussen, die *Implikationsstruktur des Gemeinten:* Viele dieser Schemata sind dem Klienten nicht fokal gegeben, ja viele sind nicht einmal bewusst repräsentiert (vgl. Ekman, 1999; Matthews & Wells, 1999; Ellis & Moore, 1999). Dennoch sind sie hoch wirksam, im Verhalten genauso wie in der Sprache; da sie dem Klienten jedoch z.T. nicht bewusst sind, kommen sie nicht direkt, explizit in den Aussagen vor; sie beeinflussen die Aussagen eher implizit (daher „Implikations-Struktur").

Verstehen ist ein komplexer Rekonstruktionsprozess, bei dem der Hörer aufgrund der Aussage (sowie anderer Daten und seines Wissens) *Rückschlüsse ziehen muss:* Er muss rekonstruieren, was der Sprecher gemeint hat. Dabei muss der Hörer, sobald er über das unmittelbar Gesagte hinausgeht, *Schlussfolgerungen* ziehen. Schlussfolgerungen sind aber nie a priori gültig, sie sind grundsätzlich *hypothetisch.* Damit wird ein sehr zentraler Aspekt des Verstehens deutlich: *Verstehen führt immer zu einer Hypothese;* es kann eine mehr oder weniger gut *belegte* Hypothese sein, aber es bleibt eine Hypothese.

In der Therapie geht es in sehr hohem Maße darum zu verstehen, was *die Konstruktionen des Klienten* sind, was die Schemata, Motive, Überzeugungen *des Klienten* sind. Es geht darum, ein *Modell über diesen spezifischen Klienten,* über dessen Sichtweisen und Eigenarten zu entwickeln. Und das bedeutet auch zu erkennen, *dass jeder Klient einzigartige, hochgradig idiosynkratische Schemata und damit Verarbeitungsprozesse aufweist.* Dies hat eine wesentliche sprachpsychologische Implikation: Da dem Klienten zum Ausdruck nur die in einer Sprache gebräuchlichen Worte zur Verfügung stehen, er aber damit etwas sehr subjektives, idiosynkratisches ausdrücken muss, *muss er Worte in besonderen, idiosynkratischen Bedeutungen verwenden.* (Deshalb kann ein Therapeut Inhalte eines Klienten auch nicht sinnvoll „deuten", indem er eine Theorie auf den Klienten anwendet, ohne die jeweilige Bedeutung des Klienten rekonstruiert zu haben: Das ist *kein* Verstehen.)

Auch im Therapieprozess verarbeitet der Therapeut das vom Klienten Gemeinte mithilfe seines Wissens. Der Therapeut rekonstruiert die propositionale Basis, das vom Klienten Gemeinte, immer mithilfe seiner eigenen Bedeutungsstrukturen, seiner Wissensbestände, seiner eigenen Annahmen usw. (Kintsch, 1988). Daher sagt Hörmann auch, dass durch Sprache keine Information übertragen, sondern Information erzeugt wird. Verstehen heißt somit nicht, dass die propositionale Basis des Sprechers einfach beim Hörer abgebildet wird. Das vom Sprecher Gemeinte muss vom Hörer vielmehr unter Einbezug eigener Wissensbestände verarbeitet, rekonstruiert werden (vgl. Black & Bower, 1980; De Beaugrande & Colby, 1979; Lehnert, 1980; van Dijk & Kintsch, 1983).

5.3 Verarbeitungsmodi

Die Verarbeitung therapeutischer Information kann nun auf verschiedene Weise erfolgen. Man kann hier sogenannte „Verarbeitungsmodi" unterscheiden, also gewissermaßen verschiedene Fragestellungen, die die Informationsverarbeitung lenken. Im synthetischen Modus versucht der Therapeut, einlaufende Information so tief und so elaboriert zu verarbeiten, wie es möglich und/oder sinnvoll ist, in dem er also versucht zu verstehen, was zu verstehen ist. Im analytischen Modus untersucht ein Therapeut gegebene Information systematisch daraufhin, was noch *nicht* oder noch nicht ausreichend zu verstehen ist. Diese Dimension bezieht sich vor allem auf den Inhalt, das *Was* der Information: Welche Aspekte der Information werden integriert oder gesucht (Sachse, 1992c, 2003; Sachse & Sachse, 2011)?

Befindet sich ein Therapeut im *synthetischen Modus,* dann versucht er „zu verstehen, was zu verstehen ist": Eer rekonstruiert Inhalte, stellt Zusammenhänge her, zieht Schlussfolgerungen aus der Information. Im synthetischen Modus versucht der Therapeut ein Modell zu *bilden,* eine Wissensbasis aktiv herzustellen, Information zu integrieren und zu elaborieren.

Im synthetischen Modus orientiert sich ein Therapeut an Leitfragen wie beispielsweise:

- Was meint der Klient mit dem, was er sagt?
- Was bedeutet die Situation X für den Klienten?
- Was sagt das beschriebene Verhalten Y über den Klienten aus?
- Was sind die zentralen Problemaspekte und Themen des Klienten?

Auf der Bearbeitungsebene folgt der Therapeut im synthetischen Modus auch Fragen wie z.B.:

- Wie geht der Klient mit seinen Problemen um?
- Nimmt der Klient bei der Betrachtung von Problemaspekten eine internale Perspektive ein?

Im synthetischen Modus

- versucht der Therapeut, einzelne Aussagen des Klienten zu verstehen, indem er sie z.B. mit dem, was er bereits über den Klienten weiß (Klientenmodell), in Zusammenhang bringt.
- versucht der Therapeut über das vom Klienten Gesagte hinauszugehen, indem er aus der Klienteninformation belegbare Schlussfolgerungen zieht.
- versucht der Therapeut, Einzelaspekte der Klienteninformation in Zusammenhang zu bringen, um so ein konsistentes Bild vom Problem des Klienten, seinen Ressourcen, seiner Bearbeitung usw. zu erhalten.
- versucht der Therapeut Implizites explizit zu machen: Er versucht, Inhalte, die der Klient nur vage angedeutet hat, die er „zwischen den Zeilen" mitgeteilt hat, „auf den Punkt zu bringen", klar, deutlich, präzise, „greifbar" zu machen.

Im synthetischen Modus versucht der Therapeut somit, die vom Klienten gegebene Information unter Rückgriff auf Wissen *so weit wie möglich auszuschöpfen* (wobei es sehr wesentlich ist, dass Schlussfolgerungen immer *belegbar* bleiben, vgl. dazu Sachse, 1992a). Der Therapeut versucht so, weit mehr als das vom Klienten Gesagte zu verstehen: Er versucht, die Ziele, Motive, Übertragungssysteme, die „Schemata" des Klienten zu rekonstruieren, nach denen der Klient denkt, fühlt und handelt.

Im *analytischen Modus* versucht der Therapeut im Gegensatz dazu „zu verstehen, was noch *nicht* zu verstehen ist". Seine Aufmerksamkeit richtet sich darauf, Hypothesen und Klientenmodelle zu prüfen. Der Therapeut nimmt somit eine fast gegenteilige Haltung ein: Er versucht nicht, Information zu integrieren, sondern *Lücken* aufzuspüren. Er nimmt hier eine kritische Haltung gegenüber Informationen, Hypothesen, Schlussfolgerungen, auch gegenüber dem bisherigen Klientenmodell ein. Er orientiert sich an Leitfragen wie:

- Was verstehe ich noch nicht?
- Was ist mir unklar?
- Welche Informationen sind unkonkret, unklar, unpräzise?
- Ist diese Schlussfolgerung wirklich stimmig? Welche Belege gibt es dafür? Welche dagegen?
- Gibt es ausreichend Daten zur Unterstützung von Hypothesen?
- Wo tauchen Widersprüche in der vom Klienten gegebenen Information auf?
- Ist das Handeln des Klienten aus der bisherigen Kenntnis seiner Motive, Überzeugungen usw. wirklich ausreichend verständlich? Was fehlt zum Verständnis?

Die Aufmerksamkeit des Therapeuten ist daher auf *Prüfung* gerichtet: auf Prüfung von Hypothesen, Schlussfolgerungen, Konsistenz der Information auf ihre Vollständigkeit. Der Therapeut prüft auch, ob ein Modell über den Klienten lückenhaft ist, ob in ihm wesentliche Information fehlt, die aufgrund des psychologischen Hintergrundwissens des Therapeuten vorhanden sein sollte. Der Therapeut prüft auch, ob das Modell bereits so elaboriert ist, dass Interventionen oder längerfristige therapeutische Strategien daraus abgeleitet werden können.

Synthetischer und analytischer Modus *stehen in einem Ergänzungsverhältnis:* Während der Therapeut im synthetischen Modus versucht, ein Modell vom Klienten zu bilden, dient der analytische Modus einer rigorosen Modellprüfung, Revision bzw. der Einleitung weitergehender Veränderungsprozesse des Modells. Der synthetische Modus hat eine modellbildende, erweiternde Funktion: Durch ihn wird ein Modell mit Information angereichert, zentriert, auch strukturiert und hierarchisiert. Der analytische Modus hat eine modellrevidierende Funktion. Er wirkt akkommodierend auf das Modell und verhindert, dass ein Therapeut mit unvollständigen und unvaliden Modellen arbeitet.

Arbeitet ein Therapeut nur im synthetischen Modus, läuft er Gefahr, invalide, unvollständige oder inkonsistente Modelle zu erzeugen; arbeitet ein Therapeut nur im analytischen Modus, läuft er Gefahr, überhaupt kein konsistentes Modell zu erzeugen. Erst beide Vorgehensweisen im Wechsel erlauben dem Therapeuten die Bildung elaborierter *und* validierter Klientenmodelle.

Ein Therapeut kann wegen der Begrenztheit verfügbarer Ressourcen, aber auch wegen der prinzipiellen Unterschiedlichkeit der Aufgaben, sehr wahrscheinlich nicht gleichzeitig einen synthetischen und analytischen Modus einnehmen. Therapeuten müssen daher lernen, *flexibel* zwischen beiden Modalitäten „umzuschalten“: Auf eine Phase der Modellbildung und Elaboration sollte eine Phase der Modellprüfung und Revision folgen.

5.4 Bildung eines Klientenmodells

Die Bildung eines Klienten-Modells, eines „mentalen Modells“ (Anderson, 1978; Engelkamp, 1994; Johnson-Laird, 1983; Le Ny, 1993; Seel, 1991) über den Klienten durch den Therapeuten kann als Kernstück der therapeutischen Informationsverarbeitung angesehen werden. Ich möchte hier auf drei Fragen eingehen:

- Welche Informationen sollte der Therapeut in seinem Klienten-Modell speichern: die Frage der Modellebenen.
- Welche Arten von Modellen sollte ein Therapeut entwickeln: die Frage nach den Modellarten.
- Welche Prozesse sollte der Therapeut bei der Modellbildung anwenden: Fragen der Selektion, Elaboration, Prüfung und Aufspürung von Lücken.

Ein Therapeut sollte ein Klienten-Modell auf drei Ebenen aufbauen (vgl. Kapitel 6):

- der Inhaltsebene;
- der Bearbeitungsebene;
- der Beziehungsebene.

Um aufgrund der Klienten-Information ein *systematisches Modell* aufzubauen, kann der Therapeut auf jeder Ebene bestimmten *Leitfragen* folgen: diese Leitfragen sollen seine Aufmerksamkeit auf jeweils relevante und zentrale Aspekte der Information lenken und diese Information daher als zentrale Aspekte des Modells salient machen.

Auf der *Inhaltsebene* kann sich der Therapeut Leitfragen stellen wie:
- Was sind die relevanten, zu bearbeitenden Probleme des Klienten?
- Was macht diese Probleme des Klienten überhaupt problematisch?
- Welches sind die besonders zentralen Aspekte eines Problems und welche Aspekte sind weniger zentral?
- Welche Vorstellungen hat der Klient darüber, wie der Zielzustand aussehen soll?

Auf der *Bearbeitungsebene* kann ein Therapeut an Leitfragen arbeiten wie:
- Definiert der Klient in der therapeutischen Arbeit einen Arbeitsauftrag?
- Welche Art von Perspektive nimmt der Klient bei der Analyse seiner Probleme überwiegend ein?
- Vermeidet der Klient die Auseinandersetzung mit bestimmten Problemen/Inhalten?
- Versucht der Klient ein Problem zu lösen, obwohl er noch gar keine klare Definition des Problems erarbeitet hat?
- Bleibt ein Klient überhaupt lange genug bei einem Inhalt, um diesen gründlich bearbeiten zu können?

Bezüglich der *Beziehungsebene* kann ein Therapeut Fragen folgen wie:
- Bringt mir der Klient personales und Kompetenz-Vertrauen entgegen?
- Übernimmt der Klient die Klienten-Rolle?
- Versucht der Klient, mich zu bestimmten Handlungen zu bewegen, die ich „eigentlich" gar nicht ausführen will?
- Möchte der Klient, dass ich etwas Bestimmtes über ihn glaube oder nicht glaube?

Auf allen diesen Ebenen sollte der Therapeut „Modell-Eintragungen" aufweisen; welche dieser Ebenen aber besonders relevant ist, hängt vom Klienten bzw. von der Art der jeweiligen Störung ab.

Ein Therapeut sollte grundsätzlich zwei Arten von Modellen über den Klienten aufbauen: ein *dispositionelles Modell* und ein *situationales Modell*. Beide Modellarten sollten alle drei der oben genannten Ebenen umfassen; beide Modelle hängen eng miteinander zusammen:
- Das *dispositionelle Modell* ist ein grundlegendes Modell über den Klienten: Es enthält Annahmen darüber, „wie der Klient psychologisch funktioniert" und wie man diese Funktionsweise grundlegend verändern könnte.
- Das *Situationsmodell* enthält Annahmen über die aktuelle therapeutische Situation, darüber, was ein Klient *im Augenblick tut* und wie ein Therapeut *kurzfristig* darauf reagieren könnte.

Das „dispositionelle Modell" kann man auch als das *„Fallkonzept"* („case formulation") betrachten: Eine Beschreibung aller therapeutisch relevanten Klienten-Aspekte in einer theoretischen Sprache. Man entwickelt damit also ein „psychologisches Funktionsmodell“ über den Klienten, seine Probleme usw.[25].

> Das „Situationsmodell“ geht über das dispositionelle Modell hinaus, indem es Prozesse des „Hier-und-Jetzt“ im Therapieprozess abbildet: Ein solches Modell (als Ergänzung zum „Fallkonzept“) *ist immer dann erforderlich, wenn ein Therapeut dem Psychotherapieprozess besondere Aufmerksamkeit widmet! Beachtet ein Therapeut den aktuellen Klientenprozess und nutzt er Prozessvariablen für seine Entscheidungen zu Interventionen, dann benötigt er zwingend ein Prozessmodell. Ignoriert ein Therapeut den Klienten-Prozess, kann er mit einem Fallkonzept auskommen.*

Diese beiden Modelle enthalten jeweils zwei Modell-Teile, die man analog zum analytischen und synthetischen Verarbeitungsmodus *analytisches und synthetisches Modell* nennen kann. Das *synthetische Modell* enthält das, was der Therapeut bereits über den Klienten erschlossen hat, d.h., die (vorläufigen oder belegten) Hypothesen des Therapeuten. Das *analytische Modell* enthält die offenen Fragen des Therapeuten; Aspekte, die der Therapeut noch nicht weiß, die er aber herausfinden möchte.

Das *dispositionelle Modell* enthält wiederum zwei Teilmodelle: das *Störungsmodell,* das Annahmen über die Probleme des Klienten enthält, und das *Strategiemodell,* das Hypothesen über einzuschlagende therapeutische Strategien enthält. Das Situationsmodell enthält ebenfalls zwei Teilmodelle: das *Zustandsmodell,* das den augenblicklichen psychischen Zustand des Systems Therapeut-Klient beschreibt und das *Interventionsmodell,* das die kurzfristigen und konkreten therapeutischen Interventionen enthält.

5.5 Das Situationsmodell

Ein situationales Modell ist vor allem dann erforderlich, wenn ein Therapeut seinen Fokus in hohem Maße auf den Therapieprozess und die Mikro-Ebene von Psychotherapie richtet. Dann reicht ein Fallkonzept als „statisches Modell“ nicht aus (vgl. Kapitel 5). Denn dann wird klar, dass im Prozess sehr viel (Unerwartetes) geschehen kann, ein Klient kann mit den Interventionen des Therapeuten sehr unterschiedlich umgehen usw. Alle diese Aspekte sollte der Therapeut immer „auf dem Schirm haben“, um gezielte prozesssteuernde Interventionen zu realisieren (vgl. Kapitel 10). Da sich alle diese Prozesse jedoch von Augenblick zu Augenblick ändern können, muss ein Therapeut sein „Situationsmodell“ ständig aktualisieren.

Im situationalen Modell sollte der Therapeut repräsentieren, *was jetzt unmittelbar in der therapeutischen Interaktion geschieht* und welche Konsequenzen daraus zu ziehen sind. Dies hat nämlich auf die aktuelle Realisierung therapeutischer Interventionen großen Einfluss. So kann ein Klient habituell eine recht gute Problembearbeitung aufweisen, die bestimmte therapeutische Strategien ermöglicht. Aktuell in der gegebenen Therapiesituation kann der Klient aber gerade massive Vermeidungsstrategien zeigen, die die aktuelle Anwendung dieser Strategien gar nicht erlauben, sondern ganz andere Vorgehensweisen erforderlich machen. Umgekehrt kann ein Klient, der in der

Therapie habituell Beziehungsprobleme realisiert und damit eine inhaltliche Klärungsarbeit unmöglich macht, in einem bestimmten Zeitraum diese Interaktionsspiele (Sachse, 2001, 2002) nicht zeigen und durchaus positiv auf problemklärende Interventionen reagieren.

Daher benötigt ein Therapeut nicht nur ein Modell darüber, welche Klienten-Aspekte überdauernd und damit langfristig therapeutisch bedeutsam sind (ein dispositionelles Modell), sondern er benötigt auch ein Modell darüber, was jetzt gerade aktuell in der Therapie abläuft (ein situationales Modell). Und dieses situationale Modell kann (zumindest vorübergehend) zu anderen Entscheidungen über Prozessziele und therapeutische Strategien führen als das dispositionale Modell. Das Situationsmodell enthält, wie ausgeführt, das Zustandsmodell und das Interventionsmodell.

5.6 Prozesse der Modellbildung

Eine wesentliche Frage bei der Modellbildung ist die, *wie* ein Therapeut vorgehen sollte, um zu einem Klienten-Modell zu gelangen. Hier geht es um Fragen der Selektion, der Elaboration und der Prüfung.

Wie deutlich geworden ist, sollte ein Therapeut niemals auch nur versuchen, die gesamte verfügbare Klienten-Information zu verarbeiten. Dies würde das Verarbeitungssystem völlig überfordern und nicht zu einem gut strukturierten Modell führen. Vielmehr muss ein Therapeut, um ein strukturiertes, übersichtliches und handlungsrelevantes Klienten-Modell zu erhalten, die vom Klienten kommende Information selektieren. Diese Selektion sollte wesentlich nach zwei Aspekten erfolgen:

1. nach Zentralität
2. nach Relevanz.

Eine Selektion nach *Zentralität* bedeutet, dass ein Therapeut nur oder vorrangig die Informationen beachtet, verarbeitet und in das Modell integriert, die auch für ein Verstehen des Klienten von Bedeutung sind:. Also solche Informationen, die neue und wesentliche Erkenntnisse über die Klienten-Probleme, Ziele usw. oder über Problembearbeitungen oder Beziehungsgestaltungen des Klienten erlauben. Zentralität einer Information wird damit in einem „Top down“ Bewertungsprozess vom Modell selbst bestimmt. Um Zentralität festzustellen, folgt ein Therapeut z.B. Leitfragen wie:

- Ist die vom Klienten kommende Information neu; enthält sie Aspekte, die im Modell noch nicht abgebildet sind?
- Trägt die Information etwas zum Verstehen des Klienten bei?
- Gibt die Information z.B. Aufschluss darüber,
  - was die wesentlichen Probleme des Klienten sind?
  - wie ein Klient seine Probleme bearbeitet?
  - wie ein Klient Beziehungen gestaltet?
- Oder gibt die Information über diese Aspekte keinen Aufschluss, hat sie mit Problemen des Klienten gar nichts zu tun, ist sie redundant u.ä.?

Ein Therapeut *bewertet* so die einlaufende Information relativ zu den bereits bekannten Modellinhalten und stellt die Frage, ob die neue Information etwas Essentielles zum Modell beiträgt oder nicht. Falls ja, fokussiert der Therapeut seine Aufmerksamkeit auf diese Information; falls nein, blendet der Therapeut diese Information aus bzw. realisiert Interventionen, die den Klienten veranlassen sollen, zentrale Informationen zu geben.

Die *Relevanz* von Information bestimmt sich im Wesentlichen durch das jeweils vom Therapeuten verwendete Therapiesystem: Da Verarbeiten und Handeln interdependent sind, bestimmt die Art des ausführenden Handelns auch die Art der zu verarbeitenden Information.

Ein Klienten-Modell sollte vom Therapeuten nicht nur auf der Basis von Klienten-Information gebildet werden: Ein Therapeut sollte auch *Wissen* nutzen, um das Modell zu elaborieren. Er sollte z. B. Wissen über psychische Störungen nutzen, um ein Klienten-Modell mit Hypothesen und Fragestellungen anzureichern (die dann im Prozess geprüft werden müssen); er sollte Alltagswissen nutzen, um zu verstehen, was das Problem des Klienten ist, wie seine Lebenssituation aussieht usw.

Die Verwendung von Wissen im Verstehensprozess kann als *notwendig* und als hilfreich angesehen werden; sie birgt jedoch auch die Gefahr, dass ein Therapeut sein Wissen auf den Klienten anwendet, ohne die Anwendbarkeit auf diesen speziellen Klienten genau überprüft zu haben (vgl. Sachse, 1992c). Um dies zu vermeiden, sind Prozesse der Modellprüfung wesentlich.

Der therapeutische Verstehensprozess muss unbedingt als ein sich abwechselnder Bottom-up/Top-down-Verarbeitungsprozess verstanden werden: Bottom-up bildet ein Therapeut mithilfe eigenen Wissens ein Modell über den Klienten; aus diesem Modell leitet der Therapeut Hypothesen ab, die er dann (Top-down) prüft. So kann ein Therapeut z. B. die Modelleintragung vornehmen, dass ein Klient ein manipulatives Interaktionsspiel im Therapieprozess realisiert. Aus dieser Modellannahme kann der Therapeut die Hypothese ableiten, dass ein Klient mit dieser Interaktionsform auf eine aufdeckende Konfrontation in bestimmter Weise reagieren wird. Der Therapeut kann nun die Hypothese durch diese Intervention testen und aus dem Ergebnis Schlüsse zur Bestätigung oder aber zur Revision des Modells ziehen.

Eine solche Modellprüfung nimmt ein Therapeut im Prozess nicht nur gelegentlich vor, sondern permanent. Ein Klienten-Modell enthält eine Reihe von Annahmen, und ein Therapeut sollte sich fragen:

- Welche Modellannahmen sind belegbar durch Klienten-Information gestützt?
- Wie gut ist die Belegbarkeit/empirische Evidenz der einzelnen Annahmen?
- Welche Modellannahmen sind schlecht belegt oder begründet und müssen daher weiter geprüft werden?
- Wie können diese Annahmen geprüft werden?

5.7 Schlussfolgerungen

Aus den Ausführungen zur Informationsverarbeitung und Modellbildung können folgende Schlussfolgerungen abgeleitet werden:

- Fasst man Psychotherapie als komplexen Prozess auf, der für Therapeuten von großer Bedeutung ist, dann ergeben sich für Therapeuten neue Herausforderungen.
- In solchen Fällen sind Verstehen, Informationsverarbeitung und Modellbildung von großer Bedeutung.
- Therapeuten müssen nun eine sehr hohe Expertise in Verarbeitungsprozessen aufweisen, die sie durch spezifisches Training erwerben müssen.
- Therapeuten müssen nun den ideosynkratischen Bedeutungen von Klienten-Inhalten große Aufmerksamkeit schenken und damit individuelle Modelle und Fallkonzepte bilden.
- Damit erhöht sich die Komplexität der Therapie, dadurch erweitert sich aber auch der Anwendungsraum von Psychotherapie enorm!

6 Die Bedeutung von Expertise des Therapeuten

In diesem Abschnitt befasse ich mich mit den Fragen, was Expertise ist und was sie für einen Psychotherapeuten bedeutet, warum Expertise für einen konstruktiven Therapieprozess, vor allem bei komplexen Therapien, so extrem wichtig ist und inwiefern Expertise notwendig ist, um wissenschaftliches Wissen überhaupt in der Praxis verwenden zu können. Die hohe Bedeutung einer therapeutischen Expertise ist im Text nun schon an vielen Stellen deutlich geworden, und sie wird logischerweise umso relevanter, je komplexer die Therapie ist bzw. je mehr sich ein Therapeut dieser Komplexität stellt (vgl. Sachse, 2006e, 2009a, 2015h).

6.1 Anforderungen an Therapeuten im Prozess der Psychotherapie

Bevor man sich mit der Frage befasst, wie eine Expertise des Therapeuten aussehen kann, sollte man sich sinnvollerweise mit der Frage befassen, welche Anforderungen eine Psychotherapie an einen Therapeuten stellen kann. Die Grundlagen zur Beantwortung dieser Fragen werden in den Kapiteln gelegt, in denen die Heterogenität von Klienten, Prozessen, Interventionen und Therapeuten beschrieben wurden (vgl. Kapitel 2) und in denen die Komplexität therapeutischer Prozesse erörtert wurde (vgl. Kapitel 7 und 8; siehe dazu auch die Ausführungen bei Sachse, 1992a, 2001, 2003, 2016h, 2016k, 2019a).

Fasst man die Analysen zusammen, dann wird deutlich, dass es *prinzipiell zwei hoch komplexe Anforderungen an Therapeuten gibt*.

1. *Anforderungen an die Informationsverarbeitung:* Hier geht es um Verstehen des Klienten, komplexe Verarbeitungsprozesse und Modellbildung. Diese Anforderungen an den Therapeuten sind *hoch komplex:* Der Therapeut muss in Realzeit eine Fülle komplexer, verbaler, paraverbaler und nonverbaler Informationen auf Inhalts-, Bearbeitungs- und Beziehungsebene verarbeiten: Er muss ein Klienten-Modell bilden, prüfen, elaborieren, er muss Entscheidungen treffen, den Effekt seiner Interventionen beurteilen, Strategien planen usw. (siehe Sachse, 2017a).
2. *Anforderungen an die Handlung:* Hier handelt es sich um Aspekte wie Handlungsplanung, Verfolgung von Strategien, Realisation von Interventionen. Ein Therapeut muss Interventionen im Material des Klienten „verankern", Interventionen realisieren, sie in Strategien einbetten, Ziele entwickeln, Strategien stringent verfolgen, flexibel bleiben usw. (siehe Sachse, 1992a).

Analysiert man einen Therapieprozess so, wie es oben dargestellt wurde, dann ergibt sich deutlich, dass Psychotherapie *sehr* hohe Anforderungen an den Therapeuten stellt, die er nur mithilfe einer hohen Expertise bewältigen kann.

6.1.1 Anforderungen an die Informationsverarbeitung

Die Analysen zeigen, dass die *Anforderungen an die Informationsverarbeitung die höchsten Anforderungen im Therapieprozess sind:* Hat ein Therapeut erst einmal ein zutreffendes Modell vom Klienten gebildet und den Klienten aktuell verstanden, sind die therapeutischen Handlungen „vergleichsweise" einfach. Jedoch ist gerade die Modellbildung extrem hoch komplex, *denn sie erfordert die schnelle Verarbeitung hoch komplexer Informationen auf dem Hintergrund sehr gut verfügbaren Wissens*[26].

Im Einzelnen kann man (beispielhaft, ohne Anspruch auf Vollständigkeit!) *Aspekte der notwendigen Informationsverarbeitungsleistungen* unterscheiden:

1. Da die Kommunikation von Therapeut und Klient immer gleichzeitig auf der Inhalts-, Beziehungs- und Bearbeitungsebene stattfindet, sendet ein Klient auch simultan Informationen auf allen drei Ebenen, die für den Therapeuten relevant sein können (vgl. Kapitel 11).
   Daher muss ein Therapeut in der Lage sein, entweder die Informationen der drei Ebenen simultan zu verarbeiten oder er muss in der Lage sein, seine Verarbeitung schnell und flexibel zwischen den Ebenen hin und her zu schalten oder er muss sich dazu entscheiden, sich auf eine Ebene zu konzentrieren, wobei er allerdings die anderen nicht aus dem Blick verlieren darf.
   Ist er dazu nicht in der Lage, entgehen ihm viele potentiell wichtige Informationen: Konzentriert er sich z. B. nur auf Inhalte, dann erkennt er u. U. nicht, dass ein Klient aktuell hoch vermeidet oder dass eine Intervention eine Krise der Beziehung auslöst. Da die Informationen der drei Ebenen eng miteinander „verzahnt" sind (Sachse, 1992a, 2003, 2006a), macht ein Therapeut so sehr leicht schwere Fehler bei der Ausführung von Strategien oder Interventionen, wenn er relevante Informationen auf einer Ebene übersieht.
2. Allein auf der *Inhaltsebene* muss ein Therapeut in der Lage sein, Informationen parallel zu verarbeiten, er muss schnell erkennen, welche Informationen hoch und welche weniger wichtig sind, er muss schnell zwischen relevanten Informationen umzuschalten. Denn ein Therapeut muss z. B.
   - verstehen, welches das zu bearbeitende Problem des Klienten ist; er muss beurteilen, wie das Problem des Klienten definiert ist und ob es ausreichend gut definiert ist;
   - er muss verstehen, ob ein Klient bereit ist, an dem Problem zu arbeiten oder ob der Klient andere Ziele hat (z. B. Stabilisierung seines Zustandes);
   - er muss verstehen, welches die relevanten *„Spuren"* sind, denen er folgen kann und sollte, um zu relevanten Schemata zu gelangen;
   - *er muss relativ schnell zwischen relevanten und irrelevanten Informationen unterscheiden,* um schnell relevanten Spuren zu folgen, sich nicht ablenken oder verwirren zu lassen;

- durch das Verfolgen relevanter Spuren und das Ausblenden irrelevanter Informationen muss der Therapeut dafür sorgen, dass sein Arbeitsspeicher immer funktionsfähig bleibt, niemals überfordert oder mit irrelevanten Informationen „verstopft" ist;
- der Therapeut muss verstehen, was ein Klient jeweils aktuell *meint* und welche Informationen der Klient im Fokus hat, um seine Interventionen daran „verankern" zu können und auch, um dem Klienten signalisieren zu können, dass er den Klienten versteht;
- er muss verstehen, welche Implikationen der Klient jeweils „mit-meint", aber nicht explizit sagt, damit er weiß, welche Explikationen er machen kann und sollte; dies erfordert allein schon vom Therapeuten eine hohe Leistung: Denn der Therapeut muss das Gemeinte genau verstehen, muss Schlussfolgerungen daraus ziehen *und* prüfen, ob diese auf dem Hintergrund seines Wissens über den Klienten *belegbar* sind!
- er muss verstehen, auf welchem Bearbeitungsniveau sich der Klient aktuell befindet, um zu wissen, welches Bearbeitungsniveau er als nächstes anregen sollte;
- er muss aber nicht nur im synthetischen Modus verarbeiten (verstehen, was zu verstehen ist), sondern auch im analytischen Modus: Er muss verstehen, was er noch nicht weiß, noch nicht (ausreichend) versteht, um zu wissen, welchen Fragestellungen er im Therapieprozess folgen sollte: Denn ohne solche Fragestellungen „sitzt er im Therapieprozess fest";
- ein Therapeut muss aktuell erkennen, ob und welche Emotionen und Affekte ein Klient zeigt und muss diese verstehen, d.h. er muss die *Bedeutung* der Affekte und Emotionen rekonstruieren (vgl. Sachse, 2014d, 2014e, 2014f, 2018c; Sachse & Langens, 2014a, 2014b, 2014c).

3. Der Therapeut muss ein Klienten-Modell bilden, fortlaufend erweitern, prüfen, revidieren usw.
   Im Einzelnen muss ein Therapeut:
   - *Von Beginn der Therapie an* ein *Modell über den Klienten bilden:* Dieses Modell muss „Eintragungen" über Inhalte, Bearbeitungen des Klienten und über Beziehungsaspekte enthalten. Der Therapeut bildet das Modell, indem er die einlaufenden Informationen auf der Basis seines psychologischen und psychotherapeutischen Wissens verarbeitet und daraus ein integriertes und in sich schlüssiges Bild über den Klienten bildet;
   - der Therapeut muss aber nicht nur ein Modell über die grundlegenden Klienten-Aspekte bilden, also z.B. darüber, welches prinzipiell die relevanten Inhalte sind, wie der Klient im Allgemeinen seine Probleme bearbeitet oder wie der Klient generell die Beziehung zum Therapeuten gestaltet; der Therapeut muss auch ein Modell davon haben, was auf der Mikro-Ebene von Therapie im „Hier und Jetzt" des Prozesses passiert (ein „Situationsmodell" bilden): Denn gerade von dem augenblicklichen Zustand des Klienten ist es in hohem Maße abhängig, welche Interventionen der Klient aktuell realisieren kann;
   - um Modelle zu bilden muss ein Therapeut komplexe Informationen aus sehr unterschiedlichen Bereichen integrieren, die z.T. auch nur implizit verfügbar sind; und die Verbindungen zwischen den Informationen sind auch weder explizit

noch naheliegend: Daher muss ein Therapeut in der Lage sein, in einem intuitiv-holistischen (und nicht nur in einem analytisch-sequentiellen) Verarbeitungsmodus arbeiten zu können: In einem sequentiellen Modus kann er die unterschiedlichen Informationen gar nicht integrieren!

4. Der Therapeut muss die vom Klienten einlaufende Information schnell verarbeiten, genauso schnell, wie der Klient sie liefert *und* er muss daraus auch noch Schlüsse ziehen.
   Ein Therapeut muss also:
   - Der Therapeut muss alle Informationsverarbeitungen *in Realzeit* vollziehen, also genau so schnell, wie der Klient spricht: Denn nur dann kann er schnell genug sein, seine Interventionen an den richtigen Stellen zu platzieren! Dies setzt aber eine schnelle Verarbeitung voraus; es setzt voraus, dass der Klient über sehr gut verfügbares, schnell abrufbares Wissen verfügt und dass er Schlüsse sehr schnell ziehen kann. Zentral ist also eine *hohe Verarbeitungsgeschwindigkeit!*
5. Ein Therapeut muss aber auch auf der *Beziehungsebene* Informationen verarbeiten, denn von der Einschätzung der Qualität der Therapeut-Klient-Beziehung sowie von der Einschätzung des Beziehungsverhaltens von Klienten hängen wichtige therapeutische Entscheidungen ab (z. B. das Ausmaß, in dem ein Therapeut einen Klienten konfrontieren kann). Der Therapeut
   - muss *verstehen,* wie sich seine aktuelle Beziehungsgestaltung auf das Vertrauen des Klienten zu ihm, d. h. auf seinen prinzipiellen und aktuellen *Beziehungskredit,* auswirkt: Denn davon ist abhängig, ob der Therapeut sein Beziehungsverhalten verändern muss, ob er sich konfrontative Interventionen „leisten" kann usw. Dies kann ein Therapeut vor allem aber an „indirekten" Indikatoren ablesen: An nonverbalen oder paraverbalen Signalen des Klienten, daran, wie der Klient mit Interventionen umgeht usw. Dieses Verstehen ist damit allein schon eine hoch komplexe Interaktionsaufgabe!
   - muss verstehen, wie ein Klient jeweils *seine Beziehung zum Therapeuten gestaltet:* Zeigt der Klient intransparente, manipulative Interaktionsmuster, auf die der Therapeut mit speziellen Strategien reagieren sollte? Wird im Interaktionsverhalten des Klienten ein Problem des Klienten deutlich, das er außerhalb der Therapie hat? Auch diese Information ist meist implizit: Klienten manipulieren eher indirekt, verdeckt, sodass auch hier ein Therapeut aufgrund seines Wissens Schlüsse aus komplexer Information ziehen muss.
   - muss sehen, dass er die Informationen über die Beziehungsebene *parallel* zu den Informationen über die Inhaltsebene verarbeiten muss und zwar *ebenfalls in Realzeit!* Und damit muss er in der Lage sein, viele *unterschiedliche* Informationsebenen zu integrieren. Dabei ist wiederum hilfreich, wenn ein Therapeut in einem holistischen Modus operieren kann.
6. Ein Therapeut muss auch erkennen und verstehen, wie ein Klient jeweils aktuell (und prinzipiell) seine Probleme *bearbeitet,* denn daraus leitet der Therapeut u. U. spezielle therapeutische Strategien ab. Die fortwährende Analyse der Klienten-Bearbeitung ist sogar besonders wesentlich: Denn nur, wenn der Klient diese Ebene „überwacht", kann er erkennen, wann er mit seinen Interventionen an „der Kante des Möglichen" angekommen ist und infolgedessen weiß, was er nun tun muss. Ent-

geht Therapeuten Information auf der Bearbeitungsebene, können sie sehr schwerwiegende Fehler bei Strategien und Interventionen machen!

Der Therapeut muss verstehen,

- ob der Klient auf das Bearbeitungsangebot seiner Intervention positiv reagiert, ob er dieses ausführt oder nicht; falls nicht muss der Therapeut versuchen, die Gründe dafür zu verstehen, warum der Klient dieses nicht umsetzt und muss entsprechende Interventionen einleiten. Nur so kann der Therapeut aber „straight an einem Thema" und „straight an einem Klärungsprozess" bleiben und nur dadurch kann er die Klärung des Klienten optimal fördern!
- ob der Klient aktuell eine Auseinandersetzung mit Inhalten vermeidet, d.h. ob der Klient aktuelle Indikatoren der Vermeidung zeigt; die informiert den Therapeuten darüber, dass er an der „Kante des Möglichen" angekommen ist und darüber, wie er nun damit umzugehen hat. Der Therapeut muss auch erkennen, *welche* Vermeidungsstrategien der Klient anwendet, damit er geeignete Gegen-Interventionen realisieren kann.
- ob der Klient ein *sehr hohes Ausmaß an Vermeidung* aufweist und deshalb eine „Bearbeitung der Bearbeitung" erforderlich ist und der Therapeut muss wiederum verstehen, *welche* Vermeidungsstrategien der Klient anwendet, um angemessen darauf reagieren zu können.

6.1.2 Anforderungen an die Handlung

Auch auf der Handlungsebene stellt Psychotherapie hohe Anforderungen an den Therapeuten.

1. Ein Therapeut muss aus seinem Modell über den Klienten und aus seinem Wissen (vor allem: Änderungswissen) langfristige und kurzfristige Prozessziele definieren, die er durch Strategien und Interventionen verfolgen will. Dazu muss ein Therapeut aber beurteilen, ob er bereits genug *valide* Information vom Klienten erhalten hat, um bereits sinnvolle Ziele entwickeln zu können (vgl. Püschel, 2006; Sachse, 2006a).
2. Der Therapeut muss aus seinem Klientenmodell und aus seinem Wissen therapeutische Strategien ableiten, mit deren Hilfe er die Ziele effektiv erreichen kann. Dabei ist es hilfreich, wenn ein Therapeut nicht nur *eine lineare Strategie* entwickelt, die sofort in Schwierigkeiten gerät, sobald sich die Voraussetzungen dafür im Therapieprozess ändern, sondern wenn ein Therapeut komplexe, verzweigte Strategien entwickelt, und wenn die Strategien Angaben darüber enthalten, was zu tun ist, wenn Prozessschwierigkeiten auftreten. Damit überblickt ein Therapeut dann weite Handlungsräume, kann sehr flexibel auf Probleme reagieren und kann sich auch hoch souverän dem Klienten gegenüber verhalten.
3. Der Therapeut muss im Hinblick auf längerfristige Ziele aus dem Verstehen aktueller Inhalte und aktueller Bearbeitungen des Klienten Interventionen realisieren, die der Klient verstehen und umsetzen kann und die in der Lage sind, den Bearbeitungsstand des Klienten effektiv zu fördern. Dabei muss der Therapeut die Interventionen immer so realisieren, dass der Klient sie leicht verstehen und umsetzen kann.

4. Der Therapeut muss unter Beibehaltung strategischer Ziele in der Lage sein, flexibel auf Probleme auf der Mikro-Ebene von Therapie zu reagieren: Zeigt ein Klient aktuell Vermeidung, muss ein Therapeut jetzt aktuell damit konstruktiv umgehen können; wird durch eine Intervention ein hoch affektives Schema aktiviert und der Klient gerät in einen hoch affektiven Zustand, dann muss der Therapeut diesen handhaben können.
5. Therapeuten müssen in der Lage sein, *schwierige Interaktionssituationen von Klienten erfolgreich zu handhaben:* Traurigkeit, Wut, Kritik am Therapeuten, aber auch interaktionelle Tests, Manipulationsversuche usw. Zur Bewältigung dieser Situationen müssen sie Kompetenzen aufweisen, die ihnen im Bedarfsfall zur Verfügung stehen.

6.2 Therapeuten benötigen Expertise, um die Anforderungen der Therapie zu bewältigen

Betrachtet man die sehr hohen Anforderungen, die Psychotherapie an einen Therapeuten stellt, dann wird sofort erkennbar, dass ein Therapeut, um diese Anforderungen auch nur ansatzweise erfüllen zu können, auf der Expertise-Seite über ein sehr hohes Ausmaß an Fähigkeiten und Fertigkeiten verfügen muss. Es ist deutlich, dass Therapeuten die Anforderungen nur dann effektiv bewältigen werden können, wenn sie z. B.

- Informationen *schnell* verarbeiten können;
- Informationen *effektiv* verarbeiten können, also schnell relevante von irrelevanten Informationen unterscheiden können;
- *schnell relevantes Wissen aktivieren* und auf aktuelle Klienten-Informationen beziehen können;
- *schnell relevante Spuren erkennen* und verfolgen können;
- *effektive Modelle* (mithilfe relevanten Wissens) über den Klienten *bilden* können;
- in der Lage sind, Klienten gut zu verstehen, und zwar was Inhalte, Bearbeitung und Beziehung betrifft;
- in der Lage sind, Informationen parallel und automatisiert zu verarbeiten;
- in der Lage sind, in einem wissensbasierten, intuitiv-holistischen Modus zu verarbeiten;
- über sehr gute, gut verfügbare Handlungsstrategien verfügen,
- die sie sowohl stringent verfolgen als auch flexibel variieren können.

Wie wir sehen werden, benötigen Therapeuten dazu genau die Fähigkeiten, die psychologisch einen *Experten* auszeichnen. Anfänger (Novizen) oder Therapeuten, die in solchen Prozessen nicht speziell geschult sind oder die keine solche Expertise erworben haben (unabhängig davon, wie lange sie schon therapeutisch arbeiten), verfügen jedoch (was natürlich nicht verwunderlich ist) über diese Fähigkeiten, meiner Ausbildungs- und Supervisionserfahrung nach, so gut wie gar nicht.

Novizen (Personen, die noch nicht über eine hohe Expertise verfügen)

- können nur relativ schwer erkennen, welche Information relevant ist und welche nicht, sie halten im Therapieprozess sehr oft Informationen für relevant, die sich aber als bedeutungslos herausstellen;
- lassen sich oft durch irrelevante Spuren in die Irre führen;
- überlasten sehr oft ihren Arbeitsspeicher durch irrelevante Informationen, indem sie versuchen, „alle" Informationen zu verarbeiten, sich nicht trauen, Informationen zu selektieren, und indem sie einfach nicht erkennen, welche Information wirklich relevant ist;
- können sich nur auf einen Aspekt konzentrieren: Entweder auf *einen* Inhaltsaspekt *oder* auf *einen* Bearbeitungsaspekt oder auf *einen* Beziehungsaspekt. Damit übersehen sie aber sehr viele sehr relevante Information;
- können nur linear, sequenziell-analytisch, aber nur wenig intuitiv-holistisch verarbeiten – oder sie produzieren (wenn sie es dennoch versuchen) „wilde Spekulationen", die nichts mit den Daten zu tun haben (da ihre Intuition nicht wissensbasiert ist);
- können Klienten-Modelle nur langsam entwickeln, und wenn sie dies tun, sind die Modelle nicht gut strukturiert;
- können nur schwer zwischen einem synthetischen und einem analytischen Modus hin- und herschalten: Daher gibt es Situationen, in denen sie zwar den Klienten verstehen, aber nicht wissen, welcher Fragestellung sie nun folgen sollen;
- verstehen den Klienten oft nur oberflächlich: Sie haben extrem große Schwierigkeiten, die Implikation einer Annahme zu erkennen, oder sie sind nicht in der Lage, aus Daten Schlussfolgerungen zu ziehen; daher sind sie auch kaum in der Lage, Explizierungen zu realisieren;
- können oft nicht einmal zwischen belegbaren Schlussfolgerungen und nicht-belegbaren Spekulationen unterscheiden; sie glauben manchmal sogar, die Tatsache, dass sie eine Idee haben, belege bereits deren Validität;
- haben Schwierigkeiten, Hypothesen zu bilden;
- haben Schwierigkeiten, diese „in der Schwebe zu halten" und sie kritisch zu überprüfen; sie sind meist bei der Bildung von Hypothesen nicht mehr sensibel für widersprechende Daten und „kleben" daher oft viel zu lange an falschen Hypothesen;
- können sehr oft keine Verbindung herstellen zwischen der theoretischen Definition eines Phänomens und den Indikatoren, an denen sich das Phänomen tatsächlich in der Realität zeigt: Sie wissen z. B., wie eine Störung im DSM definiert ist, und sie sehen, was der Klient tatsächlich sagt und tut, aber sie erkennen nicht, dass sich die theoretischen Aussagen auf die Daten beziehen lassen, da die Daten nicht genauso „daherkommen" wie die theoretischen Definitionen! Dies ist meiner Erfahrung nach ein besonders gravierendes Problem von Novizen, das auch sehr deutlich zeigt, dass theoretisches Wissen ohne konkrete Übung und Anwendung in der Praxis allein gar nichts nützt!
- sie sind nur in der Lage, einer Strategie zu folgen, haben aber große Schwierigkeiten, auf der Mikro-Ebene flexibel auf aktuelle Probleme zu reagieren; aktuell auftretende Probleme wirken eher „verwirrend", „störend", „irritierend" und machen die Therapeuten oft hilflos; „verzweigte Strategien" kommen im Handlungsreper-

toire der Novizen nicht vor; Anfänger können höchstens „einen Zug" vorausdenken, längere Sequenzen können sie aber nicht mehr antizipieren;

- sie können gar nicht mit schwierigen Interaktionssituationen umgehen und reagieren darauf meist hilflos, chaotisch oder auch verärgert; bereits einfache Aufgaben (wie den Klienten „Psychotherapie zu erklären"), überfordern sie oft hoffnungslos.

6.3 Definition von Expertise

Ganz allgemein definiert ist „Expertise" ein bestimmter psychischer Zustand einer Person, der sich durch besonderes Wissen, besondere Fähigkeiten und Fertigkeiten, besondere Kompetenzen auszeichnet und der die Person in die Lage versetzt, Aufgaben und Probleme in einem bestimmten Leistungsbereich, in einer speziellen „Leistungs-Domäne" besonders schnell, besonders sicher und besonders effektiv auszuüben.

„Expertise" definiert sich damit durch besondere *Kompetenzen in bestimmten Tätigkeitsfeldern,* aufgrund derer die Personen, die eine solche Expertise aufweisen, besonders effektiv Informationen verarbeiten, besonders effektiv relevantes Wissen abrufen und verwenden und besonders effektiv handeln können. Walter Kintsch hat (auf einer Tagung über therapeutische Informationsverarbeitung in Grindelwald bei Franz Casper) Expertise knapp operational definiert: „An expert is a person who does the right things at the right time. But it takes 10 years of hard training to become an expert."

Ericsson (2006a, S. 3) definiert: „Expertise then refers to the characteristics, skills, and knowledge that distinguish experts from novices and less experienced people." Die Fähigkeiten und Fertigkeiten, die Experten auszeichnen und die sie von Anfängern („Novizen") unterscheiden, sind in sehr vielen Studien untersucht worden, wodurch es inzwischen eine sehr umfassende Forschungsliteratur gibt[27].

Ergebnisse der Expertise-Forschung (s.o.) zeigen, dass eine Person viel *Zeit* benötigt, um eine Expertise aufbauen zu können; je nach Komplexität der Domäne, in der der Experte ein Experte ist, dauert es 5–15 Jahre, bis eine Person ein so hohes Kompetenz-Niveau erreichen kann, dass sie als Experte gelten kann.

Expertise entsteht aber nicht allein durch Zeit: *Die reine Verweildauer einer Person in einer bestimmten Domäne macht eine Person noch nicht zu einem Experten.* Es ist auch nicht so, dass man „Erfahrungen machen" muss, man muss Erfahrungen *auswerten und systematisch nutzen.* Daher geht es nicht darum, „Erfahrungen zu sammeln" (Erfahrungen sind keine Pilze!), sondern Erfahrungen zu reflektieren, Schlüsse zu ziehen, daraus zu lernen!

Um ein Experte zu werden, muss die Person *die Zeit konstruktiv nutzen* (vgl. Ericsson, 2006b; Ericsson et al., 1993; Koubek & Salvendy, 1991; Sonnentag, 1995, 1998; Turley & Bierman, 1995). Sie muss gezielt relevantes Wissen erwerben, sie muss Wissen immer wieder und wieder im Handeln anwenden; sie muss zu ihrem Handeln Feedback einholen und sich mit diesem Feedback auseinandersetzen; sie muss immer wieder ihr Handeln und ihre Handlungsergebnisse reflektieren (Hoffman & Lintern, 2006; Proctor & Vu, 2006). Die Person muss somit Handeln → Handeln reflektieren → Schlüsse ziehen → Schlüsse mit Wissen verbinden → Wissen mit Handeln verbinden → erneut Handeln → Handeln reflektieren → usw. usw. usw.

Ein absolut entscheidendes Merkmal zur Erlangung von Expertise ist damit *Training:* Wissen muss praktisch angewandt werden; Handeln und Wissen müssen ständig verbunden werden; das Wissen muss nach Handlungsrelevanz organisiert werden; das Handeln muss ständig auf der Grundlage des Wissens reflektiert werden. Weder unreflektiertes, routinemäßiges Handeln allein *noch reine Theoriekenntnisse ohne gezielte Anwendungen schaffen Expertise* (Ericsson, 2006a, 2006b).

Daher ist es auch nicht völlig angemessen, Expertise als „Zeit, die die Person in einer Domäne verbracht hat" zu operationalisieren (wie dies in einigen Studien aber geschieht!): Nur wenn die Person diese Zeit angemessen genutzt hat, hat sie mit hoher Wahrscheinlichkeit auch eine hohe Expertise erlangt; hat sie die Zeit aber nur „abgesessen", dann hat sie gar keine Expertise erlangt! Tatsächlich zeigt sich, dass bei Personen, die nicht mehr weiterhin eine „reflektierte Praxis" betreiben, die Expertise mit der Zeit *abnehmen* kann (Vollmer, Spada, Caspar & Burri, 2013).

Dabei muss man *sehr lange trainieren,* um ein Experte zu werden: Simon und Chase (1973) meinen, dass man z. B. 10000 Stunden Training braucht, um ein Schach-Meister zu werden; in anderen Domänen (vgl. Norman et al., 2006) schätzt man, dass man 5–15, im Schnitt 10 Jahre benötigt, um durch ständiges Training zu einem Experten zu werden (Ericsson, 2006b).

Um ein hohes Ausmaß an Expertise zu entwickeln, sind folgende Faktoren wesentlich:

1. Die Person muss die notwendigen theoretischen Kenntnisse erwerben, und zwar genau *die,* die für die Ausführung der relevanten Tätigkeiten auch *relevant* sind (Ericsson, 2006b). *Die Aneignung irrelevanten Wissens steigert die Expertise in keiner Weise.*
2. Die Person muss in der Lage sein, *praktisch zu üben,* Feedback erhalten, ihr Handeln reflektieren und so ihr Wissen und ihre Kompetenzen kontinuierlich verbessern (Ericsson, 2006b). *Training, Feedback und Reflexion sind die entscheidenden Elemente zum Aufbau von Expertise!*
3. Die Person muss gute kognitive und intellektuelle Fähigkeiten mitbringen, die sie befähigen, überhaupt das lernen zu können, was sie als Experte lernen muss (Ericsson, 2006b). Fehlen ihr solche Voraussetzungen, erweist sich auch Training nicht als hilfreich.
4. Die Person muss hoch motiviert sein zu üben, zu reflektieren und ihre Kompetenz immer weiter zu verbessern (Zimmerman, 2006). Auch Lernmotivation ist entscheidend: Ohne die Motivation, die eigenen Fähigkeiten zu verbessern und ohne die Bereitschaft, ein hohes Maß an Anstrengung in diese Verbesserung zu investieren, bildet sich keine Expertise aus!
5. Die Person muss über gute selbstregulatorische Fähigkeiten verfügen (Zimmerman, 2006), z. B. Fähigkeiten zur Selbstdisziplin, zum Self-Monitoring, zur Selbstreflexion, zur Selbstmotivierung, zur Abschirmung von Intentionen usw. (vgl. Kuhl, 2001).
6. Die Person muss frei sein von persönlichen Blockaden und Hindernissen, die der Entwicklung von Kompetenzen im Wege stehen, die z. B. die Aufnahme von Feedback und die Reflexion eigener Probleme beeinträchtigen (Zimmerman, 2006). Damit ist es ein Teil der *Entwicklung von Expertise,* wenn Personen diejenigen persönlichen Blockaden, die sie in ihrer Entwicklung behindern, bearbeiten und beseitigen!

6.3.1 Expertise erfordert spezifisches Training

Die Forschung macht auch deutlich: Damit ein Experte eine spezifische Fertigkeit X in einem hohen Ausmaß haben kann, *muss er genau diese spezifische Fähigkeit X speziell trainiert haben!* Kommt diese Anforderung aber in seinem Arbeitsbereich nicht vor, ist sie nie speziell trainiert worden, dann ist auch gar nicht damit zu rechnen, dass die betreffende Person über diese spezifische Fähigkeit X verfügen kann!

Leitet man z. B. Therapeuten nicht an, spezielle Informationsverarbeitungen anzuwenden, und üben sie sie in ihrer Tätigkeit auch nicht, dann verfügen sie auch nach 10 Jahren Praxis noch nicht über diese Fertigkeit. Fertigkeiten entwickeln sich nicht von selbst; Fertigkeiten entwickeln sich auch nie ohne spezifisches Training. Personen, die nur theoretisch geschult werden, entwickeln die entsprechende praktische Umsetzung auch nicht „von selbst“: Was sie nicht trainieren, können sie auch nicht können! Experten können immer nur über die Kompetenzen verfügen, die ihnen vermittelt worden sind und die sie speziell in ihrer Tätigkeit trainiert haben.

Ein Experte kann man nach dem bisher Gesagten logischerweise auch nur in dem Bereich sein und werden, in dem man lange und hart trainiert: *In diesem Bereich wird die Person dann eine hohe Expertise aufweisen;* in Bereichen, die sie nicht trainiert hat, wird sie dagegen keine Expertise aufweisen (Ericsson & Lehmann, 1996; Gobet & Simon, 1996; Shanteau, 1992).

Natürlich kann eine Person, die eine Expertise im Bereich X aufgebaut hat, Teile dieser Expertise im Bereich Y nutzen, wenn X und Y Ähnlichkeiten oder Überschneidungen aufweisen. Je geringer dieser Überschneidungsbereich allerdings ist, desto weniger nützt einer Person, die in X erworbene Expertise für Y.

6.3.2 Die Relevanz von Expertise hängt von der Anforderung ab

Nach dem Gesagten sollte es vollkommen einleuchtend sein, dass Expertise immer dann relevant ist, wenn die Anforderungen einer Aufgabe Expertise erfordern.

> Das bedeutet: *Je schwieriger und komplexer eine Aufgabe ist, desto relevanter wird Expertise!* Sehr schwierige Aufgaben können *nur noch von Experten* bewältigt werden. Bei leichten Aufgaben spielt Expertise logischerweise eine untergeordnete Rolle: Lego-Häuser können auch Kinder bauen, erdbebensichere Hochhäuser kaum.

Man sollte wohl erwarten, dass französische Spitzenköche in der Domäne „kochen“ Experten sind: Sie, so muss man erwarten, können Menüs zubereiten, die besonders exzellent sind. D.h. man kann erwarten, dass ihr „Output“, ihr Leistungsergebnis (hier: das fertige Menü) aufgrund ihrer Kompetenzen sehr gut sein wird. Ob sie sich in ihrem „Output“, ihrem Leistungsergebnis, aber von Novizen oder Personen mit deutlich geringerer Expertise unterscheiden, *hängt wesentlich von der Aufgabe ab,* die Novizen und Experten gestellt wird.

Gibt man durchschnittlichen Hausfrauen oder Hausmännern und Spitzenköchen z.B. die Aufgabe, Spiegeleier zu braten, also eine sehr leichte Aufgabe, *dann ist nicht zu erwarten, dass sich die beiden Gruppen unterscheiden:* Die Aufgabe ist so leicht, dass auch die Gruppe mit niedriger Expertise sie ohne Weiteres bewältigen kann. U.U. kann man sogar annehmen, dass Hausfrauen oder Hausmänner, die öfter Spiegeleier zubereiten als Spitzenköche, die Aufgabe sogar besser lösen. D.h. die Ergebnisse kehren sich u.U. sogar um! Besteht die Aufgabe jedoch darin, ein 6-Gänge-Menü auf höchstem Niveau zuzubereiten, dann werden die Spitzenköche ohne Frage siegen: *Denn bei komplexen Aufgaben wirkt sich die höhere Expertise deutlich aus!*

So ist es auch nicht verwunderlich, dass Anfänger-Therapeuten und Experten sich bei der Therapie von durchschnittlich gestörten College-Studenten, bei Angst-Patienten oder bei der Durchführung manualisierter Therapien nicht signifikant unterscheiden können: *Bei derart leichten Aufgaben kann sich höhere Expertise gar nicht auswirken!* (Daraus zu schließen, die Annahme, Expertise sei wesentlich für Psychotherapie, sei „ein Kartenhaus", ist sowohl logisch als auch psychologisch nicht haltbar.)

Man muss jedoch ohne Weiteres erwarten, dass sich Novizen und Experten-Therapeuten *dann* in ihrem Ergebnis hoch signifikant unterscheiden, wenn es um die Bewältigung schwieriger Interaktionssituationen im Therapieprozess geht oder um die Therapie mit wirklich schwierigen Klienten, z.B. von Klienten mit deutlichen Persönlichkeitsstörungen!

Wahrscheinlich kann ein Novize eine manualisierte Angsttherapie sogar besser durchführen als ein Experte, schon deshalb, weil der Experte stark versucht ist, sich nicht an das Manual zu halten, und damit die spezifische Effektivität dieses Manuals für die Reduktion dieser spezifischen Symptome reduziert! Geht es aber um hoch komplexe Therapiesituationen, bei denen kein Manual mehr hilft, wird sich die Expertise der Experten auswirken: Sie werden Novizen schlicht „abhängen"! Viele Untersuchungen, die Novizen und Experten vergleichen, machen aber systematische Fehler, z.B.:

- Sie stellen nicht wirklich sicher, dass „Experten" auch wirklich *Experten* sind, indem sie z.B. Expertise über Verweilzeit definieren.
- Sie geben den Untersuchten deutlich zu einfache Aufgaben, um den Unterschied überhaupt erfassen zu können.
- Und sie operationalisieren „Expertise" nicht gut, denn hier geht es um spezifische Fähigkeiten, die nur schwer zu operationalisieen und zu messen sind. Manchmal kommt es auch zu zirkulären Definitionen, wenn man einerseits den Output von Experten misst, andererseits Experten aber durch diesen Output definiert. Dies ist wenig hilfreich.

Daher ist meines Erachtens ein hohes Ausmaß an Skepsis allen Studien gegenüber angebracht, die keine Unterschiede zwischen Experten und Novizen finden!

6.3.3 Expertise zeigt sich in Kompetenzen deutlicher als in Ergebnissen

Hohe Expertise *zeigt sich in hohen Kompetenzen:* In schneller und sicherer Informationsverarbeitung, sicherer Handlung usw. Ob sich diese Expertise aber hoch im *Leistungsergebnis* niederschlägt, hängt davon ab, *ob dieses Leistungsergebnis nur oder in sehr hohem Maße von dieser Kompetenz abhängig ist oder ob es noch in hohem Maße von anderen Faktoren beeinflusst wird* (Ericsson, 1996, 2002; Ericsson & Smith, 1991a, 1991b), also von Bedingungen, die die Personen gar nicht oder nur zeitweise unter Kontrolle haben. Solche Bedingungen sind in komplexen Handlungsfeldern leider relativ häufig.

Hohe Expertise im Schach korreliert extrem hoch mit dem Schach-Ergebnis: Denn das Ergebnis des Spiels ist ausschließlich vom Kompetenz-Niveau der beiden Spieler abhängig. In diesem Fall gibt es damit einen sehr hohen Zusammenhang zwischen Expertise und „Output".

Ob ein Pilot aber eine brisante Flugsituation meistert, hängt dagegen nur z. T. von seiner Expertise ab: Es hängt in hohem Maße davon ab, ob die Technik richtig funktioniert, ob andere Maschinen im Spiel sind, wie das Wetter ist usw. In diesem Fall kann es ohne Weiteres sein, dass auch Piloten mit sehr hoher Expertise eine kritische Situation nicht in den Griff bekommen. Die Korrelation zwischen Expertise und Output ist damit deutlich geringer als beim Schach, und sie *muss* logischerweise deutlich geringer sein!

Daher muss man logischerweise ganz allgemein sagen: *Die Korrelation zwischen Expertise und Leistungsergebnis wird umso stärker reduziert, je mehr dieses Ergebnis noch von anderen Faktoren abhängig ist, die nicht unter der Kontrolle des Experten liegen.*

Somit ist es auch in keiner Weise verwunderlich, dass es außer in hoch artifiziellen Kontexten kaum Kontexte gibt, in denen es sehr hohe Korrelationen zwischen Expertise und Outcome gibt: *Dies bedeutet aber logischerweise* ***nicht*** *(in gar keiner Weise!), dass Expertise irrelevant ist!* Denn wenn viele Faktoren den Outcome beeinträchtigen, dann wäre er ohne hohe Expertise der handelnden Person noch deutlich niedriger!

Bedauerlicherweise liegt eine solche Situation auch im Bereich Psychotherapie vor: Ob eine Therapie erfolgreich ist, *hängt außer von der Expertise des Therapeuten noch von anderen Faktoren ab, wie von der Änderungsmotivation des Klienten, davon, ob der Klient durch Symptome Gewinne hat, davon, ob das soziale Umfeld die Therapie sabotiert usw.* Damit kann im Bereich Psychotherapie die Korrelation zwischen der Kompetenz des Therapeuten und dem „Output", dem „Erfolg der Therapie" reduziert sein. Es sollte aber eine Korrelation geben; Expertise des Therapeuten sollte sich auswirken, und zwar besonders bei schwierigen Klienten.

6.4 Was zeichnet Experten aus?

Aus Ergebnissen zu psychologischer Expertise[28] kann man eine Reihe von Schlussfolgerungen ziehen, die auch für Psychotherapeuten als Experten relevant sind. Diese Schlussfolgerungen beziehen sich darauf, in welchen Fähigkeiten und Fertigkeiten sich

Personen mit einer hohen Expertise (= Experten) von Personen mit einer niedrigen Expertise (= Novizen oder Personen mit geringem Trainingsstand) unterscheiden.

1. Experten weisen einen deutlich höheren Wissens- und Kenntnisstand (in ihrer jeweiligen Domäne!, vgl. Shanteau, 1992) auf als Novizen: Die reine „Quantität" der Wissensbestände ist höher.
2. Der Wissensbestand von Experten bezieht sich dabei auf *handlungsrelevantes* Wissen: Anders als Novizen weisen Experten kaum Wissen auf, das *nicht* handlungsrelevant ist. Novizen weisen dagegen in hohem Maße Wissen auf, das für ihre spezifischen Problemlösungen und Handlungen wenig Relevanz aufweist („Buchwissen" statt „Anwendungswissen").
3. Das (domänen-spezifische) Wissen von Experten ist *deutlich besser strukturiert* und organisiert als das von Novizen: Wissensbestände sind deutlich stärker vernetzt, stärker differenziert, besser in sinnvolle Untereinheiten organisiert, deutlich stärker nach Kriterien der *Relevanz* geordnet.
4. Das Wissen der Experten ist auch eher prototypisch organisiert; *es ist danach organisiert, wie es zur Lösung von Problemen tatsächlich gebraucht wird; es ist nach Relevanz-Kriterien organisiert*. Experten organisieren ihr Wissen daher nicht mehr so wie Theorie-Lehrbücher; die Wissensstrukturen von Novizen sind hingegen oft wie im Lehrbuch organisiert.
5. Experten weisen auch mehr *met-kognitives Wissen* auf als Novizen: Sie haben „Wissen über ihr Wissen", sie weisen Repräsentationen über ihre Wissensstrukturen auf. Experten weisen auch mehr generelles Wissen darüber auf, wie man *generell* an Probleme herangeht, sie weisen auch einen höheren Bestand an *prozeduralem Wissen* auf als Novizen.
6. Experten weisen, anders als Novizen, Wissen darüber auf, *wie sich theoretisch beschriebene Phänomene tatsächlich in der Praxis manifestieren;* sie haben spezifisches *Wissen zur „Übersetzung" von praktisch auftretenden Problemen in theoretische Konzepte,* sodass sie aufgrund praktisch auftretender Probleme auch tatsächlich relevantes theoretisches Wissen aktivieren können.
   Novizen haben dagegen oft Schwierigkeiten, praktische Probleme und theoretisches Wissen zu „verknüpfen": Sie erkennen so die Relevanz von (vorhandenem) Wissen für Probleme oft nicht. Das Wissen der Experten ist hingegen stark anwendungsorientiert.
7. Experten sind in der Lage, in sehr viel höherem Maße *Muster* oder komplexe Organisationen von Informationen wahrzunehmen, während die Wahrnehmung von Novizen eher „partialistisch" ist.
8. Experten erkennen in neuen Problemsituationen relevante Informationen sehr viel schneller als Novizen: *Sie können schnell relevante von irrelevanten Informationen unterscheiden.* Sie sind in der Lage, den relevanten Informationen zu folgen und die weniger relevanten Informationen auszublenden, wodurch sie die vorhandene Arbeitskapazität besser nutzen können. Sie folgen damit auch von Beginn des Problemlösungsprozesses an „relevanteren Spuren" und gelangen somit schneller und sicherer zu funktionalen Lösungen. Novizen überlasten oft ihren Arbeitsspeicher mit irrelevanten Informationen, „folgen falschen Spuren" und „verlaufen" sich so im Lösungsprozess.

Nach meiner Therapie- und Supervisionserfahrung ist dies für den Bereich Psychotherapie der *relevanteste Einzelfaktor:* Schnelles Erfassen relevanter Information führt zu relevanten, aber dennoch gut „kognitiv handhabbaren" Klienten-Modellen!

9. Experten sind in der Lage, komplexe Probleme durch eine Reduktion auf wesentliche Aspekte deutlich zu *vereinfachen* und damit deutlich handhabbarer und übersichtlicher zu machen: Sie „verdichten" komplexe Informationen auf „zentrale Kerne".
10. Experten bilden in neuen Problemsituationen deutlich schneller Hypothesen als Novizen. Die Hypothesen der Experten sind von Anfang an valider und relevanter als die Hypothesen der Novizen. Experten bilden von Anfang an *komplexere Hypothesen* als Novizen, da sie von Anfang an stärker relevante Wissensbestände zur Hypothesenbildung heranziehen.
11. Ex können Hypothesen länger *„in der Schwebe halten"* als Novizen. Novizen legen sich schneller auf Hypothesen fest. Experten nutzen Hypothesen mehr als *Heuristiken* für weitere Suchprozesse; sie prüfen die Hypothesen stärker, modifizieren und verwerfen Hypothesen häufiger als Novizen. Experten bleiben damit ihren eigenen Hypothesen gegenüber kritisch, selbst wenn sie sehr schnell Hypothesen bilden und diese sehr straight verfolgen: Sie prüfen dennoch Hypothesen sehr genau und bleiben sensibel für Informationen, die Hypothesen in Frage stellen. Damit sind sie auch im gesamten Verarbeitungsprozess in der Lage, Hypothesen wieder zu verwerfen und neue Hypothesen aufzustellen.
12. Experten können mehr Informationen *automatisiert verarbeiten* als Novizen. Dadurch können Experten mehr Informationen parallel verarbeiten als Novizen. Die Informationsverarbeitung der Experten nimmt damit auch deutlich weniger kognitive Ressourcen in Anspruch als die der Novizen. Damit haben Experten noch Ressourcen frei für Prüfprozesse, Reflektionen, „Neben-Spuren" usw.
13. Experten können schneller und flexibler in ihrer kognitiven Verarbeitung zwischen verschiedenen Informationsbereichen „hin- und herschalten", wodurch sie „quasi-parallel" verschiedene Informationsquellen überwachen können. Dadurch können sich Experten um mehrere „Ebenen" von Informationen quasi gleichzeitig kümmern und sie „im Blick halten", während Novizen schon mit der Überwachung einer Ebene ausgelastet sind.
14. Experten können aufgrund ihres größeren und besser organisierten Wissens pro Zeiteinheit *mehr Schlussfolgerungen ziehen* als Novizen. Sie können auch „tiefere" Schlüsse ziehen, d.h. sie können mehr Implikationen einer gegebenen Situation erkennen und „weiter vorausdenken" als Novizen. Damit bilden sie ein weitaus *elaborierteres „Modell der Problemsituation"* als Novizen, aufgrund dessen sie dann auch effizienter handeln können.
15. Experten können auch *stärker in einem intuitiv-holistischen Modus Informationen verarbeiten* als Novizen. Dabei stellen sie, quasi automatisch, ohne große kognitive Ressourcen in Anspruch nehmen zu müssen, Verbindungen zwischen z.T. weit entfernten Informationsfeldern her; sie denken in Analogien und kommen so auf Lösungen; sie denken „in ganz neuen Pfaden" und finden so auch ungewöhnliche Zusammenhänge.

Diese Verarbeitung ist „intuitiv" in dem Sinne, dass die Experten sie nicht bewusst und gezielt steuern können; sie können sie nur „in Gang setzen". Diese Intuition ist jedoch in extrem hohem Maße *wissensbasiert,* d.h. die Verarbeitungsprozesse greifen auf gut fundiertes Wissen der Personen zurück, wodurch die Ergebnisse in aller Regel auch hoch valide sind.

16. Experten können flexibel zwischen einem analytisch-sequentiellen und einem intuitiv-holistischen Verarbeitungsmodus umschalten. Damit können Experten sowohl Daten sehr genau, detailliert und analysiert verarbeiten als auch Daten eher „ganzheitlich" erfassen und damit größere Zusammenhänge herstellen, kreativ denken, ungewöhnliche Schlüsse ziehen, „um-die-Ecke-denken", Zusammenhänge zwischen Informationen herstellen, die nicht naheliegend sind, sie können daher auch Zusammenhänge zwischen verschiedenen Wissensbereichen herstellen, Analogien bilden, völlig neue Lösungswege finden.
Novizen denken dagegen meist eher „linear" in einem sequenziell-analytischen Modus; sie sind meist nicht in der Lage, einen intuitiv-holistischen Modus einzunehmen und wenn, dann funktioniert dieser nicht wirklich wissensbasiert, wodurch Novizen meist unbelegbare Spekulationen oder „falsche Fährten" produzieren.
17. Experten speichern Informationen über neue Sachverhalte anders ab als Novizen: Experten bilden durch den Einbezug ihres (relevanten) Wissens in die aktuelle Informationsverarbeitung schnell Strukturen: Sie speichern nicht Daten, wie sie einlaufen (linear), sondern sie bilden sofort Meta-Proportionen, Überbegriffe, Verbindungen zwischen Daten, Organisationen. Novizen neigen dazu, Daten als Einzelereignisse zu speichern.
Daher bilden Experten Modelle über Situationen, die gut strukturiert nur relevante Daten enthalten und somit nur wenig Speicherkapazität in Anspruch nehmen, trotzdem aber alle relevanten Informationen enthalten. Durch die Bildung von „Chunks" speichern Experten so mehr Informationen als Novizen und halten gleichzeitig ihren aktuellen Arbeitsspeicher frei für weitere Verarbeitungen.
18. Aufgrund der besseren Modelle treffen Experten *deutlich schnellere und sicherere Entscheidungen* als Novizen! Die Entscheidungen der Experten sind valider, besser fundiert. Zusätzlich können Experten Entscheidungen auch wieder reflektieren, prüfen und gegebenenfalls auch schneller wieder revidieren als Novizen.
19. Experten verfügen über mehr abrufbare und flexibler anwendbare Lösungs- und Handlungsstrategien als Novizen. Sie können damit auf einem deutlich größeren „Fundus" von Möglichkeiten zurückgreifen. Auf der Mikro-Ebene des Handelns verfügen Experten auch über mehr „Handlungstaktiken" als Novizen, wodurch sie auch im Detail effektiver handeln können. Damit können Experten ihre Handlungsstrategien auch besser sich verändernden Situationen anpassen als Novizen.
20. Bei der Planung von Handlungsabläufen entwerfen Experten deutlich komplexere Strategien als Novizen. Experten entwickeln dabei „verzweigte Strategien", die mehr Eventualitäten einbeziehen, während Novizen eher „lineare Strategien" entwickeln, die bei unvorhergesehenen Situationen schnell in Schwierigkeiten geraten können.
21. Experten „überblicken auch weite Problemräume", können in der Verfolgung ihrer Strategien viele Züge vorausdenken und sich in komplexer Weise mit möglicher-

weise auftretenden Schwierigkeiten bereits antizipatorisch auseinandersetzen. Dadurch können Experten mögliche Probleme von Strategien antizipieren und diese Antizipationen bei ihrer Entscheidung zwischen Strategien berücksichtigen.

22. Experten generieren in Problem-Situationen auch bessere Problemlösungsstrategien als Novizen. Anders als Novizen können sie auch unter Zeitdruck noch effektive Strategien generieren.
23. Experten können in Problemen komplexere Muster erkennen als Novizen und sie identifizieren, anders als Novizen auch stärker *die „Tiefenstrukturen" von „Problemen"* verstehen, also die wirklich grundlegenden Problemkomponenten, und halten sich weit weniger mit Oberflächenmerkmalen auf.
    Damit denken Experten auch deutlich stärker „systemtheoretisch" als Novizen: Sie gehen davon aus, dass Probleme multifaktoriell bedingt sind und erkennen Vernetzungen zwischen Variablen; sie gehen davon aus, dass zentrale Variablen periphere Variablen beeinflussen und dass ein Problem am besten gelöst werden kann, wenn es gelingt, zentrale Variablen zu beeinflussen.
    Novizen gehen oft davon aus, dass Zusammenhänge linear sind (was sie nicht sind!) und dass eine Beeinflussung von Oberflächenmerkmalen identisch ist mit einer Problemlösung.
24. Experten ziehen zur Lösung von Problemen mehr Wissen heran, relevanteres Wissen und Wissen aus mehr Wissensgebieten als Novizen. Damit gelingen ihnen auch kreativere und ungewöhnlichere Lösungen.
25. Experten können ihre eigenen Handlungen besser überwachen und reflektieren als Novizen. Experten sind sich über den augenblicklichen Status ihres Denkens bewusster und erkennen eigene Fehler schneller und sicherer als Novizen. Experten können ihre Leistungen auch besser selbst einschätzen und antizipieren als Novizen. Durch ihr höheres Reflexionsniveau nutzen Experten verfügbares Feedback auch besser als Novizen, um neue Wissensbestände aus Erfahrungen zu bilden und zu organisieren. Sie profitieren daher von Erfahrungen mehr als Novizen.
26. Experten können besser mit Unsicherheiten und Ambiguitäten umgehen als Novizen. Sie werden durch Ambiguität weit weniger verunsichert; sie empfinden sie als „normaler" als Novizen und sie haben bessere kognitive Strategien, um damit konstruktiv umzugehen.
27. Experten kommunizieren mehr mit anderen über Probleme und Lösungen als Novizen. Novizen versuchen oft, Probleme als „Einzelkämpfer" zu lösen.
28. Experten halten aversive Zustände besser aus als Novizen. Auch bei Misserfolgen treffen Experten weiterhin gute Entscheidungen, während die Entscheidungsqualität von Novizen abnimmt. Experten arbeiten somit auch besser unter Stressbedingungen als Novizen.
29. Experten zeigen bei Problemlösungen ein deutlich höheres Maß an Selbstvertrauen als Novizen.

Betrachtet man alle Informations-, Verarbeitungs- und Handlungsfähigkeiten von Experten, dann wird deutlich, dass *Expertise* genau das ist, was Psychotherapeuten im Psychotherapieprozess benötigen: Zumindest dann, wenn sie sich der Komplexität und Heterogenität der Prozesse stellen und die Problemlagen nicht artifiziell vereinfachen.

6.5 Auch Experten können irren

Trotz aller Expertise sind Therapeuten nie völlig gegen Verarbeitungsfehler gefeit: Sie können falsche Schlüsse ziehen, von unbewiesenen Annahmen ausgehen, Annahmen über „illusionäre Korrelationen" aufweisen, bestimmte Informationen bevorzugt berücksichtigen und andere ignorieren usw.[29].

Ein Teil der Probleme kann durch ein spezielles Training der Therapeuten im Erkennen und Vermeiden solcher Fehler gelöst werden. Es ist aber klar, dass solche Arten von Biases nie völlig vermieden werden können. Da, wie ausgeführt wurde und später noch vertieft wird, auch die Anwendung von Standardinstrumenten wie z. B. DSM und ICD bei Diagnosen über die Verarbeitungsprozesse des Therapeuten läuft (Caspar et al., 2017a), kann auch die Verwendung solcher Instrumente die Probleme nicht wirklich lösen!

Aus diesen Gründen ist es erforderlich, dass Therapeuten sich zeitlebens einer gründlichen Supervision unterziehen und immer wieder mit dem Supervisor oder Fachkollegen Schlüsse durchgehen, Daten prüfen, Effekte reflektieren usw. Es sollte aber klar sein, dass auch Experten nur Menschen sind und dass trotz aller Bemühungen Fehler nie völlig vermieden werden können.

6.6 Expertise und Heuristik

Da nun klar ist, was Expertise ist, und wie wichtig Expertise für Psychotherapie und Psychotherapeuten ist, kann nun die Frage nach der Bedeutung von *Heuristiken* geklärt werden und die Frage danach, welchen Stellenwert wissenschaftliche Erkenntnisse für Expertise haben. Es wurde vielfach von „Heuristiken" gesprochen, an denen ein Therapeut sich orientieren kann und dass diese Heuristiken eine wesentliche Rolle spielen. Dabei ist aber bisher nicht völlig klar bestimmt, was genau eine „Heuristik" ist.

Der Begriff „Heuristik" ist aus dem Griechischen abgeleitet und bedeutet eigentlich „finden", „etwas finden" oder er bezeichnet Vorgehensweisen, mit denen man etwas finden kann. Hertwig (2006) definiert Heuristik als einfache Methode, die helfen soll, schnell zur Lösung eines Problems zu gelangen (vgl. Gigerenzer, 1996, 2004, 2013).

Im Bereich Psychotherapie ist es notwendig, den Begriff „Heuristik" noch etwas weiter zu definieren, wie es z. B. Grawe (1982, 1985, 1986, 1987a, 1987b, 1988a, 1992a, 1992b, 1995, 1997; Grawe, Grawe-Gerber, Heininger, Ambühl & Caspar, 1996; Grawe, Heiniger, Grawe-Gerber, Ambühl & Caspar, 1996) getan hat.

Eine Heuristik kann als eine Wissensbasis, die eine Person zum „Finden" von Information oder zum Finden von Strategien oder zum Finden von Entscheidungen o. Ä. verwenden kann, definiert werden. Diese Wissensbasis soll daher zur *Informationsverarbeitung* verwendet werden: Sie wird auf einlaufende Informationen angewandt und ermöglicht es z. B., relevante Informationen zu extrahieren, (erste) Schlüsse zu ziehen, Hypothesen zu bilden usw. Die Wissensbasis ist daher eine Art „Suchmodell" zum Erkennen, Markieren und Fokalisieren relevanter Informationen und zu ihrer weiteren Verarbeitung. Ein solches Modell ermöglicht dem Anwender, sich in hoch komplexen Kontexten zurechtzufinden, die Komplexität gezielt und valide zu reduzieren und damit eine Basis für eine schnelle, gezielte und bei aller Kapazitätsbegrenzung leistbare Verarbeitung zu schaffen.

Die Frage ist dann, woraus diese „Wissensbasis" besteht. Sie besteht einerseits aus Abstraktionen konkreter Erfahrungen des Anwenders: Erfahrungen mit Einzelfällen, mit konkreten Strategien, mit Begrenzungen und Effektivitäten usw. von konkreten Interventionen: Die Basis besteht aus reflektiertem Praxiswissen (Cape & Barkham, 2002; Caspar, 2012; Ericsson, 2006a, 2006b; Gyani et al., 2014; Lambert et al., 2005; Persons et al., 2016; Safran et al., 2011; Thomas, 2009). Die Wissensbasis kann aber auch und sollte auch aus wissenschaftlichen Erkenntnissen (im Bereich Psychologie und Psychotherapie!) bestehen, also aus gut gesichertem theoretischem und empirischem Wissen (Boswell & McHugh, 2016; Glasgow & Emmons, 2007; Morrow-Bradley & Elliott, 1986). *Beide* Wissensbasen sind erforderlich, und *beide* müssen auch vom Praktiker angewandt werden.

Will er z. B. eine Diagnose stellen, dann kann er sich einerseits an elaborierten Diagnostik-Systemen oder an Ratingsystemen orientieren. Dennoch braucht er in jedem Fall sein Praxiswissen, um mit den Systemen in der Praxis überhaupt etwas anfangen zu können: Er kann aus den Ratingsystemen ableiten, dass ein Merkmal X gegeben sein muss. Auf der Stirn des Klienten ist aber nicht tätowiert: „Ich habe das Merkmal X." Der Klient gibt Informationen indirekt, versteckt, chaotisch, ungezielt, und er verwendet Begriffe so, wie er es will. Ein Therapeut wird damit in der Praxis nicht mit „Merkmalen" konfrontiert, sondern mit „einem Brei von (kodierten) Information", und um festzustellen, ob ein Klient das Merkmal X aufweist, muss der Therapeut die Information „dekodieren", auf Relevanz hin verarbeiten usw. Ansonsten kann er das Merkmal X gar nicht finden. Das kann er aber nur, wenn er z. B. Wissen darüber hat, in welchen Aspekten, Handlungen, „Codes" sich ein Merkmal bei Klienten zeigt und wie sein Ausdruck sich z. B. bei verschiedenen Klienten unterscheidet. (Z. B. kann sich ein Merkmal wie „Dramatik" bei verschiedenen Klienten in ganz unterschiedlichen Handlungen zeigen, z. B. in übertrieben positiven Emotionen, als schlimm dargestellte Schmerzen usw.).

Ohne ein hoch elaboriertes Praxiswissen und ohne hohe Expertise nützt ein wissenschaftliches Wissen (allein) dem Therapeuten sehr wenig! Die Anwendung wissenschaftlichen Wissens in der Praxis ist vielmehr ein hoch komplexer Prozess mit zahlreichen Voraussetzungen, der vom Therapeuten ein hohes Ausmaß an Praxiswissen erfordert: Eine „reine" Eins-zu-Eins-Umsetzung von wissenschaftlichem Wissen in die (oder der) Praxis ist unmöglich!

Darüber hinaus ist wissenschaftliches Wissen in aller Regel allgemein-formuliertes Wissen: Erkenntnisse gelten für eine Vielzahl von Fällen. Therapeutische Praxis findet aber nicht mit „vielen Fällen“ statt, sondern mit einem konkreten Klienten, der ganz bestimmte Anliegen, Motive, Probleme, Schemata usw. hat und ganz bestimmte Konstellationen und damit Wechselwirkungen zwischen psychologischen Aspekten aufweist!

Also muss ein Therapeut bei der Verwendung von wissenschaftlichem Wissen aufgrund seines Praxiswissens und seiner Expertise z. B. entscheiden,

- ob die Eigenarten des Klienten eine bestimmte therapeutische Strategie überhaupt sinnvoll (= Indikation) und möglich machen;
- ob die Methode nicht angepasst, verändert, erweitert, ergänzt werden muss;
- ob der Klient das, was die Methode anbietet oder erreicht, überhaupt will *usw.*

Auch hier trifft der Therapeut mithilfe seines Praxiswissens Entscheidungen darüber, ob, wie, wie lange und in welcher Form wissenschaftliches Wissen überhaupt zum Tragen kommen kann. Das prinzipiell Gleiche gilt aber auch für die Handlungsebene: Ob bestimmte, empirisch erforschte Strategien überhaupt zur Anwendung kommen, modifiziert, ergänzt, wieder verlassen usw. werden sollen, entscheidet der Therapeut aufgrund seines Praxiswissens.

Wie gut solche Entscheidungen dann im Einzelfall sind, hängt dann, wie deutlich geworden ist, vom Ausmaß der Expertise ab: Alle Entscheidungen sind Hypothesen, „Arbeitshypothesen“, die immer wieder geprüft, elaboriert, modifiziert und gegebenenfalls verworfen werden müssen!

Damit wird aber klar: Sowohl wissenschaftliches Wissen als auch Praxiswissen bilden *beide notwendige Wissensbasen, die ein Therapeut im Rahmen seiner Expertise heranziehen muss, um sinnvoll therapieren zu können.* Diese Wissensbasen dienen beide

- der Informationsverarbeitung: dazu, relevante Informationen zu finden, zu identifizieren, zu fokalisieren und irrelevante Information auszublenden;
- der Modellbildung: dazu, begründete und relevante Schlüsse aus den Informationen zu ziehen und Modelle über relevante Bedingungen und Zusammenhänge zu bilden;
- der Entscheidung: Aufgrund des Modells und der Wissensbasis können Entscheidungen getroffen werden: z. B. welches eine „heiße Spur“ ist, welche Inhalte bearbeitet werden sollen, welche Intentionen verfolgt werden sollen;
- der Interventionsplanung: also der Entwicklung konkreter Handlungsstrategien und therapeutischer Handlungen;
- der Handlungsausführung: So kann die Wissensbasis Angaben darüber enthalten, in welcher Weise Interventionen realisiert werden sollen.

Beide Wissensbasen sind aus der Sicht der Praxis *Heuristiken:* Sie dienen dazu, Informationen zu finden usw., um in einem komplexen Handlungsfeld Hypothesen zu bilden, an denen sich ein Therapeut orientieren kann.

6.7 Das Scientist-Practitioner-Modell

6.7.1 Das Konzept

Zur Ausbildung von Psychotherapeutinnen und Psychotherapeuten an Universitäten im Rahmen von PhD oder Post-Doc-Studiengängen wurde in den USA das sogenannte *„Scientist- Practitioner-Modell"* (SPM) entwickelt. Dazu gibt es inzwischen eine recht umfangreiche Literatur[30].

Das Modell versucht, das Problem zu lösen, dass therapeutische Praktiker oft nur wenig von Wissenschaft verstehen und wissenschaftliche Publikationen kaum noch zur Kenntnis nehmen, und dass Psychotherapieforscher oft sehr wenig von den Anforderungen der Praxis verstehen.

Das Modell beinhaltet die Grundidee, dass angehende Psychotherapeuten in beiden Disziplinen, Forschung und Praxis, ausgebildet werden sollten, und zwar im Verhältnis 50:50, und im Berufsalltag dann auch beide Felder bearbeiten sollten (im Verhältnis 50:50; vgl. Vespia & Sauer, 2006). Dadurch soll ein Austausch zwischen Aspekten der Forschung und Aspekten der Praxis ermöglicht werden (Horn, McGowan et al., 2007; Horn, Troyer et al., 2007). Trainingsprogramme geben dabei Inhalten der Forschung und Inhalten der Praxis gleiches Gewicht (Vespia et al., 2006). Dadurch soll der Therapeut in der Praxis Vorgehensweisen der Forschung (wie z.B. Hypothesenbildung und -testung) lernen und der Forscher soll die Besonderheiten des Praxisalltags kennenlernen (Stricker, 2003).

6.7.2 Kritik

Das Konzept erscheint auf den ersten Blick eine gute Lösung für die Forschung-Praxis-Probleme zu sein, wirft aber bei genauerer Betrachtung neue, sehr gravierende Probleme auf. Daher nimmt die Kritik an dem Konzept zu (vgl. Blair, 2010; John, 1998; Long & Hollin, 1997; Malott, 2018; Martin, 1989; Richardson, 2009; Sundararajan, 2002).

Ein sehr wesentlicher Kritikpunkt ergibt sich aus der oben dargestellten Forschung zur Bildung von Expertise. Zweifellos ist es die Aufgabe eines praktisch arbeitenden Therapeuten, den Klienten die bestmögliche Psychotherapie anzubieten, d.h. eine größtmögliche Expertise zu gewinnen und diese während seiner beruflichen Tätigkeit aufrechtzuerhalten. Die Expertise-Forschung zeigt nun, dass ein hohes Ausmaß an Expertise in einem komplexen Fachgebiet erfordert, dass eine Person ca. 10 Jahre lang ihre gesamte Arbeitszeit in reflektierte Praxis investiert und dass sie ein Trainingsprogramm von 10.000 Praxis-Stunden und 1000 Stunden Supervision, Reflektion u.a. benötigt. Und dass sie auch dann, wenn sie dieses Niveau an Praxis erreicht hat, weiterhin Praxis systematisch reflektiert usw. Expertise entwickelt sich durch harte Arbeit, braucht aber, um sich zu entwickeln, sehr viel Zeit und Aufwand!

Die Dauer universitärer Ausbildungsprogramme erstreckt sich im Schnitt über 3 Jahre. Das genügt nicht annähernd, um bei Therapeuten ein hohes Expertise-Niveau zu erreichen. Es genügt gerade, um eine systematische Wissensgrundlage für eine weitere Expertise-Entwicklung zu schaffen. Und wenn von den drei Jahren noch 50 % der Zeit für die Entwicklung von *Forschungskompetenzen* verwendet werden, dann bleibt nur die Hälfte der Zeit für die Entwicklung psychotherapeutischer Expertise übrig. Das genügt aber, selbst bei guter Didaktik, niemals, um eine auch nur annähernd gute psychotherapeutische Expertise zu entwickeln.

Das SPM führt damit keineswegs, wie es erscheinen mag, zu einer „Verdoppelung" der Expertise, sondern zu einer *Halbierung* der psychotherapeutischen Expertise! Und das reicht nicht aus, um kompetent Psychotherapie zu machen, zumindest nicht auf dem hier dargestellten Komplexitätsniveau. Das Modell impliziert vielmehr die große Gefahr, einer Person zwei „halbe Kompetenzen" zu vermitteln, mit denen sie weder guter Forscher noch guter Praktiker werden kann.

6.7.3 Anforderungsprofile

Analysiert man die Anforderungsprofile, die einer Forschungs- und einer Praxisaufgabe zugrunde liegen, dann ergeben sich nur wenige Überschneidungen. Im Wesentlichen sind die Profile *deutlich unterschiedlich.*

Ein Praktiker muss, wie ausgeführt, sich der Komplexität stellen, sich auf individuelle Klienten einstellen, komplexe Informationen in Realzeit verarbeiten, komplexe Modelle in Realzeit bilden, therapeutische Entscheidungen treffen, angemessene Interventionen realisieren usw. usw. Um das alles gut zu können, benötigt er *spezielle praktische Trainings,* die sehr aufwendig und auch sehr zeitintensiv sind!

All diese Aspekte benötigt ein Forscher gar nicht: Solche Trainings machen ihn in gar keiner Weise zu einem „besseren" Forscher.

Ein Praktiker muss gute Therapie machen; es ist wenig sinnvoll zu fordern, dass er gleichzeitig gute Forschung macht. Das ist für eine gute Therapie *keineswegs* erforderlich und, wie wir gesehen haben, widersprechen sich die Forschungs- und Praxis-Vorgehensweisen stark, z. T. sogar eklatant! Damit ist eine *gleichzeitige* Realisation beider Aufgaben gar nicht denkbar.

Ein Praktiker muss keine Randomisierungen durchführen, kann Bedingungen in keiner Weise kontrollieren, muss seine Interventionen an den Klienten anpassen usw. und kann damit genau das, was ein Forscher tut, eben *nicht* tun. Und: Täte er es, würde das die Effektivität seiner Arbeit auch nicht steigern, sondern sehr wahrscheinlich beeinträchtigen. Praktiker müssen keine Forscher sein; sie sollten bestimmte Dinge tun (s. u.), aber sie müssen keine Forscher sein.

Um ein guter Automechaniker zu werden, muss man auch nicht in der Lage sein, Fahrzeuge zu konstruieren; um ein guter Rechtsanwalt zu sein, muss man kein „Rechtsgelehrter" sein, und um ein guter Arzt zu werden, muss man keine immunologische Grundlagenforschung machen!

Es ist erforderlich zu akzeptieren, dass Forschung und Praxis zwei grundlegend unterschiedliche Aufgabenfelder sind, mit spezifischen Anforderungen und Gesetzmäßigkeiten. Sie können sich gegenseitig bereichern (s. u.), man kann aber das eine nicht aus dem anderen „ableiten".

Auch die Praxis der Medizin ist weit davon entfernt, eine „naturwissenschaftliche Disziplin" zu sein, in der man exakte Diagnosen stellen kann und exakte Therapien durchführt. Das zu glauben, ist eher Ideologie, und das wird sofort deutlich, wenn man sich die Praxis der Medizin anschaut (das ist *kein* Vorwurf, es kann gar nicht anders sein!). Und in der Praxis der Psychotherapie ist es kein bisschen anders.

Im Abschnitt „Expertise und Heuristik" habe ich skizziert, wie ein Verhältnis von Forschung und Praxis aussehen könnte. Ein SPM ist daher eher eine Scheinlösung, die mehr Probleme schafft, als sie löst.

6.7.4 Kommunikation

Wie gesagt, können die Bereiche Forschung und Praxis sich gegenseitig bereichern, und es ist sinnvoll, *Praktikern Grundlagen und grundlegende Forschungsvorgehensweisen* zu vermitteln und *Forschern die grundlegenden Anforderungen der Praxis* aufzuzeigen. Damit wird aber ein Praktiker nicht zum Forscher und ein Forscher wird nicht zum Praktiker:

Man sollte Praktikern die Grundlagen eines forschenden Vorgehens vermitteln:

- wie man Hypothesen bildet, „in der Schwebe hält", modifiziert, elaboriert und ggf. verwirft.
- wie man Skepsis gegenüber dem eigenen Handeln und Denken wahrt, Diagnosen nicht „für die Wahrheit" hält, die eigenen Schlussfolgerungen prüft (es könnte aber oft nicht schaden, Forschern das ebenfalls beizubringen!).
- wie man sich über aktuelle Forschungsergebnisse auf dem Laufenden hält. Dabei müssen Praktiker *Inhalte* verstehen, sie müssen aber Methoden nicht im Detail beurteilen können. Und Forscher sollten Inhalte für Praktiker sinnvoll aufbereiten und nicht erwarten, dass Therapeuten „Forschungsartikel" lesen: Das ist nicht ihre Aufgabe!
- wie man „psychologisch denkt", d. h. wie man Psychologie verwendet, um Klienten zu verstehen, um Interventionen zu planen usw. Z.B. sollten Therapeuten Theorien der begrenzten Verarbeitungskapazität kennen und wissen, wie man Interventionen *so* realisiert, dass Klienten sie auch wirklich umsetzen können!
- wie man sich an psychologische Erkenntnisse und Ergebnisse hält, anstatt Ideologien zu folgen, die z. T. Glaubenssysteme ohne Fundament sind.
- *wie* man Erfahrungen systematisch reflektiert, wie man aus Fehlern lernt und wie man sein Handeln verbessert.

Forschern sollte man vermitteln,

- dass Praxis anders funktioniert und niemals reine „Anwendung von Wissenschaft" sein kann.
- *wie genau* Praxis funktioniert, sodass sie in ihren Forschungen die Anliegen der Praxis stärker berücksichtigen können.

6.8 Empirische Evidenzen zur Expertise in der Psychotherapie

Es ist nun eine wichtige Frage, ob empirische Studien zeigen, dass Expertise von Therapeuten wichtig ist, sich also auf die Prozessqualität von Therapie unmittelbar und auf die Effektivität von Psychotherapie indirekt auswirkt: Theoretisch, so wird sehr deutlich, müsste man dies erwarten. Betrachtet man die empirische Befundlage, so wird als erstes deutlich, dass, wie Lambert & Ogles (2004) bemerken, es nur relativ wenige Studien zu dieser Frage gibt. Das bisherige Forschungsinteresse daran war offenbar eher gering.

Die Studien, die einen Zusammenhang untersuchen zwischen der Expertise von Therapeuten und dem Therapieerfolg von Klienten zeigen nur mäßige Zusammenhänge (Blatt et al., 1996; Hupert et al., 2001; Luborsky et al., 1997; Propst et al., 1994), was aus den weiter unten diskutierten Gründen aber auch zu erwarten ist.

Untersucht man den Zusammenhang zwischen Expertise-Entwicklung des Therapeuten und einer Verbesserung seines konkreten therapeutischen Handelns, ergeben sich deutliche Effekte (Ericsson et al., 2006; Georghiades, 2004; Hacker, 1998). Vollmer und Mitarbeiter (2013) konnten zeigen, dass Psychotherapie-Ausbildung das Expertise-Niveau von Therapeuten deutlich erhöht. Caspar (1997a, 1997b) macht auch auf die Gründe aufmerksam, warum der gegenwärtige Forschungsstand relativ schlecht ist, und stellt Kriterien für künftige Forschungen zusammen.

Leider zeigt dann aber eine genaue Analyse der Studien, dass die meisten Studien gravierende Fehler machen, sodass sie den Anforderungen an Expertise-Forschung nicht einmal ansatzweise gerecht werden und ihre Ergebnisse damit auch nicht als valide angesehen werden können. Verbreitete Fehler sind z. B.:

- Expertise wird meist als „Verweildauer im Training oder im Beruf" operationalisiert, obwohl völlig klar ist, dass dies eine völlig unzureichende Operationalisierung ist (Feltovich et al., 2006; siehe auch oben).
- In den Studien wird „hohe" und „niedrige" Expertise oft definiert als „Personen ohne Training" vs. „Personen mit kurzem Training": Dies schöpft aber die Varianz, die in der Expertise bestehen kann, nicht einmal ansatzweise aus: Expertise entsteht nach 5–15 Jahren *reflektierter* Praxis! Unter solchen Bedingungen kann sich Expertise gar nicht als relevanter Faktor auswirken: Negative Ergebnisse sind damit aber nicht aussagekräftig.
- In den meisten Studien wird das Ausmaß der Schwierigkeit der Aufgabe, der Therapeuten gegenüber stehen, nicht variiert (oder nicht kontrolliert): Es ist aber deutlich (Feltovich et al., 2006; Schraagen, 2006; siehe oben), dass sich Expertise erst bei höheren Schwierigkeitsgraden auswirken *kann!*
- Die Studien arbeiten aber überwiegend mit (therapeutisch sehr einfachen!) Angst-Klienten oder mit „gestörten" „college undergraduates"! Natürlich können auch unerfahrene Therapeuten diese Klienten behandeln! Schwierige Klienten wie persönlichkeitsgestörte Klienten kommen in den Studien gar nicht vor.
- Ein Problem, das allgemein in der Expertise-Forschung gilt, aber insbesondere im Bereich Psychotherapie relevant ist, ist dass man „Expertise" nur schwer von spe-

zifischen Leistungen abgrenzen kann: Definiert man aber „Expertise" über bestimmte Leistungen des Therapeuten, dann besteht schnell die Gefahr von Zirkularität, also auch von trivialen Ergebnissen.

Daher ist auch die Schlussfolgerung aus den Studien, Expertise habe keinen Einfluss auf Therapieerfolg (Durlak, 1979; Hattie et al., 1984; Berman & Norton, 1985; Dawes, 1996; Mahrer, 1999) aufgrund der Forschungslage *nicht zu begründen!*

Studien, die diese Faktoren in Rechnung stellen (z. B. Anderson, 1999; Barlow et al., 1997; Blatt et al., 1996; Lave et al., 1998; siehe auch die Meta-Analyse von Stein & Lambert, 1995), zeigen nämlich durchaus, dass Therapeuten mit höherer Expertise auch bessere Therapieerfolge erzielen. Deutlich wird dann,

- dass sich unterschiedliche Kompetenzen in Beziehungsgestaltung nur relativ wenig auswirken;
- dass sich aber Kompetenzunterschiede in „interpersonal skills" deutlich auswirken.

Obwohl es keine Studien im Therapiebereich gibt, kann man aus Expertise-Forschungen in anderen Bereichen (z. B. Durso & Dattel, 2006; Hodges et al., 2006; Norman et al., 2006) vermuten, dass Experten-Therapeuten im Vergleich zu Anfänger-Therapeuten

- flexibler auf schwierige Interaktionssituationen im Therapieprozess reagieren können,
- Therapieprozesse besser steuern können,
- andererseits aber weitaus weniger stark durch schwierige Klienten beeinträchtigt werden und sich in der Verfolgung ihrer Strategien weitaus weniger „stören" lassen.

Wesentliche Einsichten in die Expertise von Therapeuten und darin, was Expertise genau heißt, ist den Untersuchungen von Franz Caspar zu verdanken (Caspar, 1989, 1992, 1995a, 1995b, 1997b, 2000a, 2000b): Sehr aufwendige Analysen mit sehr elaboriertem, methodischen Vorgehen zeigen, dass Therapeuten unterschiedliche Arten von Informationsverarbeitungen aufweisen, die man charakterisieren kann als:

- Bewusst-analytische Verarbeitung: Information wird sequenziell verarbeitet, wobei wenige Information systematisch analysiert werden kann.
- Intuitiv-holistische Verarbeitung: Information wird sehr breit, parallel verarbeitet, wobei viele Aspekte gleichzeitig berücksichtigt werden und viel Wissen gleichzeitig abgefragt werden kann.
- Automatisierte Verarbeitung: Information wird ohne den Einsatz wesentlicher kognitiver Ressourcen hoch automatisiert verarbeitet, wobei aber die Verarbeitung nicht so breit ist wie im holistischen Modus.

Die Untersuchungen von Caspar zeigen, dass spezielle Trainingsmethoden in der Psychotherapie-Ausbildung die Expertise von Therapeuten hoch signifikant verbessern (Caspar, 2017b, 2018; Casper, Berger & Hautle, 2004). Sie zeigen auch, dass Therapeuten mit hoher Expertise – verglichen mit Therapeuten niedrigerer Expertise,

- eine wesentlich effektivere analytische Verarbeitung aufweisen und
- wesentlich effektiver automatisiert verarbeiten.

Man muss also wohl schließen, dass sich Training und *reflektierte* Praxis für Therapeuten wie für alle anderen Berufsgruppen auswirken, dass allerdings nicht alle Therapeuten von Training und Praxis profitieren: Ein gewisser Prozentsatz von Therapeuten (ca. 10–20 %) wird auch durch Training und Praxis nicht zu Experten (Rounsaville et al., 1988)!

Teil 3:

Der Therapieprozess

Der Therapieprozess, also das, was zwischen Therapeut und Klient im Zeitverlauf tatsächlich passiert, bestimmt in entscheidendem Maße das Therapieergebnis. Das, was Therapeuten konkret tun, welche Interventionen sie wann anwenden, welche Strategien sie verfolgen und wie Klienten darauf reagieren, welche Prozesse bei Klienten dadurch gesteuert werden oder nicht, bestimmt entscheidend darüber, welche Veränderungen Klienten realisieren.

Therapieverfahren für relativ einfache Probleme beachten jedoch den Therapieprozess kaum oder gar nicht, weil sie davon ausgehen, dass dabei konkrete Prozesse eine untergeordnete Bedeutung haben. Bei allen komplexen Problemen und komplexen Therapien spielen jedoch konkrete Prozesse eine entscheidende Rolle. Daher soll die Bedeutung dieser Prozesse hier nun genauer analysiert werden.

7 Der Prozess der Therapie

7.1 Warum eine Betrachtung des Therapieprozesses wesentlich ist

Schon aus Gründen der bisher dargestellten Komplexität des therapeutischen Geschehens und der extremen Heterogenität von Klienten-Problemen, Klienten-Charakteristika, therapeutischen Interventionen und Strategien, Therapeuten-Variablen und Prozesse ist es offensichtlich in hohem Maße erforderlich, dass ein Therapeut dem konkret ablaufenden Therapieprozess viel Aufmerksamkeit schenkt, die Prozesse verarbeitet, Entscheidungen trifft und aufgrund seiner Expertise Strategien entwickelt und Interventionen realisiert. Denn alle diese heterogenen Klienten-, Therapeuten- und Prozessvariablen beeinflussen in hohem Maße das, was im Therapieprozess beim Klienten und in der Interaktion des Klienten mit dem Therapeuten passiert. Wesentlich ist hierbei nicht nur die hohe Heterogenität von Klienten, Therapeuten und Prozess, sondern die Tatsache, dass Prozesse sich im Verlauf der Therapie signifikant verändern[31].

7.2 Viele relevante Aspekte entfalten sich erst mit der Zeit

Ein sehr wesentlicher Grund, warum Therapeuten dem Prozess-Aspekt der Therapie, also der Veränderung von Klienten- und Therapeuten-Variablen im Zeitablauf Aufmerksamkeit schenken sollten, liegt darin, dass viele relevante Aspekte erst im Verlauf des Prozesses erkennbar werden, viele Aspekte sich verändern, die Relevanz von Problemen sich verschiebt u. ä.

Aufgrund theoretischer Ableitungen und aufgrund empirischer Befunde sollte man in der Psychotherapie bezüglich des Therapieprozesses von einigen Prämissen ausgehen. Eine der wichtigsten Voraussetzungen für die Evolutionsfähigkeit eines Systems ist das ständige Hervorbringen von Neuem (Ebeling & Feistel, 1994, S. 22) und genau das geschieht im Therapieprozess ständig!

Auf einige der besonders relevanten Aspekte soll hier näher eingegangen werden.

Es gibt viele psychologische Gründe dafür, warum Klienten den Therapeuten zu Beginn des Therapieprozesses gar keine validen oder relevanten Informationen über Probleme, Ziele usw. geben werden oder geben können.

1. *Ich-Syntonie:* Viele Klienten, vor allem solche mit Persönlichkeitsstörungen (vgl. Kapitel 4.7), nehmen zwar die Kosten ihres Handelns wahr und sind deshalb „therapiemotiviert“ (d.h. sie haben eine Intention, eine Therapie aufzusuchen), aber sie können oder wollen meist nicht wahrnehmen, dass sie „ein Teil des Problems“ sind, d.h. dass sie selbst die *Kosten verursachen* und dass sie selbst an einer Veränderung arbeiten müssen. Diese Art der Störung wird als „ich-synton“ bezeichnet (Fiedler, 2005, 2006, 2007).
   Damit weisen Klienten aber sehr oft nur eine sehr geringe Änderungsmotivation auf, also eine Motivation, Verantwortung für Probleme und Handlungen zu übernehmen und aktiv an der Lösung ihrer Probleme zu arbeiten oder mitzuarbeiten. Und das bedeutet, dass sie gar keine Intention haben, auf eigene, wirklich relevante Probleme zu Therapiebeginn einzugehen. Deshalb ist die Wahrscheinlichkeit sehr gering, dass sie Therapeuten damit wirklich relevante Probleme zu Therapiebeginn mitteilen. Aus diesem Grund *kann* der Therapeut aber oft zu Therapiebeginn gar keine relevanten Informationen über tatsächliche Probleme erhalten. Der Klient äußert allenfalls periphere Probleme oder „Scheinprobleme“, um die es therapeutisch aber nicht wirklich geht. Und solche „Scheinprobleme“ können auch „Ängste“, Depressionen usw. sein! Das bedeutet aber: In vielen Fällen und regelmäßig bei Klienten mit Persönlichkeitsstörungen sind die ersten Probleme, die ein Klient „anbietet“, nicht die wirklich relevanten, die ein Klient bearbeiten will oder sollte. Ein Therapeut kann sich also *nie* ohne Zusatzinformationen auf anfängliche Problemdefinitionen verlassen! Erst *im Verlauf der Therapie* und erst bei entsprechenden Interventionen des Therapeuten ändert sich die Situation: Der Klient bemerkt, dass er selbst „Kosten verursacht“ und dass er selbst etwas tun muss, wenn er seine Probleme lösen will.
2. *Misstrauen:* Viele Klienten, wiederum vor allem Klienten mit Persönlichkeitsstörungen, weisen aufgrund ihrer Schemata ein hohes *interaktionelles Misstrauen* auf. Sie trauen dem Therapeuten weder persönlich noch seiner Kompetenz. Erst dann, wenn sie Vertrauen zum Therapeuten aufgebaut haben, können sie sich öffnen und dem Therapeuten mitteilen, um welche Probleme es „eigentlich“ geht. Dies ist aber erst dann der Fall, wenn der Therapeut es schafft, eine vertrauensvolle Therapeut-Klient-Beziehung zum Klienten aufzubauen.
   Dies ist ein weiterer wesentlicher Grund dafür, dass Klienten zu Therapiebeginn ihre wirklich relevanten, d.h. also ihre „brisanten“, selbstwertbelastenden Probleme gar nicht thematisieren. Da dazu Vertrauen notwendig ist, Vertrauen aber nur relativ langsam entsteht, kann „Beginn der Therapie“ bedeuten, dass sich die Situation erst in der 5. oder 15. Stunde ändert! Durch entsprechende Beziehungsgestaltung des Therapeuten (vgl. Kapitel 15) verändert sich aber Misstrauen in Vertrauen und Klienten können sich öffnen, sich auf Interventionen einlassen, sich unangenehmen Inhalten stellen usw.
3. *Selbstwertschutz:* Viele Klienten, wiederum vor allem solche mit Persönlichkeitsstörungen, weisen sehr negative Selbstschemata auf, deren Aktivierung äußerst aversiv ist. Genau dies versuchen Klienten, so lange wie möglich zu vermeiden. Dies führt dazu, dass sie zu Therapiebeginn relevante, und das bedeutet in fast allen Fällen *extrem selbstwertbelastende,* Probleme gar nicht thematisieren werden. Wiederum bauen Klienten hier im Verlauf der Therapie nicht nur Vertrauen zum Therapeuten, *sondern*

auch Vertrauen in ihre eigene Belastbarkeit und Fähigkeit auf, sodass ganz allmählich die Bereitschaft wächst, sich mit belastenden Themen auseinanderzusetzen.

4. *Mangelnde Repräsentation:* Sehr oft haben Klienten sich mit ihren Problemen vor der Therapie nur völlig unzureichend auseinandergesetzt: Zum einen, weil sie die Auseinandersetzung vermeiden (s. o.), zum anderen, weil sie gar nicht wissen, *wie* sie sich ihren Problemen stellen sollen (u. a. *deshalb* brauchen sie ja eine Therapie; könnten sie alles allein klären, wäre Therapie wahrscheinlich überflüssig!). Das bedeutet aber, dass viele Klienten zu Therapiebeginn gar keine (klare) Vorstellung davon haben, was ihre relevanten Probleme überhaupt sind! Klienten weisen also oft entweder *keine, eine unzureichende oder falsche Repräsentation ihrer relevanten Probleme zu Therapiebeginn* auf.
   Damit ist es *Aufgabe des Therapieprozesses,* erst einmal eine zutreffende Problemdefinition zu erarbeiten! Und das kann und wird wiederum eine Zeitlang dauern.
5. *Alienation:* Sehr viele Klienten weisen eine sehr hohe Alienation auf. Alienation („Entfremdung") bedeutet, dass eine Person keine oder nur eine unzureichende Repräsentation eigener (impliziter) Motive aufweist, d. h. dass sie nicht weiß, was sie möchte oder nicht möchte. Stattdessen entwickelt sie durch soziale Einflüsse sogenannte „explizite Ziele", die sie zwar kennt, die aber ihre wirklichen Motive unter Umständen gar nicht abbilden (siehe dazu Kapitel 14).
   Diese Alienation ist nicht nur ein persönliches Problem, das eine funktionale Selbstregulation der Klienten beeinträchtigt. Sie wirkt sich vielmehr auch unmittelbar im Therapieprozess aus. Wenn Klienten nicht wissen, was sie möchten oder nicht möchten, können sie logischerweise auch nicht valide angeben, *welche Ziele* sie im Therapieprozess verfolgen oder erreichen wollen.
   Werden sie jedoch zu Therapiebeginn veranlasst, Ziele zu definieren („Goal-attainment-Skalierung"), dann können sie das entweder nicht oder sie geben irgendwelche Ziele an (weil sie welche angeben sollen) oder sie geben Ziele an, *die sie im Augenblick für relevant halten.*
   In dem Maße, in dem sich im Therapieprozess dann die Alienation reduziert, werden die wirklich relevanten Ziele erst deutlich, d. h. viele Ziele können erst sinnvoll *im Laufe des Therapieprozesses erarbeitet werden!*

Wenn man davon ausgeht, dass Klienten eine vertrauensvolle Beziehung zum Therapeuten aufgebaut haben müssen, um dem Therapeuten peinliche Inhalte mitzuteilen und sich zu öffnen, dann folgt daraus zwangsläufig, dass Therapeuten zum großen Teil zu Therapiebeginn an relevante Informationen gar nicht herankommen. *Therapeuten müssen hier also auf die Wirkung ihrer Interventionen im Prozessverlauf hoffen und sich auf Veränderungen des Klienten im Hinblick auf ihr Therapieverhalten verlassen.*

Daher ist es bei Klienten mit komplexen Problemen naiv anzunehmen, Therapeuten könnten in der ersten Stunde oder in den ersten fünf Stunden eine Exploration vornehmen und dann über alle relevanten Klienten-Daten verfügen. Diese Annahme gilt nur bei Klienten mit einfachen, nicht konfliktreichen Problemen; für alle anderen Probleme ist eine solche Annahme erkennbar naiv! Auch aus Gründen des Beziehungsaufbaus müssen Therapeuten davon ausgehen, *dass sie relevante Informationen erst im Therapieprozess erhalten!*

Daher muss man davon ausgehen, dass bei komplexen und/oder konflikthaften und/oder teilweise unklaren Problemen

- die Therapiethemen und -ziele erst allmählich, *im Verlauf der Therapie entwickelt werden können;*
- eine „Exploration“ und Therapieplanung in aller Regel zu Therapiebeginn gar nicht möglich ist (zumindest dann nicht, wenn man als Therapeut wirklich relevante und valide Daten will!);
- die Ableitung therapeutischer Ansatzpunkte, Ziele, die Wahl therapeutischer Strategien und oft auch: die Entscheidung für eine therapeutische Veränderung *erste Ziele* der therapeutischen Arbeit sein werden und keine Voraussetzung für die Aufnahme einer Therapie sein können.

Nur bei solchen Klienten-Problemen,

- die von Anfang an klar sind,
- die nicht konflikthaft sind, *und*
- die in ihrer Struktur eher einfach sind,

ist es denkbar, dass Explorationen zu Therapiebeginn sinnvolle Daten ergeben und dass eine Therapieplanung zu Therapiebeginn durchgeführt werden kann. Es ist jedoch offensichtlich, dass man mit einem solchen Vorgehen viele Klienten-Probleme nicht erreicht bzw. „an den Problemen vorbeitherapiert“.

Für die psychotherapeutische Praxis ergibt sich daraus eine Anzahl von Folgerungen (die mit der heute gängigen Praxis z.T. in erheblichem Widerspruch stehen):

- Valide diagnostische Hypothesen (Diagnosen) lassen sich mit sehr hoher Wahrscheinlichkeit bis zur fünften Therapiestunde gar nicht stellen. Daher lassen sich hier höchstens *erste diagnostische Hypothesen* bilden, die aber im Prozess geprüft und validiert werden müssen.
- Bis zur fünften Stunde kann ein Therapeut gar nicht sicher sagen, was genau die Probleme des Klienten sind oder wie sie psychologisch genau funktionieren. Daher kann ein Therapeut sinnvollverweise hier noch keine Entscheidungen darüber treffen, was genau in der Therapie zu tun ist, *und er kann auch keine, vor allem keine endgültige, Therapieplanung vornehmen!* Das ist allenfalls bei einfachen Angstproblemen denkbar. Aber da auch Angstprobleme solche sein können, die sich als gar nicht wirklich relevant herausstellen können, kann auch in diesen Fällen ein Therapeut eine einigermaßen sichere Entscheidung erst nach einiger Zeit und genaueren Modellbildungen treffen.
- Daher kann ein Therapeut bis zu diesem Zeitpunkt gar keine (endgültigen) Indikationsentscheidungen treffen.
- Bis zu diesem Zeitpunkt kann ein Therapeut mit Klienten meist gar keine relevanten Therapieziele festlegen: „Goal-attainment-Scalings“ sind allenfalls vorläufig, oft unmöglich.
- Daher kann ein Therapeut gar nicht entscheiden, welche Probleme, Symptome letztlich in der Therapie bearbeitet werden und welche Ziele letztlich verfolgt werden sollen.
- Vielmehr muss er damit rechnen, dass die ersten Probleme, Anliegen und Ziele, die ein Klient angibt, vorläufig sind und dass sie sich im Therapieprozess ändern.

- Und: Ein Therapeut sollte sich immer darüber im Klaren sein, dass seine Diagnosen, Modelle, Planungen usw. *hypothetisch* sind, also jederzeit durch neue Informationen revidiert werden können.

Aufgrund solcher Überlegungen sollte einem Therapeuten klar sein, wie wesentlich es ist, den Prozess zu betrachten, und die gängige Praxis der Diagnostik und Therapieplanung sollte dringend gründlich überdacht werden!

Aus den beschriebenen Überlegungen ergeben sich nun einige *Schlussfolgerungen für die Konzeption von Psychotherapie:* Der Bereich „Psychotherapie“ sollte die Komplexität von Klienten und Prozessen berücksichtigen und *Klienten eine Vielzahl von Methoden und Vorgehensweisen anbieten,* sodass ein Klient die für ihn angemessene Vorgehensweise finden kann.

7.3 Probleme und Themen ändern sich im Prozessverlauf mit hoher Wahrscheinlichkeit

Wenn man davon ausgeht, dass dem Klienten zu Therapiebeginn viele problemrelevante Schemata selbst unklar, unverständlich, wenig repräsentiert sind, dann folgt daraus, dass sich relevante therapeutische Ansatzpunkte, Schemata, Themen *erst im Laufe der therapeutischen Arbeit herauskristallisieren.*

Zu Beginn können Klienten vielleicht ein „Problem“ definieren, die relevanten Determinanten sind jedoch meist noch völlig unklar. Und diese kristallisieren sich erst im Laufe der therapeutischen Arbeit heraus. Oft zeigt sich auch, dass die Problemdefinition, mit der ein Klient in die Therapie kommt, *vorläufig* war: es war eine erste Spezifikation, sie repräsentiert lediglich das, was den Klienten bereits klar ist. Diese Problemdefinition kann sich im Verlauf der Therapie jedoch vollkommen oder weitgehend verändern; damit verändern sich auch die zentralen therapeutischen Themen.

7.4 Auch Ziele verändern sich im Therapieprozess

Das Gleiche gilt für therapeutische Ziele; viele Klienten, wie z.B. solche mit Persönlichkeitsstörungen, können oft zu Therapiebeginn gar keine therapeutischen Ziele definieren; andere Klienten definieren Ziele, die sich als vorläufig erweisen. Je klarer dem Klienten im Therapieverlauf das Problem wird, desto klarer kristallisieren sich auch die therapeutischen Ziele heraus: dabei kann es sein, dass zunächst definierte Ziele sich schließlich als nebensächlich oder irrelevant herausstellen (Püschel & Sachse, 2009).

Bei komplexeren Klienten-Problemen, bei denen unklare Schemata eine zentrale Rolle spielen, ist es, anders als bei den „klassischen“ Themen der Verhaltenstherapie, oft noch *nicht* möglich, therapeutische Ansatzpunkte und Ziele bereits zu Beginn der

Therapie zu definieren: Diese können vielmehr oft erst im Verlauf der Therapie herausgearbeitet werden. Damit werden die Definition der Ansatzpunkte, der Ziele und die therapeutische Entscheidung, an bestimmten Inhalten zu arbeiten, zu *ersten Prozesszielen der therapeutischen Arbeit:* sie sind keine Eingangsvoraussetzungen, sondern erste Ziele der Therapie!

8 Ein hoch relevanter Aspekt des Therapieprozesses: Chaos und Struktur

8.1 Chaos im Prozess

Verschiedene Überlegungen zeigen einen weiteren Aspekt des Therapieprozesses auf. Der Prozess umfasst Phasen der Struktur und Ordnung; er umfasst jedoch auch Phasen des Chaos.

> *Chaos* ist hier definiert als
> - Phase, in der unvorhersehbare Effekte auftreten, die sich aus den Vorzuständen nicht ableiten lassen; *und/oder*
> - Phase, in der äußere Einflüsse keine nennenswerten Wirkungen zeigen und die eigengesetzlichen Prozesse schwer vorhersehbar sind; *und/oder*
> - Phase, die eine sehr sensible Reaktion auf Schwankungen der Ausgangswerte aufweist und die man daher nicht langfristig vorhersagen kann (vgl. Argyris et al., 2010; Gleick, 1990; Peitgen et al., 1998).

Dabei geht es hier um sogenanntes „deterministisches Chaos", d. h. es treten in einem System Schwankungen auf, die unvorhersehbar sind, obwohl die Gesetzmäßigkeiten, die die Prozesse beschreiben, deterministisch sind (Argyris et al., 2010, S. 22).

Es gibt dann sehr verschiedene psychologische Gründe dafür, dass der Therapieprozess über Strecken hinweg chaotisch verlaufen kann und wird:

1. Der erste Grund, warum ein Therapieprozess „chaotisch" verlaufen kann, besteht darin, dass ein Therapeut nicht vorhersagen kann, *wann ein Klient auf welche Schemata und Schema-Aktivierungen stoßen wird.* Schema-Aktivierungen können aufgrund therapeutischer Interventionen zustande kommen; sie können in den Denk- und Analyseprozessen des Klienten aber auch völlig spontan passieren.
   Und dann kann alles Mögliche passieren:
   - Ein Klient kann im Prozess auf ein völlig neues, relevantes Schema stoßen.
   - Ein Klient kann in einen heftigen emotionalen Zustand geraten.
   - Beim Klienten kann eine massive Vermeidungstendenz ausgelöst werden.
   - Der Klient kann zu spontanen neuen Erkenntnissen gelangen usw.
2. Derartige Schema-Aktivierungen können auch zur Folge haben, dass der Klient völlig selbst bestimmte Prozesse vornimmt und sich vom Therapeuten nur minimal steuern lässt; therapeutische Interventionen haben dann nur wenige Effekte; d. h., der Therapeut ist nicht in der Lage, den ablaufenden Prozessen eine Struk-

tur, eine Zielorientierung zu geben. Es bleibt ihm oft nichts anderes übrig, als dem Klienten zu folgen.

3. Therapieprozesse sind hochgradig *rekursiv:* Jeder Therapieschritt kann den Zustand des Klienten, den „state of mind“ (Horowitz, 1987), verändern. Es können bestimmte Stimmungen ausgelöst werden, bestimmte Gedächtnisbestände können aktiviert werden usw. Und jeder dieser Effekte kann andere weitreichende Konsequenzen haben. So kann eine Aktivierung bestimmter Wissensbestände die Bedeutung eines bestimmten Ereignisses völlig verändern; dies kann emotionale Prozesse triggern, die wiederum bestimmte Gedächtnisbestände aktivieren usw. Es ist prinzipiell nicht berechenbar, wie sich der state of mind entwickeln wird.
4. Rekursivität bedeutet auch, dass jeder Prozesszustand in komplexer Weise vom vorherigen Prozesszustand abhängig ist: In bestimmter Weise gehen immer Aspekte des vorigen Zustandes in den Augenblicklichen ein. In welcher Weise sie das tun und in welchem Ausmaß, kann aber hoch komplex sein.
   Gleichungen, die solche rekursiven Prozesse beschreiben, wie sogenannte „Populationsgleichungen“ der Art $y_{n+1} = a \cdot y_n (1 - y_n)$ wobei
   y_n der Zustand zum Zeitpunkt n ist,
   y_{n+1} der Zustand zum Zeitpunkt n+1,
   a eine Konstante,
   zeigen jedoch ein grundsätzlich chaotisches Verhalten. Die Zustände können ohne jede Möglichkeit der Vorausberechnung praktisch jeden beliebigen Wert annehmen; und die Werte können massive Schwankungen aufweisen (vgl. Briggs & Peat, 1990; Bublath, 2001; Morfill & Scheingraber, 1991; Peitgen & Richter, 1986). *Rekursive Prozesse sind so komplex, dass praktisch alles passieren kann, auch Dinge, die man nicht vorausgesehen hat und nicht voraussagen konnte.*

8.2 Konsequenzen für die Therapie

Die *Konsequenzen* aus diesen Überlegungen sind relativ gravierend:

- Therapeuten müssen im Therapieprozess mit Überraschungen rechnen; völlig unerwartet können Reaktionen und Inhalte auftauchen;
- diese Inhalte können mehr oder weniger irrelevant sein, „neben der Spur liegen“; sie *können aber auch von zentraler Bedeutung sein und der Therapie eine völlig neue Richtung geben;*
- Therapeuten sollten mit Phasen rechnen, in denen sie weder den Prozess voraussagen noch ihn nennenswert steuern können; sie können ihn nur begleiten und allenfalls begrenzen.

Das bedeutet aber, dass zumindest bei komplexen Problemen *ein Therapieprozess nie völlig planbar ist* und schon gar nicht vom Anfang an bis zum Ende; vielmehr müssen Therapeuten mit Sprüngen, Brüchen, Überraschungen, Wendungen usw. rechnen; *und sie müssen damit umgehen können.* Natürlich *sollten Therapeuten Prozesse planen:* Sie sollten mit den Klienten Ziele erarbeiten, sich vornehmen, was sie in dieser Therapiephase erreichen und tun wollen, wie sie auf was reagieren wollen. Planung schafft Struktur, und Struktur sollte immer wieder hergestellt werden. Aber: Der Therapeut sollte immer wieder entscheiden, ob er bei seinem Plan bleiben oder ihn ändern, modifizieren, aufgeben will. Und: Will er dabei bleiben, kann er ihn praktisch nie „konsistent durchziehen", er muss ihn vielmehr immer wieder neu erstellen.

Der Therapieprozess ist keineswegs *nur* chaotisch: *In vielen Phasen lassen Klienten sich durch den Therapeuten hochgradig steuern, ihre Reaktionen sind gut vorhersagbar.* Das muss auch so sein, denn sonst wäre der Einfluss des Therapeuten gleich Null. Was man aber sehen sollte, ist, dass der Einfluss des Therapeuten *durchaus begrenzt ist. Ein Therapeut hat den Prozess nicht vollständig unter Kontrolle!*

Das bedeutet: Bei aller Planung muss ein Therapeut immer mit spontanen Prozessen rechnen und er muss immer entscheiden, ob und wie er darauf eingehen will. Dabei kann ein Therapeut einen neu auftauchenden Inhalt für hoch relevant halten, ein neu auftauchendes Problem für gravierender als das bisher bearbeitete o. Ä. Dann sollte der Therapeut entscheiden, ob er „der neuen Spur" folgen will (und damit die alte Spur verlassen will), da er annehmen kann, dem Klienten damit in höherem Maße gerecht zu werden. In einem solchen Fall *kann* ein Therapeut nicht nur, er *sollte* auch flexibel handeln!

Es kann aber auch sein, dass der Therapeut die „neue Spur" für *irrelevant* hält, für ein Ablenkungsmanöver, für Vermeidung u. a. (und kann das mit dem Klienten auch klären): Dann sollte er sich dafür entscheiden, ihr nicht zu folgen und versuchen, den Klienten zu dem ursprünglichen Thema zurückzusteuern. Und: Er sollte sich nie der Illusion hingeben, er könne einen Plan in jedem Fall umsetzen: Um den Klienten gerecht zu werden muss er flexibel bleiben! Denn ansonsten läuft er Gefahr, an den eigentlich relevanten Inhalten, Problemen und Zielen des Klienten „vorbeizutherapieren", und dadurch, dass er auf entsprechende Signale des Klienten nicht reagiert, läuft er Gefahr, den Klienten in ein „therapeutisches Korsett" zu pressen, z. B. indem er ein Manual durchzieht, obwohl der Klient das gar nicht will oder braucht. Ein Therapeut sollte hier davon ausgehen, dass Personen, die *Klienten* sind, sich oft nur schwer gegen „Empfehlungen" des Therapeuten wehren können, sie sind daher in hohem Maße auf die Sensibilität eines Therapeuten angewiesen!

Eine weitgehende Planbarkeit von Therapie ist nur unter drei Bedingungen möglich:

- das Problem ist einfach und überschaubar; es sind nur wenige (komplexe oder affektive) Schemata damit verbunden; dadurch kann im Therapieprozess auch kaum etwas Neues auftauchen;
- der Klient ist sehr stringent und begrenzt seine Arbeit strikt auf bestimmte Themen, andere teilt er dem Therapeuten gar nicht mit;
- der Therapeut ignoriert systematisch alles, was von seiner Planung abweicht, womit er bezüglich des einen Themas oder Problems oder einer Symptomatik zwar sehr erfolgreich, möglicherweise aber nur wenig klientenzentriert arbeitet. Außerdem bestimmt dann *allein* der Therapeut darüber, welche Themen bearbeitungsbedürftig sind. Damit kann er unter Umständen um Lichtjahre an den Bedürfnissen des Klienten vorbeiarbeiten, jedoch in seinem Thema und in der Erreichung seiner Ziele

hoch effektiv sein. Aus der Sicht des Klienten könnte die Therapie jedoch ebenso effektiv wie irrelevant sein.

Therapeuten sollten daher im Therapieprozess wegen der möglichen chaotischen Prozesse der Klienten *in der Regel nur Strategien mittlerer Reichweite anwenden:* über mehrere „takes", eine oder mehrere Therapiestunden.

Etwas anders liegt die Situation bei übergreifenden Therapiezielen, die eher allgemein gefasst sind und die immer konkret gemacht werden müssen: Die kann ein Therapeut oft langfristig auch verfolgen, wobei er aber jeweils situationsmäßig entscheiden muss, *wie* er sie jeweils verfolgen will!

Selbst in chaotischen Prozessen kann es möglich sein, *kurzfristige Voraussagen* zu machen; je länger sich die Voraussagen jedoch erstrecken, desto ungenauer werden sie (vgl. Gleick, 1990; Morfill & Scheingraber, 1991). Die kurzfristigen Vorhersagbarkeiten kann ein Therapeut durchaus wieder nutzen, um Interventionen einzusetzen mit dem Ziel, das chaotische System „zu bändigen" und daraus wieder eine zielgerichtete Arbeit zu machen.

8.3 Selbstorganisation

Es gibt noch einen anderen Aspekt, der die Planbarkeit von Therapie einschränkt: die Selbstorganisation. Systeme, sogar chemische und physikalische Systeme, insbesondere aber biologische Systeme, weisen eine starke Tendenz zur Selbstorganisation auf[32].

Auch Klienten zeigen in der Therapie eine Selbstorganisation. In der Regel tun sie das weniger zu Beginn der Therapie, da sie dort noch in dysfunktionalen Systemen festsitzen. Sie tun es meist gegen Mitte der Therapie, wenn der Therapeut ihnen geholfen hat, Blockaden abzubauen und ihnen gezeigt hat, wie man konstruktiv mit persönlichen Problemen umgeht.

Eine sehr wichtige Phase der Selbstorganisation im Therapieprozess ist die Phase der Explizierung (der systematischen Klärung relevanter Schemata oder Motive; vgl. Kapitel 16 und 17): Klienten sind hier stark auf ihre Prozesse konzentriert, verfolgen eigenständig Fragestellungen, aktivieren Schemata, rekonstruieren Inhalte, nehmen Verbindungen zwischen Inhalten vor usw. *In dieser Phase arbeiten Klienten meist hochgradig eigenständig ohne den* (und manchmal auch trotz des) *Therapeuten.* Diese Phase kann als eine typische Phase der Selbstorganisation betrachtet werden; ein Therapeut kann sie durch Interventionen einleiten; seine Steuerung in der Phase ist jedoch minimal.

Selbstorganisation spielt auch bei dem „Erfolg" der Therapie eine Rolle. Man kann zwar versuchen, Therapieerfolg standardisiert zu messen, und das ist zum Therapievergleich auch *ein* sinnvoller Zugang, doch letztlich ist es immer der Klient selbst, der entscheidet, was er aus der Therapie macht. Die Motive, Ziele, Werte des Klienten stellen „Attraktoren" dar (Briggs & Peat, 1990; Gleick, 1990), die bestimmen, in welchem Zustand das System des Klienten sich neu stabilisieren wird. Ein Therapeut kann Änderungsprozesse katalysieren, aber er kann wohl nur ungenau vorhersagen, welchen Zustand der Klient letztlich anstreben wird (und deshalb kann er es auch nicht bestimmen, sondern muss die Entscheidung dem Klienten überlassen!).

8.4 Therapieprozess: Wechsel von Chaos und Struktur

Ein Therapieprozess enthält damit immer geplante, zielorientierte, strukturierte und organisierte Phasen; er enthält aber auch unvorhersehbare, unkontrollierbare, chaotische Phasen. Die organisierten Phasen kommen meist durch therapeutische Interventionen zustande oder durch Selbstorganisationsprozesse des Klienten. Ein Therapeut kann durch seine Strategien den Prozess über längere Zeit organisiert und strukturiert halten. Dies ist auch wesentlich, denn Klärungsprozesse benötigen sowohl Zeit als auch eine hohe Disziplin der Bearbeitung. Diese Aspekte kann ein Therapeut durch seine Interventionen schaffen.

> Der Therapeut wird aber immer wieder Phasen erleben (und oft auch gewollt oder ungewollt provozieren), in denen es chaotisch abläuft. Ein Therapeut sollte aber weder Angst vor diesen Phasen haben noch sie geringschätzen. *Vielmehr sind die chaotischen Phasen in der Therapie von sehr großer Bedeutung: In ihnen bringt der Klient oft neue, relevante Inhalte ein, in ihnen stößt der Klient oft auf hoch relevante Schemata, in ihnen öffnet er Gedächtnisbereiche, die lange verschlossen waren usw.* Chaotische Phasen geben der Therapie oft einen Schub, bringen die Arbeit voran, bringen neues, interessantes Material in die Therapie ein (das gilt offenbar für alle biologischen Systeme; vgl. Cramer, 1989).

Und außerdem verläuft Veränderung oft über eine Phase des Chaos: Lösen sich alte Schemata, Überzeugungen, Handlungen und Motive auf, dann hat der Klient oft noch keine Alternativen zur Verfügung; er kann in der Regel eine alte Struktur nicht einfach gegen eine neue, fertige tauschen. Der Übergang zu einer neuen Struktur führt meist durch eine Phase der Unsicherheit, der Desorientierung, der Unentschlossenheit, d.h., des Chaos. Dieses Chaos ist jedoch notwendig und kreativ: Man kann und man sollte es nicht vermeiden.

8.5 Der Weg entsteht beim Gehen

Der Therapieprozess in einer Psychotherapie ist damit ein dialektischer Prozess zwischen der Steuerung des Klientenprozesses, der Verfolgung therapeutischer Strategien einerseits und einem Folgen des Klienten, einem „den Klienten machen lassen", andererseits. Es ist ein Prozess, der der Erforschung eines neuen Territoriums ähnelt: kommt der Forscher über ein Gebirge, so eröffnet sich ihm eine Landschaft, die er nun sehr systematisch und gezielt erkunden kann und muss. Hinter dem nächsten Hügel kann die Landschaft aber wieder völlig anders aussehen. Der Forscher kann nie im Detail voraussehen, auf was er stoßen wird; *aufgrund seiner Expertise weiß er aber, worauf er im Prinzip stoßen kann, und er weiß, wie er mit dem umzugehen hat, worauf er stoßen kann.*

Aufgrund seiner Expertise kann sich der Therapeut auf neue Aspekte einlassen; er weiß, dass er sie strukturieren und bearbeiten kann. Ein Therapeut kann und muss den Therapieprozess nicht pausenlos planen, unter Kontrolle haben oder voraussehen können; er muss vielmehr in der Lage sein, sich auf neue Aspekte einzustellen! Man kann den Weg nicht von Anfang bis Ende planen, denn man weiß gar nicht, worauf man stoßen wird. Wie Grawe es, nach einer alten asiatischen Weisheit, formuliert: Der Weg entsteht beim Gehen (Grawe, 1988a).

8.6 Die Bedeutung von Expertise wird erneut deutlich

Das aber ist nicht alles: Der Weg muss auch gegangen werden, von jemandem der weiß, wie man Hügel überwindet, Flüsse überquert, wie man Landschaften vermisst und gestaltet. D.h., ein Therapeut folgt nicht einfach. Er muss immer wieder in der Lage sein, mit neu auftauchenden Problemen, Zielen, Schemata konstruktiv umzugehen, therapeutische Krisen zu bewältigen, Emotionen des Klienten therapeutisch zu nutzen usw.

Damit sich ein Therapeut überhaupt auf derart komplexe Prozesse des Klienten einlassen und sie therapeutisch konstruktiv nutzen kann, benötigt er eine sehr hohe Expertise (Gruber, 1994). Er muss Zustände erkennen können, Probleme diagnostizieren können, er muss wissen, zu welchen Problemen welche Ziele passen, und er muss über eine Vielzahl therapeutischer Strategien verfügen, die er flexibel einsetzt, aber auch stringent durchhalten kann. Und natürlich stellen wissenschaftlich fundierte Erkenntnisse einen wesentlichen Aspekt der Expertise dar (vgl. Kapitel 6).

Aus dem Gesagten folgt, dass *Psychotherapeuten* in einer Therapie *Prozessexperten* sein müssen. Sie müssen Experten dafür sein zu erkennen, was im Klienten abläuft und dafür, wie sie Prozesse beim Klienten konstruktiv steuern können. Und daher muss ein Therapeut auch *prozessdirektiv* sein: Er *muss* Prozesse beim Klienten durch gezielte Interventionen konstruktiv steuern! Das ist ein genuiner Teil seiner therapeutischen Aufgabe und Verantwortung!

8.7 Stringenz und Flexibilität des Therapeuten

Ein Therapeut steht im Therapieprozess immer im Spannungsfeld von Stringenz und Flexibilität:

- Einerseits ist es von zentraler Bedeutung für Klärungs- und Veränderungsprozesse, dass man Themen stringent eine ganze Zeit lang behandelt; dem Klienten Zeit gibt, gründlich ist, den Klienten beim Thema hält und sich nicht ablenken lässt,
- andererseits ist es aber auch wichtig, neue, relevante Inhalte zu berücksichtigen, „am Klienten zu bleiben", die Inhalte des Klienten aufzunehmen.

Caspar und Grawe schreiben dazu, dass man eine Indikationsstellung nicht als die Auswahl *der* richtigen Therapiemethode auffassen kann, sondern dass sie nur ein erster Schritt ist, um für einen Klienten eine angemessene Therapie-Strategie zu schaffen. Damit bedeutet therapeutische Arbeit eine kontinuierliche Anpassung an den Klienten (Caspar & Grawe, 1992, 1996).

Daher muss ein Therapeut Entscheidungen treffen:

- Betreffen die neuen Inhalte noch die alte Fragestellung? Bleibe ich am Thema, wenn ich sie aufgreife?
- Führen die neuen Inhalte zu einem neuen Thema?
- Wenn ja, ist dieses Thema so relevant und relevanter als das andere, sodass es sofort aufgegriffen werden sollte?
- Oder ist die Arbeit an dem bisherigen Thema so wichtig, so weit fortgeschritten, dass das neue Thema zunächst zurückgestellt werden sollte?

8.8 Schlussfolgerungen für die Therapie

Hier sollen noch einmal im Zusammenhang alle Schlussfolgerungen, die man aus Chaos-Theorie, Synergetik und System-Theorie ziehen kann, zusammengestellt und auf Therapieprozesse bezogen werden[33].

8.8.1 Was sind Systeme?

Systeme zeigen bestimmte Grundeigenschaften:

- Systeme sind dynamische Strukturen, die sehr viele Variablen enthalten, die miteinander wechselwirken.
- Systeme sind oft hoch komplex.
- Bei komplexen Systemen ist es nicht möglich, alle Variablen (synchron) zu erfassen und alle Wechselwirkungen abzuschätzen.
- Psychologisch kann ein Klient als ein *System* interagierender Elemente, Variablen oder Prozesse aufgefasst werden, die in komplexer Weise interagieren und dadurch bestimmte Wirkungen hervorbringen.
- Ebenso kann eine psychische Störung als ein System interagierender Prozesse oder Variablen verstanden werden. Hier kann man relativ einfache Systeme (wie Angststörungen) von komplexen Systemen (wie Persönlichkeitsstörungen) unterscheiden.

Wie in Kapitel 4.7 ausgeführt, unterscheiden sich Störungen stark in ihrer Komplexität. Fasst man Störungen als Systeme auf, würde das bedeuten, dass Angststörungen Systeme relativ niedriger Komplexität sind, während Persönlichkeitsstörungen Systeme sehr hoher Komplexität sind. Schon daraus ergibt sich, dass die hier angestellten Überlegungen, die auf komplexe Systeme zugeschnitten sind, nicht auf Angststörungen angewandt werden müssen. Umgekehrt bedeutet das aber auch definitiv, dass therapeutische Vorgehensweisen, die bei Angststörungen funktionieren, auf keinen Fall auf Störungen generalisiert werden können, die man als komplexe Systeme ansehen muss!

Betrachtet man einen Klienten als System und das Problem des Klienten als Teil eines komplexen Systems, dann wird sofort deutlich, dass ein Therapeut nie eine „isolierte“ Intervention macht, die linear-deterministisch wirken kann, sondern dass ein Therapeut immer in ein komplexes System hinein interveniert und dass das System darauf hoch komplex reagieren kann.

Diese Erkenntnis hat *gravierende Implikationen* für die Konzeption von Psychotherapie, die nun erörtert werden sollen:

- Obwohl die Wirkungen auf das System und Wechselwirkungen im System deterministisch sein können, können Zusammenhänge nur noch als Wahrscheinlichkeiten beschrieben werden.
- Prozesse in Systemen verlaufen chaotisch, d.h. es können unvorhersehbare Effekte eintreten, kleine Veränderungen können zu großen Wirkungen führen usw.

Das bedeutet, dass konkrete Interventionen von Therapeuten bestimmte Wirkungen auf das bzw. in dem System auslösen, dass sie daher sinnvoll und erforderlich sind. Es bedeutet aber auch, dass ihre Wirkungen nur mit bestimmten Wahrscheinlichkeiten vorhergesagt werden können und dass im System immer andere, z.T. unvorhergesehene Effekte auftreten können.

- Systeme können daher nie in ihrer gesamten Komplexität verstanden werden.
- Daher lassen sich viele Prozesse im System und viele Wirkungen in das System auch nur begrenzt vorhersagen.
- Ein komplexes System ist nie vollständig kontrollierbar.
- Interventionen, die von außen auf das System einwirken, können aber mit einer bestimmten Wahrscheinlichkeit bestimmte Effekte erzielen.
- Das System ist daher nicht nur chaotisch, es folgt auch Regelmäßigkeiten.
- Phasen der „Ordnung“ können sich jedoch mit Phasen des Chaos abwechseln.
- Obwohl die Einzeleinflüsse auf das System deterministisch sein können, ist der Gesamteinfluss auf das System nicht genau determinierbar.

Anders als bei Angststörungen sind die Prozesse, die bei Persönlichkeitsstörungen ablaufen, nicht durch Interventionen „determiniert“: Ein Therapeut kann Prozesse beeinflussen, aber nie „kontrollieren“. Und er kann Effekte nie sicher vorhersagen und kann Prozesse auch nie langfristig sicher planen.

- Veränderungen im System führen zu einer Destabilisierung des Systems und das kann sein Funktionieren vorübergehend verschlechtern.

Bei komplexen Problemen gibt es bei Veränderung Phasen von Verunsicherung und „Verschlechterung". *Ein Veränderungsprozess kann daher niemals „linear" verlaufen.*

- Diese Systeme wechselwirken in komplexer Weise mit der Umwelt, d. h. mit anderen Systemen. Sie werden durch äußere Faktoren beeinflusst (hier betrachten wir Interventionen des Therapeuten).
- Systeme organisieren sich aber auch selbst, sie können Prozesse initiieren oder Strukturen selbst ändern.
- In jedem System gibt es Parameter, die peripher sind und solche, die zentral sind.
- Zentrale Parameter sind für Interventionen von außen „Haupteingriffsstellen" oder „Hebelpunkte", an denen man ansetzen kann, um wesentliche bzw. dauerhafte Veränderungen im System zu bewirken.

Eine Intervention des Therapeuten *kann* im System Prozesse anstoßen, die dann autonom weiterlaufen und weitgehende Veränderungen zur Folge haben *können:* Dadurch können Interventionen manchmal mehr bewirken, als ein Therapeut intendiert oder vorhergesagt hat. Solche Effekte lassen sich aber weder planen, noch vorhersagen.

- Um ein System zu verändern, muss man seine Struktur ändern.

Das bedeutet auch, dass bei komplexen Systemen oft größere Umstrukturierungen erforderlich sein können, um die Funktionsweise des Systems nachhaltig zu verändern. Solche größeren Umstrukturierungen können aber eine Vielzahl von Interventionen erfordern, die jeweils kleine Effekte erzeugen und der Prozess kann *Zeit* erfordern. *Da das System nicht wirklich kontrollierbar ist, lässt sich eine solche Veränderung nicht „forcieren", d. h. nicht von außen durch einen Therapeuten „erzwingen".*

- Je komplexer ein System ist, desto weiter voneinander entfernt sind gewöhnlich Ursache und Wirkung, sowohl im Raum als auch in der Zeit.

In einfachen Problemen kann man unmittelbare Reiz-Reaktions-Verbindungen annehmen, und eine Veränderung dieser Verbindung kann zu Verhaltensänderungen führen. *Bei komplexen Problemen muss man davon ausgehen, dass zwischen Stimulus und Handlung hoch komplexe Verarbeitungsprozesse liegen, an denen viele Variablen und ihre Wechselwirkungen beteiligt sind.*

Um bestimmte Prozesse im System zu beeinflussen, kann es erforderlich sein, Variablen zu verändern, die auf komplexe Weise mit den Prozessen verbunden sind: D.h. der therapeutische Ansatzpunkt kann „weit vom Effekt entfernt sein" und der Zusammenhang kann oft nur theoretisch erschlossen werden. Eine direkte „therapeutische Beeinflussung von Symptomen" ist dann überhaupt nicht mehr möglich! Um relevante therapeutische Ansatzpunkte zu finden, ist damit auch ein komplexes Modell erforderlich, aus dem man Schlüsse ableiten kann; eine „Diagnose“ einer „Symptomoberfläche“ reicht dann bei Weitem nicht mehr aus.

8.8.2 Vorhersagbarkeit und Kontrollierbarkeit

- In einem komplexen System kann man nie alle Variablen und Wechselwirkungen erfassen.

Bei der Therapie komplexer Störungen kann ein Therapeut zwar wissenschaftliche Theorien heranziehen, um Interventionen abzuleiten, er kann aber dennoch im Einzelfall nie sicher angeben, ob seine Interventionen in der erwarteten Weise wirken werden. Er muss daher Interventionen im Einzelfall „erproben“ und muss flexibel auf die auftretenden Effekte reagieren können.

- Im System können chaotische unvorhersehbare Prozesse auftreten.
- Kleine Interventionen können zu großen Wirkungen führen.
- Große Interventionen haben manchmal nur wenig Wirkung.
- Effekte von Interventionen können nie mit Sicherheit vorhergesagt werden.
- Eine Vorhersage ist immer nur mit einer bestimmten Wahrscheinlichkeit möglich.
- Daher ist die Komplexität eines Systems immer mit einem hohen Ausmaß an Unsicherheit und Unbestimmtheit verbunden.

Daher ist es so wesentlich, dass Therapeuten *den aktuellen Prozess auf Mikro-Ebene beobachten: Denn sie müssen wissen und erfassen, wie Interventionen tatsächlich wirken.* Und diese Informationen müssen sie verarbeiten: Das ist der wesentliche Grund dafür, dass sie immer ein aktuelles Situationsmodell generieren müssen, indem sie erfassen, was im Augenblick tatsächlich passiert. Und erneut wird hier wieder die extreme Bedeutung therapeutischer Expertise deutlich: Therapeuten müssen die Informationen verarbeiten *können,* über relevantes Wissen verfügen und Schlüsse ziehen können. Und sie müssen flexibel reagieren können.

- Durch Interventionen oder Strategien kann man ein System beeinflussen.
- Man kann es aber nicht kontrollieren, da immer unvorhergesehene oder spontane Prozesse auftreten können.
- Eine Intervention kann im System (mit bestimmter Wahrscheinlichkeit) einen Effekt haben.
- Dieser Effekt kann sehr begrenzt sein.
- Manchmal kann eine Intervention jedoch weitere Prozesse anstoßen.
- Solche Effekte sind schwer vorhersehbar.

Gezielte Interventionen zu realisieren, ist sinnvoll und notwendig, und diese haben mit bestimmter Wahrscheinlichkeit auch bestimmte Effekte, die ein Therapeut beabsichtigt. Dies ist auch bei komplexen Systemen so. Nur: Bei komplexen Systemen kann der Therapeut nie sicher wissen, ob Interventionen wirklich den angestrebten Effekt haben werden, da sie auch ganz andere Effekte bewirken können.

Das ist die wesentliche Erkenntnis der Therapie komplexer Systeme:

- Interventionen sind wirksam und notwendig.
- Interventionen lösen mit bestimmter Wahrscheinlichkeit bestimmte Effekte aus, können aber auch ganz andere Effekte haben.
- Eine Veränderung eines komplexen Systems ist daher nur sehr begrenzt planbar.
- Man kann zwar ein Ziel definieren, ob, wie, mit welchen Mitteln, über welche Zwischenprozesse und wann man das Ziel erreicht, ist jedoch nicht sicher vorhersehbar und daher nie im Detail planbar.
- Letztlich bestimmt immer das System darüber, ob und wie eine Intervention wirkt.
- Der Therapeut kann Prozesse anregen; ob diese Prozesse stattfinden, „entscheidet" das System.

Man kann als Therapeut einen Prozess nur begrenzt planen und wenn, dann nur grob: Je detaillierter man plant und je länger man vorausplant, desto höher ist die Wahrscheinlichkeit, dass der Plan nicht realisierbar ist. *Macht man einen Plan, wird man ihn wohl nie linear umsetzen können. Man muss Umwege machen, sich dem System anpassen, neue Wege finden usw.* Zu glauben, man könne Pläne über lange Zeit machen und sie realisieren, ist höchst unrealistisch.

- Es ist nie möglich, ein System zu einer Veränderung zu zwingen.
- Und ein Therapeut kann *nicht bestimmen,* welche Effekte letztlich im System erreicht werden.
- Veränderungen des Systems sind immer Folgen komplexer Wechselwirkungsprozesse zwischen Interventionen und Systemprozessen.

Ein Therapeut kann immer nur versuchen, möglichst konstruktiv auf das System einzuwirken.

Wie das System reagiert und wie schnell es reagiert, bestimmt aber immer das System. Da der Therapeut das System aber nie kontrollieren kann, kann er Prozesse auch nicht „erzwingen", „forcieren" oder „beschleunigen". Versucht er es, wir das bestenfalls nicht funktionieren, schlimmstenfalls kann es destruktive Prozesse im System auslösen.

Daher macht es keinen Sinn zu sagen, ein Klient müsse nun endlich etwas ändern, Prozesse müssten nun endlich in Gang kommen, der Klient muss seine Probleme in X Stunden gelöst haben o.Ä. Alle solche Aussagen sind bei komplexen Problemen hochgradig sinnlos!

8.8.3 Interventionen und Veränderungen des Systems

- Bestimmte Interventionen haben mit einer bestimmten Wahrscheinlichkeit unter bestimmten Bedingungen Wirkungen auf das System.
- Sichere Wirkungsvorhersagen sind nicht möglich.

Wissenschaftliche Forschungen können Aussagen darüber machen, wie komplexe Systeme im Prinzip funktionieren. Wie sie *genau* funktionieren, was sie wann genau tun oder wie sich individuelle Ausgestaltungen solcher Systeme (bei einzelnen Klienten) genau verhalten werden, kann aber nie mit Sicherheit gesagt werden. Daher müssen Therapeuten bei komplexen Problemen

- immer individuelle Fallkonzepte entwickeln,
- Hypothesen bilden und testen,
- die Wirkung von Interventionen erproben,
- sie an das tatsächliche System anpassen.

Daher können wissenschaftliche Theorien immer nur Heuristiken für die Praxis sein, sie können die Praxis nie „determinieren"!

- Interventionen können die angezielte Wirkung haben, jedoch völlig unvorhersehbare Prozesse auslösen.
- Interventionen können wirkungslos sein, größere oder kleinere Effekte bewirken als erwartet.
- Obwohl eine Intervention eines Therapeuten nur mit einer bestimmten Wahrscheinlichkeit eine bestimmte Wirkung entfaltet, ist dieser Effekt für die Anregung therapeutischer Effekte im System essenziell.
- Ein Therapeut sollte daher versuchen, die Klienten-Prozesse so stark wie möglich konstruktiv zu steuern.
- Er muss aber immer wieder flexibel darauf reagieren, wenn im System nicht angezielte Effekte ausgelöst werden.

Das macht erneut deutlich, wie wichtig die Beachtung der Mikro-Ebene des Prozesses, die Bildung von Situationsmodellen und wie zentral therapeutische Expertise ist. Es macht aber auch unmissverständlich deutlich, dass eine Manualisierung von therapeutischem Vorgehen bei komplexen Problemen eine „mission impossible" ist. Eine Manualisierung *kann* unter diesen Systembedingungen auf keinen Fall funktionieren!

- Steuerungseffekte wirken meist kurzfristig: Es werden Prozesse im System angeregt.
- Diese sollten dann durch weitere Interventionen weiter konstruktiv gesteuert werden.
- Geschieht dies nicht, nimmt die Wahrscheinlichkeit, dass spontan andere Prozesse entstehen, die der Therapeut nicht intendiert, mit der Zeit stark zu.
- Daher muss ein Therapeut immer steuern, aber auch flexibel sein können.

Ein Therapeut kann einige „Züge" vorausdenken und, wenn er „verzweigt" denken und Reaktionsmöglichkeiten des Systems mitdenken kann, prinzipiell auch mehrere Züge vorausdenken, irgendwann kann er die Komplexität der Möglichkeiten aber nicht mehr bewältigen. Daher sollte ein Therapeut

- ein Ziel oder Prozessziel definieren,
- Interventionen realisieren, die den Prozess in diese Richtung lenken können,
- die Effekte überwachen,
- und das System flexibel immer wieder erneut in diese Richtung lenken, wenn das System nicht erwartungsgemäß reagiert.

Der Therapeut hat keine fertige „Landkarte", nach der er steuern kann, er steuert gewissermaßen ein Raumschiff durch einen sich bewegenden Asteroiden-Haufen: Er muss immer neu navigieren, den Kurs ständig anpassen, flexibel sein, Entscheidungen treffen usw. Das mag bei einfachen Problemen anders sein. Unter Umständen kann man dort vorausplanen, muss nicht flexibel sein, muss keine Entscheidungen treffen usw. Das alles ist aber bei komplexen Problemen vollständig undenkbar.

- Die Wirkung einer Intervention hängt vom Zustand des Systems ab. Im Zustand X kann die Intervention Effekt A bewirken, in Zustand B den Effekt Y.
- Da das System sich spontan verändern kann, ist der jeweilige Systemzustand oft nur schwer abschätzbar.
- Er ist nicht mit Sicherheit vorhersehbar und nicht planbar.
- Daher können sich die Wirkungen von Interventionen im Zeitverlauf ändern.

Daher muss ein Therapeut immer versuchen, relevante Systemzustände einzuschätzen und im *Situationsmodell* abzubilden. Zum Beispiel sollte er folgende Fragen beantworten:

- Wie ist die augenblickliche Motivation des Klienten?
- Wie stark vermeidet ein Klient im Augenblick?
- Wie gut ist zur Zeit das Vertrauensverhältnis von Therapeut und Klient? Usw.

Alle diese Faktoren beeinflussen aktuell, wie eine Intervention wirkt. Und diese Faktoren sind keineswegs stabil, sondern können sich spontan oder durch Interventionen des Therapeuten deutlich ändern.

- Es ist daher günstig, Interventionen dem jeweiligen Systemzustand anzupassen, wobei dieser oft nicht mit Sicherheit bestimmt werden kann.
- Es ist aber wichtig zu versuchen, bestimmte relevante Systemparameter zu kennen, d.h. zu erfassen.
- Interventionen sind besonders dann wirksam, wenn sie an den richtigen Parametern ansetzen und zum richtigen Zeitpunkt erfolgen.

Und erneut wird die Bedeutung von Prozess-Perspektive, Verarbeitungsprozessen, Situationsmodellen, Flexibilität und Expertise überaus deutlich.

- Die Wirkung einer Intervention ist vom Kontext abhängig, in den sie eingebettet ist und der gleichzeitig auf das System einwirkt. Intervention A kann in Kontext F den Effekt X haben, in Kontext H den Effekt Y.
- Interventionen, die ein System destabilisieren, wirken besonders dann, wenn der Kontext gleichzeitig zu einer Stabilisierung des Systems führt.

Dies zeigt, dass ein Therapeut nie isoliert Interventionen realisiert, sondern sie immer einbettet

- in eine bestimmte allgemeine Beziehungsgestaltung,
- in eine komplementäre Beziehungsgestaltung,
- in die Ressourcenaktivierung des Klienten,
- in die Steigerung der Selbsteffizienzerwartung des Klienten,
- in Strategien der Motivationssteigerung usw.

Dass Interventionen auf relevante Systemparameter bezogen sein müssen, bedeutet bei Klienten z.B.

- dass der Klient sie verstehen muss,
- dass der Klient sie umsetzen kann,
- dass er sie umsetzen will.

Dies zeigt, dass der Therapeut auch darauf achten muss, Interventionen nach bestimmten Prinzipien zu gestalten.

8.8.4 Veränderungsprozesse

- Psychotherapie ist dann indiziert, wenn ein System für die Person mehr Kosten als Nutzen erzeugt.
- Ziel ist es, das System so weit zu verändern, dass es mehr Gewinne als Kosten produziert.
- Psychotherapeutische Interventionen dienen dazu, ein System entsprechend zu verändern.

Die Indikation von Psychotherapie kann völlig unabhängig von Symptomen, Störungsgrad, „Abweichungen von Normalität" u.a. definiert werden.

- Daher ist es sinnvoll, dass diese Interventionen an *den* System-Parametern ansetzen, die am besten relevante Veränderungen bewirken können, also an den „Haupteingriffsstellen".
- Diese sollte ein Therapeut kennen.

Durch Theorie, Forschung und Erfahrung kann bei einem System, d. h. bei einer Störung angegeben werden, an welchen Parametern eine Intervention wie ansetzen sollte. Damit bestimmt man die sogenannten „therapeutischen Ansatzpunkte" einer Störung. Es gibt Parameter, die zentral sind, d. h. deren Veränderungen weitreichende Effekte im System haben, und solche, die peripher sind, die im System also nur wenig bewirken. Interventionen sollten daher immer an den zentralen Parametern ansetzen.

- Da die Wirkung von Interventionen nicht genau vorhergesagt werden kann, ist eine einfache, direkte und lineare Beeinflussung relevanter Systemparameter eher unwahrscheinlich.
- Bei komplexen Systemen ist zu erwarten, dass Veränderungen nur schrittweise erreicht werden können und Zeit erfordern.

Aber selbst die Beeinflussung zentraler Parameter ist nicht planbar, und diese sind nicht kontrollierbar. Die Beeinflussung bleibt schwierig und oft zeitaufwändig.

- Wie die neuen Strukturen genau aussehen werden, ist nicht planbar und nicht vorhersehbar. Man kann es allenfalls grob vorhersagen, es kann aber auch ganz anders ablaufen.
- Man kann zwar bestimmte neue Systemstrukturen anzielen, ob man sie erreichen kann, bleibt aber bis zuletzt unklar.
- Einflüsse auf das System können komplexe und unvorhersehbare Effekte in Gang setzen.
- Da spontane Veränderungen in alle möglichen Richtungen verlaufen können, kann man, wenn man *bestimmte* Veränderungen will, nicht auf solche Prozesse warten.
- Veränderungen sollten vielmehr von außen angeregt und gesteuert werden, wobei sowohl Anregungen und Steuerungen begrenzt sind.

Welche Veränderungen man letztlich im System erreichen wird, kann nicht mit Sicherheit vorausgesagt werden. Dennoch muss man versuchen, Prozesse in konstruktive Richtungen zu lenken und dies so gut wie möglich realisieren. Daher kann man Prozesse nicht sich selbst überlassen: Sie können spontan konstruktiv verlaufen, können aber auch zu Verschlechterungen führen. Veränderungen sollten also immer gezielt vorgenommen werden, immer in dem Bewusstsein, dass das System darüber „entscheidet", wie gut dies gelingt.

- Komplexe Systeme können auf sehr unterschiedliche Weise verändert werden.
- Komplexe Systeme ändern sich auf sehr unterschiedliche Weise.
- Manche Prozesse sind effektiver als andere.
- Veränderungen können auf unterschiedlichen Wegen zustande kommen.
- Wahrscheinlich sind aber nicht alle Wege gleich effektiv.

Das bedeutet, dass auch sogenannte „unspezifische Therapiefaktoren" therapeutische Effekte auslösen können. Und: Ganz unterschiedliche Interventionen können zu Effekten führen und, mit einer gewissen Wahrscheinlichkeit, sogar zu den gleichen Effekten. Dennoch kann man annehmen, dass sich bestimmte Interventionen und Strategien insgesamt als effektiver erweisen als andere.

- Da Therapeuten oft relevante Informationen nicht zugänglich sind, wie das System in unvorhersehbarer und spontaner Weise reagieren kann, kann ein Therapeut die Wirkung einer Intervention nur grob abschätzen, nie mit Sicherheit annehmen.
- Er kann den Therapieprozess daher immer wieder erneut zu steuern versuchen, hat ihn aber nie „unter Kontrolle".
- Therapeuten können zwar Prozesse planen und Ziele anstreben.
- Ob die Prozesse aber wie geplant ablaufen, hängt vom System ab.
- Je langfristiger ein Plan ist, desto unwahrscheinlicher wird es, dass er umgesetzt werden kann.
- Ein Therapeut muss daher immer versuchen, die im System auftretenden Effekte zu erkennen und zu verarbeiten.
- Er muss darauf flexibel reagieren, seine Planung modifizieren, verändern, anpassen oder unter Umständen aufgeben.
- Therapeuten können auch Veränderungen nie sicher abschätzen.
- Therapeutische Veränderungen verlaufen in aller Regel nicht linear.

8.8.5 Destabilisierung

- Wenn ein System von Zustand X in Zustand Y übergeht, kann es eine Phase der Destabilisierung durchlaufen.
- Dies kann eine Phase sein, in der chaotische Prozesse zunehmen.
- Subjektiv kann dies als Phase der Verunsicherung oder Verschlechterung erlebt werden.
- Die Phasen der Destabilisierung können unterschiedlich lang sein.
- Interventionen, die zu einer neuen Systemstruktur führen sollen, müssen oft eine Destabilisierung bisheriger Strukturen anregen.

Therapeuten sollten davon ausgehen und auch ihre Klienten darauf vorbereiten, dass bei der Therapie komplexer Probleme Fortschritte nicht linear verlaufen müssen, sondern dass es Verschlechterungen und „Einbrüche“ geben kann. Solche Effekte kann ein Therapeut nicht vermeiden, und oft versucht er auch gezielt durch Interventionen, solche Destabilisierungen anzuregen, damit sich das System überhaupt verändern kann. Hier ist es aber wichtig zu sehen, dass ein Therapeut dann immer gleichzeitig auch stabilisierende Bedingungen anbieten sollte, wie z. B. eine gute Beziehungsgestaltung.

8.9 Rekursiver Therapieprozess

Ein therapeutischer Prozess (vgl. Kapitel 16.7) wird daher *nicht als ein linearer,* planbarer oder vorausbestimmbarer Prozess betrachtet, sondern vielmehr als ein *rekursiver,* von heuristischen Regeln bestimmter Prozess, der immer wieder vom Therapeuten neu rekonstruiert und gesteuert werden muss (vgl. Grawe, 1988a, 1998). Welche Schemata beim Klienten wann und wodurch aktiviert werden, zugänglich und bearbeitbar werden, welche Informationen ein Klient wann bereit ist, dem Therapeuten zu geben, das alles kann zwar durch therapeutische Interventionen *beeinflusst, jedoch nicht sicher vorhergesagt werden.* Therapeuten müssen daher flexibel handeln können und können auch Therapien nie sicher langfristig planen. Folgt ein Therapeut dann jedoch einer „Klärungsspur“, dann sollte er diese auch (eine ganze Zeit lang) konsequent verfolgen. Daher kann man auch nicht davon ausgehen, dass Prozesse bei Klienten oder Klienten-Veränderungen *linear* verlaufen: Systemtheoretisch gibt es nur sehr selten lineare Verläufe (Dörner, 1993). Vielmehr kann es Fortschritte geben, die von (vorübergehenden!) Rückschritten gefolgt werden, ein Klient kann sich zu Therapiebeginn besser fühlen, stellt er sich aber seinen Problemen, kann sich seine Stimmung (erheblich) verschlechtern usw.

9 Bedeutung der Mikro-Ebene für eine Konzeption von Psychotherapie

Nimmt man den Psychotherapieprozess in den Fokus, dann ist es wichtig, sich auch mit der sogenannten Mikro-Ebene zu befassen: Z.B. mit der Wirkung einzelner Interventionen auf den Prozess des Klienten oder mit kleinen Veränderungen der Klienten-Prozesse, da sich die „großen" Effekte aus den „kleinen" Effekten zusammensetzen. Um zu verstehen, was Therapeuten tatsächlich in der Therapie bewirken und um zu eruieren, wie sie ihre Wirkung verbessern und den Klienten noch effektiver fördern können, ist es erforderlich, Prozesse auf einer solchen Mikro-Ebene zu betrachten.

9.1 Was ist eine Mikro-Ebene?

Nach Baumann (1984) kann man im Psychotherapieprozess eine Makro-Ebene und eine Mikro-Ebene unterscheiden.

Betrachtet ein Therapeut die Makro-Ebene, dann analysiert er größere Teile oder übergreifendere Aspekte von Psychotherapie: Er analysiert z. B. Therapieziele, macht „Therapieplanungen", realisiert Manuale oder therapeutische Strategien. Er betrachtet einen Prozess eher aus der Perspektive von „Strategien", weniger von Einzelinterventionen. Analysiert wird auch, welche Effekte Strategien (also Folgen von Interventionen über eine längere Zeit) nach sich ziehen. Der aktuelle Prozess (also die Frage, was genau ein Klient wann im Prozess tut) des Klienten steht dabei *nicht* im Fokus der Aufmerksamkeit.

Betrachtet ein Therapeut jedoch die *Mikro-Ebene,* dann analysiert er den Hier-und-Jetzt-Prozess: Er versteht, was der Klient *in diesem Augenblick* genau meint und wie sich der Inhaltsfokus des Klienten aktuell verändert; er analysiert, auf welcher Ebene des Prozesses sich der Klient aktuell befindet; er entscheidet, was ein Klient aktuell tun sollte und realisiert eine Intervention, die bestimmte Prozesse beim Klienten anregen soll. Der Therapeut analysiert, wie der Klient aktuell seine Inhalte bearbeitet und er realisiert Interventionen, die die aktuelle Bearbeitung des Klienten verbessern sollen etc. (vgl. Kapitel 10).

Konzentriert sich ein Therapeut auf die Mikro-Ebene, dann analysiert er z. B.,

- welche Inhalte der Klient *jetzt gerade thematisiert* und ob er Inhalte verändert, neue Spuren verfolgt;
- welche Anliegen und Ziele der Klient *gerade verfolgt* und ob der Klient seine Intentionen ändert;

- ob der Klient gerade Schemata aktiviert und welche unmittelbaren Konsequenzen das hat;
- ob der Klient gerade in einen emotionalen Zustand gerät;
- ob ein Klient gerade einer Fragestellung folgt, ob er Schemata (angemessen) klärt, bearbeitet usw.;
- ob ein Klient Inhalte vermeidet.

Das bedeutet: Der Therapeut bildet *ein Modell über die aktuellen Prozesse des Klienten,* trifft daraufhin Entscheidungen und realisiert Interventionen, die den weiteren Prozess beim Klienten konstruktiv steuern sollen.

9.2 Relevanz der Mikro-Ebene

Betrachtet man (wie oben in Kapitel 4 ausgeführt), wie komplex Klienten-Handeln sein kann, wie komplex therapeutische Prozesse werden, in welch unterschiedlichem Maße therapeutische Strategien und Interventionen auf den Klientenprozess einwirken und wie wesentlich solche Prozesse für den Therapieerfolg sind, dann erscheint eine detaillierte Beobachtung und eine Ausrichtung von Therapie an der Mikro-Ebene für die Psychotherapie *essenziell:* Sie ist ein zentraler Bestandteil von genauen Problemdefinitionen, Klärungsprozessen, Disputationen von Annahmen etc.

Und natürlich setzt die Bildung eines „Situationsmodells" durch den Therapeuten die Betrachtung der Mikro-Ebene voraus (vgl. Kapitel 5). Es wird auch deutlich, *warum* Prozess-Aspekte ein wesentlicher Aspekt eines Klientenmodells sein müssen: Um zielgerichtet intervenieren zu können, muss ein Therapeut nicht nur die Schemata usw. des Klienten kennen. Er muss auch wissen, wie genau der Klient jetzt gerade mit einem Schema umgeht: Ist er motiviert, es zu klären? Will er es vermeiden? Hat er Angst vor einer Konfrontation? Will er nicht, dass der Therapeut die Inhalte erfährt? usw.

Dafür gibt es eine Reihe psychologischer Gründe, z. B.:

- Was ein Klient *jeweils aktuell meint,* hängt davon ab, *auf welchen inhaltlichen Fokus er seine Aufmerksamkeit aktuell lenkt;* der Aufmerksamkeitsfokus bleibt aber nicht konstant, sondern ändert sich ständig. Um einen Klienten zu verstehen, muss der Therapeut also *das jeweils in einem Augenblick vom Klienten Gemeinte verstehen.* Und der Therapeut muss die vom Klienten einlaufende Information „in Realzeit" verstehen, also genauso schnell, wie sie vom Klienten geliefert wird. Und der Therapeut muss dem Wechsel des Aufmerksamkeitsfokus folgen und/oder erkennen, dass der Klient den Fokus wechselt. Damit ist ein Verstehen immer ein Verstehen auf Mikro-Ebene.
- Der Klient realisiert einen Klärungsprozess immer auf einer bestimmten Ebene; und er wechselt ständig die Explizierungsebenen (vgl. Kapitel 10). Ein Therapeut muss immer aktuell erkennen, auf welcher Ebene ein Klient aktuell arbeitet und muss den Prozess konstruktiv steuern.
- Ein Klient kann aktuell vermeiden und er kann von einem Augenblick zum anderen mit Vermeidung beginnen. Das muss ein Therapeut erkennen und eventuell entsprechende Gegenmaßnahmen einleiten.

- Ein Klient kann einem Therapeuten vertrauen, er kann aber, aufgrund einer therapeutischen Intervention, dem Therapeuten aktuell „Beziehungskredit abbuchen“. Auch das muss ein Therapeut aktuell im Therapieprozess erkennen und schnell darauf reagieren.
- Der Klient folgt seinen eigenen Inhalten im Prozess: Dabei kann er auf neue Inhalte stoßen, Emotionen und Affekte realisieren, seine Bearbeitung ändern etc. *Das Denken und Handeln des Klienten ist zum Teil vom Therapeuten steuerbar: Sehr viele Aspekte des Denkens, Fühlens und Handelns vom Klienten sind aber nicht vorhersehbar* (vgl. Kapitel 8)!

Die empirischen Analysen auf der Mikro-Ebene, so hat sich gezeigt, machen auch Aspekte des Psychotherapieprozesses deutlich, *die ansonsten nicht sichtbar werden:* So hat z. B. die Mikroanalyse nachgewiesen, dass Therapeuten Klientenprozesse stark steuern (ob sie das wollen oder nicht!) und dass konstruktive Klienten-Prozesse ohne Steuerung so gut wie gar nicht ablaufen: Analysen auf einer Makro-Ebene konnten dagegen solche Prozesse nicht aufdecken (vgl. Kapitel 10).

Die *Mikro-Ebene wirkt wie ein Mikroskop* und macht damit den „Mikrokosmos“ von Psychotherapie erkennbar: Dadurch macht sie Prozesse sichtbar, die ansonsten übersehen werden. Damit erlaubt sie aber auch neue Einsichten in Psychotherapie und diese sind zentral für die Konzeption von Strategien und Interventionen (z. B. für die Erkenntnis, dass Therapeuten Klienten-Prozesse konstruktiv steuern *müssen* und dass Psychotherapie niemals nondirektiv sein kann, wenn sie Klärungsprozesse bei Klienten bewirken will; aber auch, dass Therapeuten nicht nondirektiv sein können, selbst dann nicht, wenn sie es wollen).

Der Verzicht auf eine Mikro-Ebene wäre wie der Verzicht auf eine sehr wesentliche Forschungs- und Verstehensperspektive: Ohne Mikro-Perspektive versteht ein Therapeut nicht wirklich, was beim Klienten passiert!

9.3 Aufgaben des Therapeuten auf Mikro-Ebene

Aus diesen Gründen sollte sich Psychotherapie sehr stark an der Mikro-Ebene von Psychotherapie ausrichten (vgl. Sachse, 1996a, 1999a, 2003; Sachse & Takens, 2003): Therapeuten sollten übergreifende Modelle vom Klienten sowie mittel- und langfristige Ziele für den Therapieprozess entwickeln; sie sollten sich aber ebenfalls sehr stark daran orientieren,

- was der Klient *jetzt aktuell* im Fokus seiner Aufmerksamkeit hat und ihre Interventionen immer an den aktuellen Inhalten des Klienten verankern;
- wie der Klient *jetzt aktuell* arbeitet, und sie sollten versuchen, die Bearbeitungsprozesse des Klienten im nächsten Schritt zu verbessern;
- was der *aktuelle Erkenntnisstand* des Klienten ist und welche Erkenntnisse der Klient von da aus als nächstes vollziehen kann;
- wie das *aktuelle Vermeidungsniveau* des Klienten ist und wo von dort aus die „Kante des Möglichen“ einer Bearbeitung ist;
- wie der *aktuelle Stand des „Beziehungskredits“* des Therapeuten ist und welche Konfrontationen sich der Therapeut deshalb aktuell erlauben kann.

10 Prozessforschung und therapeutische Konsequenzen: Das Beispiel der Steuerung von Klärungsprozessen

Hier sollen die Ergebnisse einiger Prozessstudien auf Mikro-Ebene dargestellt werden, um zu zeigen, welche Arten von Erkenntnissen man durch Einbezug von Mikro-Prozessen gewinnen kann *und* welche enorme therapeutisch-praktische Relevanz solche Ergebnisse haben.

Die hier angeführten Prozessstudien erforschen, wie Klienten genau relevante (Motive und) Schemata klären, wie sie dabei vorgehen, welche Prozessschritte dazu erforderlich sind, wie ein Therapeut diese Prozesse fördern kann und muss usw.

Die Prozessstudien erforschen damit Klärungsprozesse oder Explizierungsprozesse (implizite Schemata, die zwar vorhanden und wirksam, aber nicht kognitiv repräsentiert, also nicht „geklärt" sind, sollen explizit zugänglich werden) von Klienten und deren therapeutische Bedingungen (Sachse, 1992a, 2003, 2005a, 2008b, 2016a, 2016b, 2016c; Sachse & Fasbender, 2010).

Diesen Prozessstudien liegt die sogenannte „Explizierungstheorie" zugrunde, nach der Klärungsprozesse in mehreren aufeinanderfolgenden Stufen ablaufen, die als „Bearbeitungsweisen des Klienten" (BW) bezeichnet wurden. Sachse und Maus (1987, 1991) haben dazu eine Skala entwickelt, die die jeweilige BW eines Klienten in einer Klienten-Aussage erfasst. Theoretisch wurde angenommen, dass Therapeuten mit Interventionen den Klienten sogenannte „Bearbeitungsangebote" (BA) machen, mit denen sie Einfluss nehmen auf den Explizierungsprozess von Klienten. Zur Erfassung dieser Bearbeitungsangebote wurde eine Skala entwickelt, die parallel zur BW-Skala konzipiert ist, sodass sich Therapeuten-Angebote und Klienten-Prozesse direkt aufeinander beziehen lassen. Dadurch lässt sich unmittelbar erfassen, wie Therapeuten auf Klienten reagieren und wie Klienten auf therapeutische Angebote eingehen.

Es wurde theoretisch davon ausgegangen, dass Klärungsprozesse für Klienten schwierig sind, dass Klienten aus verschiedenen Gründen diese Prozesse von sich aus kaum vollziehen können und dass sie deshalb in hohem Maße gezielte Unterstützung vom Therapeuten benötigen, dass sie diese Unterstützung aber auch in hohem Maße annehmen und umsetzen. Derartige Effekte waren mit den bis dahin entwickelten globalen Rating-Skalen nicht untersuchbar.

Die Grundannahme des Forschungsansatzes war, dass sich wesentliche Effekte therapeutischer Interventionen auf der *Mikro-Ebene von Psychotherapie* zeigen sollten, also als unmittelbare Interaktionseffekte zwischen Therapeut und Klient: Aus diesem Grunde haben wir Prozessforschung auf der Mikro-Ebene durchgeführt.

10.1 Forschungsvorgehen

Wir haben dazu sogenannte „Triple" analysiert, also „Dreier-Sequenzen", bestehend aus:

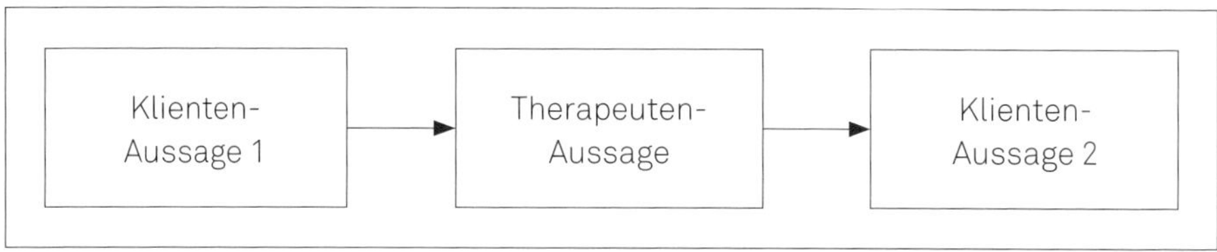

Abbildung 8: Analysierte „Triple"

Die Klienten-Aussagen haben wir geratet nach der „Tiefe der Bearbeitungsweise (BW" mithilfe der Skala von Sachse und Maus (1987, 1991; vgl. Sachse & Takens, 2003), also danach, wie „tief" die Klienten im Explizierungsprozess arbeiten. Die Therapeuten-Aussage haben wir geratet nach der „Tiefe des Bearbeitungsangebotes (BA)" mithilfe der „Bearbeitungsangebots-Skala", die zur Bearbeitungsweise-Skala parallel aufgebaut ist und die erfasst, welche Tiefe des Explizierungsprozesses der Therapeut mit seiner Intervention jeweils anbietet.

Dann lassen sich zwei Relationen bilden:

- Die Relation zwischen
  - der Bearbeitungsweise der ersten Klienten-Aussage (BW1),
  - dem Bearbeitungsangebot des Therapeuten (BA).
- Die Relation zwischen
  - der Bearbeitungsweise der ersten Klienten-Aussage (BW1),
  - der Bearbeitungsweise der zweiten Klienten-Aussage (BW2).

Anschließend lassen sich drei Arten von Relationen festmachen:

- Vertiefen
  - BA>BW1: Der Therapeut macht ein BA, das über den Explizierungsstand des Klienten hinausgeht.
  - BW2>BW1: Der Klient vertieft in der zweiten Aussage seine BW im Vergleich zur ersten Aussage.
- Gleichbleiben
  - BA=BW1: Der Therapeut macht ein BA, das dem Niveau der BW der ersten Klienten-Aussage entspricht.
  - BW2=BW1: Der Klient bleibt in seiner BW gleich.
- Verflachen
  - BA<BW1: Der Therapeut macht ein BA, das „flacher" ist als die BW der ersten Klienten-Aussage.
  - BW2<BW1: Der Klient verflacht seine BW von Aussage 1 zu Aussage 2.

Trägt man die Relation von BA zu BW1 (= relatives BA) gegen die Veränderung der BW auf, dann erhält man die sogenannte „Steuerungsmatrix":

Veränderung der BW			
Relatives BA	**vertiefen**	**gleichbleiben**	**verflachen**
vertiefen	X		
gleichhalten		X	
verflachen			X

Abbildung 9: Steuerungsmatrix (X = erwartete Effekte)

Mithilfe dieser Matrix kann man nun unmittelbar analysieren,

- wie stark der Steuerungseffekt des Therapeuten auf den Klienten-Prozess ist,
- wie stark die Klienten von sich aus den Explizierungsprozess vertiefen,
- wie konstruktiv Therapeuten den Prozess steuern etc.

Man kann auch den Steuerungseffekt in Abhängigkeit von anderen Variablen untersuchen, z. B.:

- In Abhängigkeit von der Qualität der Therapeut-Klient-Beziehung.
- In Abhängigkeit von der Qualität des Verstehens des Therapeuten.
- In Abhängigkeit von der Qualität der therapeutischen Interventionen.
- In Abhängigkeit von der Art der Störung des Klienten.
- In Abhängigkeit von der Entwicklung des Klienten-Prozesses.
- In Abhängigkeit von der Therapieform etc.

Tabelle 2 zeigt ein „typisches" Ergebnis einer solchen Analyse.

Tabelle 2: Ergebnisse einer Prozessanalyse

Veränderungen der Bearbeitungsweise (BW)				
Bearbeitungs-angebot	**vertiefen**	**gleichbleiben**	**verflachen**	**Summe**
vertiefen **%**	110 68,8	37 25,1	13 8,1	160
gleichhalten **%**	12 12,4	77 79,4	8 8,2	97
verflachen **%**	4 8,3	2 4,2	42 87,5	48
Summe	126	116	63	305

Typischerweise sieht man, dass Klienten den vertiefenden BA der Therapeuten in recht hohem Maße folgen (BA+/BW+), dass Klienten bei gleichhaltenden BA des Therapeuten kaum von sich aus vertiefen (BA=/BW+), dass Klienten aber verflachende BA in noch höherem Ausmaß annehmen (BA-/BW-).

Die empirischen Studien, deren Ergebnisse hier dargestellt und aus denen Schlussfolgerungen für die Praxis abgeleitet werden sollen, sind Folgende: Atrops & Sachse, 1994; Bullmann, 2006; Frohburg & Sachse, 1992; Kramer & Sachse, 2010, 2013; Reicherts & MontiniLirgg, 2006; Sachse, 1988b, 1988c, 1990a, 1990b, 1990c, 1990d, 1991a, 1991b, 1991c, 1991d, 1992a, 1992b, 1992c, 1992d, 1992g, 1993b, 1994b, 1995b, 1996c, 1998b, 2000b, 2014c, 2016c; Sachse & Atrops, 1991; Sachse & Elliott, 2002; Sachse & Maus, 1987, 1991; Sachse & Neumann, 1986, 1987a, 1987b; Sachse & Rudolph, 1992a, 1992b; Sachse & Sachse, 2009, 2016a; Sachse & Takens, 2003; Takens, 1995, 1996, 2001.

Außerdem wurde ein spezielles Ratingsystem entwickelt (Beziehungs-, Inhalts- und Bearbeitungsskala (BIBS)), mit deren Hilfe Klienten-Variablen (wie z. B. Explizierung und Steuerbarkeit) und Therapeuten-Variablen (wie z. B. Steuerung und Verstehen) erfasst werden können (Sachse, 2015e, 2015i, 2018a, 2018b; Sachse & Kramer, 2015a, 2015b, 2015c; Sachse, Schirm & Kramer, 2015, 2016; Sachse, Schülken & Leisch, 2006; Sachse, Schülken, Leisch & Sachse, 2011; Schirm, Kramer & Sachse, 2015a, 2015b; Schirm, Sachse & Kramer, 2015).

Mit diesem Instrument wurden ebenfalls mehrere Prozessstudien durchgeführt (vgl. Kramer, Pascual-Leone, Rhode & Sachse, 2015, 2018a, 2018b; Kramer & Sachse, 2010; Kramer, Gholam, Maillard, Kolly, Püschel & Sachse, 2020).

10.2 Ergebnisse der Prozessforschung

10.2.1 Prozesssteuerung durch den Therapeuten

Alle Prozessuntersuchungen führen eindeutig zu einem Ergebnis: *Therapeuten üben mit ihren Bearbeitungsangeboten einen sehr stark steuernden Einfluss auf den Explizierungsprozess der Klienten aus.* Oder anders gesagt: Klienten nehmen vertiefende, gleichhaltende und (vor allem!) verflachende BA von Therapeuten in sehr hohem Maße an. Die Interventionen der Therapeuten (die das BA „transportieren") wirken sich daher hochgradig *prozessdirektiv* auf den Klienten aus.

Dies zeigt zweierlei:

- Therapeuten haben einen hohen Einfluss auf die Klienten-Prozesse (*nicht* auf die Klienten-Inhalte, denn die Therapeuten machen nur BA, keine inhaltlichen Vorgaben!).
- Die Klienten nehmen die BA der Therapeuten gerne an, was bedeutet, dass Klienten *gesteuert werden wollen.* Klienten wissen, dass sie Klärungsprozesse nicht allein, ohne einen Therapeuten machen können, und sind dankbar für (manchmal allerdings auch „verstört" durch) die Steuerung, was aber durchaus konstruktive Effekte hat!

10.2.2 Konstruktive Steuerung

Die Ergebnisse zeigen, dass Therapeuten durch ihre BA den Explizierungsprozess sehr wirksam konstruktiv unterstützen können – und dies sollten sie dann auch gezielt tun. *Leider können Therapeuten aber auch einen destruktiven Einfluss auf den Klienten-Prozess ausüben,* indem sie den Prozess verflachen: Und es zeigt sich durchweg, dass Klienten solchen BA der Therapeuten in extrem starkem Ausmaß folgen!

Therapeuten haben damit leider nicht nur positive Wirkungen: Daher ist es sehr wichtig, dass Therapeuten lernen zu erkennen, wo sich Klienten im Prozess befinden, welche BA jeweils sinnvoll sind und lernen, diese richtig „zu platzieren“: Daher ist eine hohe Prozess-Expertise von Therapeuten notwendig.

10.2.3 Klienten klären kaum von sich aus

Durchweg zeigt sich in allen Arbeiten auch ein Effekt: Klienten klären so gut wie nicht von sich aus; sie vertiefen den Explizierungsprozess so gut wie nicht aus eigener Initiative. Machen Therapeuten nur wenig konstruktive BA, dann bleibt auch der Explizierungsprozess der Klienten relativ schlecht: Nur etwa 5 % (!) der Klienten weisen ein recht gutes Explizierungsniveau auf!

Machen Therapeuten gute BA schon früh in der Therapie und machen sie diese BA durchweg, dann verbessert sich die Eigeninitiative der Klienten (bis zur 20. oder 30. Stunde) deutlich: Sie vertiefen dann deutlich mehr aus eigener Initiative heraus. Aber auch dann findet eine Vertiefung des Explizierungsprozesses immer noch doppelt bis dreimal so häufig nach entsprechenden BA der Therapeuten statt als aufgrund von Eigeninitiative des Klienten.

Dies macht deutlich: *Klienten sind bei Klärungsprozessen in hohem Ausmaß auf die Realisierung vertiefender BA durch den Therapeuten angewiesen:* Ohne konstruktive Steuerung des Therapeuten gibt es meist keine guten Explizierungsprozesse. Klienten lernen im Therapieprozess offenbar, wie man Klärungsprozesse realisiert, aber das tun sie auch nur *durch* die Realisierung von BA des Therapeuten! Und selbst dann, wenn sie es können, sind sie noch stark auf den Therapeuten angewiesen.

Dies steht in Einklang mit unseren Annahmen, dass Klärungsprozesse für Klienten schwierig und kapazitätsaufwendig sind (Schemata und Motive sind nicht leicht und nicht schnell zu klären) und dass Klienten im Hinblick auf Klärung ambivalent und z. T. vermeidend sind. Aus diesen Gründen benötigen sie ständig Unterstützung vom Therapeuten, damit der Prozess konstruktiv laufen kann. Dies macht noch mal deutlich, dass Therapeuten prozessdirektiv sein müssen, wenn sie Klienten im Klärungsprozess effektiv unterstützen wollen.

10.2.4 Stufenfolgen von Klärungsprozessen

Die empirischen Ergebnisse zeigen auch, dass ein Klärungsprozess in bestimmter Reihenfolge ablaufen sollte: Dann erfolgt die Klärung unproblematisch. Versucht ein Therapeut, eine Stufe „zu überspringen“, können die Klienten den Therapeuten meist nicht mehr folgen. Therapeuten sollten daher dafür sorgen, dass Klienten

- zuerst auf einer konkreten Berichtebene sind;
- von dort aus den Prozess internalisieren und sich damit befassen, „was die Situation in ihnen auslöst“;
- sich dann mit den ausgelösten Verarbeitungsprozessen befassen und diese klären;
- danach Fragen nach den Grundannahmen des Schemas stellen und diese klären.

Dabei sollen Therapeuten die Klienten-Prozesse zwar steuern, aber nicht forcieren: Der Therapeut muss BA machen und dem Klienten dann Zeit lassen, diese umzusetzen; sind die Prozesse des Klienten schon „tief“, dann sollte der Therapeut Verbalisierungen (= gleichhaltende BA) und vertiefende Fragen (= vertiefende BA) abwechseln, um den Klienten immer „am Prozess zu halten“.

10.2.5 Nicht völlige Determiniertheit von Klärungsprozessen

Der Steuerungseffekt der Therapeuten ist durchaus hoch: Klienten nehmen, je nach Störung und Therapiephase 40–78 % der vertiefenden BA der Therapeuten an. Dennoch sollte klar sein: Klienten nehmen auch einen großen Teil der BA nicht an. Dies bedeutet: *Der Therapeut hat großen Einfluss auf den Klienten-Prozess, er determiniert diesen Prozess jedoch keineswegs.* Therapeuten sollten sich immer klar sein: Was genau zu einem Zeitpunkt im Klienten passiert, ist niemals vollkommen vorhersehbar und auf keinen Fall vollkommen steuerbar!

Klienten können unvorhersehbar auf traurige Inhalte stoßen und traurig werden; sie können andere Emotionen evozieren; sie können plötzlich anfangen zu vermeiden; sie assoziieren auf andere Inhalte; sie wechseln das Thema; sie haben keine Lust, an neuen Problemen zu arbeiten etc. Ein Therapeut sollte eine so hohe Expertise aufweisen, um all diese Prozesse erkennen und konstruktiv darauf reagieren zu können; ein Therapeut sollte auch konstruktive Interventionen können und sie gezielt einsetzen. Somit kann der Therapeut den Prozess sehr konstruktiv steuern: *Aber er hat ihn nicht unter Kontrolle!*

Hoher Steuerungseffekt sollte Therapeuten *nicht* zu dem Fehlschluss verleiten zu glauben, der Prozess sei deterministisch, planbar, vorhersehbar oder kontrollierbar. Dies, das muss man sich als Therapeut immer klar machen, trifft *nicht* zu!

10.2.6 Steuerung und Therapeut-Klient-Beziehung

Klienten lassen sich nur dann auf „tiefe“ Explizierungsprozesse ein und sie lassen sich daher auch nur dann vom Therapeuten konstruktiv steuern, wenn eine vertrauensvolle Therapeut-Klient-Beziehung besteht. Dies macht deutlich, dass therapeutische Beziehungsgestaltung durch den Therapeuten (Sachse, 2006a) eine wesentliche, wahrscheinlich notwendige Voraussetzung für einen konstruktiven Klärungsprozess ist. Die Relation ist wechselseitig: Therapeuten, die eine gute Beziehungsgestaltung realisieren, schaffen eine gute Voraussetzung für Klärungsprozesse. Aber auch Therapeuten, die schon früh, vorsichtig und stringent Klärungsprozesse anregen, bauen damit eine gute Beziehung zum Klienten auf. Deutlich ist: Beziehungsgestaltung *allein* fördert Explizierung nicht: *Der Therapeut muss innerhalb einer konstruktiven Beziehung auch noch konstruktiv steuern!*

> Eine gute therapeutische Beziehung wirkt jedoch kaum *direkt* auf den Erfolg. Dies ist auch nachvollziehbar, da noch sehr viele andere Faktoren den Erfolg bestimmen. Aber: Die Beziehung hat einen direkten Einfluss darauf, ob Klienten bestimmte Prozesse jetzt vollziehen oder nicht. D. h.: Beziehung entfaltet ihen Einfluss vor allem auf der Mikro-Ebene!

10.2.7 Steuerung und Verstehen

Wenn ein Therapeut sich gut auf das vom Klienten zentral Gemeinte bezieht, den Klienten gut versteht, die Inhalte des Klienten gut weiterführt und damit ein konstruktives BA verbindet, dann ist der Steuerungseffekt des Therapeuten optimal. Realisiert der Therapeut ein weniger gutes Verstehen des Klienten, dann beeinträchtigt das den Steuerungseffekt: Die Klienten folgen den BA der Therapeuten in solchen Fällen weniger. Missversteht der Therapeut den Klienten, dann geht der Steuerungseffekt fast verloren: Die Klienten folgen dann den BA des Therapeuten so gut wie nicht mehr.

Somit gibt es auch eine Verbindung zwischen Verstehen und Steuerung: Um den Explizierungsprozess des Klienten konstruktiv zu fördern, muss ein Therapeut seine BA in ein gutes Verstehen des Klienten einbetten: Ein gutes Verstehen allein beeinflusst den Prozess nur wenig, aber eine gute Steuerung im Rahmen eines guten Verstehens ist ideal.

10.2.8 Steuerung im Therapieverlauf

Im Verlauf einer Therapie nimmt der Steuerungseffekt zu: Klienten nehmen in der 15. Stunde die BA des Therapeuten stärker an als in der 3. Stunde; in der 25. Stunde besser als in der 15. Stunde. Dieser Effekt geht natürlich zum einen auf die Verbesserung der Therapeut-Klient-Beziehung zurück. Man muss aber auch annehmen, dass Klienten durch die Therapeuten *lernen, wie Klärungsprozesse funktionieren:* Sie lernen, welchen Fragen sie folgen müssen, was sie tun müssen, um Prozesse konstruktiv durchzuführen. Dies steht auch in Einklang mit dem Effekt, dass Klienten im Laufe der Therapie stärker aus eigener Initiative heraus vertiefen.

10.2.9 Steuerung und Qualität der Intervention

Es zeigt sich, dass auch die Qualität der therapeutischen Interventionen einen signifikanten Einfluss auf den Steuerungseffekt hat. Interventionen des Therapeuten haben vor allem dann einen starken Steuerungseffekt, wenn

- sie kurz sind (≤ 6 Worte);
- sie prägnant sind, schnell und leicht vom Klienten verstanden werden können;
- wenn sie einfach sind, einfache grammatikalische Konstruktionen enthalten;
- sie jeweils nur *eine* Anweisung an den Klienten enthalten.

Das bedeutet:

- Benötigt ein Klient nur wenig Ressourcen, um Interventionen zu verstehen und umzusetzen, setzt er sie mit hoher Wahrscheinlichkeit um.
- Benötigt der Klient viele Ressourcen, um Interventionen zu verstehen und umzusetzen, dann ist die Steuerung beeinträchtigt.

Therapeuten sollten daher nicht viel reden, gezielt und kurz steuern, nicht kompliziert sprechen (Therapie ist keine Deutschstunde!), keine Fremdworte benutzen, keine impliziten Anweisungen geben, keine Euphemismen benutzen und nicht mehrere Anweisungen gleichzeitig geben!

10.2.10 Steuerung und Eingangsvoraussetzungen von Klienten

Natürlich wird der Steuerungseffekt stark vom Klienten beeinflusst: Welche Eingangsvoraussetzungen ein Klient in den Prozess mitbringt, bestimmt in hohem Maße mit, wie ein Klient auf therapeutische Interventionen reagiert.

Klienten mit Angststörungen reagieren meist sehr gut auf BA des Therapeuten: Sie nehmen diese in hohem Maße an. Klienten mit Persönlichkeitsstörungen nehmen zu Therapiebeginn die BA des Therapeuten weit weniger stark an: Vor allem reagieren sie nur zurückhaltend auf vertiefende BA von Therapeuten. Klienten mit psychosomatischen Störungen reagieren zu Therapiebeginn fast gar nicht auf vertiefende BA des Therapeuten: Bezüglich der Steuerung ignorieren sie den Therapeuten fast komplett.

Bleiben die Therapeuten dann aber über viele Stunden hinweg (5–15 Stunden) konsistent in ihrer Steuerung, dann verbessert sich das Niveau bis zur 25. Stunde stark: Die Klienten nehmen dann die BA des Therapeuten deutlich besser an, die Klienten-Prozesse werden deutlich konstruktiver. Dies passiert aber nur dann, wenn die Therapeuten auch weiterhin

- immer wieder vertiefende BA machen, selbst wenn die Klienten diese nicht umsetzen, als *Marker,* um den Klienten zu zeigen, was wichtig ist und was sie machen sollen;
- ihre Interventionen kommentieren, erläutern, „didaktisieren“, um dem Klienten zu erklären, warum Internalisierungen wichtig sind, was sie „bringen“ usw.

Die Therapeuten müssen dabei geduldig sein und lange Interventionen machen, obwohl diese scheinbar „nichts bringen": Und dann treten langsam Effekte ein und werden stärker. Wir nennen dies den „verdeckten kummulativen Effekt". Offenbar ändert sich das Verhalten des Klienten langsam, ohne dass der Effekt schnell erkennbar wäre. Sind Therapeuten nicht konsequent, stellen sie ihre Bemühungen um Vertiefungen ein, setzen sie keine Marker, dann ändert sich das Verhalten der Klienten bis zum Ende der Therapie nicht.

10.3 Schlussfolgerungen

Aus den referierten Ergebnissen der Prozessforschungsstudien können einige Schlussfolgerungen für die Praxis abgeleitet werden:

1. Therapeuten sollten ihre Klienten sehr gut empathisch verstehen und ein „Klienten-Modell" entwickeln: Dieses sollte nicht nur die relevanten, vom Klienten thematisierten Inhalte abbilden, sondern auch, wie der Klient jeweils an seinen Inhalten arbeitet, welche Stufen des Explizierungsprozesses er anstreben sollte und wie er sie erreichen kann.
2. Dazu benötigen Therapeuten eine hohe therapeutische Expertise: Sie müssen Klienten-Informationen schnell und effektiv verarbeiten können; gezielte Trainings sind dazu erforderlich.
3. Therapeuten sollten eine gute Therapeut-Klient-Beziehung schaffen als Voraussetzung für einen guten Klärungsprozess.
4. Therapeuten sollten den Klärungsprozess von Klienten sehr gezielt und stark „prozessdirektiv" steuern: Denn nur dadurch realisieren und lernen Klienten gute Explizierungsprozesse: Therapeuten sollten daher ihre Rolle als „Prozessexperten" übernehmen. Therapeuten können nicht „nondirektiv" sein und sie sollten dies auch gar nicht versuchen. Zumindest dann nicht, wenn ihnen Klärungsprozesse von Klienten wichtig sind.
5. Therapeuten sollten die Klienten-Prozesse *konstruktiv* steuern, was wiederum eine hohe Expertise voraussetzt; Therapeuten müssen Klärungsprozesse kennen und gut steuern *können*.
6. Therapeuten müssen in ihrer Steuerung konsequent und geduldig sein: Klärungsprozesse erfordern Zeit, sie müssen in Schritten ablaufen und Therapeuten müssen diese immer wieder anregen, ohne sie zu forcieren: Therapeuten müssen den Klienten durch Bearbeitungs-*Angebote* immer wieder „an den Prozess heranbringen".
7. Die Klärungsprozesse von Klienten lassen sich zwar vom Therapeuten optimal fördern: Sie lassen sich jedoch „nicht forcieren": Übt ein Therapeut „Druck" auf den Klienten aus oder drängt er auf „Tempo", *verschlechtert* das den Prozess.
8. Therapeuten sollten eine Vorstellung davon entwickeln, welche Ziele (z. B. „Schema-Klärung" etc.) sie anstreben und sie sollten dieses Ziel verfolgen – aber es sollte ihnen klar sein, dass der Weg dahin weder linear verläuft, noch wirklich „planbar" ist: Er verläuft über Umwege, Versuche, Probleme etc. und auf alle diese Aspekte sollte sich ein Therapeut einstellen – was wiederum eine hohe Expertise impliziert.

9. Therapeuten sollten nicht nur „empathisch verstehen“, sondern auch „empathisch sprechen“. Sie sollte ihre Interventionen so realisieren, dass Klienten sie leicht und mühelos verstehen können: *Kurz,* prägnant, verständlich und mit klaren Aufträgen.
10. Therapeuten sollten sich darauf einstellen, dass Klienten mit sehr unterschiedlichen Eingangsvoraussetzungen in die Therapie kommen und dass diese Klienten unterschiedliche Art und unterschiedliches Ausmaß an Hilfestellung benötigen: Therapeuten können nicht alle Klienten gleich behandeln, weil nicht alle Klienten gleich sind. Aber gerade das individuelle Eingehen auf Klienten, das flexible sich-anpassen und das gezielte Fördern des Klienten sind zentrale Aspekte einer Psychotherapie.

11 Die therapeutische Kommunikation: Das Drei-Ebenen-Modell

Man kann die therapeutische Kommunikation unter verschiedenen Aspekten betrachten: Danach, *woran inhaltlich* gearbeitet wird, *wie inhaltlich* gearbeitet wird und *wie die Therapeut-Klient-Beziehung aktuell beschafffen ist.* Man kann diese drei Aspekte als Inhalts-, Bearbeitungs- und Beziehungsebene bezeichnen: Alle drei Ebenen sind im Therapieprozess wichtig.

Therapeut und Klient kommunizieren: Das ist sicher eine elementare Trivialität. Weniger trivial ist es allerdings zu überlegen, *worüber* sie kommunizieren. Betrachtet man den Kommunikationsprozess nur oberflächlich, dann scheinen Therapeut und Klient über Inhalte zu kommunizieren: Über Probleme, Ziele, Vorgehensweisen u.ä. Jedoch zeigt eine genauere Analyse, dass das nicht die ganze Story ist: Das Kommunikationsmodell muss erweitert werden.

Ein solche Erweiterung stellt das Konzept der drei Kommunikationsebenen dar (Sachse, 1986, 1992a, 2003, 2016a; Sachse & Maus, 1987, 1991). Das Konzept von drei therapeutischen Ebenen ist fundamental für eine Konzeption von Psychotherapie. Sachse (1986) und Sachse & Maus (1991) haben die Konzeption von Watzlawick und Mitarbeitern (1982, 1992), nach der es zwei Kommunikationsebenen zwischen Interaktionspartnern gibt, die Inhalts- und die Beziehungsebene, zu einem Drei-Ebenen-Modell erweitert.

Das Modell besagt, dass der Therapieprozess sich *immer aus drei unterschiedlichen Perspektiven betrachten lässt* und dass jede Perspektive eine *Analyse-Ebene* ergibt, auf der man das therapeutische Geschehen betrachten kann. Die drei Ebenen sind:

- Inhaltsebene,
- Bearbeitungsebene,
- Beziehungsebene.

Jede dieser drei „Betrachtungsebenen" definiert spezifische Analyse-Aspekte, unter denen das therapeutische Geschehen betrachtet werden kann. Jede Ebene macht damit eine spezifische Perspektive auf, *jede Ebene stellt andere Arten von Fragen an das Therapiegeschehen. Damit werden auch unter jeder Perspektive andere Aspekte des Therapiegeschehens sichtbar.*

Alle drei ergänzen sich: Um das therapeutische Geschehen zu verstehen ist es daher nötig, alle drei Ebenen zu berücksichtigen. Die drei Ebenen sind jedoch nicht nur Analyse-Ebenen, es sind auch konzeptuelle Ebenen: Man kann theoretisch annehmen, dass sich der Therapieprozess immer auf allen drei Ebenen abspielt, dass aber sowohl Therapeut als auch Klient sich sehr wohl auf eine der Ebenen konzentrieren können und dass auch eine Prozessanalyse sich auf nur eine Ebene konzentrieren kann. Das bedeutet, dass sich der Prozess zu einem gegebenen Zeitpunkt schwerpunktmäßig auf einer dieser Ebenen abspielen kann.

Natürlich sind immer alle drei Ebenen parallel gegeben, und alle können immer fokalisiert werden: Der hier wesentlichere Aspekt ist aber, dass Therapeuten oder Klienten zu einem gegebenen Zeitpunkt *schwerpunktmäßig* auf *einer* Ebene handeln und/oder verarbeiten (und verarbeiten können), wodurch dann jeweils die anderen Ebenen „in den Hintergrund treten".

Das Drei-Ebenen-Modell erhält damit den Status eines theoretischen Konstruktes und, da es z. B. Prozesse wie Interaktionsschwierigkeiten zwischen Therapeuten und Klienten erklären kann, den Status eines explikativen Konstruktes im Sinne von Herrmann (1969).

Man kann annehmen, dass ein Klient je nach Art seiner Problematik überwiegend auf Inhalts-, Bearbeitungs- oder Beziehungsebene „arbeitet" oder „agiert". Je nachdem, welche Arten von Schemata aktiv sind und die aktuelle Verarbeitung und das aktuelle Handeln bestimmen, ist das Verhalten des Klienten entweder überwiegend auf bestimmte Inhalte (z. B. Problemaspekte) zentriert oder es ist auf Bearbeitungsaspekte zentriert (z. B. darauf, die Konfrontation mit bestimmten Selbstaspekten zu vermeiden), oder es ist zentriert auf Beziehungsaspekte (z. B. darauf, den Therapeuten zu bestimmten Handlungen zu bewegen). Man kann damit sagen: *Ein Klient bewegt sich zu einem gegebenen Zeitpunkt aufgrund der Aktivierung bestimmter Schemata oder Motive (schwerpunktmäßig) auf einer dieser Ebenen.*

Das gleiche gilt für den Therapeuten: Je nach Art seiner Annahmen, Hypothesen und Fragestellungen seines Klienten-Modells *realisiert der Therapeut überwiegend Verarbeitungsprozesse auf einer dieser Ebenen* und realisiert Interventionen, die entweder auf eine Klärung, Bearbeitung und Veränderung von Inhaltsaspekten oder auf Problembearbeitungsstrategien oder Beziehungsgestaltungshandlungen abzielen.

Aufgrund der begrenzten Informationsverarbeitungskapazität von Menschen und damit auch von Therapeuten kann der Therapeut sich immer nur auf einen Aspekt oder wenige gleichzeitig konzentrieren: In einem „Multi-Tasking" kann er unter Umständen noch eine zweite Ebene (oberflächlich) im Blick haben oder er kann relativ schnell zwischen den Ebenen „umschalten". Alles gleichzeitig kann er aber wahrscheinlich nicht.

Damit gilt: *Auch der Therapeut bewegt sich somit zu einem gegebenen Zeitpunkt (schwerpunktmäßig) auf einer dieser Ebenen.* Die drei Ebenen können daher nicht nur aufgefasst werden als drei mögliche Analyseperspektiven, sondern als drei mögliche Handlungs- und Verarbeitungsebenen, auf denen das therapeutische Geschehen schwerpunktmäßig stattfindet (wobei ein Wechsel der Ebenen jederzeit stattfinden kann!).

Auf einer Meta-Ebene können die drei Ebenen aber auch als drei Dimensionen aufgefasst werden, in denen sich das Therapiegeschehen abspielen kann:

- Bezieht sich die Therapie ausschließlich auf Inhaltsebene, dann ist die Therapie eindimensional: Das ist z. B. denkbar bei Therapien der Phobie (vgl. Kapitel 4.7), bei der die Beachtung von Bearbeitung und Beziehung weitgehend irrelevant sind.
- Bezieht sich die Therapie auf Inhalte und Bearbeitung, dann ist die Therapie zweidimensional, wie dies z. B. in der Therapie psychosomatischer Klienten bedeutsam ist.
- Bezieht sich die Therapie auf Inhalte, Bearbeitung und Beziehung, dann ist die Therapie dreidimensional, was bei der Therapie von Persönlichkeitsstörungen erforderlich ist.

Damit realisieren Klient und Therapeut auf jeder Ebene sowohl *Handlungsaspekte* (d. h. sie kommunizieren oder „senden" überwiegend auf dieser Ebene) als auch *Verarbeitungsaspekte* (d. h. sie verarbeiten Informationen überwiegend auf dieser Ebene).

Das macht Abbildung 10 deutlich.

	Handlung		**Verarbeitung**	
	Therapeut	**Klient**	**Therapeut**	**Klient**
Inhalt				
Beziehung				
Bearbeitung				

Abbildung 10: Die drei Kommunikationsebenen bei Klient und Therapeut im Hinblick auf Handlung oder Verarbeitung

Mithilfe dieser Matrix kann man auch analysieren, ob sich Therapeut und Klient zu einem gegebenen Zeitpunkt *auf derselben Ebene bewegen:* Dann „kommunizieren sie" (im engeren Sinne). Sie können sich jedoch auch auf unterschiedlichen Ebenen befinden: Der Therapeut „sendet" und „empfängt" auf Inhaltsebene, der Klient „sendet" und „empfängt" aber auf Beziehungsebene. Dann können Therapeut und Klient gediegen „aneinander vorbei kommunizieren"!

11.1 Inhaltsebene

Betrachtet man die Schemata eines Klienten, die die Interaktion der Person mit der Umwelt bestimmen bzw. betrachtet man das daraus resultierende Handeln, Erleben oder die relevanten Verarbeitungsprozesse, dann bewegt man sich auf der *Inhaltsebene* der Psychotherapie. Hierbei geht es z. B. um relevante Probleme, Motive, Werte, Ziele, Überzeugungssysteme, Selbstkonzepte usw. der Person. Diese bestimmen, wie eine Person eine Situation auffasst, bewertet, wie sie empfindet und handelt.

Auf der Inhaltsebene kommunizieren Therapeuten und Klienten über bestimmte Probleme und Problemaspekte des Klienten, darüber, welche Gefühle eine Situation beim Klienten auslöst, wie der Klient sich selbst und seine Fähigkeiten einschätzt usw. Bewegen sich Therapeut und Klient auf der Inhaltsebene, dann sind *Explizierungsprozesse,* also Klärungsprozesse von Schemata möglich; und es sind Prozesse der Disputation/Bearbeitung von Schemata möglich (vgl. Kapitel 16).

Der Klient kann, mit aktiver Unterstützung durch den Therapeuten, eigene relevante Motive, Ziele, affektive Schemata klären, explizit bewusst machen, mit anderen Erfahrungen integrieren und verändern. Der Therapeut kann diese Prozesse durch entsprechende Interventionen unterstützen. Explizierungsprozesse im Sinne einer Motivklärung sind jedoch *nur dann* möglich, *wenn* sich die Therapie auf der Inhaltsebene bewegt. Sind Bearbeitungs- oder Beziehungsebene relevant, erweisen sich diese Prozesse als sehr stark erschwert oder nicht möglich (vgl. Sachse, Atrops, Wilke & Maus, 1992). Und das bedeutet auch, dass ein Therapeut, um überhaupt in Explizierungsprozesse gehen zu können, den Beziehungsaspekt zum Klienten weitgehend „ausklammern“ muss: Die Beziehung muss in den Hintergrund treten. In aller Regel kann sie das aber nur dann, wenn sie *vertrauensvoll* ist, d.h. wenn der Klient *weiß,* dass er dem Therapeuten voll vertrauen kann und *deshalb* die Beziehungsebene nicht mehr im Fokus halten muss.

11.2 Bearbeitungsebene

Ist ein Klient im Prozess stark mit Vermeidung beschäftigt, also damit, sich bestimmten Inhalten *nicht* zu stellen oder dem Therapeuten bestimmte Inhalte *nicht* mitzuteilen, dann befindet er sich auf der Bearbeitungsebene (vgl. Kapitel 11). Analysiert ein Therapeut das Vermeidungsverhalten des Klienten oder realisiert er Interventionen, um Vermeidung zu reduzieren (sogenannte „Bearbeitung der Bearbeitung“), dann bewegt er sich auf der Bearbeitungsebene.

Die Bearbeitungsebene bezieht sich auf Seiten des Therapeuten auf Fragen wie:

- Wie geht ein Klient selbst mit seinen Problemen um?
- Ist der Umgang mit eigenen Problemen funktional oder dysfunktional?
- Wie geht der Klient mit den Interventionen des Therapeuten um?
- Trägt der eigene Umgang mit Problemen zur Problemstabilisierung bei?

Die Bearbeitungsebene umfasst weiterhin Fragen wie:
- Nimmt der Klient bei der Betrachtung eigener Probleme eine internale oder externale Perspektive ein?
- Nimmt der Klient eigene Gefühle als wichtige Informationsquelle wahr und ernst?
- Vermeidet der Klient die Konfrontation mit unangenehmen Selbstaspekten?
- Hat der Klient selbst Fragestellungen in Bezug auf eigene Problemaspekte?

Im Therapieprozess ist es wesentlich, dass ein Therapeut versteht, wie ein Klient mit seinen Problemen umgeht:
- Zeigt er bereits konstruktive Ansätze, die in der Therapie genutzt oder weiter ausgebaut werden können?
- Stabilisiert er durch ungünstige Problembearbeitungen sein Problem?
- Ist die Problembearbeitung so ungünstig, dass sie selbst verändert werden muss, bevor das (inhaltlich definierbare) Problem angegangen werden kann?

11.3 Beziehungsebene

Betrachtet man die Beziehungsgestaltung im Therapieprozess, also das Interaktionsverhalten, dann bewegt man sich auf der Beziehungsebene von Psychotherapie. Eine zentrale Frage ist dann, *wie ein Therapeut die Beziehung zum Klienten gestaltet:* Er kann dies sehr intentional tun und damit seine Aufmerksamkeit zentral auf solche Handlungsaspekte lenken.

Die zweite zentrale Frage ist natürlich, *wie ein Klient die Beziehung zum Therapeuten gestaltet*. Dieser Aspekt ist sowohl von großer diagnostischer (z.B. bei Klienten mit Persönlichkeitsstörungen, vgl. Kapitel 4.7) als auch von großer praktischer Relevanz: Es ist günstig, wenn Therapeuten *ihre* Beziehungsgestaltung genau auf die Beziehungsgestaltung des Klienten abstimmen (vgl. Kapitel 6).

Bei der Frage der Beziehungsgestaltung durch den Klienten sollte man zwei Arten von Beziehungsaspekten unterscheiden:
1. den Aspekt der therapeutischen *Arbeitsbeziehung:* Hier geht es um Fragen wie „Vertraut ein Klient der Person und der Kompetenz des Therapeuten?“. Dieser Aspekt tangiert die Grundlage der therapeutischen Arbeit, er tangiert jedoch noch nicht (notwendigerweise) problematisches Interaktionsverhalten des Klienten selbst.
2. den Aspekt des *Interaktionsspiels:* Hier ist die Frage, ob der Klient problematische Interaktionsmuster in die Therapie hineinträgt, die mit der therapeutischen Arbeitsbeziehung nichts zu tun haben. Hier werden vielmehr interaktionelle Schemata (oder „Pläne“, vgl. Bartling, Echelmeyer & Engberding, 2005; Caspar, 1984, 1986, 1989, 2006a, 2009a, 2009b; Caspar & Grawe, 1982a, 1982b; Grawe, 1982, 1992b; Grawe & Caspar, 1984) des Klienten in der therapeutischen Interaktion aktiviert, die den Klienten dazu führen, Verhaltensweisen dem Therapeuten gegenüber zu realisieren, die er auch anderen Personen gegenüber realisiert. Und hier spielen die

vor allem bei Klienten mit Persönlichkeitsstörungen hoch relevanten manipulativen „Interaktionsspiele“ eine wesentliche Rolle, die für einen Therapeuten unter Umständen höchst schwierige Interaktionsprobleme schaffen (vgl. Kapitel 4.7).

Auch auf solche Aspekte kann ein Therapeut seine Aufmerksamkeit lenken und diese Informationen zentral verarbeiten. Aber auch die Interventionen des Therapeuten können sich primär auf solche Bereiche beziehen, z. B. wenn der Therapeut den Klienten mit seinem Interaktionsverhalten konfrontiert.

11.4 Dimensionen der Psychotherapie

Man kann die drei Ebenen auch als drei „Dimensionen von Psychotherapie“ auffassen und betrachten, auf welcher „Dimension“ sich die therapeutische Arbeit bewegt und welche Dimensionen unberücksichtigt bleiben.

Bei Angsttherapien genügt es, dass Therapeut und Klient auf der Inhaltsebene kommunizieren: Weder die Bearbeitung, noch die Beziehung sind von großer Bedeutung. Damit ist die Therapie gewissermaßen „eindimensional“. Bei Klienten mit psychosomatischen Störungen spielt die Bearbeitung neben den Inhalten eine zentrale Rolle (Sachse, 1988a, 1995a): Die Therapie ist damit „zweidimensional“. Und bei Persönlichkeitsstörungen sind alle drei Ebenen zentral und damit wird die Therapie „dreidimensional“.

Teil 4:

Verankerung der Psychotherapie in der Psychologie, Menschenbild und Therapieziele

In diesem Teil werden einige weitere Implikationen einer Veränderung von Psychotherapie erörtert: Die Frage, inwieweit Psychotherapie in der Psychologie verankert werden sollte, die Frage, welchem Menschenbild Psychotherapie folgen sollte und die Frage, was als allgemeine, übergreifende Therapieziele definiert werden sollte.

12 Psychotherapie und Psychologie

12.1 Psychotherapie ist ein Teilgebiet der Psychologie

Betrachtet man die Inhalte, um die es in der Psychotherapie geht, die Konzepte, die man theoretisch Interaktionsprozesse, Klientenprozesse usw. unterlegt und die Forschungsergebnisse, die herangezogen werden, dann ist deutlich, dass man Psychotherapie als einen Teilbereich der *Psychologie* betrachten muss.

Psychotherapie befasst sich mit genuin psychologischen Prozessen, z. B. dem Gedächtnis, dem Lernen, den Kognitionen, den Emotionen, der Motivation, aber auch mit Aspekten der Sozialpsychologie, der Kommunikationspsychologie usw. Mit Hörmann (1976a, 1976b) kann man alle diese Aspekte als „eminent psychologisch" bezeichnen. Das bedeutet, dass Annahmen der Psychotherapie weitgehend in Konzepten der Psychologie verankert sein sollten oder zumindest dem Erkenntnisstand der Psychologie nicht widersprechen sollten. Einer starken psychologischen Fundierung liegt auch die Konzeption einer „allgemeinen Psychotherapie" zugrunde (Caspar, 2007b, 2010; Grawe, 1997, 1998, 1999a, 1999b).

Die Annahme, Psychotherapie sei ein Teilbereich der Psychologie, hat jedoch noch andere Implikationen. Denn Psychotherapie ist kein Teilgebiet der Medizin oder der Soziologie oder der Philosophie (vgl. Bastine, 1990; Baumann & Perrez, 1990; Grawe, 1998). Natürlich kann Psychotherapie innerhalb der Medizin von Ärzten angewandt werden; dadurch wird sie aber noch nicht zum Teilgebiet der Medizin.

Um *psychische Störungen* und Psychotherapie bzw. psychotherapeutische Prozesse angemessen zu verstehen, zu konzeptionalisieren und zu erforschen, bedarf es der Konzepte und Forschungsmethoden der *Psychologie:* Man benötigt Erkenntnisse von Emotions-, Motivations-, Kognitions- und Lernpsychologie, der Entwicklungs- und Sozialpsychologie etc., um zu verstehen, wie Probleme „psychisch funktionieren", wie sich Veränderungsprozesse von Klienten vollziehen und wie letztlich Therapieerfolge zustande kommen.

Und man muss psychische Störungen genau *psychologisch verstehen,* um abzuleiten, an welchen Aspekten man psychotherapeutisch ansetzen kann: Gezielte psychotherapeutische Interventionen erfordern nicht nur eine „Diagnostik", *sondern eine Theorie der Störung,* und die kann nur auf Psychologie basieren.

Wenn hier von „psychologischer Fundierung" gesprochen wird, dann ist gemeint, *dass ein Psychotherapeut als Experte über psychologisches Wissen verfügt,* das er bei seinen Verarbeitungsprozessen, Schlussfolgerungen, Interventionen usw. verwendet. Dies tut er aber flexibel, aufgrund von Heuristiken. Er „wendet dabei nicht einfach

Theorien an“, sondern bildet aufgrund verschiedener Wissensbasen (wissenschaftliches, praktisches Wissen) Modelle vom Klienten.

Auch dann, wenn Psychotherapien „aus der Praxis heraus entwickelt werden“, also aus praktischen Erfahrungen und weniger aus Theorien abgeleitet werden (was häufig der Fall ist!), benötigt man psychologische Theorien, um die entwickelten Verfahren zu verstehen und um sie dann systematisch weiter zu entwickeln.

Genauso verhält es sich mit der Entwicklung psychotherapeutischer Zieldefinitionen, Problemdefinitionen, Interventionen usw.: Man muss *psychologisch* definieren, was genau eine Intervention ist und wie sie psychologisch wirken wird. Hier sind vor allem Konzepte der Sprachpsychologie, der Kognitions- und Kommunikationspsychologie relevant (vgl. Kapitel 5).

Und schließlich muss man Konzepte darüber entwickeln, wie und warum psychotherapeutische Interventionen auf welche psychischen Prozesse wirken.

Psychotherapie ist dabei sehr stark in der *gesamten Psychologie* verankert (vgl. Sachse, 1992a): In der Emotions- und Motivationspsychologie (vgl. Kuhl, 2001), in der Kognitionspsychologie (vgl. Dalgleish & Power, 1999), in der Sprach- und Wissenspsychologie (vgl. Herrmann, 1982, 1984; Herrmann & Grabowski, 1994; Hörmann, 1976a, 1976b; Sachse, 1992a). Damit sollte Psychotherapie aber *nicht nur in einem Bereich* der Psychologie verankert sein, z. B. in der Lerntheorie: Psychologen verfügen über einen sehr breiten Wissensfundus, den sie sinnvoll einsetzen können, nicht nur über Wissen zur Lerntheorie. Vielmehr kann man schematheoretische Überlegungen, Konzepte der Alienation, der affektiven Verarbeitungsprozesse, der Repräsentation, der Selbstregulation in die Konzeption von Psychotherapie einbeziehen. Alle diese Prozesse sind in der wissenschaftlichen Psychologie sehr gut konzipiert und empirisch abgesichert.

Das Studium der Psychologie liefert eine sehr gute und sehr wichtige Grundlage dafür, psychische Probleme und Psychotherapie zu verstehen (zumindest dann, wenn man Psychotherapie nicht auf „Manuale“ verkürzt!): Psychologisch zu denken hilft dem Therapeuten, Modelle über den Klienten zu bilden, Probleme zu verstehen (Sachse, 2006a, 2006b, 2009a), psychotherapeutische Ansatzpunkte für den Klienten zu finden etc.

Klassische medizinische Konzepte und medizinisches Wissen sind aber dagegen für das Verständnis der Psychotherapie nur sehr begrenzt hilfreich. Das Studium von Anatomie, Physiologie und Pathologie befähigt eine Person, das muss man in aller Klarheit sagen, nicht besser dazu, psychotherapeutische Prozesse zu verstehen, als eine Lehre in Automechanik. Daher kann Psychotherapie nicht sinnvoll als ein Teilgebiet der Medizin betrachtet werden.

12.2 Schlussfolgerungen

Aus allen Überlegungen folgt:

- Man sollte Psychotherapie als ein Teilgebiet der Psychologie auffassen.
- Damit sollte die Psychotherapie aber auch eine *psychologische Identität* haben, entwickeln und pflegen, und nicht anstreben, medizinische Begrifflichkeiten, Denk-

weisen etc. zu übernehmen (es sei denn, man kann sie als Ergänzungen psychologischer Konzepte auffassen).

- Psychotherapie sollte sich auch nicht der Medizin unterordnen, sondern ihr eigenständiges Problemverständnis, ihre Terminologie, ihr Menschenbild etc. beibehalten und pflegen.
- Daher sollte man im Bereich von Psychotherapie auch nicht von „Erkrankungen" sprechen, nicht von „Psychopathologie", nicht von „Heilung" und nicht von „Krankheitswert" (meines Erachtens ein Kandidat für das „Unwort des Jahres"); man sollte auch nicht von „Patienten" sprechen und sich klar machen, dass Psychotherapie ganz anderen Prinzipien folgt als Medizin, und dass sich die Klienten in einer Psychotherapie ganz anders verhalten müssen als „Patienten" in der Medizin: Sie müssen, damit Psychotherapie wirksam sein kann, sehr aktiv mitarbeiten und dürfen keineswegs nur „passiv auf Aktionen des Arztes warten".

13 Menschenbild und Therapiekonzeption

Psychotherapeutischen Konzeptionen liegt entweder explizit oder implizit ein Menschenbild zugrunde, als Annahmen darüber, wie Menschen „psychisch funktionieren", welche Ziele sie haben, wie sie denken, lernen, wie selbstbestimmt sie sind o. ä. Das Menschenbild ist wichtig, da es entweder therapeutische Strategien und Prozesse widerspiegelt und/oder sie beeinflusst.

Im Rahmen einer elaborierten Psychologie kann das Menschenbild der Psychotherapie davon ausgehen, dass Menschen selbstorganisierende, autonome Personen sind, die Entscheidungen treffen und treffen können sollten, die auf ihren Motiven basieren, und die in der Lage sein sollten, ihre Ziele anzustreben, ohne dabei wesentlich von kostenintensiven, dysfunktionalen Schemata gestört zu werden (Kuhl, 1983a, 1983b, 1988, 1992, 1994, 1995, 1996, 1998, 2000, 2001).

Werden sie durch dysfunktionale Schemata beeinträchtigt oder haben sie keinen Zugang zu ihren Motiven, dann ist ihre *Selbstregulation* entscheidend gestört. Ziel der Therapie kann dann sein, die Selbstregulation der Personen wiederherzustellen und damit Kosten zu reduzieren und „Symptome" abzubauen (Baumann & Kuhl, 2003; Beckmann, 1997, 2006; Kuhl & Beckmann, 1994; Kuhl & Kaschel, 2004; Kuhl & Kazen, 1994).

Das bedeutet, dass ein sehr wesentlicher Teil eines psychotherapeutischen Menschenbildes sich aus Konzepten der Psychologie ableiten lässt; darüber hinaus sind aber auch philosophische und soziologische Überlegungen relevant.

Auch aus der Konzeption eines psychologischen Menschenbildes ergibt sich, dass sich Psychotherapie in vielen Konzepten und Terminologien von der Medizin abgrenzen sollte. Psychotherapeuten sollten ihr Denken und Handeln auch nicht von Forderungen von Krankenkassen bestimmen lassen: Sie sind in erster Linie ihren Klienten verpflichtet und erst in zweiter Linie Geldgebern!

Es soll auch unter dieser Perspektive vom *Problem* des Klienten oder von „psychischen Störungen" gesprochen werden, nicht von „Krankheiten". Dabei sollte eine Therapie sich um eine „Entpathologisierung" von Klienten bemühen und die Klienten, trotz aller Probleme, als selbstverantwortliche, aktiv-problemlösefähige Personen betrachten, die aus irgendwelchen psychischen Gründen bestimmte Probleme nicht ohne Hilfe lösen können. Man sollte daher auch nicht formulieren, ein Klient habe „eine Angsterkrankung". Daher sollte nicht von „Psychopathologie" (ein „Unwort"!) gesprochen werden, sondern es sollten Probleme psychologisch konzipiert und verstanden werden.

Und man sollte die betreffenden Personen auch als „Klienten", nicht als „Patienten" bezeichnen und auch so behandeln, denn der Begriff „Patient" (von „patiens" = geduldig) impliziert eine eher passive Haltung: Psychotherapie erfordert jedoch einen *aktiven* Klienten, außerdem hat der Begriff „Patient" zu viele medizinische Implikationen, die sich auf den Bereich der Psychotherapie gar nicht übertragen lassen. Dabei geht es nicht speziell um die Bezeichnung „Klient“: Man kann „Klienten“ auch „Tralala“ nennen, Hauptsache man macht keine unangemessenen Implikationen!

In der Psychotherapie sollten Klienten als Personen betrachtet werden, die einen Experten aufsuchen, der die Klienten respektvoll behandelt, aber der auch gezielt seine Expertise zur Verfügung stellt, um den Klienten bei der Lösung von Problemen zu helfen. Der Therapeut hat damit die Funktion und die Rolle eines Experten, der gemeinsam mit dem Klienten an der Analyse und Lösung von Problemen arbeitet. Er ist weder „Bevormunder“, „Bewerter“, noch ist er „Retter“, „Erlöser“ oder „Heiler“; er ist aber auch nicht bloß ein „guter Mensch“ oder eine „Person im Kontakt mit einer anderen Person“.

Vielmehr bilden Therapeut und Klient in der Therapie ein Team, ein *Team,* das eng zusammenarbeitet und in dem jeder der Beteiligten eine spezifische *Expertise* einbringt. *Der Therapeut ist Experte für den Prozess,* dafür, wie man Probleme analysiert und wie man sie angehen kann, dafür, wie man konstruktive Prozesse beim Klienten anregt und steuert. *Der Klient ist Experte für seine Inhalte,* dafür, diese Inhalte mithilfe des Therapeuten zu klären, Entscheidungen zu treffen und Veränderungen in seinem Leben zu initiieren.

Diese beiden Experten stehen in einem kontinuierlichen Austausch-Prozess und *müssen Konsens darüber finden, was man bearbeiten will, welche Ziele man verfolgen will und mit welchen Mitteln man sie verfolgen will.* Dabei „berät“ der Therapeut den Klienten darüber, durch welche psychologischen Maßnahmen man welche Probleme lösen und welche Ziele erreichen kann (und welche nicht); der Klient aber entscheidet, ob er den Angeboten des Therapeuten folgen will, ob er sich auf Prozesse einlassen will oder nicht. Der Therapeut „beeinflusst“ also immer offen und transparent, und er kann immer nur dann beeinflussen, wenn der Klient das zulässt.

Psychotherapie ist keine Aktion in einem luftleeren Raum: Psychotherapie bedeutet, mit einem Menschen zu arbeiten, der einen Kontext aufweist, eine Identität, eine Persönlichkeit, eine persönliche Geschichte, Motive, Vorlieben und Abneigungen; der bestimmte Dinge möchte und bestimmte Ansprüche an Psychotherapie hat – oder sie zumindest haben könnte (wenn er nicht durch seine psychische Störung eingeschränkt wäre).

14 Psychotherapieziel Selbstregulation

Was Therapieziele betrifft, also Zustände, die in der Therapie und durch die Therapie erreicht werden sollen, so kann man zwei Aspekte unterscheiden:

- Die generellen, übergreifenden Ziele, die durch Therapie prinzipiell erreichbar sind und erreicht werden sollen.
- Die individuellen oder ideosynkratischen Ziele, die jeder Klient im Therapieprozess für sich selbst entwickelt.

An dieser Stelle soll erörtert werden, was generelle, übergreifende oder prinzipielle Ziele von Psychotherapie sind. Auf die Entwicklung individueller Ziele soll in Kapitel 17 eingegangen werden.

Ein sehr umfassendes Therapieziel, das durch Psychotherapie allgemein angestrebt werden kann, ist ein Ermöglichen oder eine Verbesserung von *Selbstregulation* (Sachse, 2003, 2016a, 2016h, 2019c, 2020c).

14.1 Was ist Selbstregulation?

Man kann Selbstregulation auffassen als Fähigkeit einer Person, solche Entscheidungen zu treffen und sich (langfristig) so zu verhalten, dass positive Konsequenzen, positive Affekte und eine Steigerung der Lebensqualität resultieren und negative Konsequenzen, negative Affekte und „persönliche Kosten" möglichst reduziert werden (Förster & Denzler, 2006a, 2006b). Selbstregulation (oder Selbstbestimmung) stellt daher eine wichtige Fähigkeit von Personen dar, die von einer Reihe psychischer Faktoren abhängt (Baumann, 2009; Deci & Ryan, 2000, 2002; Fröhlich & Kuhl, 2003).

Selbstregulation meint in Anlehnung an Kuhl (1996, 2001) einen Prozess, in dem das Individuum versucht, *einen Konsens zu bilden aus unterschiedlichen Anforderungen, Wünschen, Motiven und Möglichkeiten.* Das Individuum versucht, Anforderungen der Realität so zu bewältigen, dass möglichst wenig Stress entsteht und dass dabei möglichst viele wichtige Motive berücksichtigt und Ziele realisiert werden. Dabei werden innere Kompromisse geschlossen (auch mit (zeitweisen) Verzichten), die das Individuum für sich selbst akzeptieren kann.

Selbstregulation kann nicht nur durch eine einzelne psychologische Variable definiert werden: Vielmehr resultiert sie aus einem komplexen Zusammenspiel vieler Variablen. Man kann Selbstregulation systemtheoretisch als eine *emergente Eigenschaft* betrachten: Emergente Eigenschaften eines Systems sind solche, die aus dem Zusammenspiel der Systemkomponenten logisch hervorgehen, die als solche aber nicht Teil des Systems sind, sondern etwas Neues erzeugen (Bischof, 2016; Haken & Schiepek, 2010).

Mummendey (2006) bezeichnet Selbstregulation als den Prozess, bei dem das Individuum versucht, das eigene Verhalten so gut wie möglich den persönlichen Standards und Zielen anzupassen. Bei dem Prozess dieser Anpassung ist es hilfreich, wenn das Individuum über eine wichtige metakognitive, selbstreflexive Fähigkeit und Tätigkeit verfügt, die von Bandura (2001; Bandura et al., 1977) als „self efficacy" oder „Selbst-Effizienz-Erwartung" bezeichnet wird: Dies ist die Annahme bzw. Überzeugung des Individuums davon, effektiv Kontrolle über sein Verhalten zu haben und mit seinem Verhalten über die Umwelt ausüben zu können (Mummendey, 2006, S. 185): Denn „nur wer glaubt, durch sein Handeln bestimmte erwünschte Ergebnisse erzielen zu können, wird angemessene Anreize für sein Handeln haben und Schwierigkeiten bewältigen" (Bandura et al., 1977, S. 185; Deci & Ryan, 2000, 2002).

Selbstregulation setzt voraus, dass das Individuum einen guten Zugang hat zu Motiven, Zielen, Werten, aber auch zu Ressourcen und Kompetenzen, d.h. dass es eine geringe „Entfremdung vom eigenen Motivsystem" (sog. „Alienation") aufweist (vgl. Baumann & Kuhl, 2005; Beckmann, 1997, 2006; Kuhl, 1995, 2001; Kuhl & Beckmann, 1994; Kuhl & Kaschel, 2004; Kuhl & Kazen, 1994). Außerdem setzt Selbstregulation voraus, dass die Person in der Lage ist, die Anforderungen der Realität gut zu analysieren und ein gutes Modell von der Realität hat. Und Selbstregulation bedeutet, dass sie versucht, eigene Wünsche und die Anforderungen der Realität so in Einklang zu bringen, dass dabei möglichst hohe Gewinne und möglichst geringe Kosten entstehen.

Damit wird auch deutlich, dass ein wichtiger Aspekt von Selbstregulation der ist, dass eine Person stark intrinsisch motiviert ist: Jede intrinsische Motivation folgt der Logik der Selbstregulation (Deci & Ryan, 2000, 2002; Ryan, 1982).

Es gibt auch psychologische Faktoren, die eine Selbstregulation stören oder beeinträchtigen. Dies können z. B. sein:

- Kompetenzdefizite, die einen effektiven Umgang mit der Realität erschweren,
- Schemata, die zu ungünstigen Interpretationen, Reaktionen und Emotionen führen,
- Probleme im Zugang zu Motiven und Emotionen.

Solche Faktoren können das Entwickeln innerer Kompromisse stören. Ein Psychotherapieziel Selbstregulation ist psychologisch deutlich umfassender als ein Ziel von „Symptomreduktion": Auch eine Symptomreduktion kann der Verbesserung von Selbstregulation dienen; Selbstregulation als Ziel geht aber weit über eine Symptomreduktion hinaus.

14.2 Ein theoretisches Modell der Selbstregulation

Sachse (2019c, 2020c) hat ein Modell der Selbstregulation entwickelt, das viele psychologische Variablen und deren Wechselwirkung berücksichtigt (zu Details siehe dort). Im Wesentlichen kann man Selbstregulation betrachten als Vorgang, der zwei zentrale Ziele verfolgt und miteinander in Einklang bringt, die wiederum wechselwirken:

- Eine möglichst gute Realitätsanpassung, oder, falls möglich, Modifikation der Realität.
- Eine möglichst gute Realisation impliziter und expliziter Motive sowie persönlicher Ziele.

Diese beiden Ziele sind oft nicht ohne Weiteres kompatibel, sodass eine Person (kurz- oder langfristig) Kompromisse eingehen und Entscheidungen fällen muss. Zur Erreichung dieser Ziele kann es auch erforderlich sein, *Selbstkontrolle* (Sachse, 2020c) einzusetzen, also (zumindest zeitweise) gegen eigene Motive zu handeln.

Eine zentrale Aufgabe einer Selbstregulation besteht darin, Anforderungen der „Realität" und Anforderungen des eigenen Motivsystems in Einklang zu bringen: Psychologisch ist dies eine immer vorhandene, schwierige Aufgabe, die nie ideal, sondern höchstens optimal gelingt. Es geht darum, eine *Balance* zu finden zwischen den zwei Anforderungen: Diese Balance wird aber immer wieder durch neue Anforderungen der Realität gestört sowie auch durch neu aufkommende Motive und Bedürfnisse. Eine Person muss daher diese Balance immer wieder neu herstellen und dies gelingt ihr nur mehr oder weniger gut.

Und: Eine Person kann hier *zwei* Arten von Fehlern machen:
- Sie kann sich *zu stark an den Anforderungen der Realität orientieren* bzw. an internalisierten Normen, wodurch sie das eigene Motivsystem ignoriert, Unzufriedenheit und viele typische Kosten schafft.
- Sie kann sich aber auch *zu stark am eigenen Motivsystem orientieren,* wodurch sie mit den Anforderungen der Realität in Konflikt gerät, was wiederum bestimmte Arten von Kosten erzeugt.

Der Prozess der Selbstregulation beginnt mit den Anforderungen, die das Motivsystem und die Realität, der Lebenskontext des Klienten, stellen und die die Person erkennen, beachten und analysieren muss. Die Person muss Abwägungen und Entscheidungen treffen, sie wird aber dabei auch beeinflusst von affektiven und kognitiven Schemata, expliziten Motiven, Wissen und Realitätsmodellen: Und alle diese Aspekte können die Entscheidungsfindung funktional, aber auch dysfunktional beeinflussen.

Ganz allgemein kann man Folgendes sagen: Eine gute, funktionierende Selbstregulation wird gefördert, wenn die Person
- ein hohes Ausmaß an funktionalen Schemata aufweist wie
  - hohe Selbsteffizienzerwartung,
  - hohe positive Selbsteinschätzung,
  - positive Einschätzungen von Beziehungen.

  Durch solche *funktionalen Schemata* werden günstige, optimistische, motivationsfördernde Interpretationen von Situationen erzeugt und konstruktive Verarbeitungs- und Entscheidungsprozesse ermöglicht: Die Person geht mit der Erwartung in Situationen, den Anforderungen gewachsen zu sein, relevantes Handeln effektiv realisieren zu können. Sie hat Zutrauen in ihre Fähigkeiten und Ressourcen. Sie traut anderen Menschen und erwartet (bei aller realen Vorsicht) positive Effekte von Beziehungen.

- ein gutes, elaboriertes, valides *Wissen* über relevante Aspekte der Realität aufweist; dadurch kann die Person zu guten Vorhersagen der Effekte ihres eigenen Verhaltens gelangen. Sie kann eine optimale Gestaltung von Realitätsbedingungen erreichen, sie kann sich auf Probleme vorbereiten und einstellen usw.
- elaborierte und valide *Realitätsmodelle* entwickelt hat; solche Modelle erlauben eine schnelle und sichere Orientierung in der Realität. Sie stellen eine gute Grundlage für Entscheidungen dar, die mit hoher Wahrscheinlichkeit zu positiven Konsequenzen führen. Außerdem muss die Person lernen, einerseits ihren Modellen zu vertrauen und sie als Grundlage ihres Handelns zu verwenden. Andererseits sollte sie auch in der Lage sein, die Modelle immer wieder zu testen und zu modifizieren (auch diese Balance ist eine schwierige Aufgabe!).
- eine *gute Repräsentation impliziter Motive* aufweist, also eine geringe Alienation; dabei sollte sie ein valides Wissen über Motive aufweisen, auf das sie schnell zugreifen kann, um Entscheidungen zu fällen. Sie sollte aber auch einen *aktuellen* Zugang dazu herstellen können, um sich in schwierigen Situationen Klarheit darüber verschaffen zu können, was sie möchte (Baumann & Kuhl, 2003; Beckmann, 1997, 2006; Kuhl, 1995, 2001; Kuhl & Beckmann, 1994; Kuhl & Kaschel, 2004; Kuhl & Kazen, 1994). Damit hat die Person die Chance, Handlungen auszuführen, deren Effekte zu einem Zustand von Zufriedenheit führen und zu einem Zustand psychischen Wohlbefindens (vgl. Brunstein & Maier, 1996; Brunstein et al., 1995, 1998).
- nur *wenige dysfunktionale Schemata* aufweist wie negative Selbstschemata, negative Beziehungsschemata, dysfunktionale Norm- oder Regel-Schemata; damit gibt es nur relativ wenige „Interferenzen" im System: Negative Selbstschemata, zu hohe Normschemata usw. führen zu ungünstigen Situationsinterpretationen, unrealistischen oder überfordernden extrinsischen Zielen etc.
- nur wenige dysfunktionale affektive Schemata aufweist; damit gibt es kaum *störende Affekte oder Stimmungen:* Keine „Störgefühle", negative Stimmungen etc., die das psychische Funktionieren beeinträchtigen (Langens & Sachse, 2014; Sachse & Langens, 2014a, 2014b, 2014c).

*Störungen der Selbstregu*lation können nun von verschiedenen Variablen ausgehen: Sie wirken aber immer *auf ein System* ein und haben damit sehr oft selbststabilisierende und selbstverstärkende Tendenzen zur Folge.

- Die Person kann *dysfunktionale Schemata* aufweisen, die zu ungünstigen Interpretationen und Handlungen führen (Selbstschemata, Beziehungsschemata, Norm- und Regel-Schemata) – diese können die Selbstregulation sehr tiefgreifend und sehr nachteilig stören; so kann sich eine Person für einen Versager halten und so Herausforderungen nicht annehmen, die sie sehr wohl bewältigen könnte; sie kann sich extrinsische Ziele setzen, die sie selbst überfordern und zur Entwicklung psychosomatischer Störungen beitragen etc.
- Daraus können stark dysfunktionale emotionale Verarbeitungen resultieren, die zu dysfunktionalen, anhaltenden Emotionen führen, die sowohl die interne, als auch die interaktionelle Regulation stark beeinträchtigen; so können Depressionen entstehen, Ängste, Burn-Out-Syndrome etc.
- Die Person kann problematische affektive Schemata aufweisen, die mit konstruktiven Verarbeitungs- und Handlungsprozessen interferieren; negative Selbstsche-

mata („ich schaffe nichts") können immer wieder negative Gedanken, Ablenkungen, Hemmungen etc. erzeugen, die die Person an positiven Handlungen hindern.

- Die Person kennt ihre impliziten Motive nicht: Sie kann damit keinen Zustand von Zufriedenheit erreichen und „lebt an ihren Motiven vorbei"; damit schafft sie einen Zustand anhaltender Unzufriedenheit und beeinträchtigt damit ihr psychisches Wohlbefinden in signifikantem Ausmaß.
- Eine Person weist ungünstige, unrealistische Modelle über Kontexte auf; sie trifft falsche Entscheidungen, bringt sich durch Handlungen selbst immer wieder in Schwierigkeiten, kann Probleme nicht effektiv lösen etc.
- Eine Person zeigt Defizite in der Handlungskompetenz; damit realisiert sie oft trotz richtiger Intentionen und Entscheidungen ein so schlechtes Handeln, dass Interaktionspartner eher abgeschreckt oder abgestoßen werden und die Person ihre Ziele nicht erreichen kann.

14.3 Selbstregulation und Selbstkontrolle

Selbstkontrolle bezeichnet eine Aktion, die einen Willensakt erfordert und die dazu dient, eine Alternative im System gegen (starke) Gegentendenzen durchzusetzen: Hier wird kein Kompromiss gefunden, sondern eine Tendenz wird gegen Alternativtendenzen, Bedenken, anderslautende Motive oder Ziele o.a. durchgesetzt (Kuhl, 2001).

Eine Person kann in eine andere verliebt sein, verbietet sich jedoch (aufgrund normativer Schemata) diese Regung und entschließt sich, die Emotion nicht zuzulassen; eine Person isst an sich gerne, entschließt sich aber dazu, abzunehmen und setzt diese Entscheidung gegen alle Tendenzen, doch zu essen, durch; eine Person ärgert sich, möchte aber den Ärger nicht zeigen und setzt damit die Kontrolle gegen alle anderen Tendenzen durch.

Diese Beispiele machen deutlich, dass eine Person Selbstkontrolle sehr oft anwendet, um das Eintreten negativer Konsequenzen zu vermeiden. Selbstkontrolle folgt daher in hohem Maße der Logik von Vermeidungszielen.

Natürlich kann eine Selbstkontrolle manchmal nützlich sein: Z.B. wenn eine Person sich gekränkt fühlt, jedoch zu dem Schluss kommt, es sei sehr ungünstig, dies nun den Chef spüren zu lassen; dann kann eine Emotionskontrolle sehr hilfreich sein und einem viele Kosten ersparen.

Selbstkontrolle als Fähigkeit, die man bei Bedarf einsetzen kann, stellt eine wesentliche Ressource dar: So zeigen z.B. Untersuchungen, dass Kinder, die im Alter von 4 Jahren in der Lage waren, Versuchungen effektiv zu widerstehen, im späteren Leben ein höheres Maß an akademischem Erfolg und an sozialer Kompetenz aufwiesen als Kinder, die dies nicht konnten. Selbstkontrolle kann also sehr positiv genutzt werden *und ist damit auch eine Strategie effektiver Selbstregulation* (Shoda et al., 1990).

Manchmal gibt es auch zur Selbstkontrolle keine Alternative. Wenn man an einer Alkoholabhängigkeit leidet, dann ist Kontrolle notwendig, man muss Abstinenz gegen alle Alternativtendenzen durchsetzen. Will man abnehmen, gibt es ebenfalls oft keine Alternative: Man muss die Esskontrolle durchsetzen, gegen alle Versuchungen.

Daher ist es unsinnig, sich generell gegen Selbstkontrolle auszusprechen. Jedoch gibt es inzwischen empirische Evidenzen dafür, dass Selbstkontrolle *suboptimal* wirkt, und man daher nicht generell therapeutisch auf sie allein setzen sollte.

Untersuchungen von Baumeister (Baumeister, 1998, 2009; Baumeister et al., 1994) zeigen, *dass jede Ausführung einer Selbstkontroll-Aktion die Wahrscheinlichkeit dafür senkt, dass die Person noch eine weitere Selbstkontroll-Aktion durchführen kann.* Die Bereitschaft des Selbst, volitionale Entscheidungen gegen andere, vorherrschende Tendenzen zu treffen, scheint begrenzt zu sein; das bedeutet, dass eine Person nicht beliebig lange oder beliebig oft die Selbstkontrolle aufrechterhalten kann. Der psychologische Grund dafür, dass Selbstkontrolle in ihrer Effektivität nachlässt, liegt wahrscheinlich darin, dass die Selbstkontrolle meist *gegen* (starke) motivationale Tendenzen arbeitet, die jedoch im Laufe der Zeit nicht schwächer, sondern durch zunehmende Deprivation immer stärker werden. Dies wird nach kurzer Zeit schon die Tendenz zur Selbstkontrolle schwächen, bis die anderes lautenden Tendenzen sich Zugang zur Exekutive verschaffen.

14.4 Selbstregulation in der Psychotherapie

Viele psychische Störungen lassen sich als (tiefgreifende) Störungen der Selbstregulation auffassen. So können Personen den Fehler machen, sich zu stark an den (scheinbaren oder interpretierten!) Anforderungen der Realität zu orientieren. Diese Personen weisen z. B. starke Normen auf, die aus ihrer Sozialisation stammen und die ihnen streng vorschreiben, was sie tun sollen, was sie dürfen und was nicht. In solchen Fällen versuchen die Personen, sich (fast ausschließlich) an (vermeintlichen) Anforderungen zu orientieren, wie „hoch moralisch sein", „alles richtig machen" u. a. Dabei vernachlässigen sie in hohem Maße ihr Motivsystem, weisen in aller Regel eine extreme Alienation auf und schaffen für sich selbst einen Zustand massiver Unzufriedenheit, den sie jedoch zu ignorieren versuchen. Ein solches Verhalten ist z. B. typisch für Klienten mit zwanghafter Persönlichkeitsstörung (Sachse, 2002; Sachse, Fasender, Breil & Sachse, 2012). Diese Personen ignorieren fast völlig, was sie möchten, und beachten nur, was sie sollen: Dies beeinträchtigt Spontanität, Kreativität und führt zu dem Gefühl massiver Einschränkung.

Viele psychotherapeutische Maßnahmen können so aufgefasst werden, dass ihr Ziel eine Wiederherstellung bzw. Förderung der Selbstregulation ist. Dieses Ziel zeigt sich sehr deutlich in der Klärungsorientierten Psychotherapie: Ein zentrales Ziel der Klärungsorientierten Psychotherapie (KOP) besteht darin, einer Person zu helfen, eine funktionierende Selbstregulation (wieder) herzustellen[34]. Dazu gibt es in der KOP zwei wesentliche therapeutische Ansatzpunkte:

- Das Klären und Bearbeiten dysfunktionaler Schemata.
- Die Klärung von relevanten Motiven bzw. die Erarbeitung einer validen Repräsentation impliziter Motive.

Das Klären dysfunktionaler Schemata ist wesentlich, damit Klienten wissen, welche Schemata ihre Verarbeitungs- und Handlungsregulation nachhaltig negativ beeinflussen: Diese Schemata müssen herausgearbeitet werden und dieser Prozess ist für Klienten schwierig und muss daher in hohem Maße von Therapeuten konstruktiv gesteuert werden (vgl. Sachse, 1992a, 2003, 2008a, 2016a, 2016b, 2016c). Sind diese Schemata geklärt, können sie therapeutisch bearbeitet, gehemmt und durch funktionale Schemata „ersetzt“ werden.

Auch die Bearbeitung der Alienation, also die systematische Herausarbeitung relevanter Motive, ist schwierig: Hier kann ein Therapeut systematische Vorgehensweisen anwenden, um den Zugang der Person zu den Motiven zu fördern. Damit gelingt es der KOP, die Selbstregulation von Klienten systematisch zu fördern (vgl. Breil & Sachse, 2009; Sachse, 1983, 2013b).

Teil 5:

Beispiele für Theorie- und Therapiekonzeptionen

In diesem Abschnitt werden drei therapietheoretische Konzeptionen erörtert, die man einer Psychotherapie zugrunde legen kann, und für deren Verwendung einiges spricht, vor allem im Hinblick auf die bisherigen Ausführungen.

Diese Konzepte sind:

- Die therapeutische Beziehungsgestaltung,
- die Theorie von Schemata und die Prozesse von Schema-Klärung,
- Prozesse der Alienation und die Entwicklung individueller Therapieziele.

Wie gezeigt wurde, spielt eine therapeutische Beziehungsgestaltung eine große Rolle in einer komplexen Psychotherapie (auch dann, wenn ihre direkten Wirkungen auf den Therapieerfolg nicht groß sind!). Die Schema-Theorie eine sowohl für die Theorie als auch für die Praxis der Psychotherapie sehr fruchtbar: Sie ermöglicht es, psychische Störungen zu verstehen, therapeutische Strategien abzuleiten, Veränderungen zu bestimmen usw. Die Theorie der Alienation ist bedeutsam, weil viele psychische Störungen ein hohes Maß an Alienation aufweisen und man aus der Theorie gravierende Konsequenzen für die Zielbestimmung mit einem Klienten ableiten kann. Natürlich sind diese drei Aspekte nicht die einzigen, die relevant sind, sie sind aber als Beispiele für eine Konzeption einer komplexen Psychotherapie instruktiv.

15 Beziehungsgestaltung

15.1 Sinn einer Beziehungsgestaltung

Die Gestaltung der therapeutischen Beziehung durch den Therapeuten ist von großer therapeutischer Bedeutung (vgl. Norcross, 2002, 2010, 2011a, 2011b; Norcross & Lambert, 2011). Zwar ist der unmittelbare Einfluss der Beziehungsgestaltung auf den Therapieerfolg durchschnittlich nicht sehr hoch: Im Durchschnitt klärt die Beziehungsgestaltung des Therapeuten 9 % der Erfolgsvarianz der Therapie auf, was einer eher schwachen Korrelation entspricht. Allerdings ist dieser Effekt von der Art der Psychotherapie abhängig: Bei manchen Psychotherapien klärt Beziehungsgestaltung einen relativ hohen, bei manchen nur einen geringen Teil der Erfolgsvarianz auf[35].

Zum anderen ist die Bedeutung der Beziehungsgestaltung oft auch eher *indirekt:* Durch eine gute Beziehungsgestaltung soll beim Klienten *Vertrauen* aufgebaut werden: Personales Vertrauen, also ein Vertrauen des Klienten darin, dass der Therapeut zugewandt bleibt, respektvoll mit Inhalten umgeht, nicht abwertet, loyal ist etc. und zum anderen Kompetenzvertrauen, also die Annahme des Klienten, dass der Therapeut weiß, was er tut, und dass er ein Experte ist.

Diese Aspekte des Vertrauens erzeugen etwas, was wir „Beziehungskredit" genannt haben (Sachse, 2016b, 2016l), also eine Vertrauensgrundlage zwischen Therapeut und Klient, aufgrund der Klienten sich öffnen können, sich selbstwertbelastenden Inhalten stellen können usw. und aufgrund dessen ein Therapeut es sich „leisten" kann, den Klienten zu konfrontieren, ohne dass die Beziehung in Schwierigkeiten gerät. Der Sinn von Beziehungsgestaltung liegt damit nicht darin, unmittelbar auf den Therapieerfolg zu wirken, sondern vielmehr darin, andere Prozesse in der Therapie zu ermöglichen, die dann auf den Therapieerfolg wirken (vgl. Kapitel 8 und 10).

Dabei kann ein Therapeut Strategien der „Allgemeinen Beziehungsgestaltung" oder Strategien der „Komplementären Beziehungsgestaltung" realisieren. Der Therapeut baut durch diese Strategien eine vertrauensvolle Therapeut-Klient-Beziehung auf, die die Grundlage für alle weiteren Klärungs- und Bearbeitungsprozesse ist[36].

15.2 Allgemeine Beziehungsgestaltung

Unter „allgemeiner Beziehungsgestaltung" durch den Therapeuten soll verstanden werden, dass ein Therapeut *bestimmte Strategien* ausführen kann, die sich mit sehr hoher Wahrscheinlichkeit bei allen Klienten positiv auf die Therapeut-Klient-Beziehung auswirken, auch bei Klienten, die *darüber hinaus* noch eine komplementäre Beziehungsgestaltung benötigen. Obwohl diese Art der Beziehungsgestaltung für Klienten mit unterschiedlichen Störungen und Eingangsvoraussetzungen durchaus unterschiedlich wichtig ist, ist sie schon für *alle Klienten* günstig und trägt zur Etablierung guter therapeutischer Arbeit bei.

Strategien der allgemeinen Beziehungsgestaltung kann der Therapeut auch dann realisieren, wenn er erst sehr wenig vom Klienten kennt, d.h. er kann mit diesen Strategien in den ersten Sekunden des Kontaktes beginnen, und das sollte er auch: Denn diese Strategien *schaffen Beziehungskredit,* und sie schaffen bei manchen Klienten und für manche therapeutischen Ziele überhaupt erst die Voraussetzungen für ein konstruktives therapeutisches Arbeiten.

Man kann folgende Strategien zum Aufbau personalen Vertrauens unterscheiden:

- Verstehen
- Akzeptieren
- Emotionale Wärme
- Signalkongruenz
- Respekt
- Loyalität

Diese Faktoren der Beziehungsgestaltung sind nicht nur in der „Gesprächspsychotherapie“, sondern als „therapeutische Basisvariablen“ von allgemeiner psychotherapeutischer Bedeutung[37]. Auch andere Studien zeigen einen positiven Einfluss dieser Beziehungs-Gestaltungs-Faktoren auf eine positive therapeutische Allianz (z.B. Ackerman & Hilsenroth, 2003). Da diese Aspekte an vielen Stellen (z.B. Sachse, 2003, 2016b) dargestellt wurden, soll hier auf eine erneute Erörterung verzichtet werden.

15.3 Komplementäre Beziehungsgestaltung

Nach dem Konzept der von Franz Caspar entwickelten „Plananalyse“ bedeutet „komplementäre Beziehungsgestaltung“, dass sich ein Therapeut *komplementär zur Planstruktur eines Klienten* verhält[38]. „Komplementär zur Planstruktur“ bedeutet, dass ein Therapeut analysiert, welche „interaktionellen Pläne“ (man kann es auch „interaktionelle Anliegen“ nennen) ein Klient aufweist und dem Therapeuten gegenüber realisiert und dann in der Therapie versucht, sich dazu bestätigend oder befriedigend zu verhalten.

Der Begriff „komplementär“ kann motivationstheoretisch gesehen auch im Sinne von „bedürfnisbefriedigend“ oder „motivbefriedigend“ verwendet werden: Sich einem Klienten gegenüber komplementär zu verhalten, bedeutet, dass ein Therapeut im Rahmen der therapeutischen Regeln wichtige Motive des Klienten in der Interaktion mit diesem Therapeuten befriedigt. Aus motivationstheoretischen Gründen sollte sich durch ein solches Therapeuten-Handeln ein Vertrauen in den Therapeuten etablieren, *und* es sollten bestimmte Bedürfnisse, die sich in Handlungen manifestieren (z.B. dysfunktionales „Angeben“ bei Narzissten), „gesättigt“ werden. Das Handeln folgt dann nicht lerntheoretischen Prinzipien (es nimmt zu), sondern motivationstheoretischen Prinzipien (es nimmt ab).

15.3.1 Beziehungsmotive

Bei der Analyse des Interaktionsverhaltens von Klienten mit Persönlichkeitsstörungen entwickelte Sachse das Konzept der *Beziehungsmotive,* das auch gerade bei der Behandlung von Klienten mit Persönlichkeitsstörungen relevant ist, sowie das Konzept der motiv-bezogenen komplementären Beziehungsgestaltung[39]. Dabei wird angenommen, dass Personen *im Hinblick auf die Beziehung zu anderen Personen bestimmte Motive haben,* die sie in der Interaktion mit relevanten Partnern befriedigen möchten. Dabei möchten sie, dass andere durch ihr Beziehungsverhalten ihnen motivrelevante Informationen geben.

Man kann sechs zentrale Beziehungsmotive unterscheiden:
- Anerkennung
- Wichtigkeit
- Verlässlichkeit
- Solidarität
- Autonomie
- Grenzen/Territorialität

Ein bestimmtes Motiv zu haben, bedeutet, dass die Person von Interaktionspartnern eine bestimmte Art von Feedback will: Bei Anerkennung als Motiv eben Feedback der Art: „Du bist ok, toll, hast positive Eigenschaften" usw. Aus motivationstheoretischer Sicht ist das Feedback eine Art „Futter": Es befriedigt das Motiv. Und das bedeutet,
- dass die Person, die dieses Feedback erhält, dem Interaktionspartner, der es gibt, einen „Beziehungskredit" einräumt, also eine vertrauensvolle Beziehung zu ihm aufbaut;
- dass durch dieses Feedback das Motiv, zumindest in der Interaktion mit der Person, die es gibt, befriedigt wird, was bedeutet, dass es in der Motiv-Hierarchie absinkt und das Handeln der Person weniger dominiert (d.h. das Handeln nimmt ab!).

Motivationstheoretisch gesehen werden hier „echte" Motive definiert, also psychologische Strukturen, die eher auf einem impliziten Niveau funktionieren und deren daraus abgeleitete Ziele *Annäherungsziele* sind, also Ziele, deren Erreichung mit positiven Affekten verbunden ist (vgl. Ebner & Freund, 2009; Elliot, 1999).

Im Einzelnen kann man die Motive folgendermaßen definieren (vgl. Sachse, 2006a):

1. Anerkennung

Das Motiv nach Anerkennung bedeutet, dass die Person von Interaktionspartnern *positives Feedback über die eigene Person erhalten möchte.* Sie möchte Information darüber erhalten,
- dass sie als Person ok ist,
- dass sie als Person akzeptabel und liebenswert ist,
- dass sie als Person positive Eigenschaften aufweist.

Dabei legen unterschiedliche Personen unterschiedlich großen Wert auf bestimmte Arten von Eigenschaften. In unserer Kultur geht es dabei primär um zwei Arten von Eigenschaften:
- Fähigkeiten
- Attraktivität

Bei Anerkennung geht es damit um eine Art von „absolutem Feedback“: Es geht darum, als Person absolut beurteilt zu werden, Feedback darüber zu erhalten, „wie man (an sich) ist“. Die zentrale Frage ist also: Wie bin ich?

2. Wichtigkeit

Das Motiv nach Wichtigkeit bedeutet, dass eine Person Feedback darüber möchte, *dass sie im Leben eines Interaktionspartners eine wichtige Rolle spielt*. Sie möchte damit Informationen über ihre persönliche Bedeutung, die sie *für andere* hat. Sie möchte wissen, ob sie im Leben eines Interaktionspartners irgendeine wesentliche Rolle spielt.

Wichtigkeit drückt sich in einer Reihe interaktioneller Ziele aus, d.h. wenn man wichtig sein will, dann bedeutet das in konkreten Situationen z.B., dass
- man Aufmerksamkeit erhalten möchte,
- man gehört werden will, dass andere einem zuhören,
- man wahrgenommen werden will,
- man respektiert wird,
- man ernst genommen wird,
- andere sich mit einem auseinandersetzen.

Wichtigkeit ist gewissermaßen „relational“ definiert: Hier geht es nicht um ein Feedback über die Person an sich (wie bei Anerkennung), sondern um *ein Feedback über die Person in Relation zu einer anderen Person*. Die Person will eine Information darüber, wie andere zu ihr stehen, welchen Stellenwert sie als Person für andere hat. Die zentrale Frage ist: Was bedeute ich anderen?

3. Verlässlichkeit

Das Motiv nach Verlässlichkeit bedeutet, dass die Person von einem Interaktionspartner Feedback darüber bekommt, dass *die Beziehung dieser Person zu ihr stabil, beständig und belastbar ist*. Die Person möchte also Informationen der Art erhalten:
- Ich bleibe bei Dir.
- Ich werde die Beziehung nicht kündigen.
- Du kannst Dich auf die Stabilität der Beziehung verlassen.
- Ich bleibe bei Dir, auch wenn wir Probleme haben.
- Konflikte bedrohen die Beziehung nicht.
- Die Beziehung ist trotz Widrigkeiten stabil.

Viele dieser Botschaften werden von Interaktionspartnern gar nicht verbal/explizit vermittelt, sondern durch Handlungen, also dadurch, wie ein Interaktionspartner mit Konflikten umgeht, ob er deutlich macht, dass er nicht daran denkt, die Beziehung in Frage zu stellen u. ä.

4. Solidarität

Das Motiv nach Solidarität bedeutet, dass eine Person von einem Interaktionspartner Feedback darüber bekommt, *dass dieser an der Seite der Person steht und die Person unterstützen wird, wann immer diese es benötigt*. Die Person möchte Gewissheit darüber haben, dass der Partner dem Satz zustimmt: „Wenn ich Dich brauche, dann kommst Du."

Solidarität wird vor allem durch Handlungen demonstriert: Der Partner gibt Solidaritätsbotschaften, indem er *wirklich* kommt, wenn er gebraucht wird, indem er wirklich an der Seite des Partners steht, wenn dieser Probleme hat usw.

5. Autonomie

Das Motiv nach Autonomie bedeutet, dass eine Person von einem Interaktionspartner das Feedback bekommen möchte, *dass sie auch in der Beziehung eigene Entscheidungsbereiche haben kann, die der Partner uneingeschränkt akzeptiert*. Die Person möchte eigene Bereiche definieren können, in denen sie selbst entscheiden kann, was sie tun will, wie sie Aspekte gestalten will etc.

Autonomie bedeutet hier also *eine Selbstbestimmung im Sinne des Treffens eigener Entscheidungen* und damit „das Leben von Freiheitsgraden": Die Person will damit Bereiche, in denen sie *nicht* vom Partner determiniert wird, in denen ihr keine Vorschriften gemacht werden, in die „keiner reinfummelt". Und sie möchte vom Partner Signale dahingehend, dass solche Bereiche „erlaubt" werden, ok sind, Konsens sind.

Das Erkennen eines hohen Autonomie-Motivs ist auch deshalb für Therapeuten von großer Bedeutung, da solche Personen auf Vorschriften, Anweisungen u. a. in besonders hohem Maße „reaktant" reagieren (vgl. Brehm, 1968, 1972; Gniech & Grabitz, 1984; Wicklund, 1974).

6. Grenzen/Territorialität

Das Motiv nach Grenzen/Territorialität bedeutet, dass eine Person von einem Interaktionspartner das Feedback erhalten möchte, *dass die Person eine eigene Domäne definieren dar, die durch eine Grenze bestimmt wird und dass sie selbst bestimmen darf, wer über diese Grenze gehen und wer was im Territorium tun dar.*

Definiert man einen bestimmten Lebensbereich als „meine Domäne" (z. B. „mein Zimmer", „mein Auto", „mein Schreibtisch", „mein Körper"), dann weist diese Domäne immer ein bestimmtes (physikalisch definierbares) Territorium auf und sie weist immer eine bestimmbare Grenze auf. Aus der Sicht einer Person können diese beiden Aspekte jedoch unterschiedlich wesentlich sein:

- Eine Person kann insbesondere den Aspekt der *Grenze* im Fokus haben: Es kann ihr wichtig sein, dass andere Grenzen respektieren und nicht unerlaubt über Grenzen gehen (wobei das Territorium nebensächlich ist).
- Eine Person kann aber auch den Aspekt des *Territoriums* im Fokus haben: Sie will nicht, dass jemand etwas in ihrer Domäne macht, etwas mitbekommt, etwas verändert, sich darin aufhält etc. (wobei der Aspekt der Grenze nebensächlich ist).

15.3.2 Komplementarität zu Beziehungsmotiven im Therapieprozess

Ein Therapeut kann sich nun im Therapieprozess zu den Beziehungsmotiven eines Klienten komplementär verhalten: Das bedeutet, dass er versucht, durch sein Interaktionsverhalten das jeweilige Beziehungsmotiv *im Rahmen der therapeutischen Regeln* so gut wie möglich zu „füttern". Es ist jedoch klar, dass der Therapeut dies erst dann kann, wenn er die wichtigen Beziehungsmotive eines Klienten einigermaßen valide rekonstruiert hat, d. h. wenn er diesbezüglich über ein Klienten-Modell verfügt!

Wenn ein Therapeut komplementär zu den zentralen Beziehungsmotiven des Klienten handelt, dann bedeutet das im Grunde immer zweierlei:

1. Der Therapeut sollte durch ein interaktionelles Handeln das jeweilige Klienten-Motiv befriedigen, es also (im Rahmen der therapeutischen Regeln!) „füttern".
2. Und der Therapeut sollte versuchen, Handlungen zu unterlassen, die das Beziehungsmotiv des Klienten frustrieren.

Diese beiden Seiten des komplementären Handelns sollen nun genauer beschrieben werden.

1. Komplementarität zum Anerkennungsmotiv

Den Klienten zu akzeptieren und respektvoll zu behandeln, ist im Grunde schon eine Komplementarität zum Anerkennungsmotiv. Solche allgemeinen Signale sind zwar in Ordnung, sie reichen jedoch bei einer Person mit hohem Anerkennungsmotiv auf keinen Fall aus: Diese Person will ja gerade spezielles Feedback darüber, wie *positiv* sie ist. Daher ist sie auch keineswegs damit zufrieden zu hören, sie sei „ok, weil sie ein Mensch sei" oder in Grundgesetz stehe schon: „Die Würde des Menschen ist unantastbar" oder Ähnliches. Man muss sich klarmachen, dass man einem Menschen, der ein bestimmtes Motiv hat, nicht mit philosophischen Überlegungen kommen kann: Man kann einem Hungrigen auch nicht erzählen, wie gesund Fasten sei; er will vielmehr *gefüttert* werden! Und so geht es dem Klienten auch: Er will vom Therapeuten genau *die* positive Information hören, die er braucht!

2. Komplementarität zum Wichtigkeitsmotiv

Ein Therapeut kann einem Klienten, der ein hohes Wichtigkeitsmotiv aufweist, nicht signalisieren, dass er in seinem Leben eine wichtige Rolle spielt oder dass er ohne ihn nicht leben kann (ich denke, es ist nicht erforderlich, dies zu begründen). Ein Therapeut kann jedoch vieles andere signalisieren:

- Er kann dem Klienten *zuhören und ihn wahrnehmen,* indem er ihm folgt, ihn aber auch durch Fragen unterbricht, die zeigen, dass er ihm folgt, dass er spezifische Aspekte wissen will, dass er ganz bei ihm ist.
- Er kann den Klienten *sehr ernst nehmen:* Sein Leiden, seine Probleme, auch sein Jammern, seine Geschichten u. a.
- Er kann ihm *uneingeschränkte Aufmerksamkeit* geben: Durch Blickkontakt, durch Körperhaltung, durch Stimmlage; dadurch, dass er eine Uhr so stellt, dass der Klient nicht sieht, dass er sie im Blick hat; dadurch, dass er sich nicht ablenken lässt usw.
- Er kann signalisieren, dass er den Klienten sehr gut versteht und sich stark um Verstehen bemüht.
- Wenn der Klient Kritik äußert, geht er sofort darauf ein, bemüht sich zu verstehen, was genau der Klient meint und was er möchte.
- Er kann versuchen, sich alle relevanten Aspekte zu merken, um dem Klienten deutlich zu machen, dass ihm die Inhalte wichtig sind.
- Er kann signalisieren, dass ihm der Klient *als Klient* wichtig ist, dass er sich für ihn und seine Inhalte interessiert; dass er sich nicht langweilt, nicht ermüdet, nicht irritiert ist u. Ä.
- Er kann dem Klienten Respekt zollen, indem er sich entschuldigt, wenn er zu spät kommt, einen Termin absagen muss etc., und deutlich macht, dass ihm das leid tut, er aber leider nicht anders kann.

Die Komplementarität zum Anerkennungsmotiv wird vor allem explizit verbal vermittelt; dagegen wird die Komplementarität zum Wichtigkeitsmotiv in hohem Maße implizit nonverbal vermittelt: Der Therapeut konzentriert sich völlig auf die Klienten, versucht, alles mitzubekommen, viele Signale zu geben von „ich bin da, ich höre zu, ich bin total aufmerksam, ich nehme Sie völlig ernst" u. ä. Während der Therapiestunde ist der Klient für den Therapeuten das *Zentrum des Erlebens und Handelns,* und das genau muss der Klient *spüren.*

3. Komplementarität zum Verlässlichkeitsmotiv

Sich im Therapieprozess zum Verlässlichkeitsmotiv komplementär zu verhalten, ist nicht einfach, denn „Verlässlichkeit" ergibt sich im Grunde vor allem aus dem *Fehlen* von Beziehungsabbruch-Bedrohungen: Daher kann ein Therapeut eher über die Zeit hinweg deutlich machen, dass er die Beziehung als stabil ansieht; er kann aber nur schwer diese Botschaft durch gezielte Interventionen vermitteln.

Der Therapeut kann deutlich machen,
- dass er von sich aus die therapeutische Beziehung weiterführen will;
- dass ihm etwas an der Fortsetzung liegt;
- dass er die Beziehung nicht von sich aus „kündigen“ wird etc.

Vor allem kann der Therapeut aber dem Klienten erlebbar machen,
- dass keine negativen Beziehungskonsequenzen drohen, wenn ein Klient sich nicht erwartungskonform verhält;
- dass Konfrontationen durch den Therapeuten die Beziehung in gar keiner Weise belasten;
- dass die therapeutische Beziehung belastbar ist usw.

Selbst wenn der Klient sich nicht von sich aus traut, die Belastbarkeit der Beziehung zu testen, kann der Therapeut dies durch Konfrontationen deutlich machen: Er konfrontiert den Klienten und macht dabei gleichzeitig klar, dass
- er weiterhin zugewandt bleibt,
- er den Klienten weiterhin schätzt,
- er weiterhin mit dem Klienten arbeiten will.

4. Komplementarität zum Solidaritätsmotiv

Solidarität des Therapeuten mit dem Klienten im Rahmen der therapeutischen Regeln bedeutet, dass der Therapeut im Hinblick auf ein Prozessziel auf der Seite des Klienten steht: Es geht dem Therapeuten darum, dass es dem Klienten letztlich besser geht, dass er besser als bisher mit Situationen und Anforderungen umgehen kann. „Auf der Seite des Klienten zu sein“ bedeutet dann auch, den Klienten konfrontieren zu können, wenn dies dem Klienten nützen kann.

Der Therapeut sollte den Klienten durch seine therapeutische Arbeit erkennen lassen,
- dass es ihm *um den Klienten* geht und nicht etwa darum, den Klienten für den Job oder für andere „fit“ zu machen;
- dass es dem Therapeuten darum geht, dass es letztlich *dem Klienten* besser geht, auch *dann,* wenn der Therapeut den Klienten mit unangenehmen Inhalten konfrontiert;
- dass der Therapeut auf der Seite des Klienten steht, auch dann, wenn er z.B. die Anteile des Klienten an einem Interaktionsproblem klärt.

Der Therapeut kann solche Aspekte bei Klienten mit hohem Solidaritätsmotiv auch *explizit* deutlich machen, z.B. durch Statements wie:
- „Ich würde Sie gerne mal auf etwas aufmerksam machen: Ich tue das nicht, um Sie zu ärgern, sondern weil ich denke, das könnte Ihnen nützlich sein.“
- „Sie sagen, Sie werden von X gemobbt, aber wir sollten vielleicht mal versuchen zu verstehen, was zwischen Ihnen und X abläuft; aus meiner Erfahrung hilft das sehr oft, besser mit dem Problem umzugehen.

Auf diese Weise macht der Therapeut *explizit* deutlich:
- „Meine Intervention ist nicht gegen Sie gerichtet."
- „Letztlich soll sie Ihnen helfen, das Problem effektiver zu lösen."
- „Auch wenn es auf den ersten Blick nicht so aussehen mag, so bin ich doch auf Ihrer Seite."

5. Komplementarität zum Autonomie-Motiv

Autonomie-Botschaften sind solche, die dem Klienten Entscheidungsfreiheiten geben bzw. Entscheidungen erlauben.

Nun haben Interventionen, zwar in unterschiedlich hohem Ausmaß, jedoch fast durchweg einen direktiven, steuernden Charakter. Und dies kann eine Person mit hohem Autonomie-Motiv bereits als Einschränkung ihrer Freiheitsgrade auffassen. Daher bedeutet eine Komplementarität zum Autonomie-Motiv, dass ein Therapeut dem Klienten explizit Botschaften gibt, die widerspruchsermöglichend (Fiedler, 1981) sind, z. B.:
- Der Therapeut bittet den Klienten um Erlaubnis: „Wenn Sie erlauben, würde ich Ihnen gerne eine Frage stellen."
- Der Therapeut macht deutlich, dass der Klient widersprechen kann: „Korrigieren Sie mich, wenn ich mich irre, ich denke, dass ..."
- Der Therapeut macht deutlich, dass der Klient die Intervention ignorieren darf: „Wenn Sie die Frage nicht beantworten möchten, ist das völlig ok."
- Der Therapeut macht deutlich, dass der Klient die Entscheidung trifft: „Dies ist nur ein Vorschlag, aber letztlich können Sie entscheiden, ob Sie den umsetzen möchten."

Therapeutisch ist es prinzipiell wesentlich, dass Therapeuten den Klienten-Prozess konstruktiv steuern (Sachse, 2003), daher sollten die Therapeuten den Klienten nur dann derart hohe Freiheitsgrade einräumen, wenn die Klienten dies benötigen: Viele Klienten *wollen* jedoch gesteuert werden, und das sollte ein Therapeut dann auch tun. Bei Klienten mit hohem Autonomie-Motiv stößt man aber mit Steuerung schnell „an die Kante des Möglichen". Das bedeutet dann für den Therapeuten, dass er sich stärker komplementär verhalten muss.

6. Komplementarität zum Grenzen/Territorialitätsmotiv

Komplementarität bedeutet hier, dass ein Therapeut versuchen sollte, nicht ungefragt bzw. nicht ohne Erlaubnis des Klienten bestimmte Inhaltsbereiche anzusprechen: Eine Frage kann vom Klienten als „grenzüberschreitend" wahrgenommen werden („das geht den Therapeuten nichts an"), aber auch schon Verbalisationen können „zu weit gehen".

Das Problem zu Beginn der Therapie kann darin liegen, dass ein Therapeut die „Grenz-Definitionen“ des Klienten noch nicht kennt (und nicht kennen kann) und daher durch Interventionen manchmal völlig unbeabsichtigt „zu weit geht“. Daher sollte ein Therapeut, wenn er bemerkt, dass ein Klient eine Grenze markiert, deutlich machen: „Es ist völlig ok, wenn Sie Grenzen setzen und deutlich machen, dass Sie bestimmte Dinge noch nicht ansprechen möchten. Ich möchte Ihre Grenzen auch respektieren und sie nicht überschreiten. Ich werde mich auch bemühen, dies nicht zu tun. Aber ich bin kein Telepath, und daher weiß ich manchmal nicht, wo eine Grenze ist. Sollte ich deshalb eine Grenze überschreiten, bitte ich Sie um Entschuldigung, und ich bitte Sie, mir das deutlich zu machen. Ich werde das dann sofort respektieren.“

15.4 Schlussfolgerungen

Bei Klienten, die eine klare Vorstellung ihrer Probleme haben, die sehr hoch änderungsmotiviert sind und keine hohe Beziehungsorientierung aufweisen, wie z.B. Angst-Klienten (*ohne* komorbide Persönlichkeitsstörungen!), ist eine explizite Beziehungsgestaltung durch den Therapeuten weitgehend unnötig. Daher gibt es in klassischer Verhaltenstherapie auch kaum Konzepte für eine systematische Beziehungsgestaltung.

Bei sehr vielen Klienten und vor allem bei Klienten mit ausgeprägten Persönlichkeitsstilen oder -störungen ist aber eine systematische Beziehungsgestaltung durch den Therapeuten von zentraler Bedeutung. Ein Therapeut, der kein begnadeter Telepath ist (was in diesem Teil der Galaxis relativ selten ist), kann aber erst nach einer längeren Zeit und nach einer Beziehungsgestaltung sicher wissen, ob ein Klient, der wegen Ängsten in die Therapie kommt, wirklich *nur* Ängste aufweist, keine komorbide Persönlichkeitsstörung hat, keine wesentlichen anderen Ziele usw. Das bedeutet aber: Ein Therapeut kann aufgrund einer Symptombeschreibung allein gar nicht sicher sein, was genau ein Klient genau brauchen wird.

Aus diesem Grunde muss man Therapeuten *dringend empfehlen,* in jedem Fall bei allen Klienten eine längere Phase von Beziehungsgestaltung und Modellbildung zu Therapiebeginn zu realisieren, bis der Therapeut ein einigermaßen *valides* Therapiemodell aufweist. *Erst dann* weiß der Therapeut, welche therapeutischen Vorgehensweisen er sinnvollerweise anwendet und welche er weglassen kann!

Dabei kann er immer mit allgemeiner Beziehungsgestaltung beginnen und dies mit anderen Strategien kombinieren. Sobald der Therapeut eine Hypothese entwickelt hat, welches Beziehungsmotiv ein Klient zentral aufweist, kann er mit der komplementären Beziehungsgestaltung beginnen.

Bei komplexen Therapien von komplexen Störungen ist Beziehungsgestaltung ein völlig unverzichtbarer Teil der Therapie. Welches Komplementaritätskonzept man auch wählt, man sollte eines davon realisieren.

16 Schemata und Schema-Klärung

„Schemata“ sind theoretische Konstrukte, die in der Psychotherapie äußerst nützlich sind: Sie erlauben es, Störungsmodelle abzuleiten, sie ermöglichen also eine Erklärung für ein psychologisches Funktionieren von Störungen. Sie erlauben es auch, therapeutische Ansatzpunkte zu definieren und therapeutische Strategien der Klärung und Bearbeitung abzuleiten. „Schemata“ sind daher von sehr großer theoretischer und praktischer Relevanz.

Ein wesentlicher Vorteil des Schema-Begriffs liegt darin, dass „Schema“ ein Konstrukt mittlerer Komplexität ist: Es ist komplex genug, um theoretisch nützlich zu sein, und einfach genug, um für die Praxis tauglich zu sein. Konzepte von sehr hoher oder unnötiger Komplexität sind in der Praxis der Psychotherapie kaum zu handhaben und nützen dem Therapeuten auch als Heuristik wenig.

Man kann sicher einwenden, dass es inzwischen neuere und theoretisch angemessenere neuropsychologische Konzepte gibt (vgl. Caspar, 2003b, 2013a, 2015a; Caspar & Schneider, 2004; Caspar et al., 1992). Es stellt sich aber die Frage, ob eine so hohe theoretische Komplexität für die Modellierung von Psychotherapie wirklich erforderlich ist oder ob es sich dabei eher um „unnötige“ Komplexität handelt. Insgesamt erscheint es so, dass der Schema-Begriff immer noch ein sehr fruchtbares Konzept ist.

16.1 Wozu Schemata?

Schemata können theoretisch als ein wesentlicher Determinator persönlicher Probleme gelten: Schemata führen zu dysfunktionalen Informationsverarbeitungen, ungünstigen Entscheidungen, problematischem Handeln und damit zu hohen persönlichen Kosten. Dysfunktionale Schemata sind die Hauptursachen für eine Beeinträchtigung der Selbstregulation.

Schemata sind gute Kandidaten für zentrale psychotherapeutische Konstrukte, denn

- der Schema-Begriff ist theoretisch gut ausgearbeitet und empirisch gut belegt,
- das Konzept des Schemas ist in der Theorie von Störungen erfolgreich, denn er beschreibt und erklärt viele relevante psychische Prozesse, die Funktion von Problemen u. a.,
- das Konzept des Schemas erlaubt auch die Ableitung therapeutischer Interventionen und Strategien, die sich therapeutisch als hoch effektiv erwiesen haben (Sachse, 2015f).

Daher erscheint es durchaus sinnvoll, sowohl störungstheoretischen als auch therapietheoretischen Überlegungen ein Schema-Konzept zugrunde zu legen.

16.2 Was sind Schemata und was tun sie?

Schemata sind *organisierte Strukturen von Inhalten, die sich durch Erfahrungen und Schlussfolgerungen aus Erfahrungen bilden* (Flammer, 1988) und deren Aktivierung aktuelle Verarbeitungsprozesse (stark) beeinflusst[40]. Schemata werden durch aktivierende Stimuli („bottom up“) aktiviert („getriggert“) und steuern dann („top down“) die Informationsverarbeitung der Person. Dabei können Schemata alle Arten der Informationsverarbeitung beeinflussen: Situationsinterpretationen, Interpretationen der persönlichen Relevanz, der Coping-Fähigkeiten usw. Schemata können somit auch die Emotionsgenese in hohem Maße beeinflussen (Sachse & Langens, 2014c; Ulich, 1991, 1994; Ulich & Mayring, 1992; Ulich et al., 1999).

16.3 Charakteristika von Schemata

Schemata weisen einige wesentliche Charakteristika auf:

1. Die Aktivierung von Schemata erfolgt durch vorhandene oder vorgestellte Situationen *automatisch* und kann von der Person nicht direkt willentlich herbeigeführt werden. Um ein Schema zu aktivieren, muss sich eine Person deshalb eine relevante Situation möglichst konkret vorstellen.
2. Die Aktivierung von Schemata erfolgt schnell und kann in der Regel von einer Person kaum kontrolliert werden.
3. Sobald ein Schema aktiviert ist, dominiert es in hohem Maße die Informationsverarbeitung und führt zu einer Art von „voreingenommener“ Verarbeitung („voreingenommen“ deshalb, weil die Verarbeitungsergebnisse extrem starr durch das Schema determiniert werden und damit reale Gegebenheiten kaum noch berücksichtigen).
4. Durch diese Verarbeitungen gelangt eine Person zu Schlussfolgerungen, die subjektiv stark überzeugend sind und von der Person nur schwer in Frage gestellt werden können.
5. Dabei können die schemagesteuerten Verarbeitungen (mehr oder weniger) stark von „der Realität“ (d.h. von einer durch sorgfältige Analyse-Prozesse zustande gekommenen Interpretation!) abweichen.

Schemata können *aktiv* sein, d.h. sie sind leicht aktivierbar und determinieren damit aktuell die Informationsverarbeitung erkennbar in hohem Maße; Schemata können aber auch *latent* sein, d.h. sie sind nicht leicht aktivierbar und determinieren die Informationsverarbeitung nur indirekt, sind in ihren Effekten aber noch erkennbar (Ellis & Moore, 1999; Hedlund & Rude, 1995).

Situationen führen (über elementare Verarbeitungsprozesse) „bottom up“ zu einer Aktivierung relevanter Schemata. Einmal aktiviert, führen Schemata zu bestimmten Kognitionen, Interpretationen der Situation; Schemata lösen aber auch (über ihre affektiven Informationen und entsprechende Verarbeitungsprozesse) Affekte (z.B. Unwohlsein, „Druck auf der Brust“, u.a.) aus; Schemata können auch weitere Interpretationsprozesse auslösen, durch die es dann zu Emotionen (Angst, Ärger, usw.) kommen kann (vgl. Sachse & Langens, 2014a, 2014b, 2014c). Schemata können aber auch direkt Handlungsimpulse (z. B. Flucht- oder Vermeidungstendenzen) auslösen.

Viele Probleme von Personen gehen auf ungünstige dysfunktionale Schemata zurück. Auf ein Schema wie z. B. „ich bin ein Versager" (mit allen weiteren Implikationen, s. u.) kann Prüfungsangst zurückgehen, auf ein Schema „ich bin unattraktiv" (mit allen weiteren Implikationen, s. u.) kann zurückgehen, dass sich zwar jemand eine Partnerin/ einen Partner wünscht, sich aber nie traut, die Initiative zu übernehmen, weil er mit Ablehnung rechnet und Angst davor hat, die Zurückweisung könnte seine negativen Annahmen auch noch bestätigen.

Nicht alle Probleme gehen auf Schemata zurück: So kann man z. B. annehmen, dass klassisch konditionierte Angstreaktionen auf subkortikale Mechanismen zurückgehen (vgl. Kapitel 4.7) und nicht über Schemata vermittelt sind. Jedoch spielen Schemata unterschiedlicher Art z. B. bei Depressionen und bei Persönlichkeitsstörungen eine zentrale Rolle (vgl. Beck, 1979, 1999; Beck et al., 1990, 1993, 1996, 2001, 2004).

16.4 Exekutive Schemata

Wir wollen uns hier vor allem mit solchen Schemata befassen, die Grawe (1998) als „exekutive Schemata" bezeichnet hat, also mit Schemata, die auch tatsächlich in die Verarbeitung einer Person eingreifen, wenn sie aktiviert sind.

Exekutive Schemata sind solche, in denen Schlussfolgerungen aus Erfahrungen (nicht die Erfahrungen selbst!) gespeichert werden: Aus Reihen von Erfahrungen zieht die Person *generalisierte und von konkreten Situationen abstrahierte Schlussfolgerungen* über sich selbst, über ihr eigenes Wohlergehen, über Beziehungen, über „die Realität". *Exekutive Schemata sind somit hoch generalisiert und komprimiert und für die Person hoch relevant*. Es sind relevante Annahmen über die eigene Person („ich bin ein Versager"), über Beziehungen und die Relevanz von Beziehungen für die eigene Person („in Beziehungen werde ich nicht akzeptiert") oder über Realität und die Relevanz der Realität für die eigene Person („mein Verhalten hat keinen Effekt auf andere").

Man muss davon ausgehen, dass Schemata eine *Filter-Funktion* ausüben: Schemata „lassen alle Informationen durch" oder verstärken diese Informationen sogar, die mit den Inhalten des Schemas übereinstimmen oder damit vereinbar sind. *Und jede schemakonsistente Information kann das Schema stärken oder bestätigen:* Aus der Sicht der Person ist es eine „Bestätigung durch die Realität", tatsächlich kommt der „Beweis" aber durch die voreingenommene und selektive Verarbeitung des Schemas zustande (und beweist damit eigentlich nur die Voreingenommenheit des Schemas!). Damit „stellt die Person gewissermaßen Beweise her", ohne dass ihr dies bewusst ist. Und je länger und ausgiebiger sie das tut, desto stärker (und änderungsresistenter) können die Schemata werden.

Piaget (1929) hatte angenommen, dass Schemata nicht nur ähnliche Informationen assimilieren, sondern dass sie auch akkommodieren, d. h. dass sie sich durch schema-inkonsistente Informationen ändern: Alle klinischen Erfahrungen zeigen allerdings das genaue Gegenteil: *Hat eine Person einmal ein bestimmtes Schema gebildet, dann schottet sich dieses Schema durch seine Filter-Funktion komplett ab.* Es nimmt schemainkonsistente Information nicht zur Kenntnis oder wehrt sie systematisch ab. Und damit ändert sich ein Schema, wenn es einmal etabliert ist, auch kaum noch. Zu einer solchen „Abwehr" inkonsistenter Informationen aktivieren Schemata sogenannte „Verarbeitungsfehler" wie „willkürliches Schlussfolgern", „Übergeneralisierungen", „Weg-Attributionen" (vgl. Beck et al., 1979).

Und damit nützt es dann im Hinblick auf Schemata auch nicht das Geringste, Klienten neue Erfahrungen machen zu lassen: Diese können zwar die Wissensbestände der Klienten ändern, nicht aber die Schemata. Daher ist es therapeutisch gar nicht sinnvoll, einen Klienten „neue oder inkonsistente Erfahrungen" zu vermitteln, um *ein Schema* zu ändern: Diese Maßnahme wird nämlich sehr wahrscheinlich *nicht* funktionieren! Damit stoßen hier klassische Verhaltenstherapie-Trainingstechniken auch schnell an Grenzen. Aus diesem Grunde ist es auch therapeutisch schwierig und erfordert spezielle Therapietechniken, Schemata systematisch zu ändern.

Analysiert man die Einzel-Aussagen kognitiver Schemata (auf allen Ebenen) genauer, dann wird deutlich, dass es nicht nur die einzelne Aussage gibt, sondern dass es „um jede Aussage herum" *ein Netz damit assoziierter weiterer Annahmen gibt;* d.h. die Aussagen sind in ein Netz von Annahmen eingebettet (Collins & Loftus, 1975; Forgas, 1999; Hörnig et al., 1993). Und dies gilt sowohl für die kognitiven als auch für die affektiven Annahmen: Um zentrale „Kerne" des Schemas sind jeweils mehr und mehr periphere Aspekte „angelagert".

Schemata sind meist *komplexe Strukturen,* schon auf der ersten Schema-Ebene: Eine Aussage wie „ich bin ein Versager" hat viele assoziativ verknüpfte weitere Annahmen wie:

- „Ich werde Anforderungen nicht gerecht."
- „Ich kann keine Vorträge halten."
- „Ich kann nicht gut frei reden."
- „Ich kann nicht einparken." usw.

Und selbst eine Annahme wie „ich bin ein Versager" kann unter Umständen *mit noch zentraleren Annahmen verbunden sein,* die noch relevanter sind. Somit besteht ein dysfunktionales Schema auch nie nur aus einer oder wenigen Annahmen: Will man Schemata wirklich effektiv bearbeiten, muss man die Struktur des Schemas und vor allem die *zentralen* Annahmen klären und bearbeiten.

Schemata sind nicht nur Netzwerk-Strukturen von Annahmen, es sind auch *hierarchische Netzwerk-Strukturen:* Sie bauen aufeinander auf bzw. sie bilden Schichten unterschiedlicher *„Tiefe"*. Die oberen Schichten sind der Person dabei noch einigermaßen zugänglich: Sie kann diese Annahmen u.U. auf einfaches Befragen angeben oder in einem Fragebogen darüber Auskunft geben. Die nächste Schicht ist schon deutlich schwerer zugänglich: Hier hat die Person nur noch schwer Zugang: Um diese Annahmen herauszuarbeiten, braucht die Person in den meisten Fällen gute Unterstützung vom Therapeuten durch spezielle Klärungsstrategien. Die nächste Schicht ist dann meist nicht nur schwer klärbar, sie unterliegt auch (starken) Vermeidungsprozessen:

Um die Annahmen dieser Schicht zu klären, muss ein Klient nicht nur Klärungstechniken verwenden, er muss auch die Vermeidung konstruktiv bearbeiten. Und dann gibt es u. U. noch eine Schicht, die nur äußerst mühsam und nach langer therapeutischer Arbeit herausgearbeitet werden kann.

Aus diesen Gründen ist es therapeutisch auch nicht ausreichend,
- nur wenige Schema-Annahmen zu klären,
- nur oberflächliche oder periphere Annahmen zu klären,
- zu glauben, man könnte durch Fragebögen oder kurze Explorationen relevante Schemata klären.

Wie in Kapitel 10 ausgeführt, ist eine Schema-Klärung für Klienten meist ein schwieriger, langwieriger Prozess, der vom Therapeuten stark konstruktiv gefördert werden muss. Aber genau das macht Klärungsprozesse in der Psychotherapie so eminent wichtig!

16.5 Arten von Schemata

Wir unterscheiden vier Arten von Schemata (Sachse et al., 2009):
- Zwei Arten *dysfunktionaler Schemata:*
  - Selbst-Schemata
  - Beziehungsschemata
- Zwei Arten *kompensatorischer Schemata:*
  - Norm-Schemata
  - Regel-Schemata

Dysfunktionale Schemata sind solche, die sich in der Biographie der Person durch „Verdichtungen von Erfahrungen" bilden und die aktuell die Informationsverarbeitung der Person stark und stark ungünstig beeinflussen.

Wir gehen davon aus, dass man zwei Arten dysfunktionaler Schemata unterscheiden kann: Selbst-Schemata und Beziehungsschemata (siehe dazu Sachse, 2014a; Sachse, Breil & Fasbender, 2009).

Selbst-Schemata sind solche, die Annahmen der Person über sich selbst enthalten wie „ich bin ein Versager", „ich bin nicht wichtig" u. a. sowie Kontingenzannahmen und Bewertungen dazu. *Beziehungsschemata* sind solche, die Annahmen der Person über Beziehungen enthalten, darüber, wie Beziehungen funktionieren, was man in Beziehungen zu erwarten hat sowie wiederum Kontingenzannahmen und Bewertungen dazu (z. B.: „In Beziehungen wird man abgewertet.", „Beziehungen sind nicht verlässlich." u. a.).

Kompensatorische Schemata sind solche, die sich entwickeln, um die Annahmen der dysfunktionalen Schemata zu „falsifizieren", diese Schemata zu kontrollieren oder um die negativen Effekte der dysfunktionalen Schemata zu kompensieren. Hier unterscheiden wir

- normative Schemata, also „Vorschriften“ der Person für sich selbst und
- Regel-Schemata, also „Vorschriften“ der Person für andere.

Normative Schemata enthalten Anweisungen darüber, wie die Person sein sollte oder sein muss: Sie enthalten damit *Ziele* der Person (im Sinne expliziter Ziele, vgl. Püschel & Sachse, 2009). Normative Schemata sind somit interaktionelle Ziele auf der Spielebene, also auf der Ebene intransparenten, manipulativen Handelns (also von Handeln, mit dessen Hilfe man Interaktionspartner dazu veranlasst, etwas zu tun, was sie von sich aus nicht tun würden; vgl. Sachse, 2001; 2004b, 2013a, 2014a).

Normative Schemata sind solche, die *„Anweisungen“ der Person an sich selbst enthalten,* wie z. B.: „Sei erfolgreich.“, „Sei der Beste.“, „Sei die Wichtigste.“, „Vermeide auf alle Fälle Blamagen.“, „Vermeide alle Situationen, in denen Du kritisiert werden könntest.“

Die Aktivierung von Normen erzeugt ein Gefühl von „Getriebensein“, von „unter Druck stehen“. Das Gefühl, Normen nicht zu erfüllen, erzeugt (über emotionale Verarbeitungsprozesse) Emotionen wie Schuld („schlechtes Gewissen“) oder Scham.

Es ist hier sehr wichtig zu sehen, dass alle diese Normen *Ziele* definieren, die Annahmen der dysfunktionalen Schemata (vor allem der Selbstschemata) kompensieren: Sagt das Schema z. B. „ich bin ein Versager“, dann enthält das normative Schema Aussagen wie „Sei erfolgreich.“, „Zeige Dich als intelligent.“, „Sei der Beste.“ (oder: „Vermeide Kritik.“). *Dies sind alles Ziele, die die negativen Annahmen der dysfunktionalen Schemata falsifizieren oder dafür sorgen sollen, dass diese „nicht wahr werden“.* Damit sind die normativen Schemata wieder sehr eng inhaltlich mit den dysfunktionalen Schemata verbunden, und, was noch wichtiger ist: Die Ziele sind per definitionem alles *Vermeidungsziele!*

Regel-Schemata enthalten keine Regeln, die die Person selbst befolgen soll, *sondern Regeln, die andere, die Interaktionspartner befolgen* sollen! Regel-Schemata enthalten somit *interaktionelle Erwartungen,* wie z. B.: „Andere haben mich respektvoll zu behandeln.“ Oder: „Ein Partner hat mir rund um die Uhr Aufmerksamkeit zu geben.“

Auf der Kontingenzebene solcher Schemata stehen dann auch keine Katastrophen, die für die Person selbst eintreten könnten, sondern Konsequenzen, die dem Interaktionspartner von der regelsetzenden Person drohen, z. B.: „Wenn mich jemand nicht respektvoll behandelt, darf ich wütend reagieren.“ Oder: „Wenn mein Partner mir keine Aufmerksamkeit gibt, mache ich ihm eine Szene.“

Regel-Schemata kompensieren insbesondere die negativen Beziehungserwartungen der dysfunktionalen Beziehungsschemata: Hat eine Person das Schema „in Beziehungen wird man nicht respektiert“, dann entwickelt sie auf der Spielebene eine (mehr oder weniger starke) Erwartung an Interaktionspartner, die genau dieser Annahme widerspricht: „Mein Partner hat mich respektvoll zu behandeln – und wehe nicht!“

16.6 Schemata und Beziehungsmotive: Die Schema-Matrix

Die vier unterschiedlichen Schema-Arten kann man noch spezifizieren, je nachdem, auf welchem zentralen Beziehungsmotiv das jeweilige Schema „lokalisiert" ist: *Wir nehmen an, dass Personen in ihrer Biographie Erfahrungen mit ihren zentralen Beziehungsmotiven machen und dass sich dadurch spezifische Schemata bilden*[41].

An dieser Stelle seien die sechs zentrale Beziehungsmotive erneut genannt:
- Anerkennung
- Wichtigkeit
- Verlässlichkeit
- Solidarität
- Autonomie
- Grenzen/Territorialität

Zur genaueren Definition der sechs Beziehungsmotive siehe Kapitel 15.

Macht eine Person nun in einem zentralen Beziehungsmotiv negative Erfahrungen in ihrer Biographie (und zwar konsistent über längere Zeit), dann bilden sich spezifische Schemata aus: Hat jemand ein Anerkennungsmotiv und erhält von wichtigen Bezugspersonen konsistent Kritik und Abwertung, dann bildet er ein negatives Selbstschema aus mit Annahmen wie:
- Ich bin nicht ok.
- Ich bin nicht liebenswert.
- Ich habe keine Fähigkeiten.
- Ich bin nicht intelligent etc.

Und er bildet ein negatives Beziehungsschema aus mit Annahmen wie:
- In Beziehungen wird man bewertet.
- In Beziehungen wird man kritisiert und abgewertet etc.

Hat dagegen jemand ein starkes Wichtigkeitsmotiv und wird von Bezugspersonen nicht wahrgenommen, nicht ernst genommen, erhält keine Aufmerksamkeit, dann bilden sich Selbst-Schemata der Art:
- Ich bin nicht wichtig.
- Ich spiele im Leben anderer keine Rolle.
- Ich habe anderen nichts zu bieten etc.

Und es bilden sich Beziehungsschemata der Art:
- In Beziehungen wird man nicht wahrgenommen.
- In Beziehungen wird man nicht ernst genommen.
- In Beziehungen erhält man keine Aufmerksamkeit.

Damit kann man annehmen, dass man die vier Schema-Arten mit allen sechs Beziehungsmotiven kombinieren kann: Auf allen sechs Motiven kann es Selbst-Schemata, Beziehungsschemata, Norm-Schemata und Regel-Schemata geben.

Schemata / Motive	Dysfunktionale Schemata		Kompensatorische Schemata	
	Selbst	Beziehung	Norm	Regel
Anerkennung				
Wichtigkeit				
Verlässlichkeit				
Solidarität				
Autonomie				
Grenzen/ Territorialität				

Abbildung 11: Die Schema-Matrix: Vier Arten von Schemata bei sechs Beziehungsmotiven

Schemata / Motive	Dysfunktionale Schemata		Kompensatorische Schemata	
	Selbst	Beziehung	Norm	Regel
Anerkennung	•	———	►	
Wichtigkeit		•	———	►
Verlässlichkeit				
Solidarität				
Autonomie				
Grenzen/ Territorialität				
Emotionen	Trauer Kränkung Enttäuschung Angst		Schuld Scham Angst	Ärger

Abbildung 12: Die Schema-Matrix mit den Emotionen und den Kompensationen: Norm-Schemata kompensieren vor allem Selbst-Schemata und Regel-Schemata vor allem Beziehungsschemata

Alle existierenden Schemata sollten sich in diese Matrix einordnen lassen: Und bei einer Schema-Analyse eines Klienten sollten Therapeuten versuchen, die jeweiligen Klienten-Schemata immer in diese Matrix einzuordnen. Man kann in diese Matrix noch eintragen, welche kompensatorischen Schemata welche dysfunktionalen Schemata kompensieren und welche typischen Emotionen bei der Aktivierung welcher Arten von Schemata ausgelöst werden können.

Diese „Schema-Matrix“ ist für Therapeuten eine überaus hilfreiche Heuristik: Denn Therapeuten können so sehen, nach welchen Aspekten sie „Ausschau halten“ müssen, auf welche Informationsaspekte sie besonders achten sollen. Sie können sich auch einen Überblick darüber verschaffen, welche Schemata so schon identifiziert sind und welche noch fehlen oder aber, welche Aspekte offenbar keine Rolle spielen. Die Matrix ist damit so etwas wie ein „inneres GPS“, das die Verarbeitungsprozesse von Therapeuten stark strukturieren und erleichtern kann.

16.7 Klärung von Schemata

Wenn man ein problematisches Schema therapeutisch bearbeiten, disputieren, hemmen u. ä. will, dann ist die logische Voraussetzung dafür, dass man das Schema kennt: Das Schema muss also klar, explizit sein, ansonsten kann man gar nichts damit machen. Und wenn man *die relevanten Schemata des Klienten* bearbeiten will, dann muss man logischerweise *die relevanten Schemata des Klienten explizit haben:* Nicht „irgendwelche“ Schemata, nicht periphere Schemata oder Schemata, die das Problem gar nicht determinieren: Man muss also relevante Schemata des Klienten *valide* klären!

Man muss schematheoretisch davon ausgehen, dass einem Klienten Schema-Annahmen oft nicht bewusst sind oder sie ihm nicht völlig klar sind, er sie nicht gut ausdrücken, nicht genau fassen kann: Obwohl die Schema-Inhalte in einem kognitiven Code vorliegen (Sachse & Langens, 2014c), kann der Klient die Inhalte nicht, nicht präzise oder nicht valide in Sprache fassen. Diese Umsetzung von Schema-Inhalten in Sprache, in exakte und valide Formulierungen ist aber notwendig,

- um die Inhalte im Therapieprozess kommunizieren zu können;
- damit die Inhalte dem Klienten völlig bewusst repräsentiert sind;
- damit die Inhalte auf Stimmigkeit und Problemrelevanz geprüft werden können;
- damit die Inhalte in kognitiven Techniken hinterfragt, geprüft und widerlegt werden können.

Alle empirischen Ergebnisse (vgl. Kapitel 10) zeigen, das ein solcher Klärungsprozess für Klienten (sehr) schwierig ist, vom Klienten allein meist gar nicht geleistet werden kann, sondern sehr viel konstruktive Steuerung durch den Therapeuten erfordert! Die Umsetzung (oder „Übersetzung“) von (eher impliziten) Schema-Inhalten in explizite sprachliche Aussagen kann man *Klärung oder Explizierung* nennen und den Prozess, der dieses bewirkt, als *Klärungs- oder Explizierungsprozess.*

Dabei muss man davon ausgehen,

- dass der Klärungs- oder Explizierungsprozess *vom Klienten* vollzogen wird und vollzogen werden muss: Nur der Klient hat Zugang zu seinem Schema und nur der Klient kann implizite Bedeutungen für sich stimmig in explizite Bedeutungen umsetzen;

- dass eine solche Klärung jedoch für Klienten schwierig ist, und zwar umso schwieriger, je zentraler die Schemata werden;
- dass der Klärungs- oder Explizierungsprozess aber von einem Therapeuten durch entsprechende Interventionen angeleitet oder gesteuert werden muss;
- dass somit Klient und Therapeut gemeinsam an der Klärung arbeiten: Der Klient als Experte für die Inhalte und der Therapeut als Experte für den Prozess (Sachse, 1984, 1986, 1987, 1990a, 1990b, 1990c, 1991a, 1991b, 2003, 2008a; Sachse, Fasbender & Breil, 2009).

Auf der *Inhaltsebene* kann man *fünf Teil-Prozesse des Klärungsprozesses* unterscheiden (Sachse, Fasbender & Breil, 2009):
- keine Probleme im Fokus
- Intellektualisierung
- abgehobener Bericht
- konkreter Bericht
- Explizierung

Im Einzelnen sind diese Teilprozesse:
- *Keine Probleme im Fokus:* Dabei konzentriert sich der Klient auf Inhalte, die ihn nicht persönlich betreffen oder die seine Probleme nicht berühren: Die Themen haben mit dem Klienten oder seinen Problemen nichts zu tun.
  Implizit folgt der Klient hier also der *Leitfrage:* Mit welchen Themen kann ich meine Probleme vermeiden?
- *Intellektualisierung:* Der Klient hat zwar eigene Probleme im Fokus, denkt aber schwerpunktmäßig über ihre *Erklärung* nach, d.h. er sucht (psychologische oder andere) Theorien, die seine Probleme erklären können (was sie aber nicht tun).
  Er folgt dabei also implizit der *Leitfrage:* Wie kann ich meine Probleme erklären?
- *Abgehobener Bericht:* Der Klient beschreibt zwar Problemaspekte, tut dies aber in unkonkreter, genereller oder „abgehobener" Weise, ohne Bezug auf konkrete Problem-Situationen.
  Implizit folgt der Klient damit der *Leitfrage:* Was sind meine Probleme im Allgemeinen?
- *Konkreter Bericht:* Der Klient schildert seine Probleme und macht diese an konkreten, relevanten Situationen fest, die sein Problem exemplarisch veranschaulichen.
  Der Klient folgt damit der impliziten *Leitfrage:* In welchen Situationen manifestieren sich meine Probleme wie?
- *Explizierung:* Der Klient arbeitet an der Klärung aktueller, durch die Situation ausgelöster Verarbeitungsprozesse sowie an der Klärung von Schemata.
  Der Klient folgt hier den *Leitfragen:* Was lösen die Situationen in mir aus? Warum lösen die Situationen genau dies in mir aus?

Diesen inhaltlich definierbaren Prozessen liegen zwei wesentliche psychologische Funktionen zugrunde:
- Die Perspektive, die der Klient jeweils einnimmt;
- der Verarbeitungsmodus, in dem der Klient jeweils verarbeitet.

Wir nehmen an, dass die Prozessstufen „keine Probleme im Fokus", „Intellektualisierung", „abgehobener Bericht" bzw. „konkreter Bericht" eine *externale Perspektive* erfordern: Der Klient muss dazu seine Aufmerksamkeit nach *außen* lenken. Dagegen sollte die Prozessstufe *Explizierung* eine *internale Perspektive* voraussetzen. Um Klärungsprozesse überhaupt vollziehen zu können, *muss sich der Klient auf die in ihm ablaufenden Prozesse konzentrieren.* Sobald er in einen Explizierungsprozess übergeht, muss er damit von einer externalen in eine internale Perspektive *umschalten.*

Man kann zwei sogenannte *„Verarbeitungsmodi"* unterscheiden, also Modi, die man einnehmen kann und in denen man eine Informationsverarbeitung betreiben kann (vgl. Bastick, 1982; Epstein et al., 1996; Kuhl, 1983c; Scheffer, 2009). Diese beiden Modi sind
- der sequenziell-analytische Modus,
- der intuitiv-holistische Modus.

Der *sequenziell-analytische Modus* bedeutet, dass man Informationen schrittweise nacheinander bearbeitet und dabei nur relativ wenig Information gleichzeitig verarbeiten kann. Der *intuitiv-holistische Modus* bedeutet, dass man viele Informationen parallel auf komplexe Weise verarbeiten kann.

Man kann die einzelnen Prozesse des Explizierungsprozesses auch als *Stufen des Prozesses* auffassen: Die Stufen folgen sachimmanent logisch aufeinander und liefern so eine geordnete Abfolge von Explizierungsprozessen (s. Abbildung 13). Auf diese Weise kann man eine „Vor-Explizierungsphase" und eine „Explizierungsphase" unterscheiden: Die Stufen folgen aufeinander und bilden zusammen den gesamten Explizierungsprozess.

Aufgrund der Ergebnisse der oben erwähnten Prozessforschungsstudien muss man Folgendes annehmen:
- Unterschiedliche Klienten steigen an unterschiedlichen Stellen in den Explizierungsprozess ein: Einige bei „Intellektualisierung", andere bei „konkretem Bericht" etc.

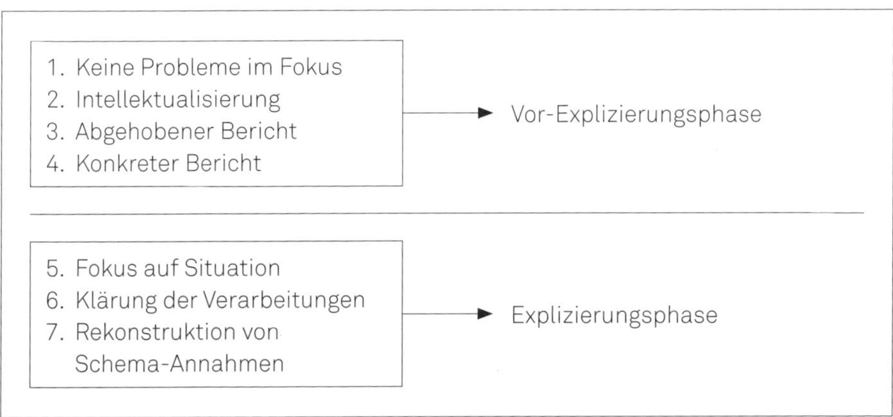

Abbildung 13: Die Stufen des Explizierungsprozesses

- Alle Klienten steigen bei einer Stufe der Vor-Explizierungsphase in den Prozess ein.
- Alle Klienten müssen die Stufen „konkreter Bericht" und „Fokus auf Situation" durchlaufen.

Ein Klient befindet sich mit einer bestimmten Aussage, die er im Therapieprozess macht, auf einer dieser Prozess-Stufen: Wir nennen dies seine augenblickliche *Bearbeitungsweise*. Ein Klient durchläuft im Explizierungsprozess die Stufen „von oben nach unten": Daher nennen wir jeden weiteren Schritt in Richtung Rekonstruktion eine *Vertiefung der Bearbeitungsweise*. Bleibt ein Klient in zwei aufeinanderfolgenden Klienten-Aussagen auf der gleichen Prozessstufe, nennen wir das ein *Gleichbleiben der Bearbeitungsweise*. Bewegt sich der Klient von einer Klienten-Aussage zur nächsten von der Stufe der Rekonstruktion weg („nach oben"), nennen wir das eine *Verflachung der Bearbeitungsweise*.

Therapeuten müssen nun, wie die Ergebnisse der Prozessforschung eindeutig zeigen, den Explizierungsprozess des Klienten *steuern:* Sie regen also mithilfe bestimmter Arten von Interventionen den Klienten dazu an, seine Bearbeitungsweise zu vertiefen. Die Anregung, die ein Therapeut mit einer Intervention jeweils gibt, nennen wir ein *Bearbeitungsangebot:* Der Therapeut macht dem Klienten gewissermaßen „einen Vorschlag", was der Klient nun machen soll, welcher Leitfrage der Klient nun folgen soll.

Analog zur Definition auf Klienten-Seite können Therapeuten nun
- vertiefende Bearbeitungsangebote (BA) machen,
- BA auf der gleichen Ebene machen,
- (aber leider auch) verflachende BA machen.

Die Prozessergebnisse zeigen durchweg, dass Therapeuten mit ihren BA einen stark steuernden Einfluss auf den Explizierungsprozess von Klienten haben.

16.8 Schlussfolgerungen

Auch aus diesen Überlegungen kann man Schlussfolgerungen für ein Konzept von Psychotherapie ableiten:
- Der Begriff des „Schemas" ist theoretisch wie praktisch geeignet, um Störungen und Prozesse zu konzeptualisieren.
- Ein Therapeut sollte allerdings davon ausgehen, dass Schemata komplex sind und dass eine oberflächliche Klärung peripherer Schema-Aspekte sehr oft nicht ausreicht.
- Daher genügt es in aller Regel auch nicht, Schemata durch „Exploration" oder durch Fragebögen zu eheben. Vielmehr ist ein ausführlicher Klärungsprozess erforderlich. Ansonsten arbeitet ein Therapeut nur an sehr oberflächlichen Schemata.
- Ein Therapeut sollte damit rechnen, dass eine Schema-Klärung für den Klienten schwierig ist, dass der Prozess oft relativ langwierig ist (5–15 Stunden).
- Ein Therapeut sollte damit rechnen, dass der Prozess nicht linear verläuft, es Rückschritte und Phasen der Stagnation gibt, die in aller Regel aber überwunden werden.

- Der Prozess lässt sich zwar fördern, aber nicht forcieren: Der Klient bestimmt das Tempo, nicht der Therapeut. Jeder Druck verschlechtert den Prozess.
- Der Therapeut benötigt eine hohe Expertise, um den Prozess des Klienten konstruktiv zu steuern.

17 Alienation und die Entwicklung von Therapiezielen

Das Konzept der Alienation ist ein motivationstheoretisches Konstrukt, das besagt, dass eine Person einen schlechten Zugang zu ihrem Motivsystem, vor allem zu ihren „impliziten" Motiven hat. Dieses Konzept spielt in der klinischen Psychologie eine große Rolle, da sehr viele Klienten ein hohes Maß an Alienation aufweisen. Das Konzept spielt aber auch in der Psychotherapie eine wesentliche Rolle, da Alienation den Klienten den Zugang dazu erschwert zu wissen, was sie wollen, was ihnen gut tut, was sie zufrieden macht usw. Alienation hat damit vor allem zur Folge, dass Klienten zu Therapiebeginn nur schwer oder gar nicht Therapieziele definieren können.

17.1 Individuelle Therapieziele

Hier soll es um die Entwicklung individueller Therapieziele gehen, also um solche Ziele, die ein konkreter Klient in einer konkreten Therapie entwickelt und anstrebt. Die Frage ist also, was ein Klient in der Therapie und durch die Therapie erreichen will. Ohne Kenntnis der Motivationspsychologie kann man annehmen, die Entwicklung solcher Ziele sei relativ einfach und ohne Weiteres zu Therapiebeginn möglich, ein Therapeut müsse sich dabei nur an bestimmte Regeln halten, dann könne man „wohldefinierte Ziele" aufstellen, deren Erreichung dann skalieren kann („goal-attainment-scaling").

Eine genauere Kenntnis der Motivationspsychologie lässt dieses Vorgehen jedoch problematisch erscheinen, denn hier hat der Therapeut die Rechnung ohne die Alienation gemacht. Das Problem besteht nämlich darin, dass viele Personen und insbesondere viele Klienten zu Therapiebeginn gar keine oder keine gute Kenntnis von dem haben, was sie möchten oder nicht möchten, was ihnen wichtig ist, was sie zufrieden machen würde: Das bedeutet, die Klienten weisen eine hohe Alienation, also eine „Entfremdung vom eigenen Motivsystem" auf.

Wenn das aber so ist, dann ergibt sich die spannende Frage, wie ein Klient, der seine Motive und persönlichen Ziele nicht wirklich kennt, dann zu Therapiebeginn valide und relevante Therapieziele entwickeln soll? Dass er das wirklich kann, erscheint hochgradig zweifelhaft (Michalak, Püschel, Joormann & Schulte, 2006; Püschel & Sachse, 2009; Püschel, Schulte & Michalak, 2011).

17.2 Das Konzept der Alienation

Alienation ist ein von Kuhl geprägter Begriff (Baumann & Kuhl, 2003; Baumann et al., 2005; Beckmann, 1997; Kuhl, 1995; Kuhl & Beckmann, 1994; Kuhl & Kaschel, 2004; Kuhl & Kazen, 1994). Alienation bedeutet „Entfremdung“: Gemeint ist damit die Entfremdung einer Person von ihren eigenen impliziten Motiven, Bedürfnissen, Zielen, ihrer „Präferenz-Struktur“. Eine Person mit Alienation kann diese nicht (gut) erkennen, wahrnehmen, rekonstruieren oder verstehen.

Dabei bezieht sich die Entfremdung vor allem auf *implizite,* also für die Erreichung von Zufriedenheit hoch relevante Motive. (Zum Konzept impliziter Motive und den Zusammenhang zwischen Motivbefriedigung, Zufriedenheit und Wohlbefinden.[42])

Aber auch der Zugang zu sogenannten „expliziten Motiven“, also zu solchen, die stark durch Sozialisation geprägt sind und in der Regel der Person leichter zugänglich sind, kann beeinträchtigt sein.

Kennen Personen ihre Motive nicht, dann wissen sie nicht, was sie erreichen wollen, was ihnen gut tut, was sie zufrieden macht. Infolgedessen können sie Entsprechendes auch nicht gezielt tun, um die relevanten Motive zu befriedigen. Zu einem großen Teil wissen sie aber auch nicht, was sie *nicht* wollen, was ihnen *nicht* gut tut, was sie unzufrieden macht und was sie deshalb *nicht* tun sollten.

Wenn Klienten das nicht wissen, bilden *sie Annahmen darüber, was sie wohl wollen könnten,* d.h. sie weisen keine valide Repräsentation, sondern nur eine Spekulation über Ziele auf, aus denen sie aber immer wieder ungünstige Entscheidungen treffen und ungünstige Handlungen ausführen. Bei hoher Alienation kann eine Person auch nicht (geplant) so handeln, dass sie diese Ziele befriedigt: *Sie lebt damit (mehr oder weniger stark) an ihren (tatsächlichen, relevanten!) Motiven vorbei.* Und sie verfolgt oft Ziele, die zwar kurzfristig positiv wirken, langfristig aber unzufrieden machen.

Dies hat eine *zunehmende (kumulative) Unzufriedenheit zur Folge,* die sich langfristig negativ auf Wohlbefinden, psychisches Funktionieren und auch auf Gesundheit auswirkt[43].

Alienation ist damit in der Psychologie und Psychotherapie von zentraler Bedeutung: Personen mit bestimmten Störungen weisen ein hohes bis sehr hohes Niveau von Alienation auf und das spielt eine große Rolle bei dem „psychologischen Funktionieren“ des Problems (Kuhl & Kaschel, 2004). Solche Störungen sind z.B.:

- Depression,
- histrionische Persönlichkeitsstörung,
- dependente Persönlichkeitsstörung,
- zwanghafte Persönlichkeitsstörung,
- psychosomatische Störungen.

17.3 Wie Alienation psychologisch wirkt

Nach Kuhl unterscheiden sich Personen stark darin, wie gut ihr Zugang zu ihrem eigenen impliziten Bedürfnis- oder Motiv-System ist. Es gibt Personen, die einen *guten Zugang zum eigenen Motivsystem aufweisen* und die demzufolge auch über eine gute bewusste Repräsentation ihrer Wünsche und Bedürfnisse verfügen: Sie wissen, was sie wollen oder nicht wollen, was sie brauchen oder nicht brauchen, was sie wünschen, was ihnen wichtig ist, was sie anstreben und was sie vermeiden möchten. *Sie weisen daher eine valide kognitive Repräsentation ihrer impliziten Motive und Ziele auf.* Auf der Grundlage dieser validen Repräsentation können sie Situationen schnell und sicher auf persönliche Relevanz hin prüfen und schnelle und für sie günstige Entscheidungen treffen.

Sie können sich demzufolge nach *eigenen internalen Standards* richten, ihr Handeln und ihre Entscheidungen auf ihr eigenes Wertesystem beziehen und ihre Wünsche und Bedürfnisse in ihrem Handeln realisieren. Sie sind damit *selbstregulativ* (vgl. Kapitel 14): Ihr Handeln und ihre Bedürfnisse stehen im Einklang, sind kongruent, sie orientieren sich nach eigenen, internalen Standards. Sie wissen selbst sehr genau, was sie wollen, wofür sie sich entscheiden sollen, was sie anstreben usw. Sie sind an sich selbst orientiert und „im Einklang mit sich selbst". Ihre Handlungen führen zu Effekten, die zu einem Zustand der *Zufriedenheit* führen und zu einem hohen persönlichen Wohlbefinden beitragen.

Dagegen gibt es Personen, die einen *schlechten Zugang* zu ihrem eigenen Bedürfnis- und Motiv-System haben: Sie sind von diesem System entfremdet (= Alienation). Sie weisen keine oder nur eine sehr lückenhafte Repräsentation eigener impliziter Wünsche und Bedürfnisse auf; die Folge davon ist, dass sie *nicht* wissen, was sie wollen oder nicht wollen; dass sie nicht wissen, was ihnen gut tut oder nicht; dass sie nicht wissen, welche Ziele sie verfolgen sollen etc.

Sie weisen damit auch *keine internalen, eigenen Standards auf, an denen sie sich orientieren können.* Dadurch ist auch ihre Fähigkeit, sich zu entscheiden, beeinträchtigt. Sie stehen auch in der Gefahr, an ihren Bedürfnissen und Motiven vorbeizuleben, weil sie ja gar nicht wissen, welches ihre Bedürfnisse sind und sich gar nicht nach internen Standards richten können.

Solche Personen orientieren sich dann oft an expliziten Motiven, die jedoch stark durch Sozialisation geprägt sind und die der Person nicht angeben, was sie tun möchte, sondern was sie tun *sollte:* Folgt sie diesen Motiven, dann kann sie ebenfalls deutlich an ihren zentralen Motiven „vorbeileben". Oder eine Person orientiert sich überwiegend an den Erwartungen von Interaktionspartnern, was in der Regel mit einem sehr hohen Niveau an Alienation verbunden ist.

Personen mit hoher Alienation weisen damit *keine* Grundlage für eine funktionierende Selbstregulation auf. Oder die Personen weisen explizite Ziele auf, an denen sie sich orientieren, die aber mit den impliziten Motiven nicht kompatibel sind: In diesem Fall können sie sich zwar schnell entscheiden, treffen aber Entscheidungen und realisieren Handlungen, die *nicht* zu einem Zustand von Zufriedenheit führen und die Motive auch nicht „sättigen". Solche Personen können sich nicht nach eigenen Werten orientieren, sie können so etwas wie eine Kongruenz innerhalb ihres psychischen Systems gar nicht herstellen (Sachse, 1995a, 1995b, 2006b).

Gerade für relativ schnelle Entscheidungen, Abwägungen usw. ist es unfunktional und z. T. völlig unmöglich, *aktuell in eine Klärung der eigenen Motive einzusteigen.* Da eine solche Klärung schwierig und zeitaufwändig ist, ist sie meist unter solchen Bedingungen nicht durchführbar. Hier ist es nötig, (schnell) *auf eine valide Repräsentation des eigenen Motiv-Systems zurückgreifen* zu können. *Eine solche Repräsentation ist als schnell verfügbare Entscheidungsgrundlage sehr wesentlich.* Ohne eine solche Grundlage (und ohne die Möglichkeit eines aktuellen Zugangs zum Motiv-System) ist eine Selbstregulationsstörung schon vorprogrammiert.

Biographisch bilden sich implizite Motive durch affektive Erfahrungen der Person mit Umweltaspekten: Das Kind macht die Erfahrung, dass bestimmte Handlungen, Dinge, Interaktionen angenehm und befriedigend sind und andere unangenehm und unbefriedigend (McClelland, 1958, 1987; McClelland & Pilon, 1983; Schultheiss & Brunstein, 1999). Durch derartige Erfahrungen bilden sich Präferenzen heraus, ein implizites Motivationssystem. Im Verlauf der Sozialisation werden aber viele explizite Anforderungen und Erwartungen an das Kind gestellt; das Kind wird für Handlungen bestimmter Art bekräftigt: Auf diese Weise bildet sich ein explizites Motivationssystem heraus mit expliziten Zielen (Emmons, 1986).

In die Bildung expliziter Motive und Ziele fließen nun auch Erfahrungen ein, die eine Person mit impliziten Motiven macht: Daher können implizite Motive die Bildung expliziter Motive und Ziele beeinflussen. Im günstigsten Fall geht dann ein großer Teil der expliziten Motive und Ziele auf implizite Motive zurück: In diesem Fall bilden die expliziten Motive in hohem Maße die Impliziten ab. Ist der externe (Erziehungs-)Einfluss sehr groß, kann es andererseits sein, dass die expliziten Motive und Ziele fast ausschließlich „von außen“ determiniert sind und damit die impliziten Motive nicht mehr repräsentieren.

Natürlich darf man nicht fälschlicherweise davon ausgehen, dass alle expliziten Ziele unangemessen sind: Wie Schultheiss und Brunstein (1999) korrekt ausführen, *ist es eine wesentliche Aufgabe jeder Person, eine Balance zu finden zwischen den „Forderungen des Motivsystems“ und den „Forderungen der Realität“* (vgl. Sachse, 2020c). Und explizite Ziele erfüllen oft durchaus die Forderungen der Realität und sind damit hoch funktional! Man muss nur sehen: Folgt die Person *nur* expliziten Zielen, bekommt sie Probleme: Selbstregulation ist besonders dann gut möglich, wenn eine Person ihre impliziten Motive kennt und dann flexibel entscheiden kann, in welchen Kontexten sie diese verfolgt und in welchen sie es lieber lässt. So flexibel kann man aber nur sein, wenn man einen guten Zugang zum Motivsystem hat!

17.4 Schlussfolgerungen für die Therapie

Aufgrund dieser Überlegungen ist klar, dass Klienten mit hoher Alienation gar nicht in der Lage sein *können*, zu Therapiebeginn relevante Therapieziele zu entwickeln. Will ein Therapeut das trotzdem, dann

- zeigen die Klienten entweder große Probleme damit und eine Zieldefinition ist oft unmöglich,

- oder die Klienten geben solche Ziele an, von denen sie *glauben,* dass sie relevant seien.

In solchen Fällen muss ein Therapeut aber ziemlich sicher damit rechnen, dass sich die Ziele im Therapieprozess ändern (und das ist auch gut so). Denn man kann annehmen, dass durch einen konstruktiven Therapieprozess die Alienation des Klienten abnimmt: Das bedeutet, dass es *im Prozess* immer besser gelingt, Ziele zu definieren! Darüber hinaus kann ein Therapeut aber auch spezifische Techniken einsetzen, um die Alienation von Klienten zu reduzieren (Sachse, 2018e), mit gezielten Indikationen auch Techniken der Achtsamkeit (Michalak & Heidenreich, 2004; Michalak et al., 2006, 2010).

Was hier also deutlich wird, ist, dass die Entwicklung von Zielen ein Prozessziel der Therapie ist: Und durch die Therapie wird eine solche Zieldefinition allmählich möglich. Wiederum kann ein Therapeut bei vielen Klienten *nicht* davon ausgehen, dass er Ziele zu Therapiebeginn definieren kann: Ziele sind ein Ergebnis von und keine Voraussetzung für Therapie!

Diese Überlegungen sprechen erneut für eine hohe Prozessorientierung: Problemdefinitionen, Arbeitsaufträge, Ziele, all das entwickelt sich erst im Verlauf des Prozesses, und das tut es auch nur dann, wenn ein Therapeut dazu die erforderlichen Bedingungen herstellt. Das widerspricht eklatant der Annahme, ein Therapeut könne während der „Probatorik" alle Voraussetzungen für Therapie herstellen, planen und dann müsse er die Planung nur noch umsetzen. Nach allem, was gesagt wurde, erweist sich diese Annahme als hochgradig unpsychologisch.

Literatur

Ackerman, S.J. & Hilsenroth, M.J. (2003). A review of therapist characteristics and techniques positively impacting the therapeutic alliance. *Clinical Psychology Review, 23*(1), 1–33. https://doi.org/10.1016/S0272-7358(02)00146-0

Adelson, B. (1984). When novices surpass experts: The difficulty of a task may increase with expertise. *Journal of Experimental Psychology: Learning, Memory, and Cognition, 10*, 483–495.

Albert, H. (1968). *Traktat über kritische Vernunft*. Tübingen: Mohr Siebeck.

Albert, H. (2000). *Kritischer Rationalismus. Vier Kapitel zur Kritik illusionären Denkens*. Tübingen: Mohr Siebeck.

Alexander, P.A. (2003). Can we get there from here? *Educational Researcher, 32*, 3–4. https://doi.org/10.3102/0013189X032008003

Allen, J.G., Deering, C.D., Buskirk, J.R. & Coyne, L. (1988). Assessment of therapeutic alliances in the psychiatric hospital milieu. *Psychiatry, 51*, 291–299. https://doi.org/10.1080/00332747.1988.11024404

Ambühl, H. (1989). *Patiwnr self-relatedness as a crucial link between therapeutic interventions and outcome*. Paper presented at the 20th Annual Meeting of the Society for Psychotherapy Research (SPR). Toronto, Canada.

Ambühl, H. (1991). Die Aufnahmebereitschaft des Klienten als zentrales Bindeglied zwischen therapeutischer Tätigkeit und Therapieerfolg. In D. Schulte (Hrsg.), *Therapeutische Entscheidungen*, 1–88. Göttingen: Hogrefe.

Ambühl, H. (1992). Die therapeutische Beziehungsgestaltung unter dem Gesichtspunkt der Konfliktdynamik. In J. Margraf & J.C. Brengelmann (Hrsg.), *Die Therapeut-Klient-Beziehung in der Verhaltenstherapie*, 245–264. München: Röttger.

American Psychiatric Association (APA). (2015). *Diagnostisches und Statistisches Manual Psychischer Störungen DSM-5*. Göttingen: Hogrefe.

Anderson, J.R. (1978). Arguments concerning representations for mental imagery. *Psychological Review, 85*, 249–277. https://doi.org/10.1037/0033-295X.85.4.249

Anderson, J.R. (1983). *The architecture of cognition*. Cambridge, MA: Harvard University Press.

Anderson, T. (1999). Specifying non-"specifics" in therapists: The effect of facilitative interpersonal skills in outcome and alliance formation. *Paper presented at the 30th annual meeting of the International Society for Psychotherapy Research, Braga, Portugal.*

Angermeier, W .F. (1972). *Kontrolle des Verhaltens*. Berlin: Springer. https://doi.org/10.1007/978-3-642-96094-9

Angermeier, W.F. & Peters, M. (1973). *Bedingte Reaktionen*. Berlin: Springer. https://doi.org/10.1007/978-3-642-85733-1

Argyris, J., Faust, G., Haase, M. & Friedrich, R. (2010). *Die Erforschung des Chaos. Eine Einführung in die Theorie nichtlinearer Systeme*. Heidelberg: Springer.

Argyris, J., Faust, G., Haase, M. & Friedrich, R. (2017). *Die Erforschung des Chaos. Dynamische Systeme*. Berlin: Springer Vieweg. https://doi.org/10.1007/978-3-662-54546-1

Arnkoff, D.B., Glass, C.R. & Shapiro, D.A. (2002). Expectations and preferences. In J.C. Norcross (Ed.), *Psychotherapy relationships that work*, 335–356. New York, NY: Oxford University Press.

Arntz, A. (2003). Borderline personality disorder. In A.T. Beck, D.D. Davis & A. Freeman (Eds.), *Cognitive Therapy of Personality Disorders* (2nd ed.). New York, NY: Guilford Press.

Aronson, E., Wilson, T.D. & Akert, R.M. (2007). *Social Psychology*. New York, NY: Pearson.

Aspenson, D.O., Gersh, T.L., Perot, A.R., Galassi, J.P., Schroeder, R., Kerick, S., Bulger, J. & Brooks, L. (1993). Graduate psychology students' perceptions of the scientist-practitioner model of training. *Counselling Psychology Quarterly, 6*(3), 201–215. https://doi.org/10.1080/09515079308254115

Atrops, A. & Sachse, R. (1994). Vermeiden psychosomatische Klienten die Klärung eigener Motive? Eine empirische Untersuchung mit Hilfe des Focusing. In M. Behr, U. Esser, F. Petermann, R. Sachse & R. Tausch (Hrsg.), *Jahrbuch für Personenzentrierte Psychologie und Psychotherapie,* 41–59. Köln: GWG-Verlag.

AuBuchon, P.G. & Malatesta, V.J. (1994). Obsessive compulsive patients with comorbid personality disorder: associated problems and response to a comprehensive behavior therapy. *Journal of Clinical Psychiatry, 55,* 448–453.

Backenstrass, M. & Mundt, C. (2008). Affektive Störungen. In S.C. Herpertz, F. Caspar & C. Mundt (Hrsg.), *Störungsorientierte Psychotherapie,* 369–411. München: Urban & Fischer. https://doi.org/10.1016/B978-343723730-0.50022-7

Baecker, D. (2016). *Schlüsselwerke der Systemtheorie*. Wiesbaden: Springer VS. https://doi.org/10.1007/978-3-531-20004-0

Baer, P.E., Dunbar, P.W., Hamilton, J.E. II & Beutler, L.E. (1980). Therapists perceptions of the psychotherapeutic process: Development of a psychotherapy process inventory. *Psychological Reports, 46,* 563–570. https://doi.org/10.2466/pr0.1980.46.2.563

Baldwin, S.A. & Imel, Z.E. (2013). Therapist Effects: Findings and Methods. In M.J. Lambert (Ed.), *Handbook of Psychotherapy and Behavior Change,* 258–297. New York, NY: Wiley.

Bandura, A. (2001). Social cognitive theory: An agentic perspective. *Annual Review of Psychology, 52,* 1–26. https://doi.org/10.1146/annurev.psych.52.1.1

Bandura, A., Adams, N.E. & Beyer, J. (1977). Cognitive processes mediating behavioral change. *Psychological Review, 35,* 125–139.

Barber, J.P., Connolly, M.B., Crits-Christoph, P., Gladis, L. & Siqueland, L. (2000). Alliance predicts patients' outcomes beyond in-treatment change in symptoms. *Journal of Consulting and Clinical Psychology, 68,* 1027–1032. https://doi.org/10.1037/0022-006X.68.6.1027

Barber, J.P., Luborsky, L., Crits-Christoph, P., Thase, M.E., Weiss, R., Frank, A. & Gallop, R. (1999). Therapeutic alliance as a predictor of outcome in treatment of cocaine dependence. *Psychotherapy Research, 9*(1), 54–73. https://doi.org/10.1093/ptr/9.1.54

Barber, J.P. & Muenz, L.R. (1996). The role of avoidance and obsessiveness in matching patients to cognitive and interpersonal psychotherapy: Empirical findings from the Treatment of Depression Collaborative Research Program. *Journal of Consulting and Clinical Psychology, 64*(5), 951–958. https://doi.org/10.1037/0022-006X.64.5.951

Barlow, D.H., Burlingame, G.M., Harding, J.A. & Behrman, J. (1997). Therapeutic focusing in time-limited group psychotherapy. *Group Dynamics: Theory, Research, and Practice, 1*(3), 254–266. https://doi.org/10.1037/1089-2699.1.3.254

Barrett, M.S. & Berman, J. (2001). Is psychotherapy more effective when therapists disclose information about themselves? *Journal of Consulting and Clinical Psychology, 69,* 597–603. https://doi.org/10.1037/0022-006X.69.4.597

Barrett-Lennard, G.T. (1962). Dimensions of therapist response as causal factors in therapeutic personality change. *Psychological Monographs, 76,* 562. https://doi.org/10.1037/h0093918

Bartels, A. & Stöckler, M. (2009). *Wissenschaftstheorie*. Paderborn: mentis. https://doi.org/10.30965/9783969755914

Bartlett, F.C. (1932). *Remembering*. Cambridge, UK: University Press.

Bartling, G., Echelmeyer, L. W. & Engberding, M. (2005). *Problemanalyse im therapeutischen Prozess.* Stuttgart: Kohlhammer.

Bastick, T. (1982). *Intuition. How we think and act.* New York, NY: Wiley.

Bastine, R. H. E. (1990). *Klinische Psychologie. Band 1.* Stuttgart: Verlag W. Kohlhammer.

Bauberger, S. (2016). *Wissenschaftstheorie. Grundkurs Philosophie 20.* Stuttgart: Kohlhammer.

Baum, W. & Gonzalez, K. E. (1994). *Karl R. Popper.* Berlin: Morgenbuch Verlag.

Baumann, N. (2009). Selbstbestimmungstheorie und Kognitive Bewertungstheorie. In V. Brandstätter & J. H. Otto (Hrsg.), *Handbuch der Allgemeinen Psychologie – Motivation und Emotion,* 142–149. Göttingen: Hogrefe.

Baumann, N., Kaschel, R. & Kuhl, J. (2005). Striving for unwanted goals: Stress-dependent discrepancies between explicit and implicit achievement motives reduce subjective well-being and increase psychosomatic symptoms. *Journal of Personality and Social Psychology, 89*(5), 235–253. https://doi.org/10.1037/0022-3514.89.5.781

Baumann, N. & Kuhl, J. (2003). Self-Infiltration: Confusing assigned tasks as self-selected in memory. *Personality and Social Psychology Bulletin, 29,* 487–497. https://doi.org/10.1177/0146167202250916

Baumann, N. & Kuhl, J. (2005). How to resist temptation: The effects of external control versus autonomy support on self-regulatory dynamics. *Journal of Personality, 73,* 443–470. https://doi.org/10.1111/j.1467-6494.2005.00315.x

Baumann, P. (2015). *Erkenntnistheorie.* Stuttgart: Verlag Metzler. https://doi.org/10.1007/978-3-476-05412-8

Baumann, U. (1984). *Makro-/Mikroperspektive.* Göttingen: Hogrefe.

Baumann, U. & Perrez, M. (1990). *Lehrbuch Klinische Psychologie.* Bern: Verlag Hans Huber.

Baumeister, R. F. (1998). The self. In D. T. Gilbert, S. T. Fiske & G. Lindzey (Eds.), *Handbook of social psychology,* 4th ed., 680–740. New York, NY: McGraw-Hill.

Baumeister, R. F. (2009). *The self in social psychology.* New York, NY: Psychology Press.

Baumeister, R. F., Heatherton, T. F. & Tice, D. M. (1994). *Losing control: How and why people fail at self-regulation.* San Diego, CA: Academic Press.

Beck, A. T. (1979). *Wahrnehmung der Wirklichkeit und Neurose.* München: Pfeiffer.

Beck, J. S. (1999). *Praxis der Kognitiven Verhaltenstherapie.* Weinheim: Beltz.

Beck, A. T., Butler, A. C., Brown, G. K., Dahlsgaard, K. K., Newman, C. F. & Beck, J. S. (2001). Dysfunctional beliefs discriminate personality disorders. *Behaviour Research and Therapy, 39,* 1213–1225. https://doi.org/10.1016/S0005-7967(00)00099-1

Beck, A. T., Emery, G. & Greenberg, R. L. (1985). *Anxiety disorders and phobias.* New York, NY: Basic Books.

Beck, A. T., Freeman, A. & Associates (1990). *Cognitive therapy of personality disorders.* New York, NY: Guilford Press.

Beck, A. T. & Freeman, A. (1993). *Kognitive Therapie der Persönlichkeitsstörungen.* Weinheim: Psychologie Verlags Union.

Beck, A. T., Freeman, A. & Davis, D. D. (2004). *Cognitive Therapy of Personality Disorders.* New York, NY: Guilford.

Beck, A. T., Freeman, A., Pretzer, J., Davis, D. D., Fleming, B., Orraviani, R., Beck, J., Simon, K. M., Padeski, C., Meyer, J. & Trexler, L. (1999). *Kognitive Therapie der Persönlichkeitsstörungen* (4. Aufl.). Weinheim: Beltz.

Beck, A. T., Rush, A. J., Shaw, B. F. & Emery, G. (1979). *Cognitive therapy of depression.* New York, NY: Guilford Press (dt. Übersetzung (1996): Kognitive Therapie der Depression. Weinheim: Beltz).

Beck, A. T., Rush, A. J., Shaw, B. F. & Emery, G. (1996). *Kognitive Therapie der Depression.* Weinheim: Beltz.

Beckenkamp, M. (1995). *Wissenspsychologie.* Heidelberg: Roland Asanger Verlag.

Becker, K. & Sachse, R. (1998). *Therapeutisches Verstehen: Effektive Strategien der Informationsverarbeitung von Therapeuten.* Göttingen: Hogrefe.

Beckham, E.E. (1989). Improvement after evaluation in psychotherapy of depression: Evidence of a placebo effect? *Journal of Clinical Psychology, 45,* 945–950. https://doi.org/10.1002/1097-4679(198911)45:6<945::AID-JCLP2270450620>3.0.CO;2-2

Beckmann, J. (1997). *Alienation and Conformity.* München: Max-Planck-Institut für psychologische Forschung.

Beckmann, J. (2006). Konsequenzen der Entfremdung vom Selbst. In R. Sachse & P. Schlebusch (Hrsg.), *Perspektiven Klärungsorientierter Psychotherapie,* 46–59. Lengerich: Pabst.

Bedard, J. & Chi, M.T.H. (1992). Expertise. *Current Directions in Psychological Science, 1,* 135–139. https://doi.org/10.1111/1467-8721.ep10769799

Bein, E., Anderson, T., Strupp, H.H., Henry, W., Schacht, T.E., Binder, J.L. & Butler, S.F. (2000). The effects of training in time-limited dynamic psychotherapy: Changes in therapeutic outcome. *Psychotherapy Research, 10*(2), 119–132. https://doi.org/10.1080/713663669

Beisel, S. (2002). *Bulimia nervosa und Persönlichkeitsstörungen.* Göttingen: Cuvillier Verlag.

Beitel, M., Hutz, A., Sheffield, K., Gunn, C., Cecero, J. & Barry, D. (2009). Do psychologically minded clients expect more from counselling? *Psychology and Psychotherapy: Theory, Research and Practice, 82,* 369–383. https://doi.org/10.1348/147608309X436711

Belz, M. & Caspar, F. (2017). Emotionen und Plananalyse. In Deutsche Gesellschaft für Verhaltenstherapie e.V. DGVT-Berufsverband Psychosoziale Berufe (Hrsg.), *Verhaltenstherapie & Psychosoziale Praxis,* 575–586. Tübingen: dgvt-Verlag.

Benjamin, L.S. (1987). Use of the SASB dimensional model to develop treatment plans for personality disorders: Narcissism. *Journal of Personality Disorders, 1,* 43–70. https://doi.org/10.1521/pedi.1987.1.1.43

Benjamin, L.S. (1993). *Interpersonal diagnosis and treatment of DSM personality disorders.* New York, NY: Guilford.

Benjamin, L.S. (1996). Ein interpersonaler Behandlungsansatz für Persönlichkeitsstörungen. In B. Schmitz; T. Fydrich & K. Limbacher (Hrsg.), *Persönlichkeitsstörungen: Diagnostik und Psychotherapie,* 136–148. Weinheim: Beltz Psychologie Verlags Union.

Benjamin, L.S. (2003). *Interpersonal diagnosis and treatment of personality disorders* (3rd ed.). New York, NY: Guilford Press.

Bennun, I. & Schindler, L. (1988). Therapist and patient factors in the behavioural treatment of phobic patients. *British Journal of Clinical Psychology, 27,* 145–150. https://doi.org/10.1111/j.2044-8260.1988.tb00762.x

Bergin, A.E. (1971). The Evaluation of Therapeutic Outcomes. In A.E. Bergin & S.L. Garfield (Eds.), *Handbook of Psychotherapy and Behavior Change: An empirical analysis,* 217–270. New York, NY: Wiley.

Bergin, A.E. & Garfield, S.E. (1971). *Handbook of Psychotherapy and Behavior Change.* New York, NY: Wiley.

Bergin, A.E. & Garfield, S.E. (1994). *Handbook of Psychotherapy and Behavior Change* (4th ed.). New York, NY: Wiley.

Bergin, A.E., & Lambert, M.J. (1978). The evaluation of therapeutic outcomes. In S.L. Garfield & A.E. Bergin (Eds.), *Handbook of psychotherapy and behavior change: An empirical analysis,* 139–189. New York, NY: Wiley.

Berman, J.S. & Norton, N.C. (1985). Does professional training make a therapist more effective? *Psychological Bulletin, 98,* 401–407. https://doi.org/10.1037/0033-2909.98.2.401

Bernieri, F., Blanck, P.D., Rosenthal, R., Vannicelli, M. & Yerrell, P.H. (1991). *Verbal-nonverbal congruency and affect in therapists speech in speaking to and about patients.* Unpublished manuscript. Oregon State University, Corvallis.

Betan, E.J. & Binder, J.L. (2010). Clinical expertise in psychotherapy: how expert therapists use theory in generating case conceptualizations and interventions. *Journal of Contemporary Psychotherapy, 40,* 141–152. https://doi.org/10.1007/s10879-010-9138-0

Beutler, L.E. (1979). Toward specific psychological therapies for specific conditions. *Journal of Consulting and Clinical Psychology, 47,* 882–897. https://doi.org/10.1037/0022-006X.47.5.882

Beutler, L.E. (1997). The psychotherapist as a neglected variable in psychotherapy: An illustration by reference to the role of therapist experience and training. *Clinical Psychology: Science and Practice, 4,* 44–52. https://doi.org/10.1111/j.1468-2850.1997.tb00098.x

Beutler, L.E., Blatt, S.J., Alimohamed, S. Levy, K.N. & Angtuaco, L.A. (2006). Participant factors in treating dysphoric disorders. In L.G. Castonguay & L.E. Beutler (Eds.), *Principles of therapeutic change that work,* 13–64. New York, NY: Oxford University Press.

Beutler, L.E., Clarkin, J.F. & Bongar, B. (2000). *Guidelines fort he systematic treatment of the depressed patient.* New York, NY: Oxford University Press. https://doi.org/10.1093/acprof:oso/9780195105308.001.0001

Beutler, L.E., Crago, M. & Arizmendi, T.G. (1986). Therapist variables in psychotherapy process and outcome. In S.L. Garfield & A.E. Bergin (Eds.), *Handbook of psychotherapy and behavior change* (3rd ed.). 257–310. New York, NY: Wiley.

Beutler, L.E., Engle, D., Mohr, D., Daldrup, R.J., Bergan, J., Meredith, K. & Merry, W. (1991). Predictors of differential and selfdirected psychotherapeutic procedures. *Journal of Consulting and Clinical Psychology, 59,* 333–340. https://doi.org/10.1037/0022-006X.59.2.333

Beutler, L.E., Goodrich, G., Fisher, D. & Williams, O.B. (1999). Use of psychological tests/instruments for treatment planning. In M.E. Maruish (Ed.), *The use of psychologi-cal tests for treatment planning and outcome assessment* (2nd ed.). 81–113. Hillsdale, NJ: Lawrence Erlbaum.

Beutler, L.E., Harwood, T.M., Alimohamed, S. & Malik, M. (2002). Functional impairment and coping style. In J. Norcross (Ed.), *Psychotherapy relationships that work: Thera-pist contributions and responsiveness to patient needs,* 145–170. New York, NY: Oxford University Press.

Beutler, L.E., Harwood, T.M., Michelson, A., Song, X. & Holman, J. (2011). Reactance/resistance level. In J.C. Norcross (Ed.), *Psychotherapy relationships that work: Evidence-based responsiveness,* 261–278. New York, NY: Oxford University Press. https://doi.org/10.1093/acprof:oso/9780199737208.003.0013

Beutler, L.E., Harwood, M.T., Kimpara, S., Verdirame, D. & Blau, K. (2011). Coping style. In J.C. Norcross (Ed.), *Psychotherapy relationships that work: Evidence-based responsiveness,* 336–353. New York, NY: Oxford University Press. https://doi.org/10.1093/acprof:oso/9780199737208.003.0017

Beutler, L.E., Machado, P.P.P. & Allstetter-Neufeldt, S. (1994). Therapist variables. In A.E. Bergin & S.L. Garfield (Eds.), *Handbook of psychotherapy and behavior change* (4th ed.), 229–269. New York, NY: Wiley.

Beutler, L.E., Machado, P.P.P., Engle, D. & Mohr, D. (1993). Differential patient X treatment maintenance of treatment effects among cognitive, experiential, and self-directed psychotherapies. *Journal of Psychotherapy Integration, 3,* 15–32. https://doi.org/10.1037/h0101191

Beutler, L.E., Malik, M., Alimohamed, S., Horwood, T.M., Talebi, H., Noble, S. & Wang, E. (2004). Therapist variables. In M. Lambert (Ed.), *Bergin and Garfield's Handbook of Psychotherapy and Behavior Change* (5th ed.). 227–306. New York, NY: Wiley.

Beutler, L.E., Mohr, D.C., Grawe, K., Engle, D. & MacDonald, R. (1991). Looking for differential effects: Cross-cultural predictors of differential psychotherapy effiacacy. *Journal of Psychotherapy Integration, 1,* 121–142. https://doi.org/10.1037/h0101223

Beutler, L.E., Williams, R.E., Wakefield, P.J. & Entwistle, S.R. (1995). Bridging Scientist and Practitioner Perspectives in Clinical Psychology. *American Psychological Association, 50*(12), 984–994. https://doi.org/10.1037/0003-066X.50.12.984

Beyebach, M. & Carranza, V.E. (1997). Therapeutic interaction and dropout: Measuring relational communication in solution-focused therapy. *Journal of Family Therapy, 19,* 173–212. https://doi.org/10.1111/1467-6427.00047

Bierhoff, H.-W. (1998). *Sozialpsychologie. Ein Lehrbuch.* Stuttgart: Kohlhammer.

Bink, M.L. & Marsh, R.L. (2000). Cognitive regularities in creativity. *Review of General Psychology, 4,* 59–78. https://doi.org/10.1037/1089-2680.4.1.59

Bischof, N. (2016). *Struktur und Bedeutung. Einführung in die Systemtheorie.* Göttingen: Hogrefe. https://doi.org/10.1024/85225-000

Bischoff, M.M. & Tracey, T.J.G. (1995). Client resistance as predicted by therapist behavior: A study of sequential dependence. *Journal of Counseling Psychology, 42,* 487–495. https://doi.org/10.1037/0022-0167.42.4.487

Black, J.B. & Bower, G.H. (1980). Story understanding and problem solving. *Poetics, 9,* 233–250. https://doi.org/10.1016/0304-422X(80)90021-2

Blair, L. (2010). A critical review oft he scientist-practitioner model for counselling psychology. *Counselling Psychology Review, 25*(4), 19–30.

Blatt, S.J., Sanislow, C.A., Zoroff, D.C. & Pilkonis, P.A. (1996). Characteristics of effective therapists: Further analyses of data from the National Institute of mental Health Treatment of Depression Collaborative Research Program. *Journal of Consulting and Clinical Psychology, 64,* 1276–1284. https://doi.org/10.1037/0022-006X.64.6.1276

Blatt, S.J., Quinlan, D.M., Pilkonis, P.A. & Shea, T.M. (1995). Impact of perfectionism and need for approval on the brief treatment of depression: The national institute of mental health treatment of depression collaborative research program revisited. *Journal of Consulting and Clinical Psychology, 63,* 125–132. https://doi.org/10.1037/0022-006X.63.3.494

Bock, H. (1990). *Semantische Relativität.* Göttingen: Hogrefe.

Bohart, A.C. (2005). Evidence-based psychotherapy means evidence-informed, not evidence-driven. *Journal of Contemporary Psychotherapy, 35*(1), 39–53. https://doi.org/10.1007/s10879-005-0802-8

Bohart, A.C. & Associates (1996). Experiencing, knowing, and change. In R. Hutterer, G. Pawlowsky, P.F. Schmid & R. Stipsits (Eds.), *Client-centered and experiential psychotherapy. A paradigm in motion,* 199–211. Frankfurt am Main: Peter Lang.

Bohart, A.C., Elliott, R., Greenberg, L.S. & Watson, J.C. (2002). Empathy. In J.C. Norcross (Ed.), *Psychotherapy Relationships That Work,* 89–108. Oxford, UK: University Press.

Bohart, A.C. & Greenberg, L.S. (1997). Empathy and Psychotherapy: An introductory overview. In A.C. Bohart & L.S. Greenberg (Eds.), *Empathy reconsidered – New directions in psychotherapy,* 3–31. Washington, DC: American Psychological Association.

Bohart, A.C. & Wade, A.G. (2013). The Client in Psychotherapy. In M.J. Lambert (Ed.), *Handbook of Psychotherapy and Behavior Change,* 219–256. New York, NY: Wiley.

Bohus, M. (2002). *Borderline-Störung.* Göttingen: Hogrefe.

Bohus, M. (2007). Borderline-Persönlichkeitsstörungen. In B. Strauß, F. Hohagen & F. Caspar (Hrsg.), *Lehrbuch Psychotherapie,* Band 1, 403–437.

Bojowald, M. (2009). *Zurück vor den Urknall. Die ganze Geschichte des Universums.* Frankfurt: S. Fischer.

Bommert, H., Minsel, W.R., Fittgau, B., Langer, I. & Tausch, R. (1972). Empirische Kontrolle der Effekte und Prozesse klientenzentrierter Gesprächspsychotherapie bei psychoneurotischen Klienten. *Zeitschrift für Klinische Psychologie, 1,* 48–63.

Bond, F.W. & Bunce, D. (2000). Mediators of change in emotion-focused and problem-focused worksite stress management interventions. *Journal of Occupational Health Psychology, 5*(1), 156–163. https://doi.org/10.1037/1076-8998.5.1.156

Bornstein, R.F. (1993). *The dependent personality*. New York, NY: Guilford.

Bornstein, R.F. (1995). Comorbidity of dependent personality disorder and other psychological disorders: An integrative review. *Journal of Personality Disorders, 9*(4), 286–303. https://doi.org/10.1521/pedi.1995.9.4.286

Boswell, J.F. & McHugh, R.K. (2016). Learning from research. In J.C. Norcross, G.R. VandenBos & D.K. Freedheim (Eds.), *APA Handbook of Clinical Psychology*, 269–284. Washington, DC: American Psychological Association.

Bowlby, J. (1969). *Attachment and Loss: Vol. 1. Attachment*. New York: Basic Books.

Bowlby, J. (1988). *A secure base: Parent-child attachment and healthy human development*. New York, NY: Basic Books.

Braginsky, B.M., Grosse, M. & Ring, K. (1966). Controlling outcomes through impression-management: An experimental study of the manipulative tactics of mental patients. *Journal of Consulting Psychology, 30*, 295–300. https://doi.org/10.1037/h0023580

Bransford, J.D. & McCarrell, N.S. (1975). A sketch of cognitive approach to comprehension: Some thoughts about understanding what it means to comprehend. In W. Weiner & D.S. Palermo (Eds), *Cognition and the symbolic processes*, 189–229. Hillsdale, NJ: Erlbaum.

Braun, D.L., Sunday, S.R. & Halmi, K.A. (1994). Psychiatric comorbidity in patients with eating disorders. *Psychological Medicine, 24*, 859–867. https://doi.org/10.1017/S0033291700028956

Brecht, B. (1967). *Leben des Galilei*. Frankfurt: Suhrkamp.

Bredenkamp, J. (1980). *Theorie und Planung psychologischer Experimente*, Berlin: Steinkopff Verlag. https://doi.org/10.1007/978-3-642-85315-9

Brehm, J.W. (1968). Attitude change from threat to attitudinal freedom. In A.G. Greenwald, T.C. Brock & T.M. Ostrom (Eds.), *Psychological Foundations of Attitudes*. New York: Academic Press.

Brehm, J.W. (1972). Responses to loss of freedom. A theory of psychological reactance. Morristown, NY: General Learning Press.

Breil, J., Joormann, J., Kosfelder, J. & Schulte, D. (2004). Was unterscheidet ungünstig verlaufende von erfolgreichen Angsttherapien? Verlaufsanalysen kognitiv-verhaltenstherapeutischer Interventionen bei Angststörungen. *Verhaltenstherapie und Verhaltensmedizin, 25*(4), 480–502.

Breil, J. & Sachse, R. (2006). Psychologische Psychotherapie Oder: Welche Expertise weisen Therapieformen auf? In R. Sachse & P. Schlebusch (Hrsg.), *Perspektiven Klärungsorientierter Psychotherapie*, 147–164. Lengerich: Pabst.

Breil, J. & Sachse, R. (2009). Ein-Personen-Rollenspiel (EPR). In S. Fliegel & A. Kämmerer (Hrsg.), *Psychotherapeutische Schätze II*, 49–53. Tübingen: dgvt-Verlag.

Breil, J. & Sachse, R. (2011). Klärungsorientierte Verhaltenstherapie bei Borderline-Persönlichkeitsstörung. In B. Dulz, S.C. Herpertz, O.F. Kernberg & U. Sachsse (Hrsg.), *Handbuch der Borderline-Störungen*, 652–666. Stuttgart: Schattauer.

Breil, J. & Sachse, R. (2016). *Klärungsorientierte Psychotherapie der Borderline-Persönlichkeit*. Göttingen: Hogrefe.

Briggs, J. & Peat, F.D. (1990). *Die Entdeckung des Chaos*. München: Carl Hanser Verlag.

Brown, G.S., Burlingame, G.M., Lambert, M.J., Jones, E. & Vaccaro, J. (2001). Pushing the quality envelope: A new outcomes management system. *Psychiatric Services, 52*, 925–934. https://doi.org/10.1176/appi.ps.52.7.925

Bruhn, M., Schwab, R. & Tausch, R. (1980). Die Auswirkung intensiver personenzentrierter Gesprächsgruppen bei Klienten mit seelischen Beeinträchtigungen. *Zeitschrift für Klinische Psychologie, Forschung und Praxis, 9*, 266–280.

Brunstein, J. C. (1993). Personal goals and subjective well-being: A longitudinal study. *Journal of Personality and Social Psychology, 65,* 1061–1070. https://doi.org/10.1037/0022-3514.65.5.1061

Brunstein, J. C. (1995). *Motivation nach Mißerfolg.* Göttingen: Hogrefe.

Brunstein, J. C. (2001). Persönliche Ziele und Handlungs- versus Lageorientierung: Wer bindet sich an realistische und bedürfniskongruente Ziele? *Zeitschrift für Differentielle und Diagnostische Psychologie, 22,* 1–12. https://doi.org/10.1024//0170-1789.22.1.1

Brunstein, J. C. (2006). Implizite und explizite Motive. In J. Heckhausen & H. Heckhausen (Hrsg.), *Motivation und Handeln,* 303–329. Heidelberg: Springer. https://doi.org/10.1007/3-540-29975-0_9

Brunstein, J. C. (2010). Implicit motives and explicit goals: The role of motivational congruence in emotional well-being. In O. C. Schultheiß & J. C. Brunstein (Eds.), *Implicit motives,* 347–373. Oxford, UK: University Press. https://doi.org/10.1093/acprof:oso/9780195335156.003.0012

Brunstein, J. C., Dangelmayer, G. & Schultheiß, O. C. (1996). Personal goals and social support in close relationships: Effect on relationship mood and marital satisfaction. *Journal of Personality and Social Psychology, 71,* 1006–1019. https://doi.org/10.1037/0022-3514.71.5.1006

Brunstein, J. C., Dargel, A., Glaser, C., Schmitt, C. H. & Spörer, N. (2008). Persönliche Ziele im Studium – Erprobung einer Intervention zur Steigerung der Zieleffektivität und Zufriedenheit im Studium. *Zeitschrift für Pädagogische Psychologie, 22* (3–4), 177–191. https://doi.org/10.1024/1010-0652.22.34.177

Brunstein, J. C. & Hoyer, S. (2002). Implizites versus explizites Leistungsstreben: Befunde zur Unabhängigkeit zweier Motivationssysteme. *Zeitschrift für Pädagogische Psychologie, 16*(1), 51–62. https://doi.org/10.1024//1010-0652.16.1.51

Brunstein, J. C., Lautenschlager, U., Nawroth, B., Pöhlmann, K. & Schultheiß, O. C. (1995). Persönliches Anliegen, soziale Motive und emotionales Wohlbefinden. *Zeitschrift für Differentielle und Diagnostische Psychologie, 16,* 1–10.

Brunstein, J. C. & Maier, G. W. (1996). Persönliche Ziele: Ein Überblick zum Stand der Forschung. *Psychologische Rundschau, 47,* 146–160.

Brunstein, J. C. & Maier, G. W. (2002). Das Streben nach persönlichen Zielen: Emotionales Wohlbefinden und proaktive Entwicklung über die Lebensspanne. In G. Jüttemann & H. Thomae (Hrsg.), *Persönlichkeit und Entwicklung,* 157–189. Weinheim: Beltz.

Brunstein, J. C. & Maier, G. W. (2005). Implicit and self-attributed motives to achieve: Two seperate but interacting needs. *Journal of Personality and Social Psychology, 89,* 205–222. https://doi.org/10.1037/0022-3514.89.2.205

Brunstein, J. C., Maier, G. W. & Dargel, A. (2007). Persönliche Ziele und Lebenspläne: Subjektives Wohlbefinden und proactive Entwicklung im Lebenslauf. In J. Brandtstädter & U. Lindenberger (Hrsg.), *Entwicklungspsychologie der Lebensspanne: Ein Lehrbuch,* 270–304.

Brunstein, J. C., Maier, G. W. & Schultheiß, O. C. (1999). Motivation und Persönlichkeit: Von der Analyse von Teilsystemen zur Analyse ihrer Interaktion. In M. Jerusalem & R. Pekrun (Hrsg.), *Emotion, Motivation und Leistung,* 147–167. Göttingen: Hogrefe.

Brunstein, J. C. & Schultheiß, O. C. (1996). *Persönliche Ziele, soziale Motive und Dimensionen des affektiven Erlebens.* Abschlußbericht zum DFG-Projekt. BR 1056/2-1; Universität Erlangen-Nürnberg.

Brunstein, J. C., Schultheiß, O. C. & Grässmann, R. (1998). Personal goals and emotional well-being: the moderating role of motive dispositions. *Journal of Personality and Social Psychology, 75,* 494–508. https://doi.org/10.1037/0022-3514.75.2.494

Brunstein, J. C., Schultheiß, O. C. & Maier, G. W. (1999). The pursuit of personal goals: A motivational approach to well-being and life adjustment. In J. Brandtstädter & R. M. Lerner (Eds.), *Action and self-development: Theory and research through the life span,* 169–196. New York, NY: Sage.

Bryant, M.J., Simons, A.D. & Thase, M.E. (1999). Therapist skill and patient variables in homework compliance: Controlling an uncontrolled variable in cognitive therapy outcome research. *Cognitive Therapy and Research, 23,* 381–399. https://doi.org/10.1023/A:1018703901116

Bublath, J. (2001). *Chaos im Universum.* München: Droemersche Verlagsanstalt Knaur.

Buckley, P., Karasu, T.B. & Charles, E. (1981). Psychotherapists view their personal therapy. *Psychotherapy: Theory, Research, and Practice, 18,* 299–305. https://doi.org/10.1037/h0088377

Bugge, I., Hendel, D.D. & Moen, R. (1985). Client evaluations of therapeutic processes and outcomes in a university mental health center. *Journal of American College Health, 33,* 141–146. https://doi.org/10.1080/07448481.1985.9936176

Bullmann, F. (2006). Die Bedeutung von Klärungsprozessen in der Psychotherapie. In R. Sachse & P. Schlebusch (Hrsg.), *Perspektiven Klärungsorientierter Psychotherapie,* 191–206. Lengerich: Pabst.

Bunge, M. & Mahner, M. (2004). *Über die Natur der Dinge. Materialismus und Wissenschaft.* Stuttgart: S. Hirzel Verlag.

Burns, D.D. & Nolen-Hoeksema, S. (1991). Coping styles, homework compliance, and the effectiveness of cognitive-behavioral therapy. *Journal of Consulting and Clinical Psychology, 59,* 305–311. https://doi.org/10.1037/0022-006X.59.2.305

Burns, D.D. & Nolen-Hoeksema, S. (1992). Therapeutic empathy and recovery from depression in cognitive behavioral therapy: A structural equation model. *Journal of Consulting and Clinical Psychology, 60,* 441–449. https://doi.org/10.1037/0022-006X.60.3.441

Campbell, D.T. & Stanley, J.C. (1963). Experimental and quasi-experimental designs for research on teaching. In N.L. Gage (Ed.), *Handbook of Research on Teaching,* 171–246. Chicago, IL: Rand McNally.

Cantor, N. (1982). „Everyday" versus normative models of clinical and social judgment. In G. Weary & H.L. Mirels (Eds.), *Integrations of social and clinical psychology.* New York, NY: Oxford University Press.

Cape, J. & Barkham, M. (2002). Practice improvement methods: Conceptual base, evidence-based research, and practice-based recommendations. *British Journal of Clinical Psychology, 41,* 285–307. https://doi.org/10.1348/014466502760379145

Carkhuff, R.R. (1972). The development of systematic human resource development models. *Counseling Psychologist, 3,* 4–16. https://doi.org/10.1177/001100007200300302

Carrier, M. (2006). *Wissenschaftstheorie zur Einführung.* Hamburg: Junius.

Carrier, M. (2009). Wege der Wissenschaftsphilosophie im 20. Jahrhundert. In A. Bartels & M. Stöckler, *Wissenschaftstheorie,* 15–44. Paderborn: mentis.

Caspar, F. (1984). *Analyse interaktioneller Pläne.* Bern: Universität Bern. Unveröffentlichte Dissertation.

Caspar, F. (1986). Die Plananalyse als Konzept und Methode. *Verhaltensmodifikation, 4,* 235–256.

Caspar, F. (1987). *Problemanalyse in der Psychotherapie: Bestandesaufnahme und Perspektiven.* Tübingen: DGVT.

Caspar, F. (1989). *Beziehungen und Probleme verstehen. Eine Einführung in die psychotherapeutische Plananalyse.* Bern: Huber.

Caspar, F. (1992). *Reconstruction of psychotherapists' thinking in intake interviews.* Paper presented at the annual meeting of the Society for Psychotherapy Research, Berkeley, CA.

Caspar, F. (1995a). *Hypothesenbildungsprozesse in psychotherapeutischen Erstgesprächen. Probleme und Möglichkeiten des empirischen Zuganges.* Habilitationsschrift, Universität Bern.

Caspar, F. (1995b). Information processing in psychotherapy intake interviews. In B. Boothe, R. Hirsig, A. Helminger, B. Meier & P. Volkart (Eds), *Perception-Evaluation-Interpretation,* 3–10. Bern: Hogrefe & Huber.

Caspar, F. (1995c). *Plan Analysis. Toward optimizing therapy.* Seattle, WA: Hogrefe Huber.

Caspar, F. (1996a). *Beziehungen und Probleme verstehen. Eine Einführung in die psychotherapeutische Plananalyse*. Bern: Huber.

Caspar, F. (1996b). Was ist aus der guten alten Verhaltensanalyse geworden? In F. Caspar (Hrsg.), *Psychotherapeutische Problemanalyse,* 7–44. Tübingen: DGVT.

Caspar, F. (1997a). What goes on in a psychotherapist's mind? *Psychotherapy Research, 7*(2), 105–125. https://doi.org/10.1080/10503309712331331913

Caspar, F. (1997b). Plan analysis. In T. Eells (Ed.), *Handbook of psychotherapeutic case formulations,* 260–288. New York: Guilford Press.

Caspar, F. (2000a). Therapeutisches Handeln als individueller Konstruktionsprozess. In J. Margraf (Hrsg.), *Lehrbuch der Verhaltenstherapie,* Bd. 1, 2. Aufl., 155–166. Berlin: Springer. https://doi.org/10.1007/978-3-662-07565-4_9

Caspar, F. (2000b). Das Bindeglied zwischen allgemeinem Wissen und dem hilfesuchenden Menschen: Diagnostik in der Verhaltenstherapie aus der Sicht von Plananalyse und allgemeiner Psychotherapie. In A. Laireiter (Hrsg.), *Diagnostik in der Psychotherapie,* 143–163. Wien: Springer. https://doi.org/10.1007/978-3-7091-6767-0_10

Caspar, F. (2001). Das Bindeglied zwischen allgemeinem Wissen und dem hilfesuchenden Menschen: Diagnostik in der Verhaltenstherapie aus der Sicht von Plananalyse und allgemeiner Psychotherapie. In A. Laireiter (Hrsg.), *Diagnostik in der Psychotherapie,* 143–163. Wien: Springer.

Caspar, F. (2002). Kognitiv-verhaltenstherapeutisches Vorgehen auf der Basis plananalytischer Fallkonzeptionen. In H. Böker & D. Hell (Hrsg.), *Therapie der affektiven Störungen. Psychosoziale und neurobiologische Perspektiven,* 265–273. Stuttgart: Schattauer.

Caspar, F. (2003a). Die Zukunft der Psychotherapieausbildung. In A. Kuhr & G. Ruggaber (Hrsg.), *Psychotherapieausbildung. Der Stand der Dinge,* 163–174. Tübingen: DGVT.

Caspar, F. (2003b). Psychotherapy research and neurobiology: Challenge, chance, or enrichment? *Psychotherapy Research, 13,* 1–23. https://doi.org/10.1093/ptr/kpg013

Caspar, F. (2003c). Psychotherapiemotivation des Patienten, Therapeut-Patient-Beziehung im Psychotherapieprozess und Entscheidungsprozesse des Therapeuten. In E.E. Leibing, W. Hiller & S. Sulz (Hrsg.), *Lehrbuch der Psychotherapie, Ausbildungsinhalte nach dem Psychotherapeutengesetz (Psych ThG).* Band 2: Verhaltenstherapie (Vertiefungsband), 67–84. München: CIP Medien.

Caspar, F. (2005). Die Entwicklung klinischer Informationsverarbeitung. In A. Laireiter & U. Willutzki (Hrsg.), *Ausbildung in Psychotherapie/Verhaltenstherapie,* 239–262. Göttingen: Hogrefe.

Caspar, F. (2006a). Forschungsdesigns in der Psychotherapieforschung: Die Diskussion um Randomisierte Klinische Studien. In A. Brüggemann & R. Bromme (Hrsg.), *Entwicklung und Bewertung von anwendungsorientierter Grundlagenforschung in der Psychologie,* 38–46. Berlin: Akademie-Verlag.

Caspar, F. (2006b). Suche nach versteckten Plänen. In S. Fliegel & A. Kämmerer (Hrsg.), *Psychotherapeutische Schätze. 1001 bewährte Übungen und Methoden für die Praxis,* 195–196. Tübingen: DGVT.

Caspar, F. (2007a). Plananalyse. In B. Röhrle, P. Schlottke & F. Caspar (Hrsg.), *Lehrbuch der klinisch-psychologischen Diagnostik,* 149–166. Stuttgart: Kohlhammer.

Caspar, F. (2007b). Theorie und Praxis der Diagnostik, Prognose, Indikationsstellung, Fallkonzeptualisierung und Behandlungsplanung in der Verhaltenstherapie. In B. Strauß, F. Hohagen & F. Caspar (Hrsg.), *Lehrbuch Psychotherapie,* 1143–1179. Göttingen: Hogrefe.

Caspar, F. (2007c). Balanced Psychotherapy Research. *Psychotherapy Bulletin, 42*(4), 48–54. https://doi.org/10.1037/e536412009-011

Caspar, F. (2007d). Allgemeine Psychotherapie. In F. Hohagen, F. Caspar, & M. Berger (Hrsg.), Pro/Con-Debatte „Allgemeine versus störungsspezifische Psychotherapie". *Psychiatrie und Psychotherapie up2date, 5,* 314–317 https://doi.org/10.1055/s-2008-1080945

Caspar, F. (2007e). *Beziehungen und Probleme verstehen. Eine Einführung in die psychotherapeutische Plananalyse,* (3. Aufl.) Bern: Huber.

Caspar, F. (2008a). Motivorientierte Beziehungsgestaltung – Konzept, Voraussetzungen bei den Patienten und Auswirkungen auf Prozess und Ergebnisse. In M. Hermer & B. Röhrle (Hrsg.), *Handbuch der therapeutischen Beziehung,* Bd. 1, 527–558. Tübingen: DGVT-Verlag.

Caspar, F. (2008b). Prozess der klinisch-psychologischen Diagnostik. In B. Röhrle, F. Caspar & P.F. Schlottke (Hrsg.), *Lehrbuch der klinisch-psychologischen Diagnostik,* 30–73. Stuttgart: Kohlhammer.

Caspar, F. (2008c). Plananalyse. In B. Röhrle, F. Caspar & P. Schlottke (Hrsg.), *Lehrbuch der klinisch-psychologischen Diagnostik,* 149–166. Stuttgart: Kohlhammer.

Caspar, F. (2009a). Therapeutisches Handeln als individueller Konstruktionsprozess. In J. Margraf & S. Schneider (Hrsg.), *Lehrbuch der Verhaltenstherapie,* 213–225. Heidelberg: Springer. https://doi.org/10.1007/978-3-540-79541-4_12

Caspar, F. (2009b). Plan analysis in action. *Pragmatic Case Studies in Psychotherapy, 5*(2), 25–27. https://doi.org/10.14713/pcsp.v5i2.967

Caspar, F. (2010). Wie allgemein ist Grawes „Allgemeine Psychotherapie"? *Psychotherapie im Dialog, 11*(1), 15–21. https://doi.org/10.1055/s-0029-1223487

Caspar, F. (2011). Is the Disorder Specific Approach at Risk of Being Wiped Out by Its Own Success? *Psychotherapie, Psychosomatik, Medizinische Psychologie, 61*(5), 199. https://doi.org/10.1055/s-0031-1276828

Caspar, F. (2012). Die Chance, durch Erfahrung ein guter Therapeut oder Forscher zu werden. In J. Siegl, D. Schmelzer & H. Mackinger (Hrsg.), *Horizonte der klinischen Psychologie und Psychotherapie,* 37–41. Lengerich: Pabst Science Publishers.

Caspar, F. (2013a). Therapeutische Beziehung zwischen Grundlagenforschung, Psychotherapieprozessforschung und Praxis. *Verhaltenstherapie und Verhaltensmedizin, 34*(3), 251–262.

Caspar, F. (2013b). Beziehungsgestaltung. In M. Belz, F. Caspar & E. Schramm (Hrsg.), *Therapieren mit CBASP,* 233–250. München: Elsevier. https://doi.org/10.1016/B978-3-437-22426-3.00015-2

Caspar, F. (2015a). Psychotherapy research and neurobiology (2003): Challenge, chance, or enrichment? In M. Strauss, J. Barber & L.G. Castonguay (Eds.), *Visions in psychotherapy research and practice: Reflections from presidents oft he Society for Psychotherapy Research,* 209–230. New York: Routledge. https://doi.org/10.1093/ptr/kpg013

Caspar, F. (2015b). Therapeutische Beziehung zwischen Grundlagenforschung, Prozessforschung und Praxis. In I. Sammet, G. Dammann & G. Schiepek (Hrsg.), *Der psychotherapeutische Prozess – Forschung für die Praxis,* 142–155. Stuttgart: Kohlhammer.

Caspar, F. (2017a). Evidenzbasierte Psychotherapie im klinischen Alltag. *InFo Neurologie & Psychiatrie, 19*(1), 43–50. https://doi.org/10.1007/s15005-017-1931-9

Caspar, F. (2017b). Professional expertise in psychotherapy. In L.G. Castonguay & C.E. Hill (Eds.), *How and why are some therapists better than others? Understanding therapist effects,* 193–214. Washington, DC: American Psychological Association. https://doi.org/10.1037/0000034-012

Caspar, F. (2018). Structured Interviews on Expertise, continued. *The Integrative Therapy, 4*(2), 5–8.

Caspar, F. (2019). Plan Analysis and the Motive-Oriented Therapeutic Relationship. In U. Kramer (Ed.), *Case formulation for personality disorders: Tailoring Psychotherapy tot he Individual Client,* 265–288. London: Elsevier. https://doi.org/10.1016/B978-0-12-813521-1.00014-X

Caspar, F. & Belz, M. (2012). Motivorientierte Beziehungsgestaltung. In P. Zobrist (Hrsg.), *Soziale Arbeit mit Pflichtklientinnen und Pflichtklienten. Theoretische Positionen – methodische Beiträge – neue Perspektiven,* 64–67. Luzern: Hochschule Luzern, Soziale Arbeit.

Caspar, F. & Belz, M. (2017a). Motivorientierte Beziehungsgestaltung. In E.L. Brakemeier & F. Jacobi (Hrsg.), *Verhaltenstherapie in der Praxis,* 54–65. Weinheim: Beltz.

Caspar, F. & Belz, M. (2017b). Plananalyse. In E.L. Brakemeier & F. Jacobi (Hrsg.), *Verhaltenstherapie in der Praxis,* 165–179. Weinheim: Beltz.

Caspar, F. & Berger, T. (2011). Allgemeine Psychotherapie. In B. Dulz, S. Herpertz, O. Kernberg & U. Sachsse (Hrsg.), *Handbuch der Borderline-Störungen,* 667–680. Stuttgart: Schattauer.

Caspar, F., Berger, T. & Hautle, I. (2004). The right view of your patient: A computer-assisted, individualized module for psychotherapy training. *Psychotherapy: Theory, Research, Practice, Training, 41*(2), 125–135. https://doi.org/10.1037/0033-3204.41.2.125

Caspar, F. & Ecker, S. (2008). Treatment of an avoidant patient with comorbid psychopathology: A plan analysis perspective. *Journal of Clinical Psychology, 64*(2), 139–153. https://doi.org/10.1002/jclp.20448

Caspar, F. & Grawe, K. (1982a). *Vertikale Verhaltensanalyse (VVA): Analyse des Interaktionsverhaltens als Grundlage der Problemanalyse und Therapieplanung.* Forschungsberichte aus dem Psychologischen Institut. Bern: Universität Bern.

Caspar, F. & Grawe, K. (1982b). Vertikale Verhaltensanalyse (VVA): Analyse des Interaktionsverhaltens als Grundlage der Problemanalyse und Therapieplanung. In H. Bommert & F. Petermann (Hrsg.), *Diagnostik und Praxiskontrolle in der klinischen Psychologie,* 25–29. München: Steinbauer & Rau.

Caspar, F. & Grawe, K. (1992). Psychotherapie: Anwendung von Methoden oder ein heuristischer integrierender Produktionsprozeß? *Report Psychologie, 7,* 10–22.

Caspar, F. & Grawe, K. (1994). Was spricht für, was gegen individuelle Fallkonzeptionen. *Verhaltenstherapie, 4,* 186–196. https://doi.org/10.1159/000258858

Caspar, F. & Grawe, K. (1996). Was spricht für, was gegen individuelle Fallkonzeptionen? – Überlegungen zu einem alten Problem aus einer neuen Perspektive. In F. Caspar (Hrsg.), *Psychotherapeutische Problemanalyse,* 66–85. Tübingen: DGVT-Verlag.

Caspar, F. & Grosse Holtforth, M. (2009). Responsiveness – Eine entscheidende Prozessvariable in der Psychotherapie. *Zeitschrift für Klinische Psychologie und Psychotherapie, 38*(1), 61–69. https://doi.org/10.1026/1616-3443.38.1.61

Caspar, F., Grossmann, C., Unmüssig, C. & Schramm, E. (2005). Complementary therapeutic relationship: Therapist behavior, interpersonal patterns, and therapeutic effects. *Psychotherapy Research, 15,* 91–102. https://doi.org/10.1080/10503300512331327074

Caspar, F., Herpertz, S.C. & Lieb, K. (2017a). Was ist eine psychische Störung? In S. Herpertz, F. Caspar & K. Lieb (Hrsg.), *Psychotherapie,* 3–26. München: Elsevier. https://doi.org/10.1016/B978-3-437-23731-7.00001-6

Caspar, F., Herpertz, S.C. & Lieb, K. (2017b). Was ist Psychotherapie? In S. Herpertz, F. Caspar & K. Lieb (Hrsg.), *Psychotherapie,* 27–46. München: Elsevier. https://doi.org/10.1016/B978-3-437-23731-7.00002-8

Caspar, F., Herpertz, S.C. & Mundt, C. (2008a). Was ist eine psychische Störung? In S.C. Herpertz, F. Caspar & C. Mundt (Hrsg.), *Störungsorientierte Psychotherapie,* 3–32. München: Urban & Fischer. https://doi.org/10.1016/B978-343723730-0.50004-5

Caspar, F., Herpertz, S.C. & Mundt, C. (2008b). Was ist Psychotherapie? In S.C. Herpertz, F. Caspar & C. Mundt (Hrsg.), *Störungsorientierte Psychotherapie,* 33–54. München: Urban & Fischer. https://doi.org/10.1016/B978-343723730-0.50005-7

Caspar, F. & Jacobi, F. (2004). Psychotherapieforschung. In W. Hiller, E. Leibing, F. Leichsenring & S. K. D. Sulz (Hrsg.), *Lehrbuch der Psychotherapie Band 1: Grundlagen,* 395–410. München: CIP Medien.

Caspar, F., Pessier, J., Stuart, J., Safran, J. D., Samstag, L. W. & Guirguis, M. (2000). One step further in assessing how interpretations influence the process of psychotherapy. *Psychotherapy Research, 10*(3), 309–320. https://doi.org/10.1080/713663734

Caspar, F., Rothenfluh, T. & Segal, Z. (1992). The appeal of connectionism for clinical psychology. *Clinical Psychology Review, 12,* 719–762. https://doi.org/10.1016/0272-7358(92)90022-Z

Caspar, F. & Schneider, F. (2004). Psychotherapie und ihre neurobiologischen Voraussetzungen. In W. Senf & M. Broda (Hrsg.), *Praxis der Psychotherapie,* 34–53. Stuttgart: Thieme.

Cassin, S. E. & von Ranson, K. M. (2005). Personality and eating disorders: A decade in review. *Clinical Psychology Reviews, 25,* 895–916. https://doi.org/10.1016/j.cpr.2005.04.012

Castonguay, L. G., Goldfried, M. R., Wiser, S., Raue, P. J. & Hayes, A. M. (1996). Predicting the effect of cognitive therapy for depression: A study of unique and common factors. *Journal of Consulting and Clinical Psychology, 65,* 497–504. https://doi.org/10.1037/0022-006X.64.3.497

Chalmers, A. F. (1999). *Wege der Wissenschaft.* Berlin: Springer. https://doi.org/10.1007/978-3-662-10880-2

Chalmers, A. F. (2007). *Wege der Wissenschaft.* Berlin: Springer. https://doi.org/10.1007/978-3-540-49491-1

Chapman, L. J. & Chapman, J. P. (1967). Genesis of popular but erroneous psychodiagnostic observations. *Journal of Abnormal Psychology, 72,* 193–204. https://doi.org/10.1037/h0024670

Chapman, L. J. & Chapman, J. P. (1969). Illusory correlation as an obstacle to the use of valid psychodiagnostic signs. *Journal of Abnormal Psychology, 74,* 271–280. https://doi.org/10.1037/h0027592

Charness, N. (1989). Expertise in chess and bridge. In D. Klahr & K. Kotovsky (Eds.), *Complex information processing: The impact of Herbert A. Simon,* 183–208. Hillsdale, NJ: Erlbaum.

Charness, N. (1991). Expertise in Chess: The balance between knowledge and search. In K. A. Ericsson & J. Smith (Eds.), *Toward a general theory of expertise: Prospects and limits,* 39–63. Cambridge, UK: Cambridge University Press.

Chase, W. G. & Simon, H. A. (1973). Perception in chess. *Cognitive Psychology, 4,* 55–81. https://doi.org/10.1016/0010-0285(73)90004-2

Chi, M. T. H. (1978). Knowledge structure and memory development. In R. Siegler (Ed.), *Children's thinking: What develops?,* 73–96. Hillsdale, NJ: Erlbaum.

Chi, M. T. H. (2006). Two Approaches to the Study of Experts' Characteristics. In K. A. Ericsson, N. Charness, P. J. Feltovich & R. R. Hoffman (Eds.), *The Cambridge Handbook of Expertise and Expert Performance,* 21–30. Cambridge, UK: University Press. https://doi.org/10.1017/CBO9780511816796.002

Chi, M. T. H., Feltovich, P. & Glaser, R. (1981). Categorization and representation of physics problems by experts and novices. *Cognitive Science, 5,* 121–152. https://doi.org/10.1207/s15516709cog0502_2

Chi, M. T. H., Glaser, R. M. & Farr, M. J. (1988). *The nature of expertise.* Hillsdale, NJ: Erlbaum.

Chi, M. T. H., Glaser, R. & Rees, E. (1982). Expertise in problem solving. In R. Sternberg (Ed.), *Advances in the Psychology of Human Intelligence,* 7–76. Hillsdale, NJ: Erlbaum.

Clark, D. M., Ehlers, A., Hackmann, A., McManus, F., Fennell, M. J. V., Grey, N., Waddington, L. & Wild, J. (2006). Cognitive therapy and exposure plus applied relaxation in the treatment of social phobia. *Journal of Consulting and Clinical Psychology, 74,* 568–578. https://doi.org/10.1037/0022-006X.74.3.568

Clark, D. M., Salkovskis, P. M., Hackmann, A., Middleton, H., Anastasiades, P. & Gelder, M. (1994). A comparison of cognitive therapy, applied relaxation and imipramine in the treatment of panic disorder. *British Journal of Psychiatry, 164*(6), 759–769. https://doi.org/10.1192/bjp.164.6.759

Clark, D.M., Salkovskis, P.M., Hackman, A., Wells, A., Fennell, M., Ludgate, J., Ahmad, S., Richards, H.C. & Gelder, M. (1998). Two psychological treatments for hypochondriasis. *British Journal of Psychiatry, 173,* 218–225. https://doi.org/10.1192/bjp.173.3.218

Clark, R.W. (1974). *Albert Einstein. Leben und Werk.* Esslingen: Tosa.

Clarkin, J.E. & Levy, K.M. (2004). The influence of client variables on psychotherapy. In M. Lambert (Ed.), *Bergin and Garfield's Handbook of Psychotherapy and Behavior Change* (5th ed.). 194–226. New York, NY: Wiley.

Coady, N.F. (1991). The association between client and therapist interpersonal processes and outcomes in psychodynamic psychotherapy. *Research and Social Work Practice, 1*(2), 122–138. https://doi.org/10.1177/104973159100100202

Coker, S., Vize, C., Wade, T. & Cooper, P.J. (1993). Patients with bulimia nervosa who fail to engage in cognitive behavior therapy. *International Journal of Eating Disorders, 13,* 35–40. https://doi.org/10.1002/1098-108X(199301)13:1<35::AID-EAT2260130105>3.0.CO;2-N

Collins, A.M. & Loftus, E.F. (1975). A spreading-activation theory of semantic processing. *Psychological Review, 82,* 407–428. https://doi.org/10.1037/0033-295X.82.6.407

Colvin, C.R., Block, J. & Funder, D.C. (1995). Overly positive self-evaluations and personality: Negative implications for mental health. *Journal of Personality and Social Psychology, 68,* 1152–1162. https://doi.org/10.1037/0022-3514.68.6.1152

Comer, R.J. (1995). *Klinische Psychologie.* Heidelberg: Spektrum Verlag.

Conte, H., Plutchik, R., Picard, S. & Karasu, T. (1991). Can personality traits predict psychotherapy outcome? *Comprehensive Psychiatry, 32,* 66–72. https://doi.org/10.1016/0010-440X(91)90071-J

Cooley, E.F. & LaJoy, R. (1980). Therapeutic relationship and improvement as perceived by clients and therapists. *Journal of Clinical Psychology, 36,* 562–570. https://doi.org/10.1002/jclp.6120360230

Cooper, P.J., Coker, S. & Fleming, C. (1994). Self-help for bulimia nervosa: A preliminary report. *International Journal of Eating Disorders, 16,* 401–404. https://doi.org/10.1002/1098-108X(199412)16:4<401::AID-EAT2260160409>3.0.CO;2-6

Cox, B. & Forshaw, J. (2015). *Warum ist $E=mc^2$?* Stuttgart: Kosmos.

Cramer, F. (1989). *Chaos und Ordnung.* Stuttgart: Deutsche Verlags-Anstalt.

Crits-Christoph, P. & Connolly, M.B. (2003). Research developments on the therapeutic alliance in psychodynamic psychotherapy. *Psychoanalytic Inquiry, 23*(2), 332–349. https://doi.org/10.1080/07351692309349036

Crits-Christoph, P., Connolly, M.B. & Mukherjee, D. (2013). Psychotherapy Process-Outcome Research. In M.J. Lambert (Ed.), *Handbook of Psychotherapy and Behavior Change,* 298–339. New York: Wiley.

Crittendon, K.S., Manfredi, C., Lacey, L., Warnecke, R. & Parsons, J. (1994). Measuring readiness and motivation to quit smoking among women in public health clinics. *Addictive Behaviors, 19,* 497–507. https://doi.org/10.1016/0306-4603(94)90005-1

Crocker, J., Fiske, S.T. & Taylor, S.E. (1984). Schematic bases of belief change. In J.R. Eiser (Eds.), *Attitudinal judgement,* 197–226. New York, NY: Springer. https://doi.org/10.1007/978-1-4613-8251-5_10

Curtis, J. & Silberschatz, G. (1996). Strukturierte psychodynamische Fallkonzeptionen: Der Mt. Zion Ansatz. In F. Caspar (Hrsg.), *Psychotherapeutische Problemanalyse,* 303–313. Tübingen: dgvt.

Dalgleish, T. & Power, M.J. (1999). *Handbook of Cognition and Emotion.* Chichester: Wiley. https://doi.org/10.1002/0470013494

Davey, G.C.L. (1997). *Phobias – A handbook of theory, research and treatment*. Chichester, UK: Wiley.

Davis, D.A. (2009). How to help professionals maintain and improve their knowledge and skills: triangulating best practices in medicine. In K.A. Ericsson (Ed.), *Development of Professional Expertise: Towards Measurement of Expert Performance and Design of Optimal Learning Environments,* 180–202. New York, NY: Cambridge University Press.

Davis, J.D. & Sloan, M.L. (1974). The basis of interviewee matching of interviewer self-disclosure. *British Journal of Social and Clinical Psychology, 13,* 359–367. https://doi.org/10.1111/j.2044-8260.1974.tb00130.x

Dawes, R.M. (1996). *House of cards: Psychology and psychotherapy built on myth.* New York, NY: The Free Press.

Dawid, R. (2013). *String theory and the scientific method*. Cambridge, UK: Cambridge University Press. https://doi.org/10.1017/CBO9781139342513

Day, S. (1994). *Self-concept, schematic processing and change in Perceptual Processing Experiential Therapy.* Unpublished MA thesis, York University.

De Groot, A. (1965). *Thought and choice in chess.* The Hague, NL: Mouton.

De Beaugrande, R. & Colby, B. (1979). Narrative models of action and interaction. *Cognitive Science, 3,* 43–66. https://doi.org/10.1207/s15516709cog0301_3

Deci, E.L. (1975). *Intrinsic motivation.* New York, NY: Plenum. https://doi.org/10.1007/978-1-4613-4446-9

Deci, E.L. (1980). *The psychology of self-determination.* Lexington, Mass.: D.C. Heath (Lexington Books).

Deci, E.L. & Ryan, R.M. (1980a). The empirical exploration of intrinsic motivational processes. In L. Berkowitz (Ed.), *Advances in experimental social psychology, 13,* 39–80. New York, NY: Academic Press. https://doi.org/10.1016/S0065-2601(08)60130-6

Deci, E.L. & Ryan, R.M. (1980b). Self-determination theory: When mind mediates behavior. *Journal of Mind and Behavior, 1,* 33–43.

Deci, E.L. & Ryan, R.M. (1982). Intrinsic motivation to teach: Possibility and obstacles in our colleges and universities. *New Directions for Teaching and Learning, 10,* 27–35. https://doi.org/10.1002/tl.37219821005

Deci, E.L. & Ryan, R.M. (1985). *Intrinsic motivation and self-determination in human behavior.* New York, NY: Plenum Press. https://doi.org/10.1007/978-1-4899-2271-7

Deci, E.L. & Ryan, R.M. (2000). The „what" and „why" of goal pursuits: Human needs and the self-determination of behavior. *Psychological Inquiry, 11,* 227–268. https://doi.org/10.1207/S15327965PLI1104_01

Deci, E.L. & Ryan, R.M. (2002). *Handbook of self-determination research.* Rochester, NY: University of Rochester Press.

Del Re, A.C. & Flückiger, C. (2016). Meta-Analysis. In J.C. Norcross, G.R. VandenBos & D.K. Freedheim (Eds.), *APA Handbook of Clinical Psychology,* 479–491. Washington, DC: American Psychological Association.

Derlega, V.J., Harris, M.S. & Chaikin, A.L. (1973). Self-disclosure reciprocity, liking and the deviant. *Journal of Experimental Social Psychology, 9,* 277–284. https://doi.org/10.1016/0022-1031(73)90065-6

Dick, A., Grawe, K., Regli, D. & Heim, P. (1999). Was soll ich tun, wenn ...? – Empirische Hinweise für die adaptive Feinsteuerung des Therapiegeschehens innerhalb einzelner Sitzungen. *Verhaltenstherapie & psychosoziale Praxis, 2,* 253–279.

DiClemente, C.C. & Prochaska, J.O. (1982). Self-change and therapy change of smoking behavior: A comparison of processes of change of cessation and maintenance. *Addictive Behaviors, 7,* 133–142. https://doi.org/10.1016/0306-4603(82)90038-7

DiClemente, C.C., Prochaska, J.O., Fairhurst, S.K., Velicer, W.F., Velasques, M.M. & Rossi, J.S. (1991). The process of smoking cessation: An analysis of precontemplation, contemplation, and preparation stages of change. *Journal of Consulting and Clinical Psychology, 59,* 295–304. https://doi.org/10.1037/0022-006X.59.2.295

Diener, M.J. & Monroe, J.M. (2011). The relationship between adult attachment style and therapeutic alliance in individual psychotherapy: A meta-analytic review. *Psychotherapy, 48,* 237–248. https://doi.org/10.1037/a0022425

Diguer, L., Barber, J.P. & Luborsky, L. (1993). Three concomitants: personality disorders, psychiatric severity and outcome of dynamic psychotherapy of major depression. *American Journal of Psychiatry, 150,* 1246–1248. https://doi.org/10.1176/ajp.150.8.1246

Dilling, H., Mombour, W., Schmidt, M.H. & Schulte-Markwort, E. (2006). *Internationale Klassifikation psychischer Störungen, ICD-10, Kapitel V (F).* Bern: Hans Huber.

DiLoreto, A.O. (1971). *Comparative psychotherapy: An experimental analysis.* Chicago, IL: Aldine-Atherton.

Dino, G.a. & Shanteau, J. (1984). *What skills do managers consider important for effective decision making?* Paper presented at the Psychonomic Society meeting, San Antonio.

Dobson, K.S. (1989). A meta-analysis oft he efficacy of cognitive therapy for depression. *Journal of Consulting and Clinical Psychology, 57,* 414–419. https://doi.org/10.1037/0022-006X.57.3.414

Doering, S. & Sachse, R. (2008a). Psychotherapie bei Persönlichkeitsstörungen. In S.C. Herpertz, F. Caspar & C. Mundt (Hrsg.), *Störungsorientierte Psychotherapie,* 446–447. München: Urban & Fischer. https://doi.org/10.1016/B978-343723730-0.50024-0

Doering, S. & Sachse, R. (2008b). Psychotherapie bei Cluster-A-Persönlichkeitsstörungen: Die paranoide, schizoide und schizotypische Persönlichkeitsstörung. In S.C. Herpertz, F. Caspar & Ch. Mundt (Hrsg.), *Störungsorientierte Psychotherapie,* 448–455. München: Urban & Fischer Verlag. https://doi.org/10.1016/B978-343723730-0.50024-0

Doering, S. & Sachse, R. (2008c). Psychotherapie bei Cluster-B-Persönlichkeitsstörungen: Die histrionische und die narzisstische Persönlichkeitsstörung. In S.C. Herpertz, F. Caspar & C. Mundt (Hrsg.), *Störungsorientierte Psychotherapie,* 456–463. München: Urban & Fischer Verlag. https://doi.org/10.1016/B978-343723730-0.50024-0

Doering, S. & Sachse, R. (2017a). Einführung in das Thema „Persönlichkeitsstörungen". In S. Herpertz, F. Caspar & K. Lieb (Hrsg.), *Psychotherapie,* 373–375.

Doering, S. & Sachse, R. (2017b). Cluster-A-Persönlichkeitsstörungen. In S. Herpertz, F. Caspar & K. Lieb (Hrsg.), *Psychotherapie,* 375–381.

Doering, S. & Sachse, R. (2017c). Cluster-B-Persönlichkeitsstörungen. In S. Herpertz, F. Caspar & K. Lieb (Hrsg.), *Psychotherapie,* 381–386.

Doering, S., Sachse, R., Habermeyer, V., Rudolf, G., Herpertz, S.C. & Renneberg, B. (2008). Psychotherapie bei Persönlichkeitsstörungen. In S.C. Herpertz, F. Caspar & C. Mundt (Hrsg.), *Störungsorientierte Psychotherapie,* 455–499. München: Urban & Fischer. https://doi.org/10.1016/B978-343723730-0.50024-0

Dörner, D. (1993). *Die Logik des Mißlingens. Strategisches Denken in komplexen Situationen.* Hamburg: Rowohlt.

Donovan, D.B. & Rosengren, D.B. (1999). Motivation for behavior change and treatment among substance abusers. In J.A. Tucker, D.M. Donovan & A.G. Marlett (Eds.), *Changing addictive behavior: Bridging clinical and public health strategies,* 127–159. New York, NY: Guilford Press.

Dormaar, J.M., Dijkman, C.I & de Vries, M.W. (1989). Consensus in patient-therapist interactions: A measure of the therapeutic relationship related to outcome. *Psychotherapy and Psychosomatics, 51,* 69–76. https://doi.org/10.1159/000288138

Dowd, E.T., Milne, C.R. & Wise, S.L. (1991). The therapeutic reactance scale: A measure of psychological reactance. *Journal of Counseling and Development, 69,* 541–545. https://doi.org/10.1002/j.1556-6676.1991.tb02638.x

Durlak, J.A. (1979). Comparative effectiveness of paraprofessional and professional helpers. *Psychological Bulletin, 86,* 80–92. https://doi.org/10.1037/0033-2909.86.1.80

Durso, F.T. & Dattel, A.R. (2006). Expertise and Transportation. In K.A. Ericsson, N. Charness, P.J. Feltovich & R.R. Hoffman (Eds.), *The Cambridge Handbook of Expertise and Expert Performance,* 355–372. Cambridge: University Press. https://doi.org/10.1017/CBO9780511816796.020

Dush, D. M., Hirt, M. L. & Schroeder, J. E. (1989). Self-statement modification in the treatment of child behavior disorders: A meta-analysis. *Psychological Bulletin, 106,* 97–106.

Dziewas, H. (1980). *Das interaktionelle Problemlösungsvorgehen (IPV) in ambulanten und stationären Gruppen.* Universität Hamburg: Unveröffentlichte Habilitationsschrift.

Dziewas, H., Grawe, K., Wedel, S., Singmann, J., Tönsing, M. & Wegner, J. (1979). Verhaltenstherapeutische Gruppentherapie unter stationären und ambulanten Bedingungen. *Sonderheft 1 der Mitteilungen der DGVT, 9*(35).

Ebeling, W. & Feistel, R. (1994). Chaos und Kosmos – Prinzipien der Evolution. Heidelberg: Spektrum Akademischer Verlag.

Ebner, N.C. & Freund, A.M. (2009). Annäherungs- vs. Vermeidungsmotivation. In V. Brandstätter & J. Otto (Hrsg.), *Handbuch der Allgemeinen Psychologie – Motivation und Emotion,* 72–78. Göttingen: Hogrefe.

Eco, U. (1990). Die Karte des Reiches im Maßstab 1:1. In U. Eco (Hrsg.), *Platon im Striptease-Lokal. Parodien und Travestien,* 85–97. München: Carl Hanser Verlag.

Eells, T.D. (2007a). History and current status of psychotherapy case formulation. In T.D. Eells (Ed.), *Handbook of psychotherapy case formulation,* 3–32. New York, NY: Guilford.

Eells, T.D. (2007b). *Handbook of psychotherapeutic case formulations.* New York, NY: Guilford Press.

Eells, T.D. (2013a). The case formulation approach to psychotherapy research revisited. *Pragmatic Case Studies in Psychotherapy, 9,* 426–447. https://doi.org/10.14713/pcsp.v9i4.1834

Eells, T.D. (2013b). In support of evidence-based case formulation in psychotherapy (from the perspektive of a clinician). *Pragmatic Case Studies in Psychotherapy, 9*(4), 457–467. https://doi.org/10.14713/pcsp.v9i4.1836

Eells, T.D., Lombart, K.G., Kendjelic, E.M., Turner, L.C. & Lucas, C.P. (2005). The quality of psychotherapy case formulations: a comparison of expert, experienced, and novice cognitive-behavioral and psychodynamic therapists. *Journal of Consulting and Clinical Psychology, 73,* 579–589. https://doi.org/10.1037/0022-006X.73.4.579

Egle, U.T., Nickel, R. & Petrak, F. (2007). Somatoforme Störungen. In B. Strauß, F. Hohagen & F. Caspar (Hrsg.), *Lehrbuch Psychotherapie,* Band 1, 556–579.

Ehlers, A. (1999). *Posttraumatische Belastungsstörung.* Göttingen: Hogrefe.

Ehlers, A. & Clark, D.M. (2000). A cognitive model of posttraumatic stress disorder. *Behavior Research and Therapy, 38,* 319–345. https://doi.org/10.1016/S0005-7967(99)00123-0

Eifert, G.H., Schulte, D., Zvolensky, M.J., Lejuez, C.W. & Lau, A.W. (1997). Manualized behavior therapy: Merits and challenges. *Behavior Therapy,* 499–509. https://doi.org/10.1016/S0005-7894(97)80005-6

Einstein, A. (1907). Über das Relativitätsprinzip und die aus demselben gezogenen Folgerungen. *Jahrbuch der Radioaktivität und Elektronik, 4,* 411–462.

Einstein, A. (1913). Entwurf einer verallgemeinerten Relativitätstheorie und eine Theorie der Gravitation.I. Physikalischer Teil von A. Einstein. II. Mathematischer Teil von M. Grossmann. Leipzig: Teubner. *Sonderdruck aus Zeitschrift für Mathematik und Physik,* Band 62, 225–262.

Einstein, A. (1915). Erklärung der Perihelbewegung des Merkur aus der allgemeinen Relativitätstheorie. *Preussische Akademie der Wissenschaften, Sitzungsberichte, 2,* 831–839.

Einstein, A. (1916). *Die Grundlagen der allgemeinen Relativitätstheorie.* Leipzig: Barth.

Einstein, A. (1917). Kosmologische Betrachtungen zur allgemeinen Relativitätstheorie. *Preussische Akademie der Wissenschaften, Sitzungsberichte, 1,* 142–152.

Ekman, P. (1999). Basic Emotions. In T. Dalgleish & M. Power (Eds.), *Handbook of Cognition and Emotion,* 45–60. New York, NY: Wiley. https://doi.org/10.1002/0470013494.ch3

Elliot, A. J. (1999). Approach and avoidance motivation and achievement goals. *Educational Psychologist, 34,* 169–189. https://doi.org/10.1207/s15326985ep3403_3

Elliott, R., Clark, C., Wexler, M., Kemeny, V., Brinkerhoff, J. & Mack, C. (1990). The Impact of Experiential Therapy of Depression: Initial Results. In G. Lietaer, J. Rombauts & R. Van Balen (Eds.), *Client-centered and experiential psychotherapy towards the nineties,* 549–577. Leuven, BE: Leuven University Press.

Elliott, R., Greenberg, L. S. & Lietaer, G. (2004). Research on experiential psychotherapies. In M. Lambert (Ed.), *Bergin and Garfield's Handbook of Psychotherapy and Behavior Change* (5th ed.). 493–539. New York, NY: Wiley.

Elliott, R., Watson, J. C., Goldman, R. N. & Greenberg, L. S. (2008). *Praxishandbuch der emotionsfokussierten Therapie.* München: CIP-Medien.

Ellis, H. C. & Moore, B. A. (1999). Mood and Memory. In T. Dalgleish & M. Power (Eds.), *Handbook of Cognition and Emotion,* 193–210. New York, NY: Wiley. https://doi.org/10.1002/0470013494.ch10

Emmelkamp, P. M. (1986). Behavior Therapy With Adults. In A. Bergin & S. Garfield (Eds.), *Handbook of Psychotherapy and Behavior Change* (3rd ed.), 385–442. New York, NY: Wiley.

Emmelkamp, P. M. (1994). Behavior Therapy With Adults. In A. Bergin & S. Garfield (Eds.), *Handbook of Psychotherapy and Behavior Change* (4th ed.), 390–445. New York, NY: Wiley.

Emmelkamp, P. M. (2004). Behavior Therapy With Adults. In M. J. Lambert (Ed.), *Bergin and Garfield's Handbook of Psychotherapy and Behavior Change* (5th ed.), 393–446. New York, NY: Wiley.

Emmelkamp, P. M. (2013). Behavior Therapy With Adults. In M. J. Lambert (Ed.), *Bergin and Garfield's Handbook of Psychotherapy and Behavior Change,* 343–394. New York, NY: Wiley.

Emmons, R. A. (1986). Personal striving: An approach to personality and subjective well-being. *Journal of Personality and Social Psychology, 51,* 1058–1068. https://doi.org/10.1037/0022-3514.51.5.1058

Engelkamp, J. (1983). Psycholinguistik. München: Fink.

Engelkamp, J. (1984a). Einleitung. In J. Engelkamp (Hrsg.), *Psychologische Aspekte des Verstehens,* 1–11. Berlin: Springer. https://doi.org/10.1007/978-3-642-69992-4_1

Engelkamp, J. (1984b). Verstehen als Informationsverarbeitung. In J. Engelkamp (Hrsg.), *Psychologische Aspekte des Verstehens,* 31–53. Berlin: Springer. https://doi.org/10.1007/978-3-642-69992-4_3

Engelkamp, J. (1984c). *Psychologische Aspekte des Verstehens.* Berlin-Heidelberg: Springer-Verlag. https://doi.org/10.1007/978-3-642-69992-4

Engelkamp, J. (1994). Mentale Repräsentationen im Kontext verschiedener Aufgaben. In H. J. Kornadt, J. Grabowski & R. Mangold-Allwinn (Hrsg.), *Sprache und Kognition,* 37–54. Berlin: Spektrum Akademischer Verlag.

Engelkamp, J. & Rummer, R. (2006). Verarbeitungsprozesse. In J. Funke & P. A. Frensch (Hrsg.), *Handbuch der Allgemeinen Psychologie – Kognition,* 316–324. Göttingen: Hogrefe.

Epstein, S., Pacini, R., Denes-Raj, V. & Heier, H. (1996). Individual differences in intuitive experiential and analytical-rational thinking styles. *Journal of Personality and Social Psychology, 71,* 390–405. https://doi.org/10.1037/0022-3514.71.2.390

Ericsson, K.A. (1996). The acquisition of expert performance: An introduction to some of the issues. In K.A. Ericcson (Ed.), *The road to excellence: The acquisition of expert performance in the arts and sciences, sports, and games,* 1–50. Mahwah, NJ: Erlbaum.

Ericsson, K.A. (2002). Attaining excellence through deliberate practice: Insights from the study of expert performance. In M. Ferrari (Ed.), *The pursuit of excellence in education,* 21–55. Hillsdale, NJ: Erlbaum. https://doi.org/10.1002/9780470690048.ch1

Ericsson, K.A. (2006a). An Introduction to The Cambridge Handbook of Expertise and Expert Performance: Its Development, Organization, and Content. In K.A. Ericsson, N. Charness, P.J. Feltovich & R.R. Hoffman (Eds.), *The Cambridge Handbook of Expertise and Expert Performance,* 3–20. Cambridge: University Press. https://doi.org/10.1017/CBO9780511816796

Ericsson, K.A. (2006b). The Influence of Expertice and Deliberate Practice on the Development of Superior Expert Performance. In K.A. Ericsson, N. Charness, P.J. Feltovich & R.R. Hoffman (Eds.), *The Cambridge Handbook of Expertise and Expert Performance,* 653–682. Cambridge: University Press.

Ericsson, K.A., Charness, N., Feltovich, P.J. & Hoffman, R.R. (2006). *The Cambridge Handbook of Expertise and Expert Performance.* Cambridge: Cambridge University Press. https://doi.org/10.1017/CBO9780511816796

Ericsson, K.A., Krampe, R.T. & Tesch-Römer, C. (1993). The role of deliberate practice in the acquisition of expert performance. *Psychological Review, 100,* 363–406. https://doi.org/10.1037/0033-295X.100.3.363

Ericsson, K.A. & Lehmann, A.C. (1996). Expert and exceptional performance: evidence on maximal adaptations on task constraints. *Annual Review of Psychology, 47,* 273–305. https://doi.org/10.1146/annurev.psych.47.1.273

Ericsson, K.A. & Smith, J. (1991a). Prospects and limits in the empirical study of expertise: An introduction. In K.A. Ericsson & J. Smith (Eds.), *Toward a general theory of expertise: Prospects and limits,* 1–38. Cambridge: Cambridge University Press.

Ericsson, K.A. & Smith, J. (1991b). *Toward a general theory of expertise. Prospects and limits.* Cambridge: Cambridge University Press.

Ericsson, K.A. & Staszewski, J. (1989). Skilled memory and expertise: Mechanisms of exceptional performance. In D. Klahr & K. Kotovsky (Eds.), *Complex information processing: The impact of Herbert A. Simon,* 235–267. Hillsdale, NJ: Erlbaum.

Ericsson, K.A., Tesch-Römer, C. & Krampe, R. (1990). The role of practice and motivation in the acquisition of expert-level performance in real life: An empirical evaluation of a theoretical framework. In M.J.A. Howe (Ed.), *Encouraging the development of exceptional skills and talents,* 109–130. Leicester, England: The British Psychological Society.

Ernst, G. (2016). *Einführung in die Erkenntnistheorie.* Darmstadt: Wissenschaftliche Buchgesellschaft.

Eteläpelto, A. (1993). Metacognition and the expertise of computer program comprehension. *Scandinavian Journal of Educational Research, 37,* 243–254. https://doi.org/10.1080/0031383930370305

Eysenck, A.J. & Rachman, F. (1973). Neurosen – Ursachen und Heilmethoden. Berlin: Deutscher Verlag der Wissenschaft.

Falkai, P. & Wittchen, H.-U. (2015). *Diagnostisches und Statistisches Manual Psychischer Störungen DSM-5.* Göttingen: Hogrefe.

Farabaugh, A., Mischoulon, D., Fava, M., Guyker, W. & Alpert, J. (2004). The overlap between personality disorders and major depressive disorder (MDD). *Annals of Clinical Psychiatry, 16,* 217–224. https://doi.org/10.1080/10401230490522043

Farber, B.A. & Lane, J.S. (2002). Positive Regard. In J.C. Norcross (Ed.), *Psychotherapy Relationships That Work,* 175–194. Oxford: University Press.

Farkas, A. J., Pierce, J. P., Zhu, S., Rosbrook, B., Gilpin, E. A., Berry, C. & Kaplan, R. M. (1996). Addiction versus stages of change models in predicting smoking cessation. *Addiction, 91,* 1271–1280. https://doi.org/10.1111/j.1360-0443.1996.tb03608.x

Fasbender, J. & Sachse, R. (2018). Das Ein-Personen-Rollenspiel. *Psychotherapie im Dialog, 19,* 11–12.

Fava, M., Farabaugh, A. H., Sickinger, A. H., Wright, E., Alpert, J. E., Sonawalla, S. et al. (2002). Personality disorders and depression. *Psychological Medicine, 32,* 1049–1057. https://doi.org/10.1017/S0033291702005780

Fava, M., Rankin, M. A., Wright, E. C., Alpert, J. E., Nierenberg, A. A., Pava, J. et al. (2000). Anxiety disorders in major depression. *Comprehensive Psychiatry, 41,* 97–102. https://doi.org/10.1016/S0010-440X(00)90140-8

Feltovich, P. J., Prietula, M. J. & Ericsson, K. A. (2006). Studies of Expertise from Psychological Perspektives. In K. A. Ericsson, N. Charness, P. J. Feltovich & R. R. Hoffman (Eds.), *The Cambridge Handbook of Expertise and Expert Performance,* 39–68. Cambridge: University Press.

Fichter, M. & Herpertz, S. C. (2008). Psychotherapie bei anorektischen und bulimischen Essstörungen. In In S. C. Herpertz, F. Caspar & C. Mundt (Hrsg.), *Störungsorientierte Psychotherapie,* 523–540. München: Urban & Fischer. https://doi.org/10.1016/B978-343723730-0.50026-4

Fiedler, P. (1981). Psychotherapieziel Selbstbehandlung. In P. A. Fiedler (Hrsg.), *Psychotherapieziel Selbstbehandlung: Grundlagen kooperativer Psychotherapie,* 25–76. Weinheim: Edition Psychologie.

Fiedler, P. (2001). *Dissoziative Störungen und Konversion.* Weinheim: Beltz PVU.

Fiedler, P. (2003). *Integrative Psychotherapie bei Persönlichkeitsstörungen.* (2. Aufl.). Göttingen: Hogrefe.

Fiedler, P. (2004). Ressourcenorientierte Psychotherapie bei Persönlichkeitsstörungen. *Psychotherapeutenjournal, 3*(1), 4–12.

Fiedler, P. (2005). Persönlichkeitsstörungen: Intervention. In M. Perrez & U. Baumann (Hrsg.), *Lehrbuch Klinische Psychologie – Psychotherapie,* 1034–1045. Bern: Huber.

Fiedler, P. (2006). Persönlichkeitsstörungen. In H.-U. Wittchen & J. Hoyer (Hrsg.), *Klinische Psychologie und Psychotherapie,* 927–945. Heidelberg: Springer. https://doi.org/10.1007/978-3-540-28511-3_48

Fiedler, P. (2007). *Persönlichkeitsstörungen* (6. Aufl.). Weinheim: Beltz/PVU.

Fiedler, P. (2014). Integrative Behandlung von Persönlichkeitsstörungen. Beispiele und Perspektiven. *Psychotherapie im Dialog, 15*(3), 90–93. https://doi.org/10.1055/s-0034-1388646

Fiegenbaum, W. & Tuschen, B. (2000). Reizkonfrontation. In J. Margraf (Hrsg.), *Lehrbuch der Verhaltenstherapie,* 413–425. Berlin: Springer. https://doi.org/10.1007/978-3-662-07565-4_27

Fiorot, M., Boswell, P. & Murray, E. J. (1990). Personality and response to psychotherapy in depressed elderly women. *Behavior, Health, & Aging, 1,* 51–63.

Finke, R. A., Ward, T. B. & Smith, S. M. (1992). *Creative cognition: Theory, research, and applications.* Cambridge, MA: MIT.

Fisher, J. A. & Galer, I. A. R. (1984). The effects of decreasing the radius of curvature of convex external rear view mirrors upon drivers' judgments of vehicles approaching in the rearward visual field. *Ergonomics, 27,* 1209–1224. https://doi.org/10.1080/00140138408963603

Flammer, A. (1988). *Entwicklungstheorien.* Bern: Huber.

Flor, H. (2007). Lern- und Verhaltenstheoretische Störungslehre. In B. Strauß, F. Hohagen & F. Caspar (Hrsg.), *Lehrbuch Psychotherapie,* Band 1, 217–237.

Flückiger, C., Grosse Holtforth, M., Znoj, H. J., Caspar, F. & Wampold, B. E. (2013). Is the relation between early post-session reports and treatment outcome an epiphenomenon of intake distress and early response? A multi-predictor analysis in outpatient psychotherapy. *Psychotherapy Research, 23*(1), 1-13. https://doi.org/10.1080/10503307.2012.693773

Foa, E.B. & Kozak, M.J. (1986). Emotional processing of fear : Exposure to corrective information. *Psychological Bulletin, 99,* 20-35. https://doi.org/10.1037/0033-2909.99.1.20

Forgas, J.P. (1999). *Soziale Interaktion und Kommunikation*. Beltz: PVU.

Förster, J. & Denzler, M. (2006a). Kreativität. In J. Funke & P.A. Frensch (Hrsg.), *Handbuch der Allgemeinen Psychologie - Kognition,* 446-453. Göttingen: Hogrefe.

Förster, J. & Denzler, M. (2006b). Selbstregulation. In H.-W. Bierhoff & D. Frey (Hrsg.), *Handbuch der Sozialpsychologie und Kommunikationspsychologie,* 33-39. Göttingen: Hogrefe.

Förster, J. & Friedman, R. (2003). Kontextabhängige Kreativität. *Zeitschrift für Psychologie, 211,* 149-160. https://doi.org/10.1026//0044-3409.211.3.149

Frank, J.D. (1974). Psychotherapy: The restoration of morale. *American Journal of Psychiatry, 131,* 271-274. https://doi.org/10.1176/ajp.131.3.271

Frank, T.D. (2017). Synergetik als Leitfaden und Überraschungseffekte im Umgang mit der Synergetik. In J. Kriz & W. Tschacher (Hrsg.), *Synergetik als Ordner,* 71-76. Lengerich: Pabst Science Publishers.

Frensch, P.A. & Funke, J. (1995). Complex problem solving: The European perspective. Hillsdale, NJ: Erlbaum.

Freudenberg, D., Weiland-Heil, K. & Sachse, R. (2018). Effekte Klärungsorientierter Psychotherapie bei Klientinnen und Klienten mit Persönlichkeitsstörungen. In R. Sachse & M. Sachse (Hrsg.), *Forschung in der Klärungsorientierten Psychotherapie II,* 98-115. Lengerich: Pabst.

Freyberger, H.J. & Caspar, F. (2008). Diagnostik und Psychotherapie. In S.C. Herpertz, F. Caspar & C. Mundt (Hrsg.), *Störungsorientierte Psychotherapie,* 55-75. München: Urban & Fischer. https://doi.org/10.1016/B978-343723730-0.50006-9

Freyberger, H.J. & Caspar, F. (2017). Diagnostik und Psychotherapie. In S. Herpertz, F. Caspar & C. Mandl. (Hrsg.), *Psychotherapie,* 47-64. München: Elsevier. https://doi.org/10.1016/B978-3-437-23731-7.00003-X

Freyberger, H.J. & Spitzer, C. (2007). Dissoziative Störungen. In B. Strauß, F. Hohagen & F. Caspar (Hrsg.), *Lehrbuch Psychotherapie,* Band 1, 353-374.

Friedman, R.C., Aronoff, G., Clarkin, J.F., Corn, R. & Hurt, S.W. (1983). Primary and secondary affective disorders in adolescents and young adults. *Acta Psychiatrica Scandinavica, 67,* 226-235. https://doi.org/10.1111/j.1600-0447.1983.tb06736.x

Frisch, M. (1967). *Die chinesische Mauer. Eine Farce*. Frankfurt: Suhrkamp.

Frohburg, I. & Sachse, R. (1992). Steuerungseffekte im Verlauf der Psychotherapie oder: Wann arbeiten Klienten am intensivsten an der Klärung eigener Motive? In R. Sachse, G. Lietaer & W.B. Stiles (Hrsg.): *Neue Handlungskonzepte der Klientenzentrierten Psychotherapie,* 95-108. Heidelberg: Asanger.

Fröhlich, S.M. & Kuhl, J. (2003). Das Selbststeuerungsinventar: Dekomponierung volitionaler Funktionen. In J. Stiensmeier-Pelster & F. Rheinberg (Hrsg.), *Diagnostik von Motivation und Selbstkonzept,* 221-258. Göttingen: Hogrefe.

Frühauf, S., Figlioli, P., Böck, J. & Caspar, F. (2015a). Patients' Self-presentational Tactics as Predictors of the Early Therapeutic Alliance. *American Journal of Psychotherapy, 69*(4), 379-397. https://doi.org/10.1176/appi.psychotherapy.2015.69.4.379

Frühauf, S., Figlioli, P., Öhler, D. & Caspar, F. (2015b). What to expect in the intake interview? Impression management tactics of psychotherapy patients. *Journal of Social and Clinical Psychology, 34*(1), 28-49. https://doi.org/10.1521/jscp.2015.34.1.28

Frühauf, S., Figlioli, P. & Caspar, F. (2017). You won't get me. Therapist Responses to Patient Impression Management Tactics. *The Journal of Nervous and Mental Disease, 205*(3), 217-226.

Funke, J. (2000). Psychologie der Kreativität. In R.M. Holm-Hadulla (Hrsg.), *Kreativität,* 283–300. Heidelberg: Springer. https://doi.org/10.1007/978-3-642-87237-2_14

Funke, J. (2003). *Problemlösendes Denken.* Stuttgart: Kohlhammer.

Funke, J. (2006a). Lösen komplexer Probleme. In J. Funke & P.A. Frensch (Hrsg.), *Handbuch der Allgemeinen Psychologie – Kognition,* 439–445. Göttingen: Hogrefe.

Funke, J. (2006b). Komplexes Problemlösen. In J. Funke (Hrsg.), *Denken und Problemlösen.* Göttingen: Hogrefe.

Gabbard, C.E., Howard, G.S. & Dunfee, E.J. (1986). Reliability, sensitivity to measuring change, and construct validity of a measure of counselor adaptability. *Journal of Counseling Psychology, 33,* 377–386. https://doi.org/10.1037/0022-0167.33.4.377

Gabriel, M. (2016). *Die Erkenntnis der Welt – Eine Einführung in die Erkenntnistheorie.* Freiburg/ München: Verlag Karl Alber.

Gaeth, G.J. & Shanteau, J. (1984). Reducing the influence of irrelevant information on experienced decision makers. *Organizational Behavior and Human Performance, 33,* 263–282. https://doi.org/10.1016/0030-5073(84)90024-2

Gaffan, E. A., Tsaousis, I. & Kemp-Wheeler, S. M. (1995). Researcher allegiance and meta-analysis: The case of cognitive therapy for depression. *Journal of Consulting and Clinical Psychology, 63,* 966–980.

Galassi, J.P. & Galassi, M.D. (1973). Alienation of college students: A comparison of counseling seekers and non-seekers. *Journal of Counseling Psychology, 20,* 44–49. https://doi.org/10.1037/h0034030

Garfield, S.L. (1971). Research on Client Variables in Psychotherapy. In A.E. Bergin & S.L. Garfield (Eds.), *Handbook of Psychotherapy and Behavior Change: An empirical analysis,* 271–298. New York, NY: John Wiley & Sons.

Garfield, S.L. (1978). Research on Client Variables in Psychotherapy. In S.L. Garfield & A.E. Bergin (Eds.), *Handbook of psychotherapy and behavior change: An empirical analysis,* 191–232. New York, NY: Wiley.

Garfield, S.L. (1986). Research on client variables in psychotherapy. In S.L. Garfield & A.E. Bergin (Eds.), *Handbook of psychotherapy and behavior change* (3rd ed.). 215–256. New York, NY: Wiley.

Garfield, S.L. (1994). Research on client variables in psychotherapy. In A.E. Bergin & S.L. Garfield (Eds.), *Handbook of psychotherapy and behavior change* (4th ed.)., 190–228. New York, NY: Wiley.

Garfield, S.L. & Bergin, A.E. (1971). Therapeutic conditions and outcome. *Journal of Abnormal Psychology, 77,* 108–114. https://doi.org/10.1037/h0030732

Garfield, S.L. & Bergin, A.E. (1978). *Handbook of psychotherapy and behavior change* (2nd ed.). New York, NY: Wiley.

Garfield, S.L. & Bergin, A.E. (1986). *Handbook of psychotherapy and behavior change* (3rd ed.). New York, NY: Wiley.

Gäßler, B. & Sachse, R. (1992a). Psychotherapeuten als Experten: Unter welchen Voraussetzungen können Psychotherapeuten die komplexe sprachliche Information ihrer Klienten verarbeiten? In R. Sachse, G. Lietaer & W.B. Stiles (Hrsg.), *Neue Handlungskonzepte der Klientenzentrierten Psychotherapie,* 133–142. Heidelberg: Asanger.

Gäßler, B. & Sachse, R. (1992b). Psychotherapeuten als Experten. In L. Montada (Hrsg.), *Bericht über den 38. Kongress der Deutschen Gesellschaft für Psychologie in Trier, 1,* 663–664. Göttingen: Hogrefe.

Gaston, L. (1990). The concept of the alliance and its role in psychotherapy: Theoretical and empirical considerations. *Psychotherapy, 27,* 143–153. https://doi.org/10.1037/0033-3204.27.2.143

Gaston, L., Marmar, C.R., Gallagher, D. & Thompson, L.W. (1991). Alliance prediction of outcome beyond in-treatment symptomatic change as psychotherapy processes. *Psychotherapy Research, 1,* 104–113. https://doi.org/10.1080/10503309112331335531

Gaston, L., Piper, W.E., Debbane, E.G., Bienvenu, J. & Garant, J. (1994). Alliance and technique for predicting outcome in short- and long-term analytic psychotherapy. *Psychotherapy Research, 4*(2), 121–135. https://doi.org/10.1080/10503309412331333952

Gauthier, J. & Marshall, W. (1977). The determination of optimal exposure to phobic stimuli in flooding therapy. *Behaviour Research and Therapy, 15,* 403–410. https://doi.org/10.1016/0005-7967(77)90044-4

Gelso, C.J. & Johnson, D.H. (1983). *Explorations in time-limited counseling and psychotherapy.* New York, NY: Teachers College Press.

Genz, H. (2002). *Wie die Naturgesetze Wirklichkeit schaffen.* München.

Georghiades, P. (2004). From the general tot he situated: Three decades of metacognition. *International Journal of Science Education, 26,* 365–383. https://doi.org/10.1080/0950069032000119401

Giere, W. (1999). *ICD-10-Diagnosenthesaurus.* Köln: Deutscher Ärzte-Verlag.

Giesen-Bloo, J., Van Dyck, R., Spinhoven, P., van Tilburg, W., Dirksen, C., van Asselt, T. et al. (2006). Outpatient psychotherapy for borderline personality disorder: Randomized trial of schema-focused therapy vs. transference-focused psychotherapy. *Archives of General Psychiatry, 63,* 649–658.

Gigerenzer, G. (1996). On narrow norms and vague heuristics: A reply to Kahneman and Tversky (1996). *Psychological Review, 103,* 592–596. https://doi.org/10.1037/0033-295X.103.3.592

Gigerenzer, G. (2004). Fast and frugal heuristics: The tool of bounded rationality. In D.J. Koehler & N. Harvey (Eds.), *Handbook of judgment and decision making,* 62–88. Oxford: Blackwell. https://doi.org/10.1002/9780470752937.ch4

Gigerenzer, G. (2013). *Risiko – Wie man die richtigen Entscheidungen trifft.* München: C. Bertelsmann.

Gitlin, M.J., Swendsen, J., Heller, T.L. & Hammen, C. (1995). Relapse and impairment in bipolar disorder. *American Journal of Psychiatry, 152,* 1635–1640. https://doi.org/10.1176/ajp.152.11.1635

Glasgow, R.E. & Emmons, K.M. (2007). How can we increase translation of research into practice? Types of evidence needed. *Annual Review of Public Health, 28,* 413–433. https://doi.org/10.1146/annurev.publhealth.28.021406.144145

Gleaves, D.H. & Eberenz, K.P. (1993). Eating disorders and additional psychopathology in women: The role of prior sexual abuse. *Journal of Child Sexual Abuse, 2,* 71–80. https://doi.org/10.1300/J070v02n03_05

Gleick, J. (1990). *Chaos – die Ordnung des Universums.* München: Droemersche Verlagsanstalt Knaur.

Gniech, G. & Grabitz, H.J. (1984). Freiheitseinengung und psychologische Reaktanz. In D. Frey & M. Irle (Hrsg.), *Theorien der Sozialpsychologie,* Band 1: Kognitive Theorien, 48–73. Bern: Huber.

Gobet, F. & Charness, N. (2006). Expertise in Chess. In K.A. Ericsson, N. Charness, P.J. Feltovich & R.R. Hoffman (Eds.), *The Cambridge Handbook of Expertise and Expert Performance,* 523–538. Cambridge: University Press. https://doi.org/10.1017/CBO9780511816796.030

Gobet, F. & Simon, H.A. (1996). Recall of rapidly presented random chess positions is a function of skill. *Psychonomic Bulletin and Reviews, 3,* 159–163. https://doi.org/10.3758/BF03212414

Gödel, K. (1931). Über formal unentscheidbare Sätze der Principia Mathematica und verwandter Systeme, I. *Monatshefte für Mathematik und Physik, 38,* 173–198. https://doi.org/10.1007/BF01700692

Goldfried, M.R. & Eubanks-Carter, C. (2004). On the need for a new psychotherapy research paradigm: Comment on Westen, Novotny, and Thompson-Brenner (2004). *Psychological Bulletin, 130*(4), 669–673.

Golding, S.G. & Rorer, L. (1972). Illusory correlation and subjective judgment. *Journal of Abnormal Psychology, 80,* 249–260. https://doi.org/10.1037/h0033711

Goldman, R. & Greenberg, L.S. (2001). *Change in thematic depth of experience and outcome in experimental psychotherapy.* Unpublished manuscript.

Goldstein, A. & Stein, N. (1976). *Prescriptive Psychotherapies.* New York, NY: Pergamon.

Gomes-Schwartz, B. (1978). Effective ingredients in psychotherapy: Prediction of outcome from process variables. *Journal of Consulting and Clinical Psychology, 36,* 1023–1035. https://doi.org/10.1037/0022-006X.46.5.1023

Good, I.J. (1967). The White Shoe is a Red Herring. *British Journal for the Philosophy of Science, 17*(4), 322. https://doi.org/10.1093/bjps/17.4.322

Görnitz, T. (2006). *Quanten sind anders. Die verborgene Einheit der Welt.* Heidelberg: Spektrum.

Gottman, J.M. (1978). Experimental Designs in Psychotherapy Research. In S.L. Garfield & A.E. Bergin (Eds.), *Handbook of Psychotherapy and Behavior Change: An Empirical Analysis,* 23–62. New York, NY: John Wiley & Sons.

Gouzoulis-Mayfrank, E., Schweiger, U. & Sipos, V. (2008). Komorbide Störungen. In S.C. Herpertz, F. Caspar & C. Mundt (Hrsg), *Störungsorientierte Psychotherapie,* 657–677. München: Urban & Fischer. https://doi.org/10.1016/B978-343723730-0.50034-3

Graubner, B. (2004). *ICD-10-GM 2005, Alphabetisches Verzeichnis.* Köln: Deutscher Ärzte-Verlag.

Graubner, B. (2005). *ICD-10-GM 2005, Systematisches Verzeichnis.* Köln: Deutscher Ärzte-Verlag.

Grawe, K. (1982). *Implikationen und Anwendungsmöglichkeiten der Vertikalen Verhaltensanalyse für die Sichtweise und Behandlung psychischer Störungen.* Bern: Universität Bern. Forschungsberichte aus dem Psychologischen Institut, 1/86.

Grawe, K. (1985). Kulturelle und gesellschaftliche Funktionen einer Anwendungswissenschaft Psychotherapie. *Zeitschrift für personenzentrierte Psychologie und Psychotherapie, 4, 355–377.*

Grawe, K. (1986). *Schema-Theorie und heuristische Psychotherapie.* Forschungsbericht aus dem Psychologischen Institut. Bern: Universität Bern.

Grawe, K. (1987a). Psychotherapie als Entwicklungsstimulation von Schemata. Ein Prozeß mit nicht voraussehbarem Ausgang. In F.M. Caspar (Hrsg.), *Problemanalyse in der Psychotherapie. Bestandsaufnahme und Perspektiven,* 72–87. Tübingen: DGVT.

Grawe, K. (1987b). Die Effekte der Psychotherapie. In M. Amelang (Hrsg.), *Bericht über den 35. Kongreß der Deutschen Gesellschaft für Psychologie in Heidelberg 1986,* Bd. 2, 515–534. Göttingen: Hogrefe.

Grawe, K. (1988a). Heuristische Psychotherapie. Ein schematheoretisch fundierte Konzeption des Psychotherapieprozesses. Integrative Therapie. *Zeitschrift für Verfahren Humanistischer Psychologie und Pädagogik, Sonderdruck, 4,* 309–324.

Grawe, K. (1988b). Psychotherapeutische Verfahren im wissenschaftlichen Vergleich. *Praxis der Psychotherapie und Psychosomatik, 33,* 153–167.

Grawe, K. (1992a). Psychotherapieforschung zu Beginn der neunziger Jahre. *Psychologische Rundschau, 3,* 132–162.

Grawe, K. (1992b). Komplementäre Beziehungsgestaltung als Mittel zur Herstellung einer guten Therapiebeziehung. In J. Margraf & J. Brengelmann (Hrsg.), *Die Therapeut-Patient-Beziehung in der Verhaltenstherapie,* 215–244. München: Gerhard Röttger.

Grawe, K. (1995). Grundriss einer Allgemeinen Psychotherapie. *Psychotherapeut, 40,* 130–145.

Grawe, K. (1996). Klärung und Bewältigung. Zum Verhältnis der beiden wichtigsten therapeutischen Veränderungsprinzipien. In H. Reinecker & D. Schmelzer (Hrsg.), *Verhaltenstherapie, Selbstregulation, Selbstmanagement,* 49–74. Göttingen: Hogrefe.

Grawe, K. (1997). „Moderne Verhaltenstherapie" oder allgemeine Psychotherapie? *Verhaltenstherapie und Verhaltensmedizin, 18*, 137–159.

Grawe, K. (1998). *Psychologische Therapie*. Göttingen: Hogrefe.

Grawe, K. (1999a). Gründe und Vorschläge für eine Allgemeine Psychotherapie. *Psychotherapeut, 44*, 350–359. https://doi.org/10.1007/s002780050190

Grawe, K. (1999b). Allgemeine Psychotherapie: Leitbild für eine empiriegeleitete psychologische Therapie. In R. Wagner & P. Becker (Hrsg.), *Allgemeine Psychotherapie – Integrative Ansätze*, 117–167. Göttingen: Hogrefe.

Grawe, K. (2005). Allgemeine Psychotherapie. In W. Senf & M. Broda (Hrsg.), *Praxis der Psychotherapie*, 120–131. Stuttgart: Thieme.

Grawe, K., Bernauer, F. & Donati, R. (1990). Psychotherapien im Vergleich. Haben wirklich alle einen Preis verdient? *Zeitschrift für Psychologie, Psychosomatik und medizinische Psychologie, 40*, 102–114.

Grawe, K. & Caspar, F.M. (1984). Die Plananalyse als Konzept und Instrument für die Psychotherapieforschung. In U. Baumann (Hrsg.), *Psychotherapieforschung. Makro- und Mikroperspektive*, 177–197. Göttingen: Hogrefe.

Grawe, K., Caspar, F.M. & Ambühl, H. (1990a). Die Berner Therapievergleichsstudie: Wirkungsvergleich und differentielle Indikation. *Zeitschrift für Klinische Psychologie, 19*(4), 338–361.

Grawe, K., Caspar, F.M. & Ambühl, H. (1990b). Die Berner Therapievergleichsstudie. *Zeitschrift für Klinische Psychologie, 19*, 294–361.

Grawe, K., Caspar, F.M. & Ambühl, H. (1990c). Differentielle Psychotherapieforschung: Vier Therapieformen im Vergleich: Prozessvergleich. *Zeitschrift für Klinische Psychologie, 19*(4), 316–337.

Grawe, K., Donati, R. & Bernauer, F. (1994). *Psychotherapie im Wandel. Von der Konfession zur Profession*. Göttingen: Hogrefe.

Grawe, K., Grawe-Gerber, M., Heininger, B., Ambühl, H. & Caspar, F. (1996). Schematheoretische Fallkonzeption und Therapieplanung – eine Anleitung für Therapeuten. In F. Caspar (Hrsg.), *Psychotherapeutische Problemanalyse*, 189–224. Tübingen: DGVT.

Grawe, K., Heiniger, B., Grawe-Gerber, M., Ambühl, H. & Caspar, F. (1996). Schema-Analyse. Eine Anleitung für Therapeuten. In F. Caspar (Hrsg.), *Psychotherapeutische Problemanalyse*, 189–224. Tübingen: DGVT.

Grawe, K., Regli, D., Smith, E. & Dick, A. (1999). Wirkfaktorenanalyse – ein Spektroskop für die Psychotherapie. *Verhaltenstherapie & psychosoziale Praxis, 2*, 201–225.

Greenberg, L.S. (1986). Change process research. *Journal of Consulting and Clinical Psychology, 54*, 49. https://doi.org/10.1037/0022-006X.54.1.4

Greenberg, L.S. (1991). Research in the process of change. *Psychotherapy Research, 1*(1), 14–24. https://doi.org/10.1080/10503309112331334011

Greenberg, L.S. (1992). Task analysis. Identifying components of intrapersonal conflict resolution. In S.G. Toukmanian & D.L. Rennie (Eds.), *Psychotherapy process research. Paradigmatic and narrative approaches*, 22–50. Newbury Park, CA: Sage.

Greenberg, R.P. & Bolger, E. (2001). An emotion focused approach to the overregulation of emotion and emotional pain. *In-Session, 57*, 197–212. https://doi.org/10.1002/1097-4679(200102)57:2<197::AID-JCLP6>3.0.CO;2-O

Greenberg, L.S. & Clarke, D. (1979). The differential effects of the two-chair experiment and empathic reflections at a conflict marker. *Journal of Counseling Psychology, 28*, 288–294. https://doi.org/10.1037/0022-0167.28.4.288

Greenberg, L.S. & Elliott, R. (1997). Varieties of Empathic Responding. In A.C. Bohart & L.S. Greenberg (Eds.), *Empathy Reconsidered – New Directions in Psychotherapy*, 167–186. Washington, DC: American Psychological Association.

Greenberg, L.S., Elliott, R. & Lietaer, G. (1994). Research on experiential psychotherapies. In A.E. Bergin & S.L. Garfield (Eds.), *Handbook of psychotherapy and behavior change* (4th ed.). 509–539. New York, NY: Wiley.

Greenberg, L.S. & Foerster, F. (1996). Resolving unfinished business: The process of change. *Journal of Consulting and Clinical Psychology, 64,* 439–446. https://doi.org/10.1037/0022-006X.64.3.439

Greenberg, R.P., Ford, C., Alden, L. & Johnson, S. (1993). In-session change processes in emotionally focused therapy for couples. *Journal of Consulting and Clinical Psychology, 61,* 68–84.

Greenberg, L.S. & Goldman, R. (1988). Training in experimential psychotherapy. *Journal of Consulting and Clinical Psychology, 56,* 696–702. https://doi.org/10.1037/0022-006X.56.5.696

Greenberg, L.S. & Korman, L. (1993). Assimilating emotion into psychotherapy integration. *Journal of Psychotherapy Integration, 3,* 249–265. https://doi.org/10.1037/h0101172

Greenberg, L.S., Korman, L. & Paivio, S.C. (2001). Emotion in humanistic therapy. In D.J. Cain & J. Seeman (Eds.), *Humanistic psychotherapies: Handbook of research and practice,* 499–530. Washington, DC: American Psychological Association.

Greenberg, L.S. & Malcolm, W. (2002). Resolving unfinished business: Relating process to outcome. *Journal of Consulting and Clinical Psychology, 70,* 406–416. https://doi.org/10.1037/0022-006X.70.2.406

Greenberg, L.S. & Paivio, S.C. (1997). *Working with Emotions in Psychotherapy.* New York: Guilford Press.

Greenberg, L.S. & Pascual-Leone, J. (1995). A dialectical constructivist approach to experiential change. In R.A. Neimeyer & M.J. Mahoney (Eds.), *Constructivism in psychotherapy,* 169–191. Washington, DC: American Psychological Association.

Greenberg, L.S. & Pascual-Leone, J. (1997). Emotion in the creation of personal meaning. In M. Power & C. Brewin (Eds.), *The transformation of meaning in psychological therapies,* 157–174. Chichester, UK: Wiley.

Greenberg, L.S. & Pascual-Leone, J. (2001). A dialectical constructivist view of the creation of personal meaning. *Journal of Constructivist Psychology, 14*(3), 165–186. https://doi.org/10.1080/10720530151143539

Greenberg, L.S. & Pinsof, W.M. (1986). Process Research: Current Trends and Future Per-spektives. In L.S. Greenberg & W.M. Pinsof (Eds.), *The Psychotherapeutic Process: A Research Handbook,* 3–20. New York, NY: Guilford Press.

Greenberg, L.S. & Rice, L.N. (1991). *Change processes in experiential psychotherapy.* (NIMH Grant No. 1RO1MH 45040). York University.

Greenberg, L.S., Rice, L.N. & Elliott, R. (1993). *Facilitating emotional change: The moment-by-moment process.* New York, NY: Guilford.

Greenberg, L.S. & Safran, J.D. (1984a). Integrating affect and cognition: A perspective on the process of therapeutic change. *Cognitive Therapy and Research, 8,* 559–578. https://doi.org/10.1007/BF01173254

Greenberg, L.S. & Safran, J.D. (1984b). Hot cognition – Emotion coming in from the cold: A reply to Rachman and Mahoney. *Cognitive Therapy and Research, 8,* 591–598. https://doi.org/10.1007/BF01173257

Greenberg, L.S. & Safran, J.D. (1987). *Emotion in Psychotherapy: Affect, cognition and the process of change.* New York, NY: Guilford Press.

Greenberg, L.S. & Safran, J.D. (1989). Emotion in psychotherapy. *American Psychologist, 44,* 1929. https://doi.org/10.1037/0003-066X.44.1.19

Greenberg, L.S., Watson, J. & Goldman, R. (1998). Process-experiential therapy of depression. In L.S. Greenberg, J.C. Watson & G. Lietaer (Eds), *Handbook of experiential psychotherapy,* 227–248. New York: Guilford.

Greenberg, M.D., Craighead, W.E., Evans, D.D. & Craighead, L.W. (1995). An investigation of the effects of comorbid Axis II pathology on outcome of inpatient treatment for unipolar depression. *Journal of Psychopathology and Behavioral Assessment, 17,* 305–321. https://doi.org/10.1007/BF02229053

Greene, B. (2000). *Das elegante Universum.* Berlin: Siedler.

Grilo, C.M., Levy, K.N., Becker, D.F., Edell, W.S. & McGlashan, T.H. (1996). Comorbidity of DSM-III-R axis I and II disorders among female inpatients with eating disorders. *Psychiatric Services, 47,* 426–429. https://doi.org/10.1176/ps.47.4.426

Grosse Holtforth, M. & Schneider, W. (2008). Motivation und Motivationskonflikte. In S.C. Herpertz, F. Caspar & C. Mundt (Hrsg.), Störungsorientierte Psychotherapie, 189–206. München: Urban & Fischer. https://doi.org/10.1016/B978-343723730-0.50013-6

Gruber, H. (1994). *Expertise – Modelle und empirische Untersuchungen.* Opladen: Westdeutscher Verlag.

Grundmann, T. (2017). *Analytische Einführung in die Erkenntnistheorie.* Berlin: De Gruyter. https://doi.org/10.1515/9783110530278

Gurman, A.S. (1977). The patient's perception of the therapeutic relationship. In A.S. Gurman & A.M. Razin (Eds.), *Effective psychotherapy: A handbook of research,* 503–543.

Gyani, A., Shafran, R., Myles, P. & Rose, S. (2014). The gap between science and practice: How Therapists make their clinical decisions. *Behavior Therapy, 45,* 199–211. https://doi.org/10.1016/j.beth.2013.10.004

Haaga, D.A.F., Hall, S.M. & Haas, A. (2006). Participant factors in treating substance abuse disorders. In L.G. Castonguay & L.E. Beutler (Eds.), *Principles of therapeutic change that work,* 275–292. New York, NY: Oxford University Press.

Haas, E., Hill, R.D., Lambert, M.J. & Morrell, B. (2002). Do early responders to psychotherapy maintain treatment gains? *Journal of Clinical Psychology, 58,* 1157–1172. https://doi.org/10.1002/jclp.10044

Habermeyer, V., Rudolf, G. & Herpertz, S.C. (2008). Psychotherapie bei Borderline-Persönlichkeitsstörungen. In S.C. Herpertz, F. Caspar & C. Mundt (Hrsg.), *Störungsorientierte Psychotherapie,* 464–489. München: Urban & Fischer.

Hacker, D. (1998). Definitions and empirical foundations. In D.J. Hacker, J. Dunlosky & A.C. Graesser (Eds.), *Metacognition in educational theory and practice,* 1–23. Mahwah, NJ: Erlbaum.

Haken, H. (1981). *Synergetik: Die Lehre vom Zusammenwirken.* Berlin: Ullstein.

Haken, H. (1995). *Synergetik: Die Lehre vom Zusammenwirken.* Hamburg: Rowohlt.

Haken, H. & Schiepek, G. (2010). *Synergetik in der Psychologie.* Göttingen: Hogrefe.

Hammerl, M. & Grabitz, H.-J. (2006). Lernen: Definitionen, methodische Ansätze, Theorien des Lernens. In J. Funke & P.A. Frensch (Hrsg.), *Handbuch der Allgemeinen Psychologie – Kognition,* 203–212. Göttingen: Hogrefe.

Hansen, J.C., Moore, G.D. & Carkhuff, R.R. (1968). The differential relationships of objective and client perceptions of counselling. *Journal of Clinical Psychology, 24,* 244–246. https://doi.org/10.1002/1097-4679(196804)24:2<244::AID-JCLP2270240238>3.0.CO;2-5

Hansen, N.B. & Lambert, M. (2003). An evaluation of the dose-response relationship in naturalistic treatment settings using survival analysis. *Mental Health Services Research, 5,* 1–11. https://doi.org/10.1023/A:1021751307358

Hansen, N.B., Lambert, M.J. & Forman, E.M. (2002). The psychotherapy dose-response effect and its implications for treatment delivery services. *Clinical Psychology: Science and Practice, 9,* 329–343. https://doi.org/10.1093/clipsy.9.3.329

Hardy, G.E., Barkham, M., Shapiro, D.A., Stiles, W.B., Rees, A. & Reynolds, S. (1995). Impact of Cluster C personality disorders on outcomes of contrasting brief psychotherapies for depression. *Journal of Consulting and Clinical Psychology, 63,* 997–1003. https://doi.org/10.1037/0022-006X.63.6.997

Hattie, J.A., Sharpley, C.F. & Rogers, H.F. (1984). Comparative effectiveness of professional and paraprofessional helpers. *Psychological Bulletin, 95,* 534–541. https://doi.org/10.1037/0033-2909.95.3.534

Hautzinger, M. (2003). *Kognitive Verhaltenstherapie bei Depressionen* (6. Aufl.). Weinheim: Psychologie.

Hautzinger, M. & DeJong-Meyer, R. (1996). Wirksamkeit psychologischer Behandlungen bei Depressionen. *Zeitschrift für Klinische Psychologie, 25*(2), 79–160.

Hawley, L.L., Ho, M.R., Zuroff, D.C. & Blatt, S.J. (2006). The relationship of perfectionism, depression, and therapeutic alliance during treatment for depression: Latent difference score analysis. *Journal of Consulting and Clinical Psychology, 74,* 930–942. https://doi.org/10.1037/0022-006X.74.5.930

Hedlund, S. & Rude, S.S. (1995). Evidence of latent depressive schemas in formerly depressed individuals. *Journal of Abnormal Psychology, 104,* 517–525. https://doi.org/10.1037/0021-843X.104.3.517

Heisenberg, W. (1959). *Physik und Philosophie.* Stuttgart.

Hempel, C.G. (1965a). The Theoretician's Dilemma. In C.G. Hempel (Ed.), *Aspects of Scientific Explanation,* 173–226. New York, NY: The Free Press.

Hempel, C.G. (1965b). The Function of General Laws in History. In C.G. Hempel (Ed.), *Aspects of Scientific Explanation,* 231–243. New York, NY: The Free Press.

Hempel, C.G. (1965c). Aspects of Scientific Explanation. In C.G. Hempel (Ed.), *Aspects of Scientific Explanation,* 331–496. New York, NY: The Free Press.

Hempel, C.G. (1967). The White Shoe – No Red Herring. *British Journal fort he Philosophy of Science, 18*(3), 239–240. https://doi.org/10.1093/bjps/18.3.239

Hempel, C.G. (1974). *Philosophie der Naturwissenschaften.* München: Deutscher Taschenbuch Verlag.

Hendricks, M.N. (2002). Focusing-Oriented/Experiential Psychotherapy. In D. Cain & J. Seeman (Eds.), *Humanistic psychotherapies: Handbook of research and practice,* 221–252. Washington, DC: APA. https://doi.org/10.1037/10439-007

Henningsen, P. & Martin, A. (2008). Somatoforme Störungen. In S.C. Herpertz, F. Caspar & C. Mundt (Hrsg.), *Störungsorientierte Psychotherapie,* 541–559. München: Urban & Fischer. https://doi.org/10.1016/B978-343723730-0.50027-6

Henry, W.P., Schacht, T.E. & Strupp, H.H. (1990). Patient and therapist introject, interpersonal process, and differential psychotherapy outcome. *Journal of Consulting and Clinical Psychology, 58,* 768–774. https://doi.org/10.1037/0022-006X.58.6.768

Herpertz, S. (2006). Essstörungen. In C. Reimer & U. Rüger (Hrsg.), *Psychodynamische Psychotherapie. Lehrbuch der tiefenpsychologisch fundierten Psychotherapieverfahren* (3. Aufl.). 319–329. Heidelberg, Berlin: Springer.

Herpertz, S.C. & Caspar, F. (2008). Therapeutische Beziehung, Patientenmerkmale und Behandlungsprognose. In S.C. Herpertz, F. Caspar & C. Mundt (Hrsg.), *Störungsorientierte Psychotherapie,* 77–89. München: Urban & Fischer. https://doi.org/10.1016/B978-343723730-0.50007-0

Herpertz, S.C. & Caspar, F. (2017). Therapeutische Beziehung, Patientenmerkmale und Behandlungsprognose. In S.C. Herpertz, F. Caspar & C. Mandl. (Hrsg.), *Psychotherapie,* 65–75. München: Elsevier. https://doi.org/10.1016/B978-3-437-23731-7.00004-1

Herpertz, S.C., Caspar, F. & Lieb, K. (2017). *Psychotherapie – Funktions- und störungsorientiertes Vorgehen.* München: Elsevier.

Herpertz, S.C., Caspar, F. & Mundt, C. (2008). *Störungsorientierte Psychotherapie*. München: Urban & Fischer.

Herpertz, S.C., Dietrich, T.M., Wenning, B., Erberich, S.G., Krings, T., Thron, A. & Sass, H. (2001). Evidence of abnormal amygdala functioning in borderline personality disorder: A functional MRI study. *Biological Psychiatry, 50,* 292–298. https://doi.org/10.1016/S0006-3223(01)01075-7

Herrmann, T. (1965). *Psychologie der kognitiven Ordnung*. Berlin: de Gruyter. https://doi.org/10.1515/9783110832624

Herrmann, T. (1969). *Lehrbuch der empirischen Persönlichkeitsforschung*. Göttingen: Hogrefe.

Herrmann, T. (1982). *Sprechen und Situation*. Berlin: Springer. https://doi.org/10.1007/978-3-662-13022-3

Herrmann, T. (1984). „Sprachverstehen" und das Verstehen von Sprechern. In J. Engelkamp (Hrsg.), *Psychologische Aspekte des Verstehens,* 15–30. Berlin: Springer. https://doi.org/10.1007/978-3-642-69992-4_2

Herrmann, T. (1985). *Allgemeine Sprachpsychologie. Grundlagen und Probleme*. München: Urban & Schwarzenberg.

Herrmann, T. (1992). Sprechen und Sprachverstehen. In H. Spada (Hrsg.), *Lehrbuch Allgemeine Psychologie* (2. Aufl.). 281–322. Bern: Huber.

Herrmann, T. (2003). Planung und Regulation der Sprachproduktion. In T. Herrmann & J. Grabowski (Hrsg.), *Sprachproduktion,* 308–331. Göttingen: Hogrefe.

Herrmann, T. (2005). *Sprache verwenden. Funktionen - Evolution - Prozesse*. Stuttgart: Kohlhammer.

Herrmann, T. & Grabowski, J. (1994). *Sprechen - Psychologie der Sprachproduktion*. Berlin: Spektrum Akademischer Verlag.

Herrmann, T. & Laucht, M. (1977). Pars pro toto. Überlegungen zur situationsspezifischen Variation des Sprechens. *Psychologische Rundschau, 28,* 247–265.

Hertwig, R. (2006). Strategien und Heuristiken. In : J. Funke & P.A. Frensch (Hrsg.), *Handbuch der Allgemeinen Psychologie - Kognition,* 461–469. Göttingen: Hogrefe.

Herzog, D.B., Keller, M.B., Lavori, P.W., Kenny, G.M. & Sacks, N.R. (1992). The prevalence of personality disorders in 210 women with eating disorders. *Journal of Clinical Psychiatry, 53,* 147–152.

Higgins, C.A., Judge, T.A. & Ferris, G.R. (2003). Influence tactics and work outcomes: A meta-analysis. *Journal of Organizational Behavior, 24,* 89–106. https://doi.org/10.1002/job.181

Hill, C.E. (1989). *Therapist techniques and client outcomes: Eight cases of brief psychotherapy*. Newbury Park, CA: Sage Publications.

Hill, C.E. & Lambert, M.J. (2004). Methodological issues in studying psychotherapy process and outcomes. In M.J. Lambert (Ed.), *Handbook of psychotherapy and behavior change,* 84–135. New York, NY: Wiley.

Hiller, W., Rief, W., Elefant, S., Margraf, J., Kroymann, R., Leibbrandt, R. & Fichter, M.M. (1997). Dysfunktionale Kognitionen bei Patienten mit Somatisierungssyndrom. *Zeitschrift für Klinische Psychologie, 26,* 226–234.

Hinsley, D., Hayes, J. & Simon, H.A. (1978). From words to equations: Meaning and representation in algebra word problems. In M. Just & O. Carpenter (Eds.), *Cognitive processes in comprehension*. Hillsdale, NJ: Erlbaum.

Hoberman, H.M., Lewinsohn, P.M. & Tilson, M. (1988). Group treatment of depression: Individual predictors of outcome. *Journal of Consulting and Clinical Psychology, 56,* 393–398. https://doi.org/10.1037/0022-006X.56.3.393

Hodges, N.J., Starkes, J.L. & MacMahon, C. (2006). Expert Performance in Sport: A Cognitive Perspective. In K.A. Ericsson, N. Charness, P.J. Feltovich & R.R. Hoffman (Eds.), *The Cam-*

bridge Handbook of Expertise and Expert Performance, 471–488. Cambridge: University Press. https://doi.org/10.1017/CBO9780511816796.027

Hoffman, R.R. & Lintern, G. (2006). Elicting and Representing the Knowledge of Experts. In K.A. Ericsson, N. Charness, P.J. Feltovich & R.R. Hoffman (Eds.), *The Cambridge Handbook of Expertise and Expert Performance,* 203–222. Cambridge: University Press. https://doi.org/10.1017/CBO9780511816796.012

Hoffmann, J. (1990a). Über die Integration von Wissen in die Verhaltenssteuerung. *Schweizerische Zeitschrift für Psychologie, 49,* 250–265.

Hoffmann, J. (1990b). *Verhaltensvorbereitende Reizerwartungen.* München: Max-Planck-Institut für psychologische Forschung (Paper 2/1990).

Holtzworth-Munroe, A., Jacobson, N.S., DeKlyen, M. & Whisman, M.A. (1989). Relationship between behavioral marital therapy outcome and process variables. *Journal of Consulting and Clinical Psychology, 57,* 658–662. https://doi.org/10.1037/0022-006X.57.5.658

Holzer, M., Pokorny, D., Kachele, H. & Luborsky, L. (1997). The verbalization of emotions in the therapeutic dialogue – A correlate of therapeutic outcome? *Psychotherapy Research, 7*(3), 261–273. https://doi.org/10.1080/10503309712331332013

Holzkamp, K. (1967). *Wissenschaft als Handlung.* Berlin: Walter de Gruyter & Co.

Horn, R.A., McGowan, M.R., Mitchell, D.R., Mellott, R.N., Lilly, K. & Martinez, L. (2007). A Pilot Study Examining the Longer Term Stability of the Scientist-Practitioner Model of Training. *American Behavioral Scientist, 50*(6), 830–841. https://doi.org/10.1177/0002764206297580

Horn, R.A., Troyer, J.A., Hall, E.J., Mellott, R.N., Coté, L.S. & Marquis, J.D. (2007). The scientist-practitioner model. *American Behavioral Scientist, 50*(6), 808–819. https://doi.org/10.1177/0002764206296459

Hörmann, H. (1973). Semantische Anomalie, Metapher und Witz, oder Schlafen farblose grüne Ideen wirklich wütend? *Folia Linguistica, 5,* 310–328. https://doi.org/10.1515/flin.1971.5.3-4.310

Hörmann, H. (1976a). *Meinen und Verstehen: Grundzüge einer psychologischen Semantik.* Frankfurt: Suhrkamp.

Hörmann, H. (1976b). The concept of sense constancy. *Lingua, 39,* 269–280. https://doi.org/10.1016/0024-3841(76)90047-4

Hörmann, H. (1977). *Psychologie der Sprache.* Berlin-Heidelberg-New York: Springer. https://doi.org/10.1007/978-3-662-02286-3

Hörmann, H. (1980). Der Vorgang des Verstehens. In W. Kühlwein & A. Raasch (Hrsg.), *Sprache und Verstehen,* 17–29. Kongreßberichte der 10. Jahrestagung der Gesellschaft für Angewandte Linguistik GAL e.V., Mainz, 1979. Tübingen: Narr.

Hörmann, H. (1983a). *Was tun die Wörter miteinander im Satz? oder: Wieviele sind einige, mehrere und ein paar?* Göttingen: Hogrefe.

Hörmann, H. (1983b). Über einige Aspekte des Begriffs „Verstehen". In L. Montada & K. Reusser (Hrsg.), *Kognition und Handeln.* Stuttgart: Klett-Cotta.

Hörmann, H. (1991). *Einführung in die Psycholinguistik.* Darmstadt: Wissenschaftliche Buchgesellschaft.

Hörmann, H. & Terbuyken, G. (1974). Situational factors in Meaning. *Psychologische Forschung, 36,* 297–310.

Hörnig, R., Rauh, R. & Strube, G. (1993). EVENTS-II: Modeling event recognition. In G. Strube & K.F. Wender (Eds.), *The cognitive psychology of knowledge,* 113–138. Amsterdam, NL: North Holland. https://doi.org/10.1016/S0166-4115(08)62655-2

Horowitz, M.J. (1987). *States of Mind.* New York, NY: Plenum Medical Book Company. https://doi.org/10.1007/978-1-4899-7087-9

Horowitz, M.J., Marmar, C., Weiss, D.S., DeWitt, K.N. & Rosenbaum, R. (1984). Brief Psychotherapy of bereavement reactions: The relationship of process to outcome. *Archives of General Psychiatry, 41,* 438–448. https://doi.org/10.1001/archpsyc.1984.01790160024002

Hossenfelder, S. (2018). *Das hässliche Universum.* Frankfurt: S. Fischer.

Howard, J.A., Blumstein, P. & Schwartz, P. (1986). Sex, power, and influence tactics in intimate relationships. *Journal of Personality and Social Psychology, 51,* 102–109. https://doi.org/10.1037/0022-3514.51.1.102

Huber, O. (2019). *Das psychologische Experiment. Eine Einführung.* Bern: Hogrefe. https://doi.org/10.1024/86010-000

Hupert, J.D., Bufka, L.F., Barlow, D.H., Gorman, J.M., Shear, M.K. & Woods, S.W. (2001). Therapists, therapist variables, and CBT outcome for panic disorder: Results from a multicenter trial. *Journal of Consulting and Clinical Psychology, 69,* 747–755. https://doi.org/10.1037/0022-006X.69.5.747

Hussy, W. & Jain, A. (2002). *Experimentelle Hypothesenprüfung in der Psychologie.* Bern: Hogrefe.

Ilkjaer, K., Kortegaard, L., Hoerder, K., Joergensen, J., Kyvik, K. & Gillberg, C. (2004). Personality disorders in a total population twin cohort with eating disorders. *Comprehensive Psychiatry, 45,* 261–267. https://doi.org/10.1016/j.comppsych.2004.03.008

Ingram, B.L. (2016). Case formulation and treatment planning. In J.C. Norcross, G.R. Vandenbos, D.K. Freedheim & R. Krishnamurthy (Eds.), *APA handbook of clinical psychology: Allications and methods,* 233–249. Washington, DC: APA. https://doi.org/10.1037/14861-012

Iwakabe, S., Rogan, K. & Stalikas, A. (2000). The relationship between client emotional expressions, therapist interventions, and the working alliance: An exploration of eight emotional expression events. *Journal of Psychotherapy Integration, 10,* 375–401. https://doi.org/10.1023/A:1009479100305

Jacobi, C., de Zwaan, M. & Morris, L. (2007). Essstörungen. In B. Strauß, F. Hohagen & F. Caspar (Hrsg.), *Lehrbuch Psychotherapie,* Band 1, 519–554.

Jacobi, C., Thiel, A. & Paul, T. (2000). *Kognitive Verhaltenstherapie bei Anorexia und Bulimia nervosa* (2. Aufl.). Weinheim: Beltz PVU.

Jenike, M.A. (1990). Approaches to the patient with treatment-refractory obsessive compulsive disorder. *Journal of Clinical Psychiatry, 51,* 15–21.

Jenkins, S.J., Fuqua, D.R. & Blum, C.R. (1986). Factors related to duration of counseling in a university counseling center. *Psychological Reports, 58,* 467–472. https://doi.org/10.2466/pr0.1986.58.2.467

John, I. (1998). The Scientist-Practitioner Model: A Critical Examination. *Australian Psychologist, 33*(1), 24–30. https://doi.org/10.1080/00050069808257259

Johnson, P.E., Duran, A.S., Hassebrock, F., Moller, J., Prietula, M., Feltovich, P.J. & Swanson, D.B. (1981). Expertise and error in diagnostic reasoning. *Cognitive Science, 5,* 235–283. https://doi.org/10.1207/s15516709cog0503_3

Johnson-Laird, P.N. (1983). *Mental models: Towards a cognitive science of language, inference, and consciousness.* Cambridge: Cambridge University Press.

Johnston, L. & Dallos, R. (2013). *Formulation in psychology and psychotherapy: Making sense of people's problems.* New York: Routledge. https://doi.org/10.4324/9780203380574

Jonas, K., Stroebe, W. & Hewstone, M. (2007). *Sozialpsychologie.* Heidelberg: Springer. https://doi.org/10.1007/978-3-540-71633-4

Jones, E.E., Cummings, J.D. & Horowitz, M.J. (1988). Another look at the nonspecific hypothesis of therapeutic effectiveness. *Journal of Consulting and Clinical Psychology, 56,* 48–55. https://doi.org/10.1037/0022-006X.56.1.48

Jones, E.E., Parke, L.A. & Pulos, S.M. (1992). How therapy is conducted in the private consultation room: A multidimensional description of brief psychodynamic treatments. *Psychotherapy Research, 2,* 16–30. https://doi.org/10.1080/10503309212331333568

Jones, E.E. & Pulos, S.M. (1993). Comparing the process in psychodynamic and cognitive-behavioral therapies. *Journal of Consulting and Clinical Psychology, 61,* 306–316. https://doi.org/10.1037/0022-006X.61.2.306

Jones, J.L. & Mehr, S.L. (2007). Foundations and Assumptions of the Scientist-Practitioner Model. *American Behavioral Scientist, 50*(6), 766–771. https://doi.org/10.1177/0002764206296454

Jordan, K. (2003). Relating therapeutic working alliance to therapy outcome. *Family Therapy, 30*(2), 95–108.

Joyce, A.S. & Piper, W.E. (1998). Expectancy, the therapeutic alliance, and treatment outcome in short-term individual psychotherapy. *Journal of Psychotherapy Practice and Research, 7,* 236–248.

Kahra, J. (1963). *Die spezielle Relativitätstheorie. Für den Gebrauch in physikalischen Arbeitsgemeinschaften der höheren Schulen.* Köln: Aulis Verlag Deubner.

Kanfer, F.H. & Phillips, J.S. (1975). *Lerntheoretische Grundlagen der Verhaltenstherapie.* München: Kindler.

Kazdin, A.E. (1986). Research designs and methodology. In S.L. Garfield & A.E. Bergin (Eds.), *Handbook of Psychotherapy and Behavior Change,* 23–68. New York, NY: John Wiley & Sons.

Kazdin, A.E. (1994). Methodology, design, and evaluation in Psychotherapy research. In A.E. Bergin & S.L. Garfield (Eds.), *Handbook of Psychotherapy and Behavior Change,* 19–71. New York, NY: Wiley.

Kellner, R. (1975). Psychotherapy in psychosomatic disorders. A survey of controlled studies. *Archives of General Psychiatry, 32,* 1021–1028. https://doi.org/10.1001/archpsyc.1975.01760260085007

Kellner, R. & Sheffield, B.F. (1973). The one-week prevalence of symptoms in neurotic patients and normals. *American Journal of Psychiatry, 130,* 102–105. https://doi.org/10.1176/ajp.130.1.102

Kellogg, R.T. (2006). Professional Writing Expertise. In K.A. Ericsson, N. Charness, P.J. Feltovich & R.R. Hoffman (Eds.), *The Cambridge Handbook of Expertise and Expert Performance,* 389–402. Cambridge: University Press. https://doi.org/10.1017/CBO9780511816796.022

Kendall, P.C., Holmbeck, G. & Verduin, T. (2004). Methodology, Design, and Evaluation in Psychotherapy Research. In M.J. Lambert (Ed.), *Handbook of Psychotherapy and Behavior Change,* 16–43. New York, NY: Wiley.

Kessler, R.C., Chiu, W.T., Demler, O., Merikangas, K.R. & Walters, E.E. (2005). Prevalence, severity, and comorbidity of 12-month DSM-IV disorders in the National Comorbidity Survey Replication. *Archives of General Psychiatry, 62,* 617–627. https://doi.org/10.1001/archpsyc.62.6.617

Kessler, R.C., Stang, P.E., Wittchen, H.-U., Ustun, T.B., Roy-Burne, P.P. & Walters, E.E. (1998). Lifetime panic-depression comorbidity in the National Comorbidity Survey. *Archives of General Psychiatry, 55,* 801–808. https://doi.org/10.1001/archpsyc.55.9.801

Kiefer, C. (2004). *Quantentheorie.* Frankfurt: Fischer Taschenbuch.

Kiesler, D.J. (1966a). Basic methodological issues implicit in psychotherapy process research. *American Journal of Psychotherapy, 20,* 135–155. https://doi.org/10.1176/appi.psychotherapy.1966.20.1.135

Kiesler, D.J. (1966b). Some myths of psychotherapy research and the search for a paradigm. *Psychological Bulletin, 65,* 110–136. https://doi.org/10.1037/h0022911

Kiesler, D.J. (1969). A grid model for theory and research in the psychotherapies. In L.D. Eron & R. Callahan (Eds.), *The relationship of theory to practice in psychotherapy.* Chicago, IL: Aldine Publishing Co.

Kiesler, D.J. (1971). Experimental Designs in Psychotherapy Research. In A.E. Bergin & S.L. Garfield (Eds.), *Psychotherapy and behavior change,* 36–74. New York, NY: Wiley.

Kiesler, D.J., Mathieu, P.L. & Klein, M.H. (1967). Patient experiencing level and interaction chronograph variables in therapy interview segments. *Journal of Consulting Psychology, 31,* 224. https://doi.org/10.1037/h0024434

Kiesler, D.J. & Watkins, L.M. (1989). Interpersonal complementarity and the therapeutic alliance: A study of relationship in psychotherapy. *Psychotherapy, 26,* 183–194. https://doi.org/10.1037/h0085418

Kimble, G.A. (1968). *Conditioning and Learning.* New York, NY: Appleton-Century-Crofts.

Kintsch, W. (1988). The role of knowledge in discourse comprehension: A construction-integration model. *Psychological Review, 95,* 16–182. https://doi.org/10.1037/0033-295X.95.2.163

Kipnis, D., Schmidt, S.M. & Wilkinson, I. (1980). Intraorganizational influence tactics: Explorations in getting one's way. *Journal of Applied Psychology, 65,* 440–452. https://doi.org/10.1037/0021-9010.65.4.440

Kirk, R.E. (1968). *Experimental Design: Procedures fort he Behavioral Sciences.* Belmont, CA: Brooks.

Kivlighan, D.M., Jr., McGovern, T.V. & Corazzini, J.G. (1984). Effects of content and timing of structuring interventions on group therapy process and outcome. *Journal of Counseling Psychology, 31,* 363–370. https://doi.org/10.1037/0022-0167.31.3.363

Klein, G. (1993). A recognition primed decision model of rapid decission making. In G. Klein, J. Orasana, R. Calderwood & C. Zsambok (Eds.), *Decission making in action,* 138–147. Norwood, NJ: Ablex.

Klein, M.H., Kolden, G.G., Michels, J.L. & Chisholm-Stockard, S. (2002). Congruence. In J.C. Norcross (Ed.), *Psychotherapy Relationships That Work,* 195–216. Oxford: University Press.

Klein, M.H., Mathieu, P.L., Gendlin, E.T. & Kiesler, D.L. (1969). *The experiencing scale. A research and training manual.* Vol. 1. Madison, WI: Wisconsin Psychiatric Institute.

Klein, M.H., Mathieu-Coughlan, P. & Kiesler, D.J. (1986). The Experiencing Scales. In L.S. Greenberg & W.M. Pinsof (Eds.), *The psychotherapeutic process: A research handbook,* 21–71. New York, NY: Guilford.

Koban, C., Willutzki, U. & Schulte, D. (2005). Zur aktuellen Stimmung von Patienten: Wie relevant ist sie im Therapiegeschehen? *Zeitschrift für Klinische Psychologie und Psychotherapie, 34*(1), 39–46. https://doi.org/10.1026/1616-3443.34.1.39

Kocsis, J.H., Frances, A.J. & Voss, C. (1988). Imipramine treatment of chronic depression. *Archives of General Psychiatry, 45,* 253–257. https://doi.org/10.1001/archpsyc.1988.01800270071008

Kokotovic, A.M. & Tracey, T.J. (1987). Premature termination in a university counseling center. *Journal of Counseling Psychology, 34,* 80–82. https://doi.org/10.1037/0022-0167.34.1.80

Kolb, D.L., Beutler, L.E., Davis, C.S., Crago, M. & Shanfield, S.B. (1985). Patient and therapy process variables relating to dropout and change in psychotherapy. *Psychotherapy, 22,* 702–710. https://doi.org/10.1037/h0085556

Korman, L.M. (1998). Changes in clients emotion episodes in therapy. (Doctoral dissertation, York University). *Dissertation Abstracts International, 59*(5), 2422B.

Koubek, R.J. & Salvendy, G. (1991). Cognitive performance of super-experts on computer program modification tasks. *Ergonomics, 34,* 1095–1112. https://doi.org/10.1080/00140139108964849

Kramer, U. (2019). Introduction: Case Formulation: From the Theory to the Case. In U. Kramer & M.C. Zanarini (Eds.), *Case formulation for personality disorders,* XIX. London, UK: Academic Press.

Kramer, U., Gholam, M., Maillard, P., Kolly, S., Püschel, O. & Sachse, R. (2020). Subtypes of narcissistic personality disoder based on psychotherapy process: A longitudinal non-parametric analysis. *Personality Disorders: Theory, Research, and Treatment.* Advance online publication. https://doi.org/10.1037/per0000438

Kramer, U., Pascual-Leone, A., Rohde, K.B. & Sachse, R. (2015). Emotional processing, interaction process, and outcome in clarification-oriented psychotherapy for personality disorders: A process-outcome analysis. *Journal of Personality Disorders, 29,* 1–19.

Kramer, U., Pascual-Leone, A., Rohde, K.B. & Sachse, R. (2018a). The role of shame and self-compassion in psychotherapy for narcissistic personality disorder: An exploratory study. *Clinical psychology & psychotherapy, 25*(2), 272–282. https://doi.org/10.1002/cpp.2160

Kramer, U., Pascual-Leone, A., Rohde, K.B. & Sachse, R. (2018b). Emotionale Verarbeitung, Interaktionsprozess und Ergebnis in der Klärungsorientierten Psychotherapie von Persönlichkeitsstörungen: Eine Prozess-Outcome-Analyse. In R. Sachse & M. Sachse (Hrsg.), *Forschung in der Klärungsorientierten Psychotherapie II*, 145–159. Lengerich: Pabst.

Kramer, U., Püschel, O., Breil, J. & Sachse, R. (2009). Intégrer clinique et recherche: Le modéle de la clarification selon R. Sachse. *Psychothérapies, 29*(2), 67–74. https://doi.org/10.3917/psys.092.0067

Kramer, U., Rosciano, A., Pavlovic, M., Berthoud, L., Despland, J.-N., de Roten, Y. & Caspar, F. (2011). Motive-oriented therapeutic relationship in brief psychodynamic intervention for patients with depression and personality disorders. *Journal of Clinical Psychology, 67*(10), 1017–1027. https://doi.org/10.1002/jclp.20806

Kramer, U. & Sachse, R. (2010). *Patient's and therapist's contribution to the clarification process: French validation of the BBBS on a borderline sample.* Poster presented on the symposium „Le trouble de la personalité borderline. Prilly, CH.

Kramer, U. & Sachse, R. (2013). Early clarification processes in client presenting with borderline personality disorder: Relations with symptom level and change. *Person-centered & Experiential Psychotherapies, 12*(2), 157–175. https://doi.org/10.1080/14779757.2013.804647

Kriz, J. (1992). Chaos und Struktur – Systemtheorie Band 1. München: Quintessenz.

Kriz, J. & Tschacher, W. (2017). *Synergetik als Ordner.* Lengerich: Pabst Science Publishers.

Kroger, C., Schweiger, U., Sipos, V., Arnold, R., Kahl, K.G., Schunert, T. et al. (2006). Effectiveness of dialectical behaviour therapy for borderline personality disorder in an inpatient setting. *Behaviour Research and Therapy, 44,* 1211–1217. https://doi.org/10.1016/j.brat.2005.08.012

Krupnick, J.L., Sotsky, S.M., Siemmens, A., Moyer, J., Elkin, I., Watkins, J. & Pilkonis, P.A. (1996). The role of the alliance in psychotherapy and pharmacotherapy outcome: Findings in the National Institute of Mental Health treatment of depression collaborative research program. *Journal of Consulting and Clinical Psychology, 64,* 532–539. https://doi.org/10.1037/0022-006X.64.3.532

Kuhl, J. (1983a). *Motivation, Konflikt und Handlungskontrolle.* Berlin: Springer. https://doi.org/10.1007/978-3-642-69098-3

Kuhl, J. (1983b). Emotion, Kognition und Motivation: I. Auf dem Wege zu einer systemtheoretischen Betrachtung der Emotionsgenese. *Sprache und Kognition, 2*(1), 1–27.

Kuhl, J. (1983c). Emotion, Kognition und Motivation: II. Die funktionale Bedeutung der Emotionen für das problemlösende Denken und für das konkrete Handeln. *Sprache und Kognition, 2*(4), 228–253.

Kuhl, J. (1988). Functional characteristics of human self-control. *Behavioral and Brain Sciences, 11,* 688. https://doi.org/10.1017/S0140525X00054078

Kuhl, J. (1992). A theory of self-regulation: A new theory for old applications. *Applied Psychology: An International Review, 41,* 97–129. https://doi.org/10.1111/j.1464-0597.1992.tb00688.x

Kuhl, J. (1994). A theory of action and state orientation. In J. Kuhl & J. Beckmann (Eds.), *Volition and Personality. Action versus state orientation,* 9–46. Seattle, WA: Hogrefe & Huber Publishers.

Kuhl, J. (1995). *Introjektion, Alienation und Grübeln: Von rationalen Motivationsmodelle zu EEG-Korrelaten volitionaler Hemmung.* Unveröffentlichtes Manuskript. Universität Osnabrück.

Kuhl, J. (1996). Wille und Freiheitserleben: Formen der Selbststeuerung. In J. Kuhl & H. Heckhausen (Hrsg.), *Enzyklopädie der Psychologie: Motivation, Volition und Handlung,* Serie IV, Band 4, 665–765. Göttingen: Hogrefe.

Kuhl, J. (1998). Wille und Persönlichkeit: Von der Funktionsanalyse zur Aktivierungsdynamik psychischer Systeme. *Psychologische Rundschau, 49,* 61–77.

Kuhl, J. (2000). A functional-design approach to motivation and self-regulation: The dynamics of personality systems interactions. In M. Boekaerts, P.R. Pintrich & M. Zeidner (Hrsg.), *Handbook of self-regulation,* 111–169. New York, NY: Academic Press. https://doi.org/10.1016/B978-012109890-2/50034-2

Kuhl, J. (2001). *Motivation und Persönlichkeit: Interaktionen psychischer Systeme.* Göttingen: Hogrefe.

Kuhl, J. & Beckmann, J. (1994). Alienation: Ignoring one's preferences. In J. Kuhl & J. Beckmann (Eds.), *Volition and Personality: Action versus state orientation,* 375–390. Göttingen: Hogrefe.

Kuhl, J. & Kaschel, R. (2004). Entfremdung als Krankheitsursache: Selbstregulation von Affekten und integrative Kompetenz. *Psychologische Rundschau, 55*(2), 61–71. https://doi.org/10.1026/0033-3042.55.2.61

Kuhl, J. & Kazen, M. (1994). Volitional aspects of depression: State orientation and self-discrimination. In J. Kuhl & J. Beckmann (Eds.), *Volition and personality. Action versus state orientation,* 297–315. Göttingen: Hogrefe & Huber Publishers.

Kuhn, T.S. (1967). *Die Struktur wissenschaftlicher Revolution.* Frankfurt: Suhrkamp.

Kurtz, R.M. & Garfield, S.L. (1978). Illusory correlations: A further exploration of Chapman's paradigm. *Journal of Consulting and Clinical Psychology, 40,* 1009–1015. https://doi.org/10.1037/0022-006X.46.5.1009

Lakatos, I. (1970). Falsifikation und die Methodologie wissenschaftlicher Forschungsprogramme. In I. Lakatos & A. Musgrave (Hrsg.), *Kritik und Erkenntnisfortschritt,* 89–189. Braunschweig: Vieweg.

Lakatos, I. (1971). Die Geschichte der Wissenschaft und ihre rationalen Rekonstruktionen. In I. Lakatos & A. Musgrave (Hrsg.), *Kritik und Erkenntnisfortschritt,* 271–311. Braunschweig: Vieweg.

Lakatos, I. & Musgrave, A. (1974). *Kritik und Erkenntnisfortschritt.* Braunschweig: Vieweg. https://doi.org/10.1007/978-3-322-90613-7

Lambert, M.J. (1992). Psychotherapy outcome research: Implications for integrative and eclectic therapists. In J.C. Norcross & M.R. Goldfried (Eds.), *Handbook of psychotherapy integration,* 94–129. New York, NY: Basic Books.

Lambert, M.J. (2004). *Bergin & Garfield's Handbook of Psychotherapy and Behavior Change.* New York, NY: Wiley.

Lambert, M.J. (2013). *Bergin & Garfield's Handbook of Psychotherapy and Behavior Change.* New York, NY: Wiley.

Lambert, M.J. & Anderson, E.M. (1996). Assessment for the time-limited psychotherapies. In L.J. Dickstein, M.B. Riba & J.M. Oldham (Eds.), *Review of Psychiatry, 15,* 23–42. Washington, DC: American Psychiatric Press.

Lambert, M.J. & Barley, D.E. (2002). Research Summary on the Therapeutic Relationship and Psychotherapy Outcome. In J.C. Norcross (Ed.), *Psychotherapy Relationships That Work,* 17–36. Oxford: University Press.

Lambert, M.J. & Barley, D.E. (2008). Die therapeutische Beziehung und der Psychotherapieeffekt – eine Übersicht empirischer Forschungsergebnisse. In M. Hermer & B. Röhrle (Hrsg.), *Handbuch der therapeutischen Beziehung,* Bd. 1, 109–139. Tübingen: DGVT-Verlag.

Lambert, M.J., & Bergin, A.E. (1973). Psychotherapeutic outcomes and issues related to behavioral and humanistic approaches. *Cornell Journal of Social Relations, 8,* 47–61.

Lambert, M.J., & Bergin, A.E. (1994). The effectiveness of psychotherapy. In A.E. Bergin & S.L. Garfield (Eds.), *Handbook of psychotherapy and behavior change: An empirical analysis* (4th ed.). 143–189. New York: Wiley.

Lambert, M.J., DeJulio, S.S. & Stein, D.M. (1978). Therapist interpersonal skills: Process, outcome, methodological considerations and recommendations for future research. *Psychological Bulletin, 85,* 467–489. https://doi.org/10.1037/0033-2909.85.3.467

Lambert, M.J., Harmon, C., Slade, K., Whipple, J.L. & Hawkins, E.J. (2005). Providing feedback to psychotherapists on their patients' progress: Clinical results and practice suggestions. *Journal of Clinical Psychology, 61,* 165–174. https://doi.org/10.1002/jclp.20113

Lambert, M.J. & Ogles, B.M. (2004). The Efficacy and Effectiveness of Psychotherapy. In M.J. Lambert (Ed.), *Bergin and Garfield's Handbook of Psychotherapy and Behavior Change* (5th ed.). 139–193. New York, NY: Wiley.

Lambert, M.J. & Ogles, B.M. (2016). Treatment Outcome Studies. In J.C. Norcross, G.R. VandenBos & D.K. Freedheim (Eds.), *APA Handbook of Clinical Psychology,* 465–477. Washington, DC: American Psychological Association.

Lambert, M.J., Shapiro, D.A. & Bergin, A.E. (1986). The effectiveness of psychotherapy. In S.L. Garfield & A.E. Bergin (Eds.), *Handbook of psychotherapy and behavior change,* 157–211. New York, NY: Wiley.

Langens, T.A. & Sachse, R. (2014). Emotionspsychologie und Psychotherapie. In R. Sachse & T.A. Langens (Hrsg.), *Emotionen und Affekte in der Psychotherapie,* 15–28. Göttingen: Hogrefe.

Larkin, J.H., McDermott, J., Simon, D.P. & Simon, H.A. (1980). Models of competence in solving physics problems. *Cognitive Science, 4,* 317–345. https://doi.org/10.1207/s15516709cog0404_1

Larner, G. (2001). The Critical-Practitioner Model in Therapy. *Australian Psychologist, 36*(1), 36–43. https://doi.org/10.1080/00050060108259629

Lave, J.R., Frank, R.G., Schulberg, H.C. & Kamlet, M.S. (1998). Cost-effectiveness of treatment for major depression in primary care practice. *Archives of General Psychiatry, 55,* 645–651. https://doi.org/10.1001/archpsyc.55.7.645

Leahy, R.L. (2001). *Overcoming resistance in cognitive therapy.* New York, NY: Guilford Press.

Leary, M.R. & Kowalski, R.M. (1990). Impression management: A literature review and two component model. *Psychological Bulletin, 107,* 34–47. https://doi.org/10.1037/0033-2909.107.1.34

LeDoux, J.E. (1987). Emotion. In F. Plum (Ed.), *Handbook of Physiology. Section 1: The Nervous System. Vol. 5, Higher Functions of the Brain,* 419–460. Bethesda, MD: American Physiological Society.

LeDoux, J.E. (1989). Cognitive-emotional interactions in the brain. *Cognition and Emotion, 3,* 267–289. https://doi.org/10.1080/02699938908412709

LeDoux, J.E. (1991). Emotion and the limbic system concept. *Concepts in Neuroscience, 2,* 169–199.

LeDoux, J.E. (1993). Emotional memory systems in the brain. *Behavioural Brain Research, 58,* 69–79. https://doi.org/10.1016/0166-4328(93)90091-4

LeDoux, J.E. (1994). Emotion, memory and the brain. *Scientific American, 270,* 32–39. https://doi.org/10.1038/scientificamerican0694-50

LeDoux, J.E. (1995). Emotion: Clues from the brain. *Annual Review of Psychology, 46,* 206–235. https://doi.org/10.1146/annurev.ps.46.020195.001233

LeDoux, J.E., Ciccetti, P., Xagoraris, A. & Romanski, L.M. (1990). The lateral amygdaloid nucleus: Sensory interface of the amygdale in fear conditioning. *Journal of Neuroscience, 10,* 1062–1069. https://doi.org/10.1523/JNEUROSCI.10-04-01062.1990

LeDoux, J.E., Farb, C.F. & Ruggiero, D.A. (1990). Topographic organization of neurons in the acoustic thalamus that project to the amygdale. *Journal of Neuroscience, 10*, 1043–1054. https://doi.org/10.1523/JNEUROSCI.10-04-01043.1990

LeDoux, J.E., Romanski, L.M. & Xagoraris, A.E. (1989). Indelibility of subcortical emotional memories. *Journal of Cognitive Neuroscience, 1,* 238–243. https://doi.org/10.1162/jocn.1989.1.3.238

Lehnert, W.G. (1980). *Affects units and narrative summarization* (Technical Report No. 179). Yale University, Department of Computer Science.

Le Ny, J.F. (1993). Wie kann man mentale Repräsentationen repräsentieren? In J. Engelkamp & T. Pechmann (Hrsg.), *Mentale Repräsentationen,* 30–39. Bern: Huber.

Lesgold, A.M. (1984). Acquiring expertise. In J.R. Anderson & S.M. Kosslyn (Eds.), *Tutorials in learning and memory: Essays in honor of Gordon Bower,* 31–60. New York, NY: Freeman.

Lesgold, A., Rubinson, H., Feltovich, P., Glaser, R., Klopfer, D. & Wang, Y. (1988). Expertise in a complex skill: Diagnosing X-ray pictures. In M.T.H. Chi, R. Glaser & M.J. Farr (Eds.), *The nature of expertise,* 311-342. Hillsdale, NJ: Erlbaum.

Levy, K.N., Ellison, W.D., Scott, L.N. & Bernecker, S.L. (2011). Attachment style. In J.C. Norcross (Ed.), *Psychotherapy relationships that work,* 377–401. New York, NY: Oxford University Press. https://doi.org/10.1093/acprof:oso/9780199737208.003.0019

Leweke, F., Bausch, S., Leichsenring, F., Walter, B. & Stingl, M. (2009). Alexithymia as a predictor of outcome of psychodynamically oriented inpatient treatment. *Psychotherapy Research, 19,* 323–331. https://doi.org/10.1080/10503300902870554

Lewis, K., Weiland-Heil, K. & Sachse, R. (2018). Veränderung des Klienten- und Therapeutenverhaltens im Verlauf Klärungsorientierter Psychotherapie bei Klienten mit Persönlichkeitsstörungen. In R. Sachse & M. Sachse (Hrsg.), *Forschung in der Klärungsorientierten Psychotherapie II,* 168–200. Lengerich: Pabst.

Lieb, R. (2007). Angststörungen. In B. Strauß, F. Hohagen & F. Caspar (Hrsg.), *Lehrbuch Psychotherapie,* Band 1, 319–351.

Lietaer, G. (1984). Unconditional Positive Regard: A Controversial Basic Attitude in Client-Centered Therapy. In R.F. Levant & J.M. Shlien (Eds,), *Client-centered Therapy and the person-centered approach. New Directions in Theory, Research, and Practice,* 41–58. New York, NY: Praeger.

Linehan, M.M. (1993). *Cognitive-behavioral treatment of borderline personality disorder*. New York, London: Guilford Press.

Lipshitz, R. & Strauss, O. (1997). Coping with uncertainty: A naturalistic decision making analysis. *Organizational Behavior and Human Decision Processes, 66*, 149–163. https://doi.org/10.1006/obhd.1997.2679

Livesley, W.J. & Jackson, D.N. (1992). Guidelines for developing, evaluating, and revising the classification of personality disorders. *The Journal of Nervous and Mental Disease, 180,* 609–618. https://doi.org/10.1097/00005053-199210000-00001

Livesley, W.J. & Jang, K.L. (2005). Differentiating normal, abnormal, and disordered personality. *European Journal of Personality, 19,* 257–268. https://doi.org/10.1002/per.559

Llewelyn, S., Macdonald, J. & Aafjes-van Doorn, K. (2016). Process-Outcome Studies. In J.C. Norcross, G.R. VandenBos & D.K. Freedheim (Eds.), *APA Handbook of Clinical Psychology,* 451–463. Washington, DC: American Psychological Association.

Long, C.G. & Hollin, C.R. (1997). The Scientist-Practitioner Model in Clinical Psychology: A Critique. *Clinical Psychology and Psychotherapy, 4*(2), 75–83. https://doi.org/10.1002/(SICI)1099-0879(199706)4:2<75::AID-CPP116>3.0.CO;2-E

Luborsky, L., Crits-Christoph, P., Mintz, J. & Auerbach, A. (1988). *Who will benefit from psychotherapy? Predicting therapeutic outcomes.* New York, NY: Basic Books.

Luborsky, L., McLellan, A.T., Diguer, L., Woody, G. & Seligman, D.A. (1997). The psychotherapist matters: Comparison of outcomes across twenty-two therapists and seven patient samples. *Clinical Psychology: Science and Practice, 4,* 53–63. https://doi.org/10.1111/j.1468-2850.1997.tb00099.x

Luborsky, L., McLellan, A.T., Woody, G.E., O'Brien, C.P. & Auerbach, A. (1985). Therapist success and its determinants. *Archives of General Psychiatry, 42,* 602–611. https://doi.org/10.1001/archpsyc.1985.01790290084010

Luborsky, L., Singer, B., & Luborsky, L. (1975). Comparative studies of psychotherapies. *Archives of General Psychiatry*, 42, 995–1008. Lueger, R.J. & Petzel, T.P. (1979). Illusory correlation in clinical judgment: Effect of amount of information to be processed. *Journal of Consulting and Clinical Psychology, 47,* 1120–1121. https://doi.org/10.1001/archpsyc.1975.01760260059004

Lutz, W. (2010a). *Lehrbuch Psychotherapie*. Bern: Huber.

Lutz, W. (2010b). Was ist Psychotherapie? In W. Lutz (Hrsg.), *Lehrbuch Psychotherapie,* 28–47. Bern: Huber.

Lutz, W. & Böhnke, J.R. (2010). Psychotherapieforschung: Verläufe, Prozesse, Ergebnisse und Qualitätssicherung. In W. Lutz (Hrsg.), *Lehrbuch Psychotherapie,* 49–69. Bern: Huber.

Lutz, W., Ehrlich, T. & Zaunmüller, L. (2010a). Richtungen und Verfahren der Psychotherapie im Überblick 2: Neuere Positionen und Entwicklungen im Verständnis von Psychotherapie in Forschung und Praxis. In W. Lutz (Hrsg.), *Lehrbuch Psychotherapie,* 151–172. Bern: Huber.

Lutz, W. & Grawe, K. (2007). Psychotherapieforschung: Grundlagen, Konzepte und neue Trends. In B. Strauß, F. Hohagen & F. Caspar (Hrsg.), *Lehrbuch Psychotherapie,* Teilband 1, 729–768. Göttingen: Hogrefe.

Lutz, W., Mocanu, S. & Weinmann-Lutz, B. (2010b). Differenzielle Indikation: Patienten- und Therapeutenmerkmale. In W. Lutz (Hrsg.), *Lehrbuch Psychotherapie,* 89–104. Bern: Huber.

Lutz, W., Saunders, S.M., Leon, S.C., Martinovich, Z., Kosfelder, J., Schulte, D., Grawe, K. & Tholen, S. (2006). Empirical and clinical useful decision making in psychotherapy: Differential Predictions with Treatment Response Models. *Psychological Assessment, 18*(2), 133–141. https://doi.org/10.1037/1040-3590.18.2.133

Maercker, A. (1998). *Posttraumatische Belastungsstörungen: Psychologie der Extrembelastungsfolgen bei Opfern politischer Gewalt*. Lengerich: Pabst.

Maercker, A. (2007). Posttraumatische Belastungsstörungen. In B. Strauß, F. Hohagen & F. Caspar (Hrsg.), *Lehrbuch Psychotherapie,* Band 1, 581–609.

Macneil, C.A., Hasty, M.K., Conus, P. & Berk, M. (2012). Is diagnosis enough to guide interventions in mental health? Using case formulation in clinical practice. *BMC Medicine, 10,* 111–113. https://doi.org/10.1186/1741-7015-10-111

Mahrer, A.R. (1999). Embarrassing problems for the field of psychotherapy. *Journal of Clinical Psychology, 55,* 1147–1156. https://doi.org/10.1002/(SICI)1097-4679(199909)55:9<1147::AID-JCLP11>3.0.CO;2-E

Maillard, O., Berthoud, L., Kolly, S., Sachse, R. & Kramer, U. (2020). Processes of change in psychotherapy for narcissistic personality disorder. *Journal of Personality Disorders, 34,* 63–79.

Malan, D.H. (1976). Toward the validation of dynamic psychotherapy. London, UK: Plenum Medical Book Company. https://doi.org/10.1007/978-1-4615-8753-8

Malik, F. (2002). *Strategie des Managements komplexer Systeme*. Bern: Haupt.

Mallinckrodt, B. (2010). The psychotherapy relationship as attachment: Evidence and implications. *Journal of Social and Personal Relationships, 27*(2), 262–270.

Malott, R.W. (2018). A Science-Based Practitioner Model. *Education and Treatment of Children, 41*(3), 371–384. https://doi.org/10.1353/etc.2018.0020

Mandler, J.M. (1979). Categorial and schematic organisation in memory. In C.R. Puff (Ed.), *Memory, organization and structure,* 259–299. New York, NY: Academic Press.

Mann, B. & Murphy, K.C. (1975). Timing of self-disclosure, reciprocity of self-disclosure, and reactions to an initial interview. *Journal of Counseling Psychology, 22,* 304–308. https://doi.org/10.1037/h0076694

Marks, I.M. (1969). *Fears and phobia.* London, UK: Heinemann.

Marks, I.M. (1972). Flooding (implosion) and related treatments. In W.S. Agras (Ed.), *Behavior modification.* Boston, MA: Little Brown.

Marks, I.M. (1987). *Fears, phobias, and rituals.* New York, NY: Academic Press.

Marmar, C.R., Gaston, L., Gallagher, D. & Thompson, L.W. (1989). Alliance and outcome in late-life depression. *Journal of Nervous and Mental Disease, 177,* 464–472. https://doi.org/10.1097/00005053-198908000-00003

Martin, P.R. (1989). The Scientist-Practitioner Model and Clinical Psychology: Time for Change? *Australian Psychologist, 24*(1), 71–92. https://doi.org/10.1080/00050068908259551

Marziali, E. (1984). Three viewpoints on the therapeutic alliance: Similarities, differences, and association with psychotherapy outcome. *Journal of Nervous and Mental Disease, 7,* 417–423. https://doi.org/10.1097/00005053-198407000-00008

Marziali, E., Marmar, C. & Krupnick, J. (1981). Therapeutic alliance scales: Development and relationship to psychotherapy outcome. *American Journal of Psychiatry, 138,* 361–364. https://doi.org/10.1176/ajp.138.3.361

Matthews, G. & Wells, A. (1999). The cognitive science of attention and emotion. In T. Dalgleish & M.J. Power (Eds.), *Handbook of Cognition and Emotion,* 171–192. New York, NY: John Wiley & Sons. https://doi.org/10.1002/0470013494.ch9

Mayo, D. (1996). *Error and the Growth of Experimental Knowledge.* Chicago, IL: University of Chicago Press. https://doi.org/10.7208/chicago/9780226511993.001.0001

McCallum, M. & Piper, W.E. (1997). The psychological mindedness assessment procedure. In M. McCallum & W.E. Piper (Eds.), *Psychological mindedness: A contemporary understanding.* New York, NY: Lawrence Erlbaum Associates.

McCallum, M., Piper, W.E., Ogrodniczuk, J.S. & Joyce, A.S. (2003). Relationships among psychological mindedness, alexithymia and outcome in four forms of short-term psychotherapy. *Psychology and Psychotherapy: Theory, Research and Practice, 76,* 133–144. https://doi.org/10.1348/147608303765951177

McCarthy, P.R. & Betz, N.E. (1978). Differential effects of self-disclosing versus self-involving counselor statements. *Journal of Counseling Psychology, 25,* 251–256. https://doi.org/10.1037/0022-0167.25.4.251

McClanahan, L.D. (1974). Comparison of counseling techniques and attitudes with client evaluation of the counseling relationship. *Dissertation Abstracts International, 34,* 5637A.

McClelland, D.C. (1958). Methods of measuring human motivation. In J.W. Atkinson (Ed.), *Motives in fantasy, action, and society,* 7–42. Princeton, NJ: Van Nostrand.

McClelland, D.C. (1987). *Human motivation.* Cambridge, UK: Cambridge University Press.

McClelland, D.C. (1989). Motivational factors in health and disease. *American Psychologist, 44,* 675–683. https://doi.org/10.1037/0003-066X.44.4.675

McClelland, D.C., Koestner, R. & Weinberger, J. (1989). How do self-attributed and implicit motives differ? *Psychological Review, 96,* 690–702. https://doi.org/10.1037/0033-295X.96.4.690

McClelland, D.C. & Pilon, D.A. (1983). Sources of adult motives in patterns of parent behavior in early childhood. *Journal of Personality and Social Psychology, 44,* 564–574. https://doi.org/10.1037/0022-3514.44.3.564

McCullough, J.P. (1991). Psychotherapy for dysthymia: A naturalistic study of ten patients. *Journal of Nervous and Mental Disease, 179,* 734–740. https://doi.org/10.1097/00005053-199112000-00004

McCullough, J.P. (2000). *Treatment for chronic depression, Cognitive Behavioral Analysis System of Psychotherapy*. Guilford: New York (dt. Übersetzung 2006. Psychotherapie der chronischen Depression: Cognitive Behavioral Analysis System of Psychotherapy – CBASP, München: Elsevier). https://doi.org/10.1093/med:psych/9780195165791.003.0013

McCullough, J.P. (2003). Treatment for chronic depression using Cognitive Behavioral Analysis System of Psychotherapy (CBASP). *Journal of Clinical Psychology, 59,* 833–846. https://doi.org/10.1002/jclp.10176

McCullough, J.P., Klein, D.N., Borian, F.E., Howland, R.H., Riso, L.P., Keller, M.B. & Banks, P.L.C. (2003). Group comparisons of DSM-IV subtypes of chronic depression: Validity of the distinctions, Part 2. *Journal of Abnormal Psychology, 112,* 614–622. https://doi.org/10.1037/0021-843X.112.4.614

McCullough, J.P., Klein, D.N., Keller, M.B., Holzer, C.E.I., Davis, S.M., Kornstein, S.G. et al. (2000). Comparison of DSM-III-R chronic major depression and major depression superimposed on dysthymia (double depression): Validity of the distinction. *Journal of Abnormal Psychology, 109,* 419–427. https://doi.org/10.1037/0021-843X.109.3.419

McDermut, W. & Zimmerman, M. (1998). The effect of personality disorders on outcome in the treatment of depression. In A.J. Rush (Ed.), *Mood & anxiety disorders,* 321–338. Philadelphia, PA: Williams & Wilkins.

McLean, P.D. & Hakstian, A.R. (1990). Relative endurance of unipolar depression treatment effects: Longitudinal follow-up. *Journal of Consulting and Clinical Psychology, 58,* 482–488. https://doi.org/10.1037/0022-006X.58.4.482

McNeill, B.W., May, R.J. & Lee, V.E. (1987). Perceptions of counselor source characteristics by premature and successful terminators. *Journal of Counseling Psychology, 34,* 86–89. https://doi.org/10.1037/0022-0167.34.1.86

Melartin, T.K., Rytsala, H.J., Leskela, U.S., Lestela-Mielonen, P.S., Sokero, T.P. & Isometsa, E.T. (2002). Current comorbidity of psychiatric disorders among DSM-IV mejor depressive disorder patients in psychiatric care in the Vantaa Depression Study. *Journal of Clinical Psychiatry, 63,* 126–134. https://doi.org/10.4088/JCP.v63n0207

Mellott, R.N. & Mehr, S.L. (2007). Reaffirming the Role of the Scientist-Practitioner Model of Training in Psychology. *American Behavioral Scientist, 50*(6), 842–845. https://doi.org/10.1177/0002764206297585

Meltzoff, J. & Kornreich, M. (1970). *Research in psychotherapy*. New York, NY: Atherton.

Meyer, F. & Schulte, D. (2002). Zur Validität der Beurteilung des Therapieerfolgs durch Therapeuten. *Zeitschrift für Klinische Psychologie und Psychotherapie, 31*(1), 53–61. https://doi.org/10.1026/0084-5345.31.1.53

Michalak, J., Berking, M. & Heidenreich, T. (2010). Achtsamkeit. In W. Lutz (Hrsg.), *Lehrbuch Psychotherapie,* 311–326. Bern: Huber.

Michalak, J. & Heidenreich, T. (2004). Achtsamkeit und Akzeptanz in der Psychotherapie: Resümee. In T. Heidenreich & J. Michalak (Hrsg.), *Achtsamkeit und Akzeptanz in der Psychotherapie,* 771–782. Tübingen: DGVT-Verlag.

Michalak, J., Püschel, O., Joormann, J. & Schulte, D. (2006). Implicit motives and explicit goals: two distinctive modes of motivational functioning and their relations to psychopathology. *Clinical Psychology and Psychotherapy, 13,* 81–96. https://doi.org/10.1002/cpp.440

Michelson, A.A. & E.W. Morley (1887). On the relative motion of the earth and the luminiferous ether. *American Journal of Science, 34,* 333–345. https://doi.org/10.2475/ajs.s3-34.203.333

Middlebrook, P.N. (1974). *Social Psychology and Modern Life*. New York, NY: Alfred A. Knopf.

Miller, R.C. & Berman, J.S. (1983). The efficacy of cognitive behavior therapies: A quantitative review of the research evidence. *Psychological Bulletin, 94*(1), 39–53. https://doi.org/10.1037/0033-2909.94.1.39

Miller, W.R., Benefield, G. & Tonigan, J.S. (1993). Enhancing motivation for change in problem drinking: A controlled comparison of two therapist styles. *Journal of Consulting and Clinical Psychology, 61,* 455–461. https://doi.org/10.1037/0022-006X.61.3.455

Millon, T. (1994). Personality disorders. In P.T. Costa & T.A. Widiger (Eds.), *Personality disorders and the fire-factor model of personality.* Washington, DC: American Psychological Association.

Millon, T. (1996). *Disorders of Personality. DSM IV and Beyond* (2nd ed.). New York: Wiley.

Millon, T. (2011). *Disorders of personality.* New York, NY: John Wiley & Sons. https://doi.org/10.1002/9781118099254

Minsel, W.-R., Bommert, H., Bastine, R., Nickel, H. & Tausch, R. (1972). Weitere Untersuchung der Auswirkung und Prozesse klienten-zentrierter Gesprächspsychotherapie. *Zeitschrift für Klinische Psychologie, 1*(3), 232–250.

Mitchell, K.M., Bozarth, J., Truax, C.B. & Krauft, C. (1973). *Antecedents to psychotherapeutic outcome.* Arkansas Rehabilitation Research and Training Center, University of Arkansas (NIMH Final Report, MH 12306).

Moras, K. & Strupp, H.H. (1982). Pretherapy interpersonal relations, patients' alliance, and outcome in brief therapy. *Archives of General Psychiatry, 39,* 405–409. https://doi.org/10.1001/archpsyc.1982.04290040019003

Morfill, G. & Scheingraber, H. (1991). *Chaos ist überall ... und es funktioniert.* Berlin: Ullstein.

Morgan, R., Luborsky, L., Crits-Christoph, P., Curtis, H. & Solomon, J. (1982). Predicting the outcomes of psychotherapy by the Penn Helping Alliance Rating Method. *Archives of General Psychiatry, 39,* 397–402. https://doi.org/10.1001/archpsyc.1982.04290040013002

Morrow-Bradley, C. & Elliott, R. (1986). Utilization of psychotherapy research by practicing psychotherapists. *American Psychologist, 41,* 188–197. https://doi.org/10.1037/0003-066X.41.2.188

Mowrer, O.H. (1939). A stimulus-response analysis of anxiety and ist role as a reinforcing agent. *Psychological Review, 46,* 553–565. https://doi.org/10.1037/h0054288

Mowrer, O.H. (1940). Preparatory et (expectancy): Some methods of measurement. *Psychological Monography, 52*(2). https://doi.org/10.1037/h0093469

Mowrer, O.H. (1960). *Learning theory and behavior.* New York, NY: Wiley. https://doi.org/10.1037/10802-000

Mulder, R. T, Joyce, P.R., Frampton, C.M., Luty, S.E. & Sullivan, P.F. (2006). Six months of treatment for depression: Outcome and predictors of the course of illness. *American Journal of Psychiatry, 163,* 95–100. https://doi.org/10.1176/appi.ajp.163.1.95

Mummendey, H.D. (2006). *Psychologie des „Selbst". Theorien, Methoden und Ergebnisse der Selbstkonzeptforschung.* Göttingen: Hogrefe.

Musser, G. (2008). The Complete Idiot's Guide to String Theory. New York, NY: Penguin.

Myers, D., Abell, J. & Sani, F. (2014). Social Psychology. New York, NY: McGraw Hill.

Nagel, E. & J.R. Newman (2010). *Der Gödelsche Beweis.* München: Oldenbourg Verlag.

Neudeck, P. & Wittchen, H.-U. (2005). *Konfrontationstherapie bei psychischen Störungen.* Göttingen: Hogrefe.

Newmark, J. & Lederman, R.J. (1987). Practice doesn't necessarily make perfect: Incidence of overuse syndromes in amateur instrumentalists. *Medical Problems of Performing Artists, 2,* 142–144.

Newman, M.G., Crits-Christoph, P., Connolly Gibbons, M.B. & Erickson, T.M. (2006). Participant factors in treating anxiety disorders. In L.G. Castonguay & L.E. Beutler (Eds.), *Principles of therapeutic change that work,* 121–154. New York, NY: Oxford University Press.

Newton, I. (2014). *Mathematische Grundlagen der Naturphilosophie.* Sankt Augustin: Academia Verlag.

Newton-Howes, G., Tyrer, P. & Johnson, T. (2006). Personality disorder and the outcome of depression: Meta-analysis of published studies. *British Journal of Psychiatry, 188,* 13–20. https://doi.org/10.1192/bjp.188.1.13

Nicholson, R.A. & Berman, J.S. (1983). Is follow up necessary in evaluating psychotherapy? *Psychological Bulletin, 93,* 261–278. https://doi.org/10.1037/0033-2909.93.2.261

Noble, L.M., Douglas, B.C. & Newman, S.P. (2001). What do patients expect of psychiatric services? A systematic and critical review of empirical studies. *Social Science and Medicine, 52,* 985–998. https://doi.org/10.1016/S0277-9536(00)00210-0

Norcross, J.C. (2002). Empirically Supported Therapy Relationships. In J.C. Norcross (Ed.), *Psychotherapy Relationships That Work,* 1–16. Oxford: University Press.

Norcross, J.C. (2010). The therapeutic relationship. In B.L. Duncan, S.D. Miller, B.E. Wampold & M.A. Hubble (Eds.), *The heart and soul of change: Delivering what works,* 113–142. Washington, DC: American Psychological Association.

Norcross, J.C. (2011a). *Psychotherapy relationships that work: Evidence-based responsiveness.* New York, NY: Oxford University Press.

Norcross, J.C. (2011b). *Relationships that work.* New York, NY: Oxford University Press.

Norcross, J.C., Krebs, P.M. & Prochaska, J.O. (2011). Stages of change. In J.C. Norcross (Ed.), *Psychotherapy relationships that work: Evidence-based responsiveness,* 279–300. New York, NY: Oxford University Press. https://doi.org/10.1093/acprof:oso/9780199737208.003.0014

Norcross, J.C. & Lambert, M.J. (2011). Evidence-Based Therapy Relationships. In J.C. Norcross (Ed.), *Psychotherapy Relationships That Work,* 3–24. Oxford: Oxford University Press. https://doi.org/10.1093/acprof:oso/9780199737208.003.0001

Norcross, J. C, VandenBos, G.R. & D.K. Freedheim (2016). *APA Handbook of Clinical Psychology.* Washington, DC: American Psychological Association.

Norman, D.A. (1982). *Learning and memory.* San Francisco, CA: Freeman.

Norman, D.A. & Bobrow, D.G. (1975). On the role of active memory processes in perception and cognition. In C.N. Cofer (Ed.), *The structure of human memory.* San Francisco, CA: Freeman.

Norman, G., Eva, K., Brooks, L. & Hamstra, S. (2006). Expertise in Medicine and Surgery. In K.A. Ericsson, N. Charness, P.J. Feltovich & R.R. Hoffman (Eds.), *The Cambridge Handbook of Expertise and Expert Performance,* 339–354. Cambridge: University Press. https://doi.org/10.1017/CBO9780511816796.019

Obegi, J. & Berant, E. (2008). Introduction. In J.H. Obegi & E. Berant (Eds.), *Attachment theory and research in clinical work with adults,* 1–16. New York, NY: Guilford Press.

O'Gorman, J.G. (2001). The Scientist-Practitioner Model and Its Critics. *Australian Psychologist, 36*(2), 164–169. https://doi.org/10.1080/00050060108259649

Öst, L.-G., Thulin, U. & Ramnerö, J. (2004). Cognitive behavior therapy vs. exposure in vivo in the treatment of panic disorder with agoraphobia. *Behaviour Research and Therapy, 42,* 1105–1127. https://doi.org/10.1016/j.brat.2003.07.004

O'Malley, S.S., Suh, C.S. & Strupp, H.H. (1983). The Vanderbilt Psychotherapy Process Scale: A report on the scale development and a process-outcome study. *Journal of Consulting and Clinical Psychology, 51,* 581–586. https://doi.org/10.1037/0022-006X.51.4.581

Orlinsky, D.E., Grawe, K., & Parks, B.K. (1994). Process and outcome in psychotherapy. In A.E. Bergin & S.L. Garfield (Eds.), *Handbook of psychotherapy and behaviour change* (4th ed.). 270–276. New York, NY: Wiley.

Orlinsky, D.E. & Howard, K.I. (1975). *Varieties of psychotherapeutic experience: Multivariate analyses of patients and therapists reports.* New York, NY: Teachers College Press.

Orlinsky, D.E. & Howard, K.I. (1978). The relation of process to outcome in psychotherapy. In S.L. Garfield & A.E. Bergin (Eds.), *Handbook of psychotherapy and behaviour change* (2nd ed.). 283–329. New York, NY: Wiley.

Orlinsky, D.E. & Howard, K.I. (1986). Process and outcome in psychotherapy. In A.E. Bergin & S.L. Garfield (Eds.), *Handbook of psychotherapy and behavior change* (1st ed.). 311–384. New York, NY: Wiley.

Orlinsky, D.E., Ronnestad, M.L. & Willutzki, U. (2004). Fifty years of psychotherapy process-outcome research: continuity and change. In M. Lambert (Ed.), *Bergin and Garfield's Handbook of Psychotherapy and Behavior Change*, 307–389. New York, NY: Wiley.

Parloff, M.B., Waskow, I.E. & Wolfe, B.E. (1978). Research on therapist variables in relation to process and outcome. In S.L. Garfield & A.E. Bergin (Eds.), *Handbook of psychotherapy and behaviour change*, 233–282. New York, NY: Wiley.

Patel, V.L. & Groen, G.J. (1991). The general and specific nature of medical expertise. A critical look. In K.A. Ericsson & J. Smith (Eds.), *Toward a general theory of expertise*, 93–125. Cambridge, MA: Cambridge University Press.

Patel, V.L. & Kaufman, D.R. (1995). Clinical reasoning and biomedical knowledge: implications for teaching. In H. Higgs & M. Jones (Eds.), *Clinical reasoning in the health professions*, 117–128. Oxford, UK: Butterworth-Heinemann Ltd.

Pawlow, I.P. (1927). *Conditioned reflexes*. London, UK: Oxford University Press.

Pawlow, I.P. (1928). *Lectures on conditioned reflexes*. New York, NY: International Publishers.

Pawlow, I.P. (1930). A brief outline of the higher nervous activity. In C. Murchison (Ed.), *Psychologies of 1930*. Worcester, MA: Clark University Press.

Pawlow, I.P. (1941). *Lectures on conditioned reflexes*. New York, NY: International Publishers.

Pawlow, I.P. (1957). *Experimental psychology and other essays*. New York: Philosophical Library.

Peitgen, H.O., Jürgens, H. & Saupe, D. (1998). *Chaos – Bausteine der Ordnung*. Hamburg: Rowohlt.

Peitgen, H.O. & Richter, P.H. (1986). *The Beauty of Fractals*. Berlin: Springer-Verlag. https://doi.org/10.1007/978-3-642-61717-1

Penrose, R. (2010). *Der Weg zur Wirklichkeit*. Heidelberg: Spektrum.

Pepper, C.U., Klein, D.N., Anderson, R.L., Riso, L.P., Quimette, P.C. & Lizardi, H. (1995). DSM-III-R Axis-II comorbidity in dysthymia and major depression. *American Journal of Psychiatry, 152*, 239–247. https://doi.org/10.1176/ajp.152.2.239

Persons, J.B. (2008). *The Case Formulation Approach to Cognitive-Behavior Therapy*. New York, NY: The Guilford Press.

Persons, J.B., Hong, J.J., Eidelman, P. & Owen, D.J. (2016). Learning from practice and patients. In J.C. Norcross, G.R. VandenBos & D.K. Freedheim (Eds.), *APA Handbook of Clinical Psychology*, 255–268. Washington, DC: American Psychological Association. https://doi.org/10.1037/14774-017

Petermann, F. & Reinecker, H. (2005). *Handbuch der Klinischen Psychologie und Psychotherapie*. Göttingen: Hogrefe.

Petersen, C.A. (2007). A Historical Look at Psychology and the Scientist-Practitioner Model. *American Behavioral Scientist, 50*(6), 758–765. https://doi.org/10.1177/0002764206296453

Piaget, J. (1929). *The child's concept of the world*. New York, NY: Harcourt, Brace & World.

Piaget, J. (1945). *La formation du symbole chez l'enfant*. Neuchâtel, CH: Delachaux et Niestlé.

Piaget, J. (1952). *The origins of intelligence in children*. New York, NY: International University Press. https://doi.org/10.1037/11494-000

Piaget, J. (1954). *The construction of reality in the child*. New York, NY: Basic Books. https://doi.org/10.1037/11168-000

Piaget, J. (1976). *Die Äquilibration kognitiver Strukturen*. Stuttgart: Klett.

Pilkonis, P.A. & Frank, E. (1988). Personality pathology in recurrent depression: Nature, prevalence, and relationship to treatment response. *American Journal pf Psychiatry, 145*, 435–441. https://doi.org/10.1176/ajp.145.4.435

Piper, W.E., Azim, F.A., Joyce, S.A. & McCallum, M. (1991). Transference interpretations, therapeutic alliance and outcome in short-term individual psychotherapy. *Archives of General Psychiatry, 48*, 946–953. https://doi.org/10.1001/archpsyc.1991.01810340078010

Piper, W.E., De Carufel, F. & Szkrumelak, N. (1985). Patient predictors of process and outcome in short-term individual psychotherapy. *Journal of Nervous and Mental Disease, 173,* 726–733. https://doi.org/10.1097/00005053-198512000-00003

Piper, W.E., Doan, B.D., Edwards, E.M. & Jones, B.D. (1979). Cotherapy behavior, group therapy process, and treatment outcome. *Journal of Consulting and Clinical Psychology, 47,* 1081–1089. https://doi.org/10.1037/0022-006X.47.6.1081

Piper, W.E., McCallum, M. & Azim, H.F.A. (1992). *Adaptation to loss through short-term group psychotherapy.* New York, NY: Guilford Press.

Piper, W.E., McCallum, M., Joyce, A.S., Azim, H.F.A. & Ogrodniczuk, J.S. (1999). Follow-up findings for interpretive and supportive forms of psychotherapy and patient personality variables. *Journal of Consulting and Clinical Psychology, 67*(2), 267–273. https://doi.org/10.1037/0022-006X.67.2.267

Polanyi, M. (1973). *Personal Knowledge.* London, UK: Routledge & Kegan Paul.

Pontari, B.A. & Schlenker, B.R. (2004). Providing and withholding impression management support for romantic partners: Gender of the audience matters. *Journal of Experimental Social Psychology, 40,* 41–51. https://doi.org/10.1016/S0022-1031(03)00070-2

Pöltner, G. (1992). Zur gegenwärtigen Problematik der wissenschaftlichen Rationalität. In H.-C. Reichel & E. Prat de la Riba (Hrsg.). *Naturwissenschaft und Weltbild,* 177–187. Wien: Verlag Hölder-Pichler-Tempsky.

Poppe, C. (2008). Störungsorientierte Psychotherapie bei Zwangsstörungen. In S.C. Herpertz, F. Caspar & C. Mundt (Hrsg.), *Störungsorientierte Psychotherapie,* 321–349. München: Urban & Fischer. https://doi.org/10.1016/B978-343723730-0.50020-3

Popper, K.R. (1972). *Conjectural Knowledge: My Solution of the Problem of Induction. Objective Knowledge. An Evolutionary Approach,* 1–31. Oxford, UK: Clarendon Press.

Popper, K.R. (1993). *Objektive Erkenntnis.* Hamburg: Hoffman und Campe.

Popper, K.R. (1994). *Logik der Forschung.* Tübingen: Mohr Siebeck.

Popper, K.R. (2005). *Logik der Forschung* (11. Aufl.). Tübingen: Mohr Siebeck.

Popper, K.R. (2009a). *Auf der Suche nach einer besseren Welt.* München: Pieper.

Popper, K.R. (2009b). Gegen die großen Worte. In K.R. Popper (Hrsg.), *Auf der Suche nach einer besseren Welt,* 99–113. München: Pieper.

Popper, K.R. (2009c). Eine objektive Theorie des historischen Verstehens. In K.R. Popper (Hrsg.), *Auf der Suche nach einer besseren Welt,* 179–189. München: Pieper.

Popper, K.R. (2009d). Duldsamkeit und intellektuelle Verantwortlichkeit. In K.R. Popper (Hrsg.), *Auf der Suche nach einer besseren Welt,* 213–230. München: Pieper.

Poser, H. (2001). *Wissenschaftstheorie.* Stuttgart: Philipp Reclam jun.

Power, M.J. & Dalgleish, T. (1997). *Cognition and Emotion: From Order to Disorder.* Hove, UK: Psychology Press.

Prigogine, I. & Stengers, I. (1986). *Dialog mit der Natur.* München: Piper.

Prochaska, J.O. & DiClemente, C.C. (1983). Stages and process of self-change of smoking: Toward an integrative model of change. *Journal of Consulting and Clinical Psychology, 51,* 390–395. https://doi.org/10.1037/0022-006X.51.3.390

Proctor, R.W. & Vu, K.-P.L. (2006). Laboratory Studies of Training, Skill Acquisition, and Retention. In K.A. Ericsson, N. Charness, P.J. Feltovich & R.R. Hoffman (Eds.), *The Cambridge Handbook of Expertise and Expert Performance,* 265–286. Cambridge: University Press. https://doi.org/10.1017/CBO9780511816796.015

Propst, A., Paris, J. & Rosberger, Z. (1994). Do therapist experience, diagnosis and functional level predict outcome in short-term psychotherapy. *Canadian Journal of Psychiatry, 39*(3), 168–176. https://doi.org/10.1177/070674379403900309

Püschel, O. (2006). Individuelle Therapiezieldefinition am Anfang einer Psychotherapie. In R. Sachse & P. Schlebusch (Hrsg.), *Perspektiven Klärungsorientierter Psychotherapie,* 119–146. Lengerich: Pabst.

Püschel, O. & Sachse, R. (2009). Eine motivationstheoretische Fundierung Klärungsorientierter Psychotherapie. In R. Sachse, J. Fasbender, J. Breil & O. Püschel (Hrsg.), *Grundlagen und Konzepte Klärungsorientierter Psychotherapie,* 89–110. Göttingen: Hogrefe.

Püschel, O., Schulte, D. & Michalak, J. (2011). Be careful what you strive for: the significance of motive-goal congruence for depressivity. *Clinical Psychology and Psychotherapy, 18,* 23–33. https://doi.org/10.1002/cpp.697

Rachman, S.J. & Wilson, G.T. (1980). *The effects of psychological therapy.* New York, NY: Pergamon.

Radecke, H.-D. & Teufel, L. (2010). *Was zu bezweifeln war.* München: Droemer.

Ramsey, F.P. (1990). Facts and Propositions. In D.H. Mellor (Ed.), *Philosophical Papers,* 34–51. Cambridge: University Press.

Reichel, H.-C. (1992). Mathematik und Weltbild seit Kurt Gödel. In H.-C. Reichel & E. Prat de la Riba (Hrsg.). *Naturwissenschaft und Weltbild,* 9–29. Wien: Verlag Hölder-Pichler-Tempsky.

Reichel, H.-C. & Prat de la Riba, E. (1992). *Naturwissenschaft und Weltbild.* Wien: Verlag Hölder-Pichler-Tempsky.

Reicherts, M. & Montini Lirgg, P. (2006). Effekte vertiefender Interventionen beim Erstkontakt - eine experimentelle Analogstudie verschiedener Interventionsformen. In R. Sachse & P. Schlebusch (Hrsg.), *Perspektiven Klärungsorientierter Psychotherapie,* 207–227. Lengerich: Pabst.

Reimann, P. (1998). Novizen- und Expertenwissen. In F. Klix & H. Spada (Hrsg), *Enzyklopädie der Psychologie: Wissen,* 336–368. Göttingen: Hogrefe.

Renneberg, B. (2008). Psychotherapie bei Cluster-C-Persönlichkeitsstörungen. In S.C. Herpertz, F. Caspar & C. Mundt (Hrsg.), *Störungsorientierte Psychotherapie,* 490–499. München: Urban & Fischer.

Reynolds, S., Stiles, W., Barkham, M., Shapiro, D.A., Hardy, G.E. & Rees, A. (1996). Acceleration of changes in session impact during contrasting time-limited psychotherapies. *Journal of Consulting and Clinical Psychology, 64*(3), 577–586. https://doi.org/10.1037/0022-006X.64.3.577

Rice, L.N. & Kerr, G.P. (1986). Measures of client and therapist vocal quality. In L. Greenberg & W. Pinsof (Eds.), *The psychotherapeutic process: A research handbook,* 73–105. New York, NY: Guilford.

Rice, L.N., Koke, C.J., Greenberg, L.S. & Wagstaff, A.K. (1979). *Manual for client vocal quality.* Toronto: Counseling Development Centre, York University.

Richardson, T.H. (2009). Challenges for the scientist-practitioner model in contemporary clinical psychology. *Psych-Talk, 62,* 20–26.

Rief, W., Henningsen, P. & Hiller, W. (2006). Classification of somatoform disorders. *American Journal of Psychiatry, 163,* 746–747. https://doi.org/10.1176/ajp.2006.163.4.746a

Rief, W. & Hiller, W. (1998). *Somatisierungsstörung und Hypochondrie.* Göttingen: Hogrefe.

Rief, W. & Hiller, W. (2003). A new approach to assess treatment effects in somatoform disorders. *Psychosomatics, 44,* 492–498. https://doi.org/10.1176/appi.psy.44.6.492

Ro, O., Martinsen, E.W., Hoffart, A., Sexton, H. & Rosenvinge, J.H. (2005). The interaction of personality disorders and eating disorders: A two-year prospective study of patients with long-standing eating disorders. *International Journal of Eating Disorders, 38,* 106–111. https://doi.org/10.1002/eat.20166

Robinson, L.A., Berman, J.S. & Neimeyer, R.A. (1990). Psychotherapy for the treatment of depression: A comprehensive review of controlled outcome research. *Psychological Bulletin, 108,* 30–49. https://doi.org/10.1037/0033-2909.108.1.30

Rogers, C.R. (1942). *Counseling and psychotherapy.* Boston, MA: Houghton Mifflin.

Rogers, C.R. (1951). *Client centered psychotherapy.* Boston, MA: Houghton Mifflin.

Rogers, C. R. (1957). The necessary and sufficient conditions of therapeutic personality change. *Journal of Consultative Psychology, 21,* 95–103. https://doi.org/10.1037/h0045357

Rogers, C. R. (1958). The characteristics of a helping relationship. *Personnel and Guidance Journal, 37,* 6–16. https://doi.org/10.1002/j.2164-4918.1958.tb01147.x

Ronningstam, E. F. (2000). *Disorders of Narcissism.* Northvale, New Jersey: Jason Aronson Inc.

Ronningstam, E. F. (2005). *Identifying and understand the narcissistic personality.* New York, NY: Oxford University Press.

Ronningstam, E. F. (2010). Narcissistic Personality Disorder: A Current Review. *Current Psychiatry Report, 12,* 68–75. https://doi.org/10.1007/s11920-009-0084-z

Ronningstam, E. F. (2011). Narcissistic Personality Disorder: A Clinical Perspective. *Journal of Psychiatric Practive, 17*(2), 89–99. https://doi.org/10.1097/01.pra.0000396060.67150.40

Rosenbaum, D. A., Augustyn, J. S., Cohen, R. G. & Jax, S. A. (2006). Perceptual-Motor Expertise. In K. A. Ericsson, N. Charness, P. J. Feltovich & R. R. Hoffman (Eds.), *The Cambridge Handbook of Expertise and Expert Performance,* 505–522. Cambridge: University Press. https://doi.org/10.1017/CBO9780511816796.029

Rosenhan, D. L. (1973). On being sane in insane places. *Science, 179,* 250–258. https://doi.org/10.1126/science.179.4070.250

Rosenthal, J. (2009). Induktion und Bestätigung. In A. Bartels & M. Stöckler (2009). *Wissenschaftstheorie,* 109–134. Paderborn: mentis.

Rosenzweig, S. (1936). Some implicit common factors in diverse methods of psychotherapy: „At last the Dodo said: Everybody has won and all must have prizes." *American Journal of Orthopsychiatry, 6,* 412–415. https://doi.org/10.1111/j.1939-0025.1936.tb05248.x

Ross, K. G., Shafer, J. L. & Klein, G. (2006). Professional Judgments and „Naturalistic Decision Making".In K. A. Ericsson, N. Charness, P. J. Feltovich & R. R. Hoffman (Eds.), *The Cambridge Handbook of Expertise and Expert Performance,* 403–420. Cambridge: University Press. https://doi.org/10.1017/CBO9780511816796.023

Rossello, J. & Bernal, G. (1999). The efficacy of cognitive-behavioral and interpersonal treatments for depression in Puerto Rican adolescents. *Journal of Consulting and Clinical Psychology, 67*(5), 734–745. https://doi.org/10.1037/0022-006X.67.5.734

Rossiter, E. M., Agras, W. S., Telch, C. F. & Schneider, J. A. (1993). Cluster B personality disorder characteristics predict outcome in the treatment of bulimia nervosa. *International Journal of Eating Disorders, 13,* 349–357. https://doi.org/10.1002/1098-108X(199305)13:4<349::AID-EAT2260130403>3.0.CO;2-C

Rounsaville, B. J., Chevron, E. S., Prusoff, B. A., Elkin, I., Imber, S., Sotsky, S. & Watkins, J. (1987). The relation between specific and general dimensions of the psychotherapy process in interpersonal psychotherapy of depression. *Journal of Consulting and Clinical Psychology, 55,* 379–384. https://doi.org/10.1037/0022-006X.55.3.379

Rounsaville, B. J., O'Malley, S., Foley, S. & Weissman, M. M. (1988). Role of manual-guided training in the conduct and efficacy of interpersonal psychotherapy for depression. *Journal of Consulting and Clinical Psychology, 56,* 681–688. https://doi.org/10.1037/0022-006X.56.5.681

Rounsaville, B. J., Weissman, M. M. & Prusoff, B. A. (1981). Psychotherapy with depressed outpatients. Client and process variables as predictors of outcome. *British Journal of Psychiatry, 138,* 67–74. https://doi.org/10.1192/bjp.138.1.67

Rovelli, C. (2004). *Quantum Gravity* (Cambridge Monographs on Mathematical Physics). Cambridge, UK: Cambridge University Press. https://doi.org/10.1017/CBO9780511755804

Rovelli, C. (2007). Quantum Gravity. In J. Butterfield & J. Earman (Eds.), *Handbook of the Philosophy of Science, Philosophy of Physics,* 1287–1330. https://doi.org/10.1016/B978-044451560-5/50015-4

Rovelli, C. (2017a). *Sieben kurze Lektionen über Physik.* Hamburg: Rowohlt.

Rovelli, C. (2017b). *Die Wirklichkeit, die nicht so ist, wie sie scheint*. Hamburg: Rowohlt.

Rovelli, C. (2018a). *Die Ordnung der Zeit*. Hamburg: Rowohlt.

Rovelli, C. (2018b). *Und wenn es die Zeit nicht gäbe?* Hamburg: Rowohlt.

Rudolph, A., Schütz, A. & Schröder-Abé, M. (2008). Selbstkonzept, Selbstwert und Selbstwertregulation. In S.C. Herpertz, F. Caspar & C. Mundt (Hrsg.), *Störungsorientierte Psychotherapie*, 205–226. München: Urban & Fischer.

Rumelhart, D.E. (1980). Schemata: The building-blocks of cognition. In R. Spiro, B. Bruce, W. Brewer (Eds.), *Theoretical issues in reading comprehension*. Hillsdale, NJ: Erlbaum.

Ruß, H.G. (2004). *Wissenschaftstheorie, Erkenntnistheorie und die Suche nach der Wahrheit. Eine Einführung*. Stuttgart: Kohlhammer.

Russell, J.M., Kornstein, S.G., Shea, M.T., McCullough, J.P., Harrison, W.M., Hirschfeld, R.M. et al. (2003). Chronic depression and comorbid personality disorders: Response to sertraline versus imipramine. *Journal of Clinical Psychiatry, 64*, 554–561. https://doi.org/10.4088/JCP.v64n0510

Ryan, M.R. (1982). Control and information in the intrapersonal sphere: An extension of cognitive evaluation theory. *Journal of Personality and Social Psychology, 43*, 450–461. https://doi.org/10.1037/0022-3514.43.3.450

Sachse, M., Müller, G., Diermann, E. & Sachse, R. (2019). *Effekte Klärungsorientierter Psychotherapie bei Persönlichkeitsstörungen*. Lengerich: Pabst.

Sachse, R. (1983). Das Ein-Personen-Rollenspiel: Ein integratives Therapieverfahren. *Partnerberatung, 4*, 187–200.

Sachse, R. (1984). Vertiefende Interventionen in der Klientenzentrierten Psychotherapie. *Partnerberatung, 5*, 106–113.

Sachse, R. (1986). Gesprächspsychotherapie. *Kurseinheit zum Kurs „Formen der Psychotherapie" im Projekt „Wege zum Menschen" der Fern-Universität Hagen.*

Sachse, R. (1987). Funktion und Gestaltung der therapeutischen Beziehung in der Klientenzentrierten Psychotherapie bei interaktionellen Zielen und Interaktionsproblemen des Klienten. *Zeitschrift für Klinische Psychologie, Psychopathologie und Psychotherapie, 35*, 219–230.

Sachse, R. (1988a). Das Konzept des empathischen Verstehens: Versuch einer sprachpsychologischen Klärung und Konsequenzen für das therapeutische Handeln. In GwG (Hrsg.), *Orientierung an der Person: Diesseits und Jenseits von Psychotherapie*, Bd. 2, 162–174. Köln: GwG.

Sachse, R. (1988b). *From attitude to action: On the necessity of an action-oriented approach in client-centered therapy*. Berichte aus der Arbeitseinheit Klinische Psychologie, Fakultät für Psychologie, Ruhr-Universität Bochum, 64.

Sachse, R. (1988c). Steuerung des Explizierungsprozesses von Klienten durch zentrale Bearbeitungsangebote des Therapeuten. In W. Schönpflug (Hrsg.), *Bericht über den 36. Kongress der Deutschen Gesellschaft für Psychologie in Berlin*, Bd. 1. Göttingen: Hogrefe.

Sachse, R. (1989). Zur allgemeinpsychologischen Fundierung von Klientenzentrierter Therapie: Die Theorien zur „Konzeptgesteuerten Informationsverarbeitung" und ihre Bedeutung für den Verstehensprozeß. In R. Sachse & J. Howe (Hrsg.), *Zur Zukunft der Klientenzentrierten Psychotherapie*, 76–101. Heidelberg: Asanger.

Sachse, R. (1990a). Acting purposefully in client-centered therapy. In P.J.D. Drenth, J.A. Sergeant & R.-J. Takens (Eds.), *European perspectives in psychology, 1*, 65–80. New York, NY: Wiley.

Sachse, R. (1990b). Concrete interventions are crucial: The influence of therapist's processing-proposals on the client's intra-personal exploration. In G. Lietaer, J. Rombauts & R. van Balen (Eds.), *Client-centered and experiential psychotherapy in the nineties*, 295–308. Leuven, BE: University Press.

Sachse, R. (1990c). Schwierigkeiten im Explizierungsprozeß psychosomatischer Klienten: Zur Bedeutung von Verstehen und Prozeßdirektivität. *Zeitschrift für Klinische Psychologie, Psychopathologie und Psychotherapie, 38,* 191–205.

Sachse, R. (1990d). The influence of therapists' processing proposals on the explication process of the client. *Person-Centered Review, 5,* 321–344.

Sachse, R. (1991a). Gesprächspsychotherapie als „affektive Psychotherapie": Bericht über ein Forschungsprojekt. Teil 1 in *GwG-Zeitschrift 83,* 30–42. Teil 2 in *GwG-Zeitschrift 84,* 32–40.

Sachse, R. (1991b). *Potentials and difficulties of the process of understanding in psychotherapy: The concept of „empathic understanding" as viewed in psycholinguistics and cognitive psychology.* Berichte aus der Arbeitseinheit Klinische Psychologie, Fakultät für Psychologie, Ruhr-Universität Bochum, 73.

Sachse, R. (1991c). Spezifische Wirkfaktoren in der Klientenzentrierten Psychotherapie: Zur Bedeutung von Bearbeitungsangeboten und Inhaltsbezügen. *Verhaltenstherapie und psychosoziale Praxis, 23,* 157–171.

Sachse, R. (1991d). Zielorientiertes Handeln in der Gesprächspsychotherapie: Steuerung des Explizierungsprozesses von Klienten durch zentrale Bearbeitungsangebote des Therapeuten. In D. Schulte (Hrsg.), *Therapeutische Entscheidungen,* 89–106. Göttingen: Hogrefe.

Sachse, R. (1992a). Zielorientierte Gesprächspsychotherapie – Eine grundlegende Neukonzeption. Göttingen: Hogrefe.

Sachse, R. (1992b). Differential Effects of Processing Proposals and Content References on the Explication Process of Clients with Different Starting Conditions. *Psychotherapy Research, 4,* 235–251. https://doi.org/10.1080/10503309212331333004

Sachse, R. (1992c). Flexibilität der Intentionsbildung im Therapieprozeß. In L. Montada (Hrsg.), *Bericht über den 38. Kongress der Deutschen Gesellschaft für Psychologie in Trier, 1,* 665–666. Göttingen: Hogrefe.

Sachse, R. (1992d). *Improving client processes by understanding and intervening. Theoretical and practical advances in client-centered therapy based on psychological concepts.* Berichte aus der Arbeitseinheit Klinische Psychologie, Fakultät für Psychologie, Ruhr-Universität Bochum, Nr. 81.

Sachse, R. (1992e). Informationsverarbeitungs- und Handlungsplanungsprozesse bei Psychotherapeuten. In L. Montada (Hrsg.), *Bericht über den 38. Kongress der Deutschen Gesellschaft für Psychologie in Trier, 2,* 942–946. Göttingen: Hogrefe.

Sachse, R. (1992f). Psychotherapie als komplexe Aufgabe: Verarbeitungs-, Intentionsbildungs- und Handlungsplanungsprozesse bei Psychotherapeuten. In R. Sachse, G. Lietaer & W.B. Stiles (Hrsg.), *Neue Handlungskonzepte der Klientenzentrierten Psychotherapie,* 109–112. Heidelberg: Asanger.

Sachse, R. (1992g). Zielorientiertes Handeln in der Gesprächspsychotherapie: Zum tatsächlichen und notwendigen Einfluß von Therapeuten auf die Explizierungsprozesse bei Klienten. *Zeitschrift für Klinische Psychologie, 21,* 286–301.

Sachse, R. (1993a). Empathie. In A. Schorr (Hrsg.), *Handwörterbuch der Angewandten Psychologie.* Berlin: Deutscher Psychologen-Verlag, 170–173.

Sachse, R. (1993b). The effects of intervention phrasing of therapist-client communication. *Psychotherapy research, 3, 4,* 260–277. https://doi.org/10.1080/10503309312331333839

Sachse, R. (1994a). Der Einfluß von Expertise und Lageorientierung auf den Informationsverarbeitungsprozeß von Therapeuten. In K. Pawlik (Hrsg.), 39. Kongress der Deutschen Gesellschaft für Psychologie, 601. Hamburg: Psychologisches Institut I der Universität Hamburg.

Sachse, R. (1994b). Veränderungsprozesse im Verlauf Klientenzentrierter Behandlung psychosomatischer Patienten. In K. Pawlik (Hrsg.), 39. *Kongress der Deutschen Gesellschaft für Psychologie,* 601–602. Hamburg: Psychologisches Institut I der Universität Hamburg.

Sachse, R. (1995a). *Der psychosomatische Klient in der Praxis: Grundlagen einer effektiven Therapie mit „schwierigen" Klienten*. Stuttgart: Kohlhammer.
Sachse, R. (1995b). *Explizierungsprozesse in Heuristischer und Psychoanalytischer Therapie*. Ein Beitrag zum Projekt „Psychotherapeutische Einzelfall-Prozeßforschung (PEP)". Berichte aus der Arbeitseinheit Klinische Psychologie, Fakultät für Psychologie, Ruhr-Universität Bochum.
Sachse, R. (1996a). *Auswirkungen von Expertise und Handlungsorientierung von Therapeuten auf die Elaboration von Klientenmodellen*. Berichte aus der Arbeitseinheit Klinische Psychologie, Ruhr-Universität Bochum.
Sachse, R. (1996b). Empathisches Verstehen. In M. Linden & M. Hautzinger (Hrsg.), *Verhaltenstherapie: Techniken, Einzelverfahren und Behandlungsanleitungen*, 24–30. Berlin: Springer.
Sachse, R. (1996c). Goal-oriented client-centered psychotherapy: A process-oriented form of client-centered psychotherapy. In U. Esser, H. Papst, G.-W. Speierer (Eds.), *The power of the person-centered approach*. Köln: GwG.
Sachse, R. (1997a). Clientgerichte Psychotherapie bij psychosomatische stoornissen. *Tijdschrift voor Clientgerichte Psychotherapie, 35*, 5–32.
Sachse, R. (1997b). *Persönlichkeitsstörungen: Psychotherapie dysfunktionaler Interaktionsstile*. Göttingen: Hogrefe.
Sachse, R. (1998a). Goal-oriented Client-centered Psychotherapy of Psychosomatic Disorders. In L. Greenberg, J. Watson & G. Lietaer (Eds.), *Handbook of experiential Psychotherapy*, 295–327. New York: Guilford.
Sachse, R. (1998b). Spezifische Wirkweisen unterschiedlicher Therapieformen: Ein Vergleich der Therapieprozesse in Heuristischer Therapie, Psychoanalyse, Verhaltenstherapie und Zielorientierter Gesprächspsychotherapie. *Zeitschrift für Klinische Psychologie, Psychiatrie und Psychotherapie, 46*, 132–151.
Sachse, R. (1999a). *Persönlichkeitsstörungen. Psychotherapie dysfunktionaler Interaktionsstile* (2. Aufl.). Göttingen: Hogrefe.
Sachse, R. (1999b). *Lehrbuch der Gesprächspsychotherapie*. Göttingen: Hogrefe. https://doi.org/10.1007/978-3-7091-6767-0_11
Sachse, R. (2000a). Der Einfluss von Persönlichkeitsstörungen auf den Therapieprozess. In E. Parfy, H. Rethenbacher, R. Sigmund, R. Schoberger & C. Butschek (Hrsg.), *Bindung und Interaktion. Dimensionen der professionellen Beziehungsgestaltung*, 85–111. Wien: Facultas.
Sachse, R. (2000b). *Determinants of success in Goel-Oriented Client-centered psychotherapy*. Berichte aus der Arbeitseinheit Klinische Psychologie, Ruhr-Universität Bochum, 67.
Sachse, R. (2000c). Perspektiven der therapeutischen Beziehungsgestaltung. In M. Hermer (Hrsg.), *Psychotherapeutische Perspektiven am Beginn des 21. Jahrhunderts*, 157–176. Tübingen: DGVT-Verlag.
Sachse, R. (2001). *Psychologische Psychotherapie der Persönlichkeitsstörungen*. Göttingen: Hogrefe.
Sachse, R. (2002). *Histrionische und narzisstische Persönlichkeitsstörungen*. Göttingen: Hogrefe.
Sachse, R. (2003). *Klärungsorientierte Psychotherapie*. Göttingen: Hogrefe.
Sachse, R. (2004a). Schwierige Interaktionssituationen im Psychotherapieprozess. In W. Lutz, J. Kosfelder & J. Joormann (Hrsg.), *Misserfolge und Abbrüche in der Psychotherapie*, 123–144. Bern: Huber.
Sachse, R. (2004b). Histrionische und narzisstische Persönlichkeitsstörungen. In R. Merod (Hrsg.), *Behandlung von Persönlichkeitsstörungen*, 357–404. Tübingen: DGVT-Verlag.
Sachse, R. (2004c). *Persönlichkeitsstörungen. Leitfaden für eine Psychologische Psychotherapie*. Göttingen: Hogrefe.
Sachse, R. (2005a). Motivklärung durch Klärungsorientierte Psychotherapie. In J. Kosfelder, J. Michalak, S. Vocks & U. Willutzki (Hrsg.), *Fortschritte der Psychotherapieforschung*, 217–231. Göttingen: Hogrefe.

Sachse, R. (2005b). Was wirkt in der Behandlung von Persönlichkeitsstörungen? In N. Saimeh (Hrsg.), *Was wirkt? Prävention - Behandlung - Rehabilitation,* 222–229. Bonn: Psychiatrie-Verlag.

Sachse, R. (2006a). *Psychologische Psychotherapie bei chronisch entzündlichen Darmerkrankungen.* Göttingen: Hogrefe.

Sachse, R. (2006b). Die Bearbeitung dysfunktionaler Schemata im Ein-Personen-Rollenspiel. In R. Sachse & P. Schlebusch (Hrsg.), *Perspektiven Klärungsorientierter Psychotherapie,* 255–280. Lengerich: Pabst.

Sachse, R. (2006c). Valide Information entsteht im Therapieprozess: Zur Bedeutung von Beziehungsgestaltung und Klärung in der Anfangsphase von Psychotherapie. In R. Sachse & P. Schlebusch (Hrsg.), *Perspektiven Klärungsorientierter Psychotherapie,* 281–293. Lengerich: Pabst.

Sachse, R. (2006d). Indikation von Klientenmodellen: Die Bedeutung von Störungstheorie und Einzelfallanalysen. In R. Sachse & P. Schlebusch (Hrsg.), *Perspektiven Klärungsorientierter Psychotherapie,* 294–305. Lengerich: Pabst.

Sachse, R. (2006e). Psychotherapie-Ausbildung aus der Sicht der Expertise-Forschung. In R. Sachse & P. Schlebusch (Hrsg.), *Perspektiven Klärungsorientierter Psychotherapie,* 306–324. Lengerich: Pabst.

Sachse, R. (2006f). *Therapeutische Beziehungsgestaltung.* Göttingen: Hogrefe.

Sachse, R. (2006g). *Persönlichkeitsstörungen verstehen - Zum Umgang mit schwierigen Klienten.* Bonn: Psychiatrie-Verlag.

Sachse, R. (2006h). Narzisstische Persönlichkeitsstörungen. *Psychotherapie, 11*(2), 241–246.

Sachse, R. (2006i). Therapeutische Informationsverarbeitung. In B. Strauß, F. Hohagen & F. Caspar (Hrsg.), *Lehrbuch Psychotherapie,* Teilband 2, 1359–1386. Göttingen: Hogrefe.

Sachse, R. (2007a). Therapie der narzisstischen und histrionischen Persönlichkeitsstörungen: Zwei Fallberichte. In S. Barnow (Hrsg.), *Persönlichkeitsstörungen: Ursachen und Behandlungen,* 404–410. Bern: Huber.

Sachse, R. (2007b). Therapeutische Informationsverarbeitung. In B. Strauß, F. Hohagen & F. Caspar (Hrsg.), *Lehrbuch Psychotherapie,* Band 2, 1359–1386. Göttingen: Hogrefe.

Sachse, R. (2008a). Histrionische und narzisstische Persönlichkeitsstörung. In M. Hermer & B. Röhrle (Hrsg.), *Handbuch der therapeutischen Beziehung,* Bd. 2, 1105–1125. Tübingen: DGVT-Verlag.

Sachse, R. (2008b). Klärungsprozesse in der Psychotherapie. In J. Margraf & S. Schneider (Hrsg.), *Lehrbuch der Verhaltenstherapie* (3. Aufl.). 227–232. Berlin: Springer. https://doi.org/10.1007/978-3-540-79541-4_13

Sachse, R. (2009a). Psychotherapeuten als Experten. In R. Sachse, J. Fasbender, J. Breil & O. Püschel (Hrsg.), *Grundlagen und Konzepte Klärungsorientierter Psychotherapie,* 269–291. Göttingen: Hogrefe.

Sachse, R. (2009b). Möglichkeiten und Grenzen der Motivierung von Klienten im Therapieprozess. In M. Saimeh (Hrsg.), *Motivation und Widerstand,* 116–133. Bonn: Psychiatrie-Verlag.

Sachse, R. (2011). Empathie. In M. Linden & M. Hautzinger (Hrsg.), *Verhaltenstherapiemanual,* 121–126. Berlin: Springer-Verlag. https://doi.org/10.1007/978-3-642-16197-1_23

Sachse, R. (2013a). Das Ein-Personen-Rollenspiel: Ein therapeutisches Rahmenmodell. *Psychotherapie im Dialog, 3,* 43–47. https://doi.org/10.1055/s-0033-1357151

Sachse, R. (2013b). Die Rückkehr des Homogenitätsmythos. *Report Psychologie,* 50–52.

Sachse, R. (2013c). Komplementäre Beziehungsgestaltung: Plananalyse und Klärungsorientierte Psychotherapie. In H. Znoj & T. Berger (Hrsg.), *Die Kunst und Wissenschaft der Psychotherapie,* 57–80. Bern: Huber.

Sachse, R. (2013d). *Persönlichkeitsstörungen: Leitfaden für eine psychologische Psychotherapie* (2. Aufl.). Göttingen: Hogrefe.

Sachse, R. (2014a). Klärungsorientierte Verhaltenstherapie der dependenten Persönlichkeitsstörung. *Persönlichkeitsstörungen: Theorie und Therapie, 18*(2), 119–128.

Sachse, R. (2014b). Klärungsorientierte Verhaltenstherapie der schizoiden Persönlichkeitsstörung. *Psychotherapie im Dialog, 3,* 56–59. https://doi.org/10.1055/s-0034-1388638

Sachse, R. (2014c). Procesonderzoek in de clientgerichte therapie en de implicaties voor de therapeutische praktijk. *Tijdschrift Clientgerichte Psychotherapie, Procesgericht Experientieel Interactioneel Integratief, 52*(1), 6–18.

Sachse, R. (2014d). Schemata und ihre Relevanz für affektive und emotionale Verarbeitung. In R. Sachse & T.A. Langens (Hrsg.), *Emotionen und Affekte in der Psychotherapie,* 56–70. Göttingen: Hogrefe.

Sachse, R. (2014e). Therapeutische Arbeit mit Affekten. In R. Sachse & T.A. Langens (Hrsg.), *Emotionen und Affekte in der Psychotherapie,* 135–137. Göttingen: Hogrefe.

Sachse, R. (2014f). Therapeutischer Umgang mit Emotionen. In R. Sachse & T.A. Langens (Hrsg.), *Emotionen und Affekte in der Psychotherapie,* 73–87. Göttingen: Hogrefe.

Sachse, R. (2014g). Klärungsorientierte Verhaltenstherapie des Narzissmus. In S. Sulz & T. Bronisch (Hrsg.), *Verständnis und Psychotherapie der narzisstischen Persönlichkeitsstörung,* 43–51. München: CIP-Medien.

Sachse, R. (2014h). Psychotherapie als Wissenschaft und Anwendungsfeld. *Report Psychologie, 9,* 360–361.

Sachse, R. (2014i). *Manipulation und Selbsttäuschung. Wie gestalte ich mir die Welt so, dass sie mir gefällt: Manipulationen nutzen und abwenden.* Berlin: Springer. https://doi.org/10.1007/978-3-642-54823-9_1

Sachse, R. (2015a). Empathie. In M. Linden & M. Hautzinger (Hrsg.), *Verhaltenstherapie-Manual,* 105–110. Heidelberg: Springer. https://doi.org/10.1007/978-3-642-55210-6_21

Sachse, R. (2015b). Änderungs- und Stabilisierungsmotivation in der Therapie und ihre therapeutische Beeinflussung. In R. Sachse, S. Schirm & S. Kiszkenow-Bäker (Hrsg.), *Klärungsorientierte Psychotherapie in der Praxis,* 111–122. Lengerich: Pabst.

Sachse, R. (2015c). Das Persönlichkeitsstörungs-Rating-System. In R. Sachse, S. Schirm & S. Kiszkenow (Hrsg.), *Klärungsorientierte Psychotherapie in der Praxis,* 29–52. Lengerich: Pabst.

Sachse, R. (2015e). Die Entwicklung der BIBS: Bearbeitungs-, Inhalts- und Beziehungsskalen. In R. Sachse, S. Schirm & U. Kramer (Hrsg.), *Klärungsorientierte Psychotherapie. Systematisch dokumentieren: Die Skala zur Erfassung von Bearbeitung, Inhalt und Beziehung im Therapieprozess,* 21–23. Göttingen: Hogrefe. https://doi.org/10.1026/02654-000

Sachse, R. (2015f). Ein-Personen-Rollenspiel: Vorgehen, Anwendungsbereiche und Einsatz im Therapieprozess. In R. Sachse, S. Schirm & S. Kiszkenow (Hrsg.), *Klärungsorientierte Psychotherapie in der Praxis,* 53–62. Lengerich: Pabst.

Sachse, R. (2015g). Motivationstheoretische Analyse der Handlungstendenzen bei erfolgreichen, gescheiterten und erfolglosen Narzissten. In R. Sachse, S. Schirm & S. Kiszkenow (Hrsg.), *Klärungsorientierte Psychotherapie in der Praxis,* 123–134. Lengerich: Pabst.

Sachse, R. (2015h). Psychotherapeuten sollten zu Experten ausgebildet werden. In S. Sulz (Hrsg.), *Von der Psychotherapie-Wissenschaft zur Kunst der Psychotherapie,* 114–125. München: CIP-Medien.

Sachse, R. (2015i). Reliabilitäten des BIBS. In R. Sachse, S. Schirm & U. Kramer (Hrsg.), *Klärungsorientierte Psychotherapie systematisch dokumentieren: Die Skala zur Erfassung von Bearbeitung, Inhalt und Beziehung im Therapieprozess,* 24–25. Göttingen: Hogrefe. https://doi.org/10.1026/02654-000

Sachse, R. (2016a). *Klärungsprozesse in der Klärungsorientierten Psychotherapie.* Göttingen: Hogrefe. https://doi.org/10.1026/02726-000

Sachse, R. (2016b). *Therapeutische Beziehungsgestaltung*. Göttingen: Hogrefe. https://doi.org/10.1026/02718-000

Sachse, R. (2016c). Prozess-Studien zur Klärungsorientierten Psychotherapie und daraus abgeleitet therapeutische Konsequenzen. In R. Sachse & M. Sachse (Hrsg.), *Forschung in der Klärungsorientierten Psychotherapie,* 13–24. Lengerich: Pabst. https://doi.org/10.1026/02726-000

Sachse, R. (2016d). Persönlichkeitsstörungen. In T. Schnell (Hrsg.), *Praxisbuch: Moderne Psychotherapie,* 107–122. Berlin: Springer. https://doi.org/10.1007/978-3-662-50315-7_5

Sachse, R. (2016e). Klärungsorientierte Verhaltenstherapie der histrionischen Persönlichkeitsstörung. *PTT-Persönlichkeitsstörungen: Theorie und Therapie, Hysterie, 20*(3), 213–222.

Sachse, R. (2016f). Was sind und was sollen Klärungsprozesse? In R. Sachse & M. Sachse (Hrsg.), *Klärungsprozesse in der Praxis II,* 15–29. Lengerich: Pabst.

Sachse, R. (2016g). Was macht Schemata änderungsresistent? In R. Sachse & M. Sachse (Hrsg.), *Klärungsprozesse in der Praxis II,* 30–47. Lengerich: Pabst.

Sachse, R. (2016h). Grundlegende Überlegungen für eine Konzeption von Psychotherapie. In R. Sachse & M. Sachse (Hrsg.), *Klärungsprozesse in der Praxis II,* 48–72. Lengerich: Pabst.

Sachse, R. (2016i). Die Vor- und Nachteile eines narzisstischen Persönlichkeitsstils: Ist es nur eine Belastung, ein Narzisst zu sein? In R. Sachse & M. Sachse (Hrsg.), *Klärungsprozesse in der Praxis II,* 124–143.

Sachse, R. (2016j). Wann werden Narzissten straffällig? In R. Sachse & M. Sachse (Hrsg.), *Klärungsprozesse in der Praxis II,* 144–162. Lengerich: Pabst.

Sachse, R. (2016k). Beispiel für ein konfrontatives therapeutisches Vorgehen. In R. Sachse & M. Sachse (Hrsg.), *Klärungsprozesse in der Praxis II,* 227–232. Lengerich: Pabst.

Sachse, R. (2016l). *Grundlagen Klärungsorientierter Psychotherapie*. Göttingen: Hogrefe. https://doi.org/10.1026/02789-000

Sachse, R. (2017a). *Therapeutische Informationsverarbeitung - Verstehen und Modellbildung im Therapieprozess*. Göttingen: Hogrefe. https://doi.org/10.1026/02829-000

Sachse, R. (2017b). Beziehungsgestaltung in der Klärungsorientierten Verhaltenstherapie. *Verhaltenstherapie und Verhaltensmedizin,* 38, 344–359. Göttingen: Hogrefe.

Sachse, R. (2018a). Chronisch entzündliche Darmerkrankungen. In C.W. Kohlmann, C. Salewski & M.A. Wirtz (Hrsg.), *Psychologie in der Gesundheitsförderung,* 639. Göttingen: Hogrefe.

Sachse, R. (2018b). Die Beziehungs-, Inhalts- und Bearbeitungsskalen (BSI). In R. Sachse & M. Sachse (Hrsg.), *Forschung in der Klärungsorientierten Psychotherapie II,* 141–144. Lengerich: Pabst.

Sachse, R. (2018c). Emotionen und Affekte: Unterschiede im Psychotherapieprozess. *PiD - Psychotherapie im Dialog, 19*(1), 46–50. Stuttgart: Georg Thieme Verlag. https://doi.org/10.1055/s-0043-123292

Sachse, R. (2018d). *Histrioniker - Mit Dramatik, Manipulation und Egozentrik zum Erfolg* (2. Aufl.). Stuttgart: Klett-Cotta.

Sachse, R. (2018e). *Klärungsorientierte Psychotherapie psychosomatischer Störungen*. Göttingen: Hogrefe. https://doi.org/10.1026/02918-000

Sachse, R. (2018f). Persönlichkeitsstörungen. In J. Sautermeister & T. Skuban (Hrsg.), *Handbuch psychiatrisches Grundwissen für die Seelsorge,* 541–559. Freiburg: Herder.

Sachse, R. (2018g). *Persönlichkeitsstörungen verstehen* (10. Aufl.). Köln: Psychiatrie-Verlag.

Sachse, R. (2018h). Validierung des Ratingsystems zur Erfassung der psychosomatischen Verarbeitungsstruktur (PVS). In R. Sachse & M. Sachse (Hrsg.), *Forschung in der Klärungsorientierten Psychotherapie II,* 201–241. Lengerich: Pabst.

Sachse, R. (2019a). *Persönlichkeitsstörungen* (3. Aufl.). Göttingen: Hogrefe. https://doi.org/10.1026/02906-000

Sachse, R. (2019b). *Personality Disorders*. Göttingen: Hogrefe.

Sachse, R. (2019c). Selbstregulation und ihre Relevanz für klinische Psychologie und Psychotherapie. In S. Rietmann & P. Deing (Hrsg.), *Psychologie der Selbststeuerung*, 23–44. Wiesbaden: Springer. https://doi.org/10.1007/978-3-658-24211-4_2

Sachse, R. (2019d). *Persönlichkeitsstile*. Paderborn: Junfermann-Verlag.

Sachse, R. (2019e). Die zwanghafte Persönlichkeitsstörung aus klärungsorientierter Sicht. *Verhaltenstherapie und Verhaltensmedizin, 40,* 358–371.

Sachse, R. (2020a). *Das Persönlichkeitsstörungs-Rating-System*. Göttingen: Hogrefe. https://doi.org/10.1026/02994-000

Sachse, R. (2020b). Probleme bei der Diagnostik von Persönlichkeitsstörungen. In R. Sachse & S. Kiszkenow-Bäker (Hrsg.), *Komorbiditäten bei Persönlichkeitsstörungen,* 8–32. Göttingen: Hogrefe. https://doi.org/10.1026/02995-000

Sachse, R. (2020c). *Selbstregulation und Selbstkontrolle*. Göttingen: Hogrefe. https://doi.org/10.1026/03046-000

Sachse, R. (2020d). *Die Psychologie der Selbsttäuschung*. Heidelberg: Springer. https://doi.org/10.1007/978-3-662-61268-2

Sachse, R. & Atrops, A. (1991). Schwierigkeiten psychosomatischer Klienten bei der Klärung eigener Emotionen und Motive: Mögliche Konsequenzen für die therapeutische Arbeit. *Psychotherapie, Psychosomatik, Medizinische Psychologie, 41,* 155–198.

Sachse, R., Atrops, A., Wilke, F. & Maus, C. (1992). *Focusing: Ein emotionszentriertes PsychoTherapieverfahren*. Bern: Huber.

Sachse, R. & Breil, J. (2011). Indikation zur Klärungsorientierten Psychotherapie. In R. Sachse, J. Fasbender, J. Breil & M. Sachse (Hrsg.), *Perspektiven Klärungsorientierter Psychotherapie II*, 80–93. Lengerich: Pabst.

Sachse, R., Breil, J. & Fasbender, J. (2009). Beziehungsmotive und Schemata: Eine Heuristik. In R. Sachse, J. Fasbender, J. Breil & O. Püschel (Hrsg.), *Grundlagen und Konzepte Klärungsorientierter Psychotherapie,* 66–88. Göttingen: Hogrefe.

Sachse, R., Breil, J. & Fasbender, J. (2011). Überlegungen zur Diagnostik in der Klärungsorientierten Psychotherapie. In R. Sachse, J. Fasbender, J. Breil & M. Sachse (Hrsg.), *Perspektiven Klärungsorientierter Psychotherapie II*, 68–70. Lengerich: Pabst.

Sachse, R., Breil, J., Sachse, M. & Fasbender, J. (2013). *Klärungsorientierte Psychotherapie der dependenten Persönlichkeitsstörung*. Göttingen: Hogrefe.

Sachse, R. & Elliott, R. (2002). Process-Outcome Research on Humanistic Therapy Vari-ables. In D. Cain, & J. Seeman (Eds.), *Humanistic Psychotherapies. Handbook of Re-search and Practice*. Washington, DC: American Psychological Association.

Sachse, R. & Fasbender, J. (2010). Klärungsprozesse in der Psychotherapie. In W. Lutz (Hrsg.), *Lehrbuch Psychotherapie,* 377–392. Bern: Huber.

Sachse, R. & Fasbender, J. (2013). Interaktionsschwierigkeiten im Therapieprozess bei Klienten mit narzisstischer und histrionischer Persönlichkeitsstörung. In H.W. Hofert & U. Härter (Hrsg.), *Schwierige Patienten,* 203–214. Bern: Huber.

Sachse, R. & Fasbender, J. (2017). Klärungsorientierte Psychotherapie. Problematische Schemata klären und bearbeiten. In D. Berthold, J. Gramm, M. Gaspar & U. Sibelius (Hrsg.), *Psychotherapeutische Perspektiven am Lebensende,* 211–230. Göttingen: Vandenhoeck & Ruprecht.

Sachse, R., Fasbender, J. & Breil, J. (2009). Klärungsprozesse: Was soll im Therapieprozess geklärt werden? In R. Sachse, J. Fasbender, J. Breil & O. Püschel (Hrsg.), *Grundlagen und Konzepte Klärungsorientierter Psychotherapie,* 36–64. Göttingen: Hogrefe.

Sachse, R., Fasbender, J. & Hammelstein, P. (2012). Wie sollte eine Ausbildung in Psychotherapie beschaffen sein? *Report Psychologie, 2,* 50–53.

Sachse, R., Fasbender, J. & Sachse, M. (2011a). Therapeutische Regeln in der Klärungsorientierten Psychotherapie. In R. Sachse, J. Fasbender, J. Breil & M. Sachse (Hrsg.), *Perspektiven Klärungsorientierter Psychotherapie II*, 13–54. Lengerich: Pabst.

Sachse, R., Fasbender, J. & Sachse, M. (2011b). Grundannahmen, Anwendungsbereiche und Kompatibilitäten Klärungsorientierter Psychotherapie. In R. Sachse, J. Fasbender, J. Breil & M. Sachse (Hrsg.), *Perspektiven Klärungsorientierter Psychotherapie II*, 55–67. Lengerich: Pabst.

Sachse, R., Fasbender, J. & Sachse, M. (2014). *Klärungsorientierte Psychotherapie der selbstunsicheren Persönlichkeitsstörung*. Göttingen: Hogrefe.

Sachse, R., Fasbender, J., Breil, J. & Sachse, M. (2011). Bearbeitung von Schemata im Ein-Personen-Rollenspiel. In R. Sachse, J. Fasbender, J. Breil & M. Sachse (Hrsg.), *Perspektiven Klärungsorientierter Psychotherapie II*, 184–204. Lengerich: Pabst.

Sachse, R., Fasbender, J., Breil, J. & Sachse, M. (2012). *Klärungsorientierte Psychotherapie der histrionischen Persönlichkeitsstörung*. Göttingen: Hogrefe.

Sachse, R. & Kiszkenow-Bäker, S. (2014). Persönlichkeitsstörungen und affektive Störungen. *Psychologie in Österreich, 34*(1), 7–15.

Sachse, R. & Kiszkenow-Bäker, S. (2016). Zwanghafte Persönlichkeitsstörung. In T. Schnell (Hrsg.), *Praxisbuch: Moderne Psychotherapie*, 123–137. Berlin: Springer. https://doi.org/10.1007/978-3-662-50315-7_6

Sachse, R. & Kiszkenow-Bäker, S. (2020a). *Komorbiditäten bei Persönlichkeitsstörungen*. Göttingen: Hogrefe. https://doi.org/10.1026/02995-000

Sachse, R. & Kiszkenow-Bäker, S. (2020b). Das Komorbiditäts-Problem. In R. Sachse & S. Kiszkenow-Bäker (Hrsg.), *Komorbiditäten bei Persönlichkeitsstörungen*, 38–43. Göttingen: Hogrefe. https://doi.org/10.1026/02995-000

Sachse, R. & Kiszkenow-Bäker, S. (2020c). Zur Theorie von Komorbiditäten. In R. Sachse & S. Kiszkenow-Bäker (Hrsg.), *Komorbiditäten bei Persönlichkeitsstörungen*, 44–51. Göttingen: Hogrefe. https://doi.org/10.1026/02995-000

Sachse, R. & Kiszkenow-Bäker, S. (2020d). Komorbiditäten von Persönlichkeitsstörungen mit Achse-I-Störungen. In R. Sachse & S. Kiszkenow-Bäker (Hrsg.), *Komorbiditäten bei Persönlichkeitsstörungen*, 52–65. Göttingen: Hogrefe. https://doi.org/10.1026/02995-000

Sachse, R. & Kiszkenow-Bäker, S. (2020e). Komorbiditäten zwischen Persönlichkeitsstörungen. In R. Sachse & S. Kiszkenow-Bäker (Hrsg.), *Komorbiditäten bei Persönlichkeitsstörungen*, 66–78. Göttingen: Hogrefe. https://doi.org/10.1026/02995-000

Sachse, R., Kiszkenow-Bäker, S. & Schirm, S. (2015). *Klärungsorientierte Psychotherapie der zwanghaften Persönlichkeitsstörung*. Göttingen: Hogrefe. https://doi.org/10.1026/02713-000

Sachse, R., Kiszkenow-Bäker, S. & Schirm, S. (2016). Das Persönlichkeitsstörungs-Rating-System. In R. Sachse & M. Sachse (Hrsg.), *Forschung in der Klärungsorientierten Psychotherapie*, 109–149. Lengerich: Pabst.

Sachse, R. & Kramer, U. (2015a). Untersuchung der BIBS-Skalen: Korrelationen der PTBS-Variablen untereinander. In R. Sachse, S. Schirm & U. Kramer (Hrsg.), *Klärungsorientierte Psychotherapie. Systematisch dokumentieren: Die Skala zur Erfassung von Bearbeitung, Inhalt und Beziehung im Therapieprozess*, 26–33. Göttingen: Hogrefe. https://doi.org/10.1026/02654-000

Sachse, R. & Kramer, U. (2015b). Validierung der BIBS-Skalen an Klienten-Erfolgsmaßen. In R. Sachse, S. Schirm & U. Kramer (Hrsg.), *Klärungsorientierte Psychotherapie. Systematisch dokumentieren: Die Skala zur Erfassung von Bearbeitung, Inhalt und Beziehung im Therapieprozess*, 39–49. Göttingen: Hogrefe. https://doi.org/10.1026/02654-000

Sachse, R. & Kramer, U. (2015c). Veränderungsmessungen mit den BIBS. In R. Sachse, S. Schirm & U. Kramer (Hrsg.), *Klärungsorientierte Psychotherapie. Systematisch dokumentieren: Die Skala zur Erfassung von Bearbeitung, Inhalt und Beziehung im Therapieprozess,* 90–104. Göttingen: Hogrefe. https://doi.org/10.1026/02654-000

Sachse, R. & Kramer, U. (2016). Die Schema-Borderline-Störung. In R. Sachse & M. Sachse (Hrsg.), *Klärungsprozesse in der Praxis II,* 75–104. Lengerich: Pabst.

Sachse, R. & Kramer, U. (2019). Clarification-Oriented Psychotherapy of Dependent Personality Disorder. *Journal of Contemporary Psychotherapy, 49*(1), 15–25. https://doi.org/10.1007/s10879-018-9397-8

Sachse, R. & Langens, T.A. (2014a). Implikationsstrukturen von Emotionen. In R. Sachse & T.A. Langens (Hrsg.), *Emotionen und Affekte in der Psychotherapie,* 47–55. Göttingen: Hogrefe.

Sachse, R. & Langens, T.A. (2014b). Bedeutung von Affekten. In R. Sachse & T.A. Langens (Hrsg.), *Emotionen und Affekte in der Psychotherapie,* 34–46. Göttingen: Hogrefe.

Sachse, R. & Langens, T.A. (2014c). *Emotionen und Affekte in der Psychotherapie.* Göttingen: Hogrefe.

Sachse, R. & Langens, T.A. (2015). Motivierung von Klienten im Therapieprozess: Herstellung und Steigerung von Änderungsmotivation. In R. Sachse, S. Schirm & S. Kiszkenow-Bäker (Hrsg.), *Klärungsorientierte Psychotherapie in der Praxis,* 97–110. Lengerich: Pabst.

Sachse, R., Langens, T.A. & Sachse, M. (2012). *Klienten motivieren – Therapeutische Strategien zur Stärkung der Änderungsbereitschaft.* Bonn: Psychiatrie-Verlag.

Sachse, R., Langens, T.A. & Sachse, M. (2018). *Klienten motivieren* (2. Aufl.). Köln: Psychiatrie-Verlag.

Sachse, R. & Maus, C. (1987). Einfluß differentieller Bearbeitungsangebote auf den Explizierungsprozeß von Klienten in der Klientenzentrierten Psychotherapie. *Zeitschrift für Personenzentrierte Psychologie und Psychotherapie, 6,* 75–86.

Sachse, R. & Maus, C. (1991). *Zielorientiertes Handeln in der Gesprächspsychotherapie.* Stuttgart: Kohlhammer.

Sachse, R. & Müller, G. (2016). Verlauf einer Therapie mit einem narzisstischen Klienten. In R. Sachse & M. Sachse (Hrsg.), *Klärungsprozesse in der Praxis II,* 252–274. Lengerich: Pabst.

Sachse, R. & Neumann, W. (1986). Prognostische Indikation zum Focusing aufgrund von Selbstexploration und Selbsterleben von Klienten in Klientenzentrierter Psychotherapie. *Zeitschrift für Personenzentrierte Psychologie und Psychotherapie, 5,* 79–85.

Sachse, R. & Neumann, W. (1987a). *Entwicklung und Überprüfung von Maßen zur Beurteilung des Erfolges im Focusing.* Bochumer Berichte zur Klinischen Psychologie, Nr. 3.

Sachse, R. & Neumann, W. (1987b). *Prognostische Indikation zum Focusing aufgrund von Klienten-Prozeßerfahrungen in Klientenzentrierter Psychotherapie.* Bochumer Berichte zur Klinischen Psychologie, Nr. 2.

Sachse, R. & Pauly, S. (2018). Zusammenhänge zwischen Persönlichkeitsstörungen: Untersuchung mit dem PSSI. In R. Sachse & M. Sachse (Hrsg.), *Forschung in der Klärungsorientierten Psychotherapie II,* 39–45. Lengerich: Pabst.

Sachse, R., Püschel, O., Fasbender, J. & Breil, J. (2008). *Klärungsorientierte Schema-Bearbeitung – Dysfunktionale Schemata effektiv verändern.* Göttingen: Hogrefe.

Sachse, R. & Rudolf, G. (2008). Aufgaben und Person des Psychotherapeuten. In S.C. Herpertz, F. Caspar & C. Mandl (Hrsg.), *Störungsorientierte Psychotherapie,* 91–101. München: Urban & Fischer. https://doi.org/10.1016/B978-343723730-0.50008-2

Sachse, R. & Rudolf, G. (2017). Aufgabe und Person des Psychotherapeuten. In S.C. Herpertz, F. Caspar & C. Mandl. (Hrsg.), *Psychotherapie,* 77–85. München: Elsevier. https://doi.org/10.1016/B978-3-437-23731-7.00005-3

Sachse, R. & Rudolph, R. (1992a). Gesprächspsychotherapie mit psychosomatischen Klienten? Eine empirische Untersuchung auf der Basis der Theorie der objektiven Selbstaufmerksamkeit. In M. Behr, U. Esser, F. Petermann, W. M. Pfeiffer & R. Tausch (Hrsg.), *Jahrbuch für Personenzentrierte Psychologie und Psychotherapie, 3,* 66–84. Köln: GwG-Verlag.

Sachse, R. & Rudolph, R. (1992b). Selbstaufmerksamkeit bei psychosomatischen Patienten. *Zeitschrift für Klinische Psychologie, Psychopathologie und Psychotherapie, 40,* 146–164.

Sachse, R. & Sachse, M. (2009). Klärungsorientierte Psychotherapie: Empirische Ergebnisse und Schlussfolgerungen für die Praxis. In R. Sachse, J. Fasbender, J. Breil & O. Püschel (Hrsg.), *Grundlagen und Konzepte Klärungsorientierter Psychotherapie,* 232–252. Göttingen: Hogrefe.

Sachse, R. & Sachse, M. (2011). Implikationsstrukturen: Verstehen, Modellbildung und therapeutische Explizierungen. In R. Sachse, J. Fasbender, J. Breil & M. Sachse (Hrsg.), *Perspektiven Klärungsorientierter Psychotherapie II,* 94–127. Lengerich: Pabst.

Sachse, R. & Sachse, M. (2016a). Explizierungsprozesse bei Klienten mit Persönlichkeitsstörungen und Klienten mit psychosomatischer Verarbeitungsstruktur: Eine Mikro-Prozess-Analyse. In R. Sachse & M. Sachse (Hrsg.), *Forschung in der Klärungsorientierten Psychotherapie,* 25–42. Lengerich: Pabst.

Sachse, R. & Sachse, M. (2016b). Untersuchung der Effekte Klärungsorientierter Psychotherapie bei Klienten mit Persönlichkeitsstörungen: Erhebungsinstrumente, therapeutische Strategien und Vorgehen bei der Untersuchung. In R. Sachse & M. Sachse (Hrsg.), *Forschung in der Klärungsorientierten Psychotherapie,* 59–75. Lengerich: Pabst. https://doi.org/10.1026/02789-000

Sachse, R. & Sachse, M. (2016c). Effekte Klärungsorientierter Psychotherapie bei Klienten mit narzisstischer Persönlichkeitsstörung. In R. Sachse & M. Sachse (Hrsg.), *Forschung in der Klärungsorientierten Psychotherapie,* 76–80. Lengerich: Pabst. https://doi.org/10.1026/02726-000

Sachse, R. & Sachse, M. (2016d). Wirksamkeit Klärungsorientierter Psychotherapie bei Klienten mit histrionischer Persönlichkeitsstörung. In R. Sachse & M. Sachse (Hrsg.), *Forschung in der Klärungsorientierten Psychotherapie,* 81–84. Lengerich: Pabst. https://doi.org/10.1026/02726-000

Sachse, R. & Sachse, M. (2016e). Effekte Klärungsorientierter Psychotherapie bei Klienten mit dependenter Persönlichkeitsstörung. In R. Sachse & M. Sachse (Hrsg.), *Forschung in der Klärungsorientierten Psychotherapie,* 85–88. Lengerich: Pabst. https://doi.org/10.1026/02726-000

Sachse, R. & Sachse, M. (2016f). Wirksamkeit Klärungsorientierter Psychotherapie bei Kli-enten mit psychosomatischer Verarbeitungsstruktur. In R. Sachse & M. Sachse (Hrsg.), *Forschung in der Klärungsorientierten Psychotherapie,* 89–93. Lengerich: Pabst. https://doi.org/10.1026/02726-000

Sachse, R. & Sachse, M. (2016g). Auf welche Erfolgsvariablen wirkt Klärungsorientierte Psychotherapie ein? In R. Sachse & M. Sachse (Hrsg.), *Forschung in der Klärungsorientierten Psychotherapie,* 94–96. Lengerich: Pabst. https://doi.org/10.1026/02726-000

Sachse, R. & Sachse, M. (2016h). Welche Persönlichkeitsstörungen profitieren wie von Klärungsorientierter Psychotherapie? In R. Sachse & M. Sachse (Hrsg.), *Forschung in der Klärungsorientierten Psychotherapie,* 97–98. Lengerich: Pabst. https://doi.org/10.1026/02726-000

Sachse, R. & Sachse, M. (2017). *Klärungsorientierte Psychotherapie der schizoiden, passiv-aggressiven und paranoiden Persönlichkeitsstörung.* Göttingen: Hogrefe.

Sachse, R., Sachse, M. & Fasbender, J. (2010). *Klärungsorientierte Psychotherapie von Persönlichkeitsstörungen.* Göttingen: Hogrefe.

Sachse, R., Sachse, M. & Fasbender, J. (2011). *Klärungsorientierte Psychotherapie der narzisstischen Persönlichkeitsstörung.* Göttingen: Hogrefe.

Sachse, R. & Schirm, S. (2015a). Klärungsorientierte Psychotherapie bei narzisstischer Persönlichkeitsstörung. In R. Sachse, S. Schirm & S. Kiszkenow (Hrsg.), *Klärungsorientierte Psychotherapie in der Praxis,* 153–168. Lengerich: Pabst. https://doi.org/10.1026/02713-000

Sachse, R. & Schirm, S. (2015b). Therapeutischer Umgang mit einer histrionischen Klientin: Wie man es nicht machen sollte. In R. Sachse, S. Schirm & S. Kiszkenow (Hrsg.), *Klärungsorientierte Psychotherapie in der Praxis,* 169–182. Lengerich: Pabst.

Sachse, R. & Schirm, S. (2015c). Klärungsorientierte Psychotherapie bei psychosomatischer Verarbeitungsstruktur. In R. Sachse, S. Schirm & S. Kiszkenow (Hrsg.), *Klärungsorientierte Psychotherapie in der Praxis,* 183–200. Lengerich: Pabst. https://doi.org/10.1026/02654-000

Sachse, R., Schirm, S. & Kramer, U. (2015). *Klärungsorientierte Psychotherapie. Systematisch dokumentieren. Die Skalen zur Erfassung von Bearbeitung, Inhalt und Beziehung im Therapieprozess (BIBS).* Göttingen: Hogrefe. https://doi.org/10.1026/02654-000

Sachse, R., Schirm, S. & Kramer, U. (2016). Die Beziehungs-, Inhalts- und Bearbeitungsskalen (BIBS) – Analysen eines Rating-Systems. In R. Sachse & M. Sachse (Hrsg.), *Forschung in der Klärungsorientierten Psychotherapie,* 43–56. Lengerich: Pabst.

Sachse, R., Schülken, T. & Leisch, M. (2006). Die Bochumer Beziehungs- und Bearbeitungsskalen BBBS: Skalen-Prüfung und erste Validierung. In R. Sachse & P. Schlebusch (Hrsg.), *Perspektiven Klärungsorientierter Psychotherapie,* 228–254. Lengerich: Pabst.

Sachse, R., Schülken, T., Leisch, M. & Sachse, M. (2011). Effektivität Klärungsorientierter Psychotherapie: Erste Ergebnisse. In R. Sachse, J. Fasbender, J. Breil & M. Sachse (Hrsg.), *Perspektiven Klärungsorientierter Psychotherapie II,* 239–273. Lengerich: Pabst.

Sachse, R. & Takens, R. J. (2003). *Klärungsprozesse in der Psychotherapie.* Göttingen: Hogrefe.

Sachse, R. & von Franqué, F. (2019). *Interaktionsspiele bei Psychopathie.* Heidelberg: Springer. https://doi.org/10.1007/978-3-662-59279-3

Sachse, R. & Walburg, M. (2017a). *Umgang mit narzisstisch geprägten Klienten: Professionelles Fallverständnis und motivierende Therapie unter strafrechtlichen Bedingungen.* Bonn: Psychiatrie Verlag.

Sachse, R. & Walburg, M. (2017b). Fallverständnis und klärungsorientiertes Vorgehen bei Klienten mit narzisstischen Störungen im forensischen Setting. In N. Saimeh (Hrsg.), *Therapie und Sicherheit im Maßregelvollzug,* 245–256. Berlin: Medizinisch Wissenschaftliche Verlagsgesellschaft.

Safran, J. D., Abreu, I., Ogilvie, J. & DeMaria, A. (2011). Does psychotherapy research influence the clinical practice of researcher-clinicians? *Clinical Psychology: Science and Practice, 18,* 357–371. https://doi.org/10.1111/j.1468-2850.2011.01267.x

Safran, J. D. & Muran, J. C. (2000). *Negotiating the therapeutic alliance: A relational treatment guide.* New York, NY: Guilford Press.

Safran, J. D. & Wallner, L. K. (1991). The relativ predictive validity of two therapeutic alliance measures in cognitive therapy. *Psychological Assessment, 3,* 188–195. https://doi.org/10.1037/1040-3590.3.2.188

Sagan, C. (1997). *Der Drache in meiner Garage oder Die Kunst der Wissenschaft, Unsinn zu entlarven.* München: Drömer Knaur.

Salkovskis, P. M. (1999). Understanding and treating obsessive-compulsive disorder. *Behavioral Research and Therapy, 37,* 29–52. https://doi.org/10.1016/S0005-7967(99)00049-2

Salkovskis, P. M., Shafran, R., Rachman, S. & Freeston, M. H. (1999). Multiple pathways to inflated responsibility beliefs in obsessional problems: Possible origins and implications for therapy and research. *Behavioral Research and Therapy, 37,* 1055–1072. https://doi.org/10.1016/S0005-7967(99)00063-7

Salkovskis, P. M., Thorpe, S. J., Wahl, K., Wroe, A. L. & Forrester, E. (2003). Neutralizing increases discomfort associated with obsessional thoughts: An experimental study with obsessional patients. *Journal of Abnormal Psychology, 112*(3), 709–715. https://doi.org/10.1037/0021-843X.112.4.709

Saltzman, C., Luetgert, M.J., Roth, C.H., Creaser, J. & Howard, L. (1976). Formation of a therapeutic relationship: Experiences during the initial phase of psychotherapy as predictors of treatment duration and outcome. *Journal of Consulting and Clinical Psychology, 44,* 546–555. https://doi.org/10.1037/0022-006X.44.4.546

Salvio, M.-A., Beutler, L.E., Wood, J.M. & Engle, D. (1992). The strength of the therapeutic alliance in three treatments for depression. *Psychotherapy Research, 2*(1), 31–36. https://doi.org/10.1080/10503309212331333578

Saß, H., Wittchen, H.-U. & Zaudig, M. (2001). *Diagnostisches und Statistisches Manual Psychischer Störungen: DSM-IV.* Göttingen: Hogrefe.

Saß, H., Wittchen, H.-U., Zaudig, M. & Houben, I. (2003). *Diagnostisches und Statistisches Manual Psychischer Störungen, Textrevision, DSM-IV-TR.* Göttingen: Hogrefe.

Saypol, E. & Farber, B.A. (2010). Attachment style and patient disclosure in psychotherapy. *Psychotherapy Research, 20,* 462–471. https://doi.org/10.1080/10503301003796821

Schank, P.C. & Abelson, R.P. (1977). *Scripts, plans, goals and understanding.* Hillsdale, NJ: Erlbaum.

Schank, R.C., Berman, T.R. & Macperson, K.A. (1999). Learning by doing. In C.M. Reigeluth (Ed.), *Instructional Design Theories and Models: A New Paradigm of Instructional Theory,* 161–181. Mahwah, NJ: Lawrence Erlbaum Associates. https://doi.org/10.1017/CBO9780511527920.011

Schauenburg, H. (2007). Depressive Störungen. In B. Strauß, F. Hohagen & F. Caspar (Hrsg.), *Lehrbuch Psychotherapie,* Band 1, 373–401.

Scheffer, D. (2009). Implizite und explizite Motive. In V. Brandstätter & J.H. Otto (Hrsg.), *Handbuch der allgemeinen Psychologie – Motivation und Emotion,* 29–36.

Scherer, K.R. (1982). Emotion as a process: function, origin, and regulation. *Social Science Information, 21,* 555–570. https://doi.org/10.1177/053901882021004004

Scherer, K.R. (1984). On the nature and function of emotion: A component process approach. In K.R. Scherer & P. Ekman (Eds.), *Approaches to Emotion,* 293–318. Hillsdale, NJ: Erlbaum.

Scherer, K.R. (1988). Criteria for emotion-antecedent appraisal: A review. In V. Hamilton, G.H. Bower & N.H. Frijda (Eds.), *Cognitive perspectives on emotion and motivation,* 89–126. Dordrecht, NL: Kluwer. https://doi.org/10.1007/978-94-009-2792-6_4

Scherer, K.R. (1991). Criteria for emotion-antecedent appraisal: a review. In V. Hamilton, G.H. Bower & N.H. Fridja (Eds.), *Cognitive Perspective on Motivation and Emotion,* 89–126. Dordrecht, NL: Nijhoff.

Scherer, K.R. (1993). Studying the emotion-antecedent appraisal processes: An expert system approach. *Cognition and Emotion, 7,* 325–352. https://doi.org/10.1080/02699939308409192

Scherer, K.R. (1996). Emotion. In M. Hewstone, W. Stroebe & G.M. Stephenson (Eds.), *Introduction to Social Psychology,* 279–315. Oxford: Blackwell.

Schiepek, G.U. (1991). *Systemtheorie in der Klinischen Psychologie.* Braunschweig: Vieweg. https://doi.org/10.1007/978-3-322-90554-3

Schiepek, G. (1999). *Die Grundlagen der Systemischen Therapie. Theorie – Praxis – Forschung.* Göttingen: Vandenhoeck & Ruprecht.

Schiepek, G.U., Fricke, B. & Kaimer, P. (1992). Synergetics of psychotherapy. In W. Tschacher, G. Schiepek & E.J. Brunner (Eds.), *Self-Organization and Clinical Psychology,* 239–267. Berlin: Springer. https://doi.org/10.1007/978-3-642-77534-5_13

Schiepek, G., Kowalik, Z.J., Schütz, A., Köhler, M., Richter, K., Strunk, G., Mühlnickel, W. & Elbert, T. (1997). Psychotherapy as a chaotic process I. Coding the client-therapist-interaction by means of sequential plan analysis and the search for chaos: A stationary approach. *Psychotherapy Research, 7,* 173–194. https://doi.org/10.1080/10503309712331331953

Schiepek, G., Ludwig-Becker, F., Helde, A., Jagdfeld, F., Petzold, E. R. & Kröger, F. (2000). Synergetik für die Praxis. Therapie als Anregung selbstorganisierender Prozesse. *System Familie, 13*(4), 169–177. https://doi.org/10.1007/s004910000055

Schirm, S., Kramer, U. & Sachse, R. (2015a). Beschreibung der BIBS und ein Manual zum Rating. In R. Sachse, S. Schirm & U. Kramer (Hrsg.), *Klärungsorientierte Psychotherapie systematisch dokumentieren,* 50–89. Göttingen: Hogrefe.

Schirm, S., Kramer, U. & Sachse, R. (2015b). Die Anwendung der BIBS. In R. Sachse, S. Schirm & U. Kramer (Hrsg.), *Klärungsorientierte Psychotherapie systematisch dokumentieren,* 50–89. Göttingen: Hogrefe.

Schirm, S., Sachse, R. & Kramer, U. (2015). Theoretischer Hintergrund: BIBS und Klärungsorientierte Psychotherapie. In R. Sachse, S. Schirm & U. Kramer (Hrsg.), *Klärungsorientierte Psychotherapie. Systematisch dokumentieren: Die Skala zur Erfassung von Bearbeitung, Inhalt und Beziehung im Therapieprozess,* 9–20. Göttingen: Hogrefe. https://doi.org/10.1026/02654-000

Schmidt, S., Tinti, C., Levine, L. J. & Testa, S. (2010). Appraisals, emotions and emotion regulation: An integrative approach. *Motivation and Emotion, 34*(1), 63–72. https://doi.org/10.1007/s11031-010-9155-z

Schmitt, G. M., Kammerer, E. & Holtmann, M. (2003). Förderung interaktioneller Kompetenzen von medizinstudierenden. *Psychotherapie, Psychosomatik, medizinische Psychologie, 53,* 390–398.

Schmitt, J. F. & Klein, G. (1996). Fighting in the fog: Dealing with battlefield uncertainty. *Marine Corps Gazette, 80,* 62–69.

Schneider, H. (1988). Veränderung in der Psychotherapie als selbstorganisierender Prozeß: Ein Modell der Entstehung einer neuen Struktur. *Verhaltensther. Psychosoz. Prax., 20*(1), 24–38.

Schneider, W. (1985). Training high performance skills. *Human Factors, 27*(3), 285–300. https://doi.org/10.1177/001872088502700305

Schraagen, J. M. (2006). Task Analysis. In K. A. Ericsson, N. Charness, P. J. Feltovich & R. R. Hoffman (Eds.). *The Cambridge Handbook of Expertise and Expert Performance,* 185–202. Cambridge: University Press. https://doi.org/10.1017/CBO9780511816796.011

Schulte, D. (1994). Vom zunehmenden Einfluss klassifikatorischer Diagnostik auf psychotherapeutische und psychodiagnostische Forschung und Praxis. *Diagnostica, 40*(3), 262–269.

Schulte, D. (1995). Standardisierung des Individuellen, Individualisierung des Standardisierten: Versuch einer Klärung aus Anlass eines Artikels von Caspar und Grawe. *Verhaltenstherapie, 5*(1), 42–46. https://doi.org/10.1159/000258889

Schulte, D. (1996a). Standardisierung des diagnostisch-therapeutischen Prozesses. In H. S. Reinecker & D. Schmelzer (Hrsg.), *Verhaltenstherapie, Selbstregulation, Selbstmanagement. Frederick H. Kanfer zum 70. Geburtstag,* 11–22. Göttingen: Hogrefe.

Schulte, D. (1996b). Tailor-made and standardized therapy: Complementary tasks in behavior therapy. A contrarian view. *Journal of Behavior Therapy and Experimental Psychiatry, 27*(2), 119–126. https://doi.org/10.1016/0005-7916(96)00015-8

Schulte, D. (1997a). Die Bedeutung der Therapiemotivation in der Klinischen Psychologie und Psychotherapie. In B. Rockstroh, H. Watzl & T. Elbert (Hrsg.), *Impulse für die Klinische Psychologie,* 129–141. Göttingen: Hogrefe.

Schulte, D. (1997b). Behavioural analysis: Does it matter? *Behavioural and Cognitive Psychotherapy,* 231–249. https://doi.org/10.1017/S1352465800018531

Schulte, D. (1997c). Störungsbezogene Therapieplanung. In H. Reinecker & P. Fiedler (Hrsg.), *Therapieplanung in der modernen Verhaltenstherapie. Eine Kontroverse,* 60–62. Lengerich: Pabst.

Schulte, D. (1997d). Störungsbezogene Therapieplanung. *Verhaltenstherapie und Verhaltensmedizin, 18*(2), 171–173.

Schulte, D. (2000). Optimierung der Entscheidungsprozesse von Psychotherapeuten. In H. J. Freyberger, G. Heuft & D. J. Ziegenhagen (Hrsg.), *Ambulante Psychotherapie. Transparenz, Effizienz, Qualitätssicherung.* Stuttgart: Schattauer.

Schulte, D. (2001). Messung und Sicherstellung der Manualtreue (treatment-integrity) in kontrollierten Therapiestudien. *Psychotherapie in Psychiatrie, Psychotherapeutischer Medizin und Klinischer Psychologie, 6*(2), 193–198.

Schulte, D. (2003). Zur Validität therapeutischer Entscheidungsprozesse. In W. Vollmoeller (Hrsg.), *Integrative Behandlung in Psychiatrie und Psychotherapie. Konzepte und Strategien,* 89–100. Stuttgart: Schattauer.

Schulte, D. & Eifert, G. H. (2002). What to do when manuals fail? The dual model of psychotherapy. *Clinical Psychology - Science and Practice, 9,* 312–328. https://doi.org/10.1093/clipsy.9.3.312

Schulte, D. & Künzel, R. (1989). Methodenzentrierte und verlaufszentrierte Therapiestrategien. *Zeitschrift für Klinische Psychologie, 18,* 35–44.

Schulte, D., Künzel, R., Pepping, G. & Schulte-Bahrenberg, T. (1991). Maßgeschneiderte Psychotherapie versus Standardtherapie bei der Behandlung von Phobikern. In D. Schulte (Hrsg.), *Therapeutische Entscheidungen,* 15–42. Göttingen: Hogrefe.

Schulte, D., Künzel, R., Pepping, G. & Schulte-Bahrenberg, T. (1992). Tailor-made versus standardized therapy of phobic patients. *Advances in Behaviour Research and Therapy, 14,* 67–92. https://doi.org/10.1016/0146-6402(92)90001-5

Schulte, D. & Meyer, F. (2002). Woran orientieren sich Therapeuten bei ihrer Sitzungsbeurteilung und Erfolgprognose? *Zeitschrift für Klinische Psychologie und Psychotherapie, 1*(4), 257–265. https://doi.org/10.1026/0084-5345.31.4.257

Schultheiss, O. C. & Brunstein, J. C. (1999). Goal Imagery: Bridging the Gap between Implicit Motives and Explicit Goals. *Journal of Personality, 67*(1), 1–38. https://doi.org/10.1111/1467-6494.00046

Schurz, G. (2004). Das Problem der Induktion. In H. Keuth (Hrsg.), *Karl Popper: Logik der Forschung,* 25–40. Berlin: Akademie Verlag.

Schütz, A. (1995). Entertainers, experts, or public servants? Politicians' self-presentation on television talk shows. *Political Communication, 12,* 211–221. https://doi.org/10.1080/10584609.1995.9963066

Seel, N. M. (1991). *Weltwissen und mentale Modelle.* Göttingen: Hogrefe.

Segal, Z. V. (1988). Appraisal of the self-schema construct in cognitive models of depression. *Psychological Bulletin, 103,* 147–162. https://doi.org/10.1037/0033-2909.103.2.147

Sexton, H., Fornes, G., Kruger, M. B., Grendahl, G. & Kolseth, M. (1990). Handicraft or interactional groups: A comparative outcome study of neurotic inclients. *Acta Psychiatrica Scandinavia, 82,* 339–343. https://doi.org/10.1111/j.1600-0447.1990.tb01398.x

Shanteau, J. (1987). Psychological characteristics of expert decision makers. In J. L. Mumpower, O. Renn, L. D. Phillips & V. R. R. Uppuluri (Eds), *Expert judgment and expert systems.* Berlin: Springer-Verlag.

Shanteau, J. (1989). Psychological characteristics and strategies of expert decision makers. In B. Rohrmann, L. R. Beach, C. Vlek & S. R. Watson (Eds.), *Advances in decision research.* Amsterdam, NL: North Holland.

Shanteau, J. (1992). The Psychology of Experts: An Alternative View. In J. Shanteau (Ed.), *Expertise and Decision Support,* 11–24. New York, NY: Plenum Press. https://doi.org/10.1007/978-0-585-34290-0_2

Shanteau, J. & Gaeth, G. J. (1981). *Evaluation of the field method of soil texture classification: A psychological analysis of accuracy and consistency.* (Tech. Rep. 79-1). Kansas State University, Department of Psychology.

Shanteau, J. & Phelps, R.H. (1977). Judgment and swine: Approaches and issues in applied judgment analysis. In M.F. Kaplan & S. Schwartz (Eds.), *Human judgment and decision processes in applied settings*. New York, NY: Academic Press.

Shaw, B.F. & Dobson, K.S. (1987). The use of treatment manuals in cognitive therapy: Experience and issues. *Journal of Consulting and Clinical Psychology, 56,* 673–680.

Shaw, B.F., Olmsted, M., Dobson, K.S., Sotsky, S.M., Elkin, I., Yamaguchi, J. et al. (1999). Therapist competence ratings in relation to clinical outcome in cognitive therapy of depression. *Journal of Consulting and Clinical Psychology, 67,* 837–846. https://doi.org/10.1037/0022-006X.67.6.837

Shea, M.T., Pilkonis, P.A., Beckham, E., Collins, J.F., Elkin, I., Sotsky, S.M. & Docherty, J.P. (1990). Personality disorders and treatment outcome in the NIMH Treatment of Depression Collaborative Research Program. *American Journal of Psychiatry, 147,* 711–718.

Shoda, Y., Mischel, W. & Peake, P.K. (1990). Predicting Adolescent Cognitive and Self-Regulatory Competencies From Preschool Delay of Gratification: Identifying Diagnostic Conditions. *Developmental Psychology, 26*(6), 978–986. https://doi.org/10.1037/0012-1649.26.6.978

Shoham-Salomon, V., Avner, R. & Neeman, K. (1989). „You are changed if you do and changed if you don't": Mechanisms underlying paradoxical interventions. *Journal of Consulting and Clinical Psychology, 57,* 590–598. https://doi.org/10.1037/0022-006X.57.5.590

Shoham-Salomon, V. & Hannah, M.T. (1991). Client-treatment interactions in the study of differential change processes. *Journal of Consulting and Clinical Psychology, 59,* 217–225. https://doi.org/10.1037/0022-006X.59.2.217

Signer, S., Estermann, J.R., Sachse, R., Caspar, F. & Kramer, U. (2019). Social interaction patterns, therapist responsiveness, and outcome in treatments for borderline personality disorder. *Psychology and psychotherapy,* e12254. https://doi.org/10.1111/papt.12254

Silver, D. (1983). Psychotherapy of the characterologically difficult patient. *Canadian Journal of Psychiatry, 28,* 513–521. https://doi.org/10.1177/070674378302800702

Simon, D.P. & Simon, H.A. (1978). Individual differences in solving physics problems. In R.S. Siegler (Ed.), *Children's thinking: What develops?*, 325–348. Hillsdale, NJ: Erlbaum.

Simon, H. & Chase, W. (1973). Skill in chess. *American Scientist, 61,* 394–403.

Skinner, B.F. (1933). The rate of establishment of a discrimination. *Journal of general Psychology, 9,* 302–350. https://doi.org/10.1080/00221309.1933.9920939

Skinner, B.F. (1936). Conditioning and extinction and their relation to drive. *Journal of general Psychology, 14,* 296–317. https://doi.org/10.1080/00221309.1936.9713156

Skinner, B.F. (1938). *The behavior of organisms: An experimental analysis.* New York, NY: Appleton-Century.

Skinner, B.F. (1953). *Science and human behavior.* New York, NY: Macmillan.

Skinner, B.F. (1957). *Verbal behavior.* New York, NY: Appleton-Century-Crofts. https://doi.org/10.1037/11256-000

Skinner, B.F. (1963). Behaviorism at fifty. *Science, 140,* 951–958. https://doi.org/10.1126/science.140.3570.951

Skinner, B.F. (1974). *About behaviorism.* New York, NY: Knopf.

Smith, E.R. & Mackie, D.M. (2007). *Social Psychology.* New York, NY: Psychology Press.

Smolin, L. (2009). *Die Zukunft der Physik: Probleme der Stringtheorie und wie es weitergeht.* München: DVA.

Soldz, S., Budman, S. & Demby, A. (1992). The relationship between main actor behaviors and treatment outcome in group psychotherapy. *Psychotherapy Research, 2,* 52–62. https://doi.org/10.1080/10503309212331333598

Sonne, B. & Weiß, R. (2013). *Einsteins Theorien. Spezielle und Allgemeine Relativitätstheorie für interessierte Einsteiger und zur Wiederholung.* Berlin: Springer. https://doi.org/10.1007/978-3-642-34765-8

Sonnentag, S. (1995). Excellent software professionals: Experience, work activities, and perceptions by peers. *Behaviour & Information Technology, 14,* 289–299. https://doi.org/10.1080/01449299508914648

Sonnentag, S. (1998). Expertise in professional software design: A process study. *Journal of Applied Psychology, 83,* 703–715. https://doi.org/10.1037/0021-9010.83.5.703

Sonnentag, S., Niessen, C. & Volmer, J. (2006). Expertise in Software Design. In K.A. Ericsson, N. Charness, P.J. Feltovich & R.R. Hoffman (Eds.), *The Cambridge Handbook of Expertise and Expert Performance,* 373–388. Cambridge: University Press. https://doi.org/10.1017/CBO9780511816796.021

Sorenson, R.L., Gorsuch, R.L. & Mintz, J. (1985). Moving targets: Patients changing complaints during psychotherapy. *Journal of Consulting and Clinical Psychology, 53,* 49–54. https://doi.org/10.1037/0022-006X.53.1.49

Sotsky, S.M., Glass, D.R., Shea, M.T., Pilkonis, P.A., Collins, J.F., Elkin, I. et al. (1991). Client predictors of response to psychotherapy and pharmacotherapy: Findings in the NIMH Treatment of Depression Collaborative Research Program. *American Journal of Psychiatry, 148*(8), 997–1008.

Spek, V., Nyklicek, I., Cuijpers, O. & Pop, V. (2008). Alexithymia and cognitive behaviour therapy outcome for subthreshold depression. *Acta Psychiatrica Scandinavica, 118,* 164–167. https://doi.org/10.1111/j.1600-0447.2008.01199.x

Spilich, G.J., Vesonder, G.T., Chiesi, H.L. & Voss, J.F. (1979). Text processing of domain-related information for individuals with high and low domain knowledge. *Journal of Verbal Learning and Verbal Behavior, 14,* 506–522. https://doi.org/10.1016/S0022-5371(79)90155-5

Stangier, U. & Leichsenring, F. (2008). Angststörungen. In S.C. Herpertz, F. Caspar & C. Mundt (Hrsg.), *Störungsorientierte Psychotherapie,* 291–319. München: Urban & Fischer. https://doi.org/10.1016/B978-343723730-0.50019-7

Stegmüller, W. (1969). *Metaphysik, Skepsis, Wissenschaft – Wissenschaftliche Erklärung und Begründung.* Berlin: Springer.

Stein, D.M. & Lambert, M.J. (1995). Graduate training in psychotherapy: Are therapy outcomes enhanced? *Journal of Consulting and Clinical Psychology, 63,* 182–196. https://doi.org/10.1037/0022-006X.63.2.182

Stiles, W. (1992). Assimilation in der Klientenzentrierten Psychotherapie. In R. Sachse, G. Lietaer & W. Stiles (Hrsg.), *Neue Handlungskonzepte der Klientenzentrierten Psychotherapie,* 39–48. Heidelberg: Asanger.

Stiles, W. (2002). Assimilation of problematic experiences. In J.C. Norcross (Ed.), *Psychotherapy relationships that work: Therapist contributions and responsiveness to patients,* 357–365. New York, NY: Oxford University Press.

Stiles, W.B., Elliott, R., Llewelyn, S.P., Firth-Cozens, J.A., Margison, F.R., Shapiro, D.A. & Hardy, G. (1990). *Assimilation of problematic experiences by clients in psychotherapy, Psychotherapy, 27,* 411–420. https://doi.org/10.1037/0033-3204.27.3.411

Stiles, W.B., Meshot, C.M., Anderson, T.M. & Sloan, W.W., Jr. (1989). *Assimilation of problematic experiences: The case of John Jones.* Unpublished manuscript, Department of Psychology, Miami University.

Stiles, W.B., Morrison, L.A., Haw, S.K., Harper, H., Shapiro, D.A. & Firth-Cozens, J.A. (1988). *A longitudinal study of clients assimilation of problematic experiences during exploratory psychotherapy.* Unpublished manuscript, Department of Psychology, Miami University.

Stiles, W.B. & Shapiro, D.A. (1994). Disabuse of the drug metaphor: Psychotherapy process-outcome correlations. *Journal of Consulting and Clinical Psychology, 62*(5), 942–948. https://doi.org/10.1037/0022-006X.62.5.942

Stinckens, N. (2001). *Werken met de innerlijke criticus, Gerichte empirische verkenning vanuit een client-gericht-experientiele microtheorie.* Unpublished doctoral dissertation, Katholieke Universiteit Leuven.

Stokes, A.F., Kemper, K. & Kite, K. (1997). Aeronautical decision making, cue recognition, and expertise under time pressure. In C.E. Zsambok & G. Klein (Eds.), *Naturalistic decision making,* 183–196. Mahwah, NJ: Erlbaum.

Stoltenberg, C.D. & Pace, T.M. (2007). The Scientist-Practitioner Model: Now More Than Ever. *Journal of Contemporary Psychotherapy, 37,* 195–203. https://doi.org/10.1007/s10879-007-9054-0

Stone, A., Frank, J.D., Nash, E. & Imber, S. (1961). An intensive five-year follow-up study of treated psychiatric outpatients. *Journal of Nervous and Mental Disease, 133,* 410–422. https://doi.org/10.1097/00005053-196111000-00005

Stoolmiller, M., Duncan, T., Bank, L. & Patterson, G.R. (1993). Some problems and solutions in the study of change: Significant patterns in client resistance. *Journal of Consulting and Clinical Psychology, 61,* 920–928. https://doi.org/10.1037/0022-006X.61.6.920

Strauß, B. (2008). Bindung, Empathiefähigkeit und Intersubjektivität. In S.C. Herpertz, F. Caspar & C. Mundt (Hrsg.), *Störungsorientierte Psychotherapie,* 259–274. München: Urban & Fischer. https://doi.org/10.1016/B978-343723730-0.50017-3

Strauß, B., Hohagen, F. & Caspar, F. (2007a). *Lehrbuch Psychotherapie,* Teilband 1. Göttingen: Hogrefe.

Strauß, B., Hohagen, F. & Caspar, F. (2007b). *Lehrbuch Psychotherapie,* Teilband 2. Göttingen: Hogrefe.

Strauss, B., Kirchmann, H., Eckert, J., Lobo-Drost, A., Marquet, A., Papenhausen, R. & Höger, D. (2006). Attachment characteristics and treatment outcome following inpatient psychotherapy: Results of a multisite study. *Psychotherapy Research, 16,* 573–586. https://doi.org/10.1080/10503300600608322

Stricker, G. (2003). Evidence-based practice: The wave of the past. *The Counseling Psychologist, 31*(5), 546–554. https://doi.org/10.1177/0011000003256351

Strunk, G. & Schiepek, G. (2014). *Therapeutisches Chaos – Eine Einführung in die Welt der Chaostheorie und der Komplexitätswissenschaften.* Göttingen: Hogrefe.

Strupp, H.H. (1978). Psychotherapy Research & Practice: An Overview. In S.L. Garfield & A.E. Bergin (Eds.), *Handbook of Psychotherapy and Behavior Change: An Empirical Analysis,* 3–22. New York, NY: John Wiley & Sons.

Sundararajan, L. (2002). Humanistic Psychotherapy and the Scientist-Practitioner Debate: An „Embodied" Perspective. *Journal of Humanistic Psychology, 42*(2), 34–47. https://doi.org/10.1177/0022167802422004

Svartberg, M. & Stiles, T.C. (1991). Comparative effects of short-term psychodynamic psychotherapy: A meta-analysis. *Journal of Consulting and Clinical Psychology, 59,* 704–714. https://doi.org/10.1037/0022-006X.59.5.704

Svartberg, M. & Stiles, T.C. (1994). Therapeutic alliance, therapist competence, and client change in short-term anxiety-provoking psychotherapy. *Psychotherapy Research, 4*(1), 20–33. https://doi.org/10.1080/10503309412331333872

Takens, R.J. (1995) Een wijze van (be)werken. In G. Lietaer & M. van Kalmthout, *Praktijkboek gesprekstherapie: Psychopathologie en experientiele procesbevordering,* 93–106. Utrecht, NL: De Tijdstroom.

Takens, R.J. (1996). *Anwendung der Bearbeitungsskalen: Einzelne empirische Befunde.* Vortrag auf dem 40. Kongreß der Deutschen Gesellschaft für Psychologie, München.

Takens, R.J. (2001). *Een vreemde nabij.* Amsterdam, NL: Vrije Universiteit.

Talley, P.F., Strupp, H.H. & Morey, L.C. (1990). Matchmaking in psychotherapy: Patient-therapist dimensions and their impact on outcome. *Journal of Consulting and Clinical Psychology, 58,* 182–188. https://doi.org/10.1037/0022-006X.58.2.182

Tallis, F. (1995). *Obsessive Compulsive Disorder: A Cognitive and Neuropsychological Perspective.* Chichester, UK: Wiley.

Tarski, A. (1944). The Semantic Conception of Truth and the Foundations of Semantics. *Philosophy and Phenomenological Research, 4,* 341–375. https://doi.org/10.2307/2102968

Tarski, A. (1993). Truth and Proof. In R.I.G. Hughes (Ed.), *A Philosophical Companion to First-Order Logic,* 101–125. Indianapolis, IN: Hackett Publishing Company.

Tausch, R., Eppel, H., Fittkau, B. & Minsel, W.-R. (1969). *Variablen und Zusammenhänge in psychotherapeutischen Gesprächen.* Bericht vom 25. Kongreß der Deutschen Gesellschaft für Psychologie. Göttingen: Hogrefe.

Tausch, R., Sander, K., Bastine, R., Freise, H. & Nagel, K. (1970). Variablen und Ergebnisse bei client-centered Psychotherapie mit alternierenden Psychotherapeuten. *Psychologische Rundschau, 21,* 29–38.

Tausch, R., Zehelein, H., Fittkau, B. & Minsel, W.-R. (1967). *Variablen und Zusammenhänge in psychotherapeutischen Gesprächen.* Göttingen: Hogrefe. Bericht vom 25. Kongreß der Deutschen Gesellschaft für Psychologie.

Taylor, S.E. & Crocker, J. (1981). Schematic bases of social information processing. In E.T. Higgins, P. Herman & M. Zanna (Eds.), *Social cognition: The Ontario Symposium, Vol. 1.* Hillsdale, NJ: Erlbaum.

Teasdale, J.D. & Barnard, P.J. (1993). *Affect cognition and change: re-modelling depressive thought.* Hove, BE: Erlbaum.

Tedeschi, J.T., Lindskold, S. & Rosenfeld, P. (1985). *Introduction to social psychology.* St. Paul, MN: West Publishing Company.

Tedeschi, J.T. & Norman, N. (1985). Social power, self-presentation, and the self. In B.R. Schlenker (Ed.), *The self and social life,* 293–322. New York, NY: McGraw-Hill.

Tedeschi, J.T. & Riess, M. (1981). Identities, the phenomenal self, and laboratory research. In J.T. Tedeschi (Ed.), *Impression management theory and social psychological research,* 3–22. New York, NY: Academic Press. https://doi.org/10.1016/B978-0-12-685180-9.50006-3

Tedeschi, J.T., Schlenker, B.R. & Bonoma, T.V. (1973). *Conflict, power and games: The experimental study of interpersonal relations.* Chicago, IL: Aldine.

Thomas, C. (2009). Building clinical expertise: The fundamental principles behind improving our psychotherapy outcomes (Online lecture). Retrieved from https://practiceground.org/continuing-education/Building-Clinical-Expertise-6

Thompson, L.W., Gallagher, D. & Czirr, R. (1988). Personality disorder and outcome in the treatment of late-life depression. *Journal of Geriatric Psychiatry, 21*(2), 133–146.

Toukmanian, S.G. (1986). A measure of client perceptual processing. In L.S. Greenberg & W.M. Pinsof (Eds.), *The psychotherapeutic process: A research handbook,* 107–130. New York, NY: Guilford Press.

Toukmanian, S.G. (1992). Studying the client's perceptual process and their outcomes in psychotherapy. In S.G. Toukmanian & D.L. Rennie (Eds.), *Psychotherapy process research: Paradigmatic and narrative approaches.* Newbury Park, CA: Sage.

Toukmanian, S.G. & Grech, T. (1991). *Changes in cognitive complexity in the context of perceptual-processing experiential therapy.* Department of Psychology Report No. 194, York University.

Tracey, T.J. (1986). Interactional correlates of premature termination. *Journal of Consulting and Clinical Psychology, 54*(6), 784–788. https://doi.org/10.1037/0022-006X.54.6.784

Tretter, F. (2005). *Systemtheorie im klinischen Kontext*. Lengerich: Pabst.

Truax, C.B. (1961a). A scale for the measurement of accurate empathy. *University of Wisconsin: Psychiatric Institute Bulletin*, 1(12). Madison, WI: University of Wisconsin.

Truax, C.B. (1961b). *A tentative scale for the measurement of depth of intrapersonal exploration*. [Discussion papers]. Madison, WI: University of Wisconsin, University Psychiatric Institute.

Truax, C.B. (1962a). *A tentative scale for the measurement of depth of therapist genuineness or self-congruence*. Madison, WI: University of Wisconsin, University Psychiatric Institute. Discussion Papers.

Truax, C.B. (1962b). *A tentative scale for the measurement of unconditional positive regard*. Madison, WI: University of Wisconsin, University Psychiatric Institute. Discussion Papers.

Truax, C.B. (1963). Effective ingredients in psychotherapy: An approach to unrevealing the patient-therapist-interaction. *Journal of Counseling Psychology, 10,* 256–263. https://doi.org/10.1037/h0041061

Truax, C.B. (1966a). *Depth of intrapersonal exploration in Psychotherapy: Comparisons between schizophrenic cases and counselling cases and between relatively unsuccessful psychotherapeutic outcomes*. Mimeo-Manuscript.

Truax, C.B. (1966b). Reinforcement and non-reinforcement in Rogerian psychotherapy. *Journal of Abnormal Psychology, 71,* 1–9. https://doi.org/10.1037/h0022912

Truax, C.B. (1966c). Therapist empathy, warmth and genuineness and patient personality change in group psychotherapy: A comparison between interaction unit measures, time sample measures, and patient perception measures. *Journal of Clinical Psychology, 22*(2), 225–229. https://doi.org/10.1002/1097-4679(196604)22:2<225::AID-JCLP2270220236>3.0.CO;2-O

Truax, C.B. (1968a). *The evolving understanding of counselling and psychotherapy and the use of trained practical counsellors or therapist*. Amsterdam. Paper read at the International Congress of Applied Psychology.

Truax, C.B. (1968b). The use of practical counsellors or therapists and the evolving understanding of counselling and psychotherapy. *Discussion Papers,* 12.

Truax, C.B. (1971). Effectiveness of counsellor and counsellor aids: A rejoinder. *Journal of Counseling Psychology, 18,* 365–367. https://doi.org/10.1037/h0031225

Truax, C.B. & Carkhuff, R.R. (1964). Concreteness, a neglected variable in research in psychotherapy. *Journal of Clinical Psychology, 20,* 264–267. https://doi.org/10.1002/1097-4679(196404)20:2<264::AID-JCLP2270200221>3.0.CO;2-G

Truax, C.B. & Carkhuff, R.R. (1965). The experimental manipulation of therapeutic conditions. *Journal of Consulting Psychology, 29,* 119–124. https://doi.org/10.1037/h0021927

Truax, C.B. & Carkhuff, R.R. (1967). *Toward effective conseling and psychotherapy: Training and practice*. Chicago, IL: Aldine.

Truax, C.B. & Mitchell, K.M. (1971). Research on certain therapist interpersonal skills in relation to process and outcome. In A.E. Bergin & S.L. Garfield (Eds.), *Psychotherapy and behavior change,* 299–344. New York, NY: Wiley.

Truax, C.B., Tunnell, B.T., Jr., Fine, H.L. & Wargo, D.G. (1966). *The prediction of client outcome during group psychotherapy from measures of initial status*. Unpublished manuscript. Fayetteville, AR: University of Arkansas, Rehabilitation Research and Training Center.

Truax, C.B. & Wargo, D.G. (1969). Antecedents to outcome in group psychotherapy with outpatients: Effects of therapeutic conditions, alternate sessions, vicarious therapy pretraining, and patient-self-exploration. *Journal of Consulting and Clinical Psychology,* 33.

Truax, C.B., Wargo, D.G. & Silber, L.D. (1966). Effects of group psychotherapy with high accurate empathy and nonpossessive warmth upon female institutionalized delinquents. *Journal of Abnormal Psychology, 71,* 267–274. https://doi.org/10.1037/h0023590

Tsang, P.S. & Voss, D.T. (1996). Boundaries of cognitive Performance as a function of age and piloting experience. *International Journal of Aviation Psychology, 6,* 359–377. https://doi.org/10.1207/s15327108ijap0604_4

Tschacher, W. (1990). *Interaktion in selbstorganisierten Systemen.* Heidelberg: Asanger.

Turley, R.T. & Bierman, J.M. (1995). Competencies of exceptional and nonexceptional software engineers. *Journal of Systems and Software, 28,* 19–38. https://doi.org/10.1016/0164-1212(94)00078-2

Turner, R.M. (1987). The effects of personality disorder diagnosis on the outcome of social anxiety symptom reduction. *Journal of Personality Disorders, 1,* 136–143. https://doi.org/10.1521/pedi.1987.1.2.136

Ulich, D. (1991). *Emotionale Entwicklung als Aufbau emotionaler Schemata.* Augsburger Berichte zur Entwicklungspsychologie und Pädagogischen Psychologie, Nr. 54. Universität Augsburg.

Ulich, D. (1994). Sozialisations- und Erziehungseinflüsse in der emotionalen Entwicklung. In K. Schneewind (Hrsg.), *Psychologie der Erziehung und Sozialisation. Enzyklopädie der Psychologie, Themenbereich D, Serie I,* Bd. 1, 229–257. Göttingen: Hogrefe.

Ulich, D., Kienbaum, J. & Volland, C. (1999). Emotionale Schemata und Emotionsdifferenzierung. In W. Friedlmeier & M. Holodynski (Hrsg.), *Emotionale Entwicklung,* 52–98. Heidelberg: Spektrum.

Ulich, D. & Mayring, P. (1992). *Psychologie der Emotionen.* Stuttgart: Kohlhammer.

van Dijk, T. & Kintsch, W. (1983). *Strategies of Discourse Comprehension.* New York, NY: Academic Press.

Van Orman Quine, W. (1960). *Word and cbject.* Cambridge, MA: MIT Press.

Vespia, K.M. & Sauer, E.M. (2006). Defining characteristic or unrealistic ideal: Historical and contemporary perspectives on scientist-practitioner training in counselling psychology. *Counselling Psychology Quarterly, 19*(3), 229–251. https://doi.org/10.1080/09515070600960449

Vespia, K.M., Sauer, E.M. & Lyddon, W.J. (2006). Counselling psychologists as scientist-practitioners: Finding unity in diversity. *Counselling Psychology Quarterly, 19*(3), 223–227. https://doi.org/10.1080/09515070600960506

Vessey, I. (1986). Expertise in debugging computer programs: An analysis of the content of verbal protocols. *IEEE Transactions on Systems, Man, and Cybernetics, 16,* 621–637. https://doi.org/10.1109/TSMC.1986.289308

Vocks, S. (2010). Konfrontationsverfahren in der kognitiven Verhaltenstherapie. In W. Lutz (Hrsg.), *Lehrbuch Psychotherapie,* 267–284. Bern: Huber.

Vogel, G. & Schulte, D. (1997). Methoden- und verlaufsorientierte Strategien von Psychotherapeuten. *Zeitschrift für Klinische Psychologie, 26*(1), 38–49.

Vollmer, G. (1975). *Evolutionäre Erkenntnistheorie.* Leipzig: S. Hirzel Verlag.

Vollmer, G. (1993). *Wissenschaftstheorie im Einsatz.* Leipzig: S. Hirzel Verlag.

Vollmer, S., Spada, H., Caspar, F. & Burri, S. (2013). Expertise in clinical psychology. The effects of university training and practical experience on expertise in clinical psychology. *Frontiers in Psychology, 4,* 141.

von Fraassen, B.C. (1980). *The Scientific Image.* Oxford: Oxford University Press. https://doi.org/10.1093/0198244274.001.0001

von Franqué, F. & Sachse, R. (2016). Klärungsorientierte Psychotherapie bei Antisozialer Persönlichkeitsstörung. In B. Dulz, P. Briken, O.F. Kernberg & U. Rauchfleisch (Hrsg.), *Handbuch der Antisozialen Persönlichkeitsstörung,* 471–482. Stuttgart: Schattauer.

von Weizsäcker, C.F. (1990). *Die Tragweite der Wissenschaft*. Stuttgart: S. Hirzel Verlag.
von Weizsäcker, C.F. (1992). *Zeit und Wissen*. München: Carl Hanser Verlag.
von Weizsäcker, C.F. (2006). *Die Tragweite der Wissenschaft*. Stuttgart: S. Hirzel Verlag.
Voss, J., Greene, T., Post, T. & Penner, B. (1983). Problem solving skill in the social sciences. In G. Bower (Ed.), *The Psychology of Learning and Motivation*, 165–213. New York, NY: Academic Press. https://doi.org/10.1016/S0079-7421(08)60099-7
Wahl, K., Hohagen, F., Kordon, A. & Rau, G. (2007). Kognitive Verhaltenstherapie bei Zwangsstörungen. In B. Strauß, F. Hohagen & F. Caspar (Hrsg.), *Lehrbuch Psychotherapie*, Band 1, 287–317.
Walach, H. (2005). *Wissenschaftstheorie, philosophische Grundlagen und Geschichte der Psychologie*. Stuttgart: Kohlhammer.
Wampold, B.E. (2001). *The great psychotherapy debate – Models, methods, and findings*. New York, NY: Routledge.
Wampold, B.E., Mondin, G.W., Moody, M., Stich, F., Benson, K. & Ahn, H. (1997). A meta-analysis of outcome studies comparing bona fide psychotherapies: Empirically, „all must have prizes". *Psychological Bulletin, 122,* 203–215. https://doi.org/10.1037/0033-2909.122.3.203
Warwar, N. & Greenberg, L. (2000). Catharsis is not enough: Changes in emotional processing related to psychotherapy outcome. Paper presented at the International Society for Psychotherapy Research Annual Meeting. June, Indian Hills, Chicago.
Watkins, C.E., Jr. (1990). The effects of counselor self-disclosure: A research review. *The Counseling Psychologist, 18,* 477–500. https://doi.org/10.1177/0011000090183009
Watzlawick, P., Beavin, J.H. & Jackson, D.D. (1982). *Menschliche Kommunikation. Formen, Störungen, Paradoxien*. Bern: Huber.
Watzlawick, P., Weakland, J.H. & Fisch, R. (1992). *Lösungen*. Bern: Huber.
Webb, C.A., DeRubeis, R.J., Amsterdam, J.D., Shelton, R.C., Hollon, S.D. & Dimidjian, S. (2011). Two aspects of the therapeutic alliance: Differential relations with depressive symptom change. *Journal of Consulting and Clinical Psychology, 79*(3), 279–283. https://doi.org/10.1037/a0023252
Weinrich, E. & Sachse, R. (1992). Informationsverarbeitung und Intentionsbildung von Psychotherapeuten. In R. Sachse, G. Lietaer & W.B. Stiles (Hrsg.), *Neue Handlungskonzepte der Klientenzentrierten Psychotherapie,* 113–132. Heidelberg: Asanger.
Weiss, J. (1993a). *How Psychotherapy Works: Process and Technique*. New York: Guilford Press.
Weiss, J. (1993b). Emprical studies of the psychoanalytic process. *Journal of the American Psychoanalytical Association, 41,* 7–29.
Weiss, M.J. (2018). The Concept of the Scientist Practitioner and Its Extension to Behavior Analysis. *Education and Treatment of Children, 41*(3), 385–394. https://doi.org/10.1353/etc.2018.0021
Wells, K.B. & Sturm, R. (1996). Informing the policy process: From efficacy to effectiveness data on pharmacotherapy. *Journal of Consulting and Clinical Psychology, 64,* 638–645. https://doi.org/10.1037/0022-006X.64.4.638
Westen, D., Novotny, C.M. & Thompson-Brenner, H. (2004). The empirical status of empirically supported psychotherapies: Assumptions, findings, and reporting in controlled clinical trials. *Psychological Bulletin, 130*(4), 631–663. https://doi.org/10.1037/0033-2909.130.4.631
Westerman, M.A., Tanaka, J.S., Frankel, A.S. & Kahn, J. (1986). The coordinating style construct: An approach to conceptualizing patient interpersonal behavior. *Psychotherapy, 23,* 540–547. https://doi.org/10.1037/h0085655
Westermann, B., Schwab, R. & Tausch, R. (1983). Auswirkungen und Prozesse personenzentrierter Gruppenpsychotherapie bei 164 Klienten einer psychotherapeutischen Beratungsstelle. *Zeitschrift für Klinische Psychologie, 12,* 273–292.

Westmeyer, H. (1975). Zur Beziehung zwischen Verhaltensdiagnose und Verhaltenstherapie. *Psychologische Rundschau, 26,* 282–288.

Westmeyer, H. (1976a). Verhaltenstherapie: Anwendung von Verhaltenstheorien oder kontrollierte Praxis? In P. Gottwald & C. Kraiker (Hrsg.), *Zum Verhältnis von Theorie und Praxis in der Psychologie,* 9–31. München: Sonderheft der GVT.

Westmeyer, H. (1976b). Grundlagenprobleme psychologischer Diagnostik. In K. Pawlik (Hrsg.), *Diagnose der Diagnostik,* 71–102. Stuttgart: Klett.

Whisman, M.A. (1993). Mediators and moderators of change in cognitive therapy of depression. *Psychological Bulletin, 114*(2), 248–265. https://doi.org/10.1037/0033-2909.114.2.248

Wicklund, R.A. (1974). *Freedom and reactance.* New York, NY: John Wiley.

Wilding, J.M. & Valentine, E.R. (2006). Exceptional Memory. In K.A. Ericsson, N. Charness, P.J. Feltovich & R.R. Hoffman (Eds.), *The Cambridge Handbook of Expertise and Expert Performance,* 539–552. Cambridge: University Press. https://doi.org/10.1017/CBO9780511816796.031

Wilfley, D.E., Friedman, M.A., Zoler Dounchis, J., Stein, R.I., Welch, R.R., Friedman, M.A. & Ball, S.A. (2000). Comorbid psychopathology in binge eating disorder: Relation to eating disorder severity at baseline and following treatment. *Journal of Consulting and Clinical Psychology, 68*(4), 641–649. https://doi.org/10.1037/0022-006X.68.4.641

Wilson, G.T., Fairburn, C.C., Agras, W.S., Walsh, B.T. & Kraemer, H. (2002). Cognitive-behavioral therapy for bulimia nervosa: Time course and mechanisms of change. *Journal of Consulting and Clinical Psychology, 70,* 267–274. https://doi.org/10.1037/0022-006X.70.2.267

Wiltsche, H.A. (2013). *Einführung in die Wissenschaftstheorie.* Göttingen: Vandenhoeck & Ruprecht.

Wimmer, R. (2016). Komplexität verlangt Übung. In D. Baecker (Hrsg.), *Schlüsselwerke der Systemtheorie,* 361–372. Wiesbaden: Springer VS. https://doi.org/10.1007/978-3-531-20004-0_29

Wittgenstein, L. (1971). *Logisch-philosophische Abhandlung.* Frankfurt.

Yates, J.F. & Tschirhart, M.D. (2006). Decision-Making Expertise. In K.A. Ericsson, N. Charness, P.J. Feltovich & R.R. Hoffman (Eds.), *The Cambridge Handbook of Expertise and Expert Performance,* 421–438. Cambridge: University Press. https://doi.org/10.1017/CBO9780511816796.024

Zeh, H.D. (2012). *Physik ohne Realität: Tiefsinn oder Wahnsinn?* Heidelberg: Springer. https://doi.org/10.1007/978-3-642-21890-3

Zimmer, H.D. (2006). Repräsentation und Repräsentationsformate. In J. Funke & P.A. Frensch (Hrsg.), *Handbuch der Allgemeinen Psychologie – Kognition,* 325–333. Göttingen: Hogrefe.

Zimmerman, B.J. (2006). Development and Adaptation of Expertise: The Role of Self-Regulatory Processes and Beliefs. In K.A. Ericsson, N. Charness, P.J. Feltovich & R.R. Hoffman (Eds.), *The Cambridge Handbook of Expertise and Expert Performance,* 705–722. Cambridge: University Press. https://doi.org/10.1017/CBO9780511816796.039

Zimmerman, M., Pfohl, B., Coryell, W.H., Corenthal, C. & Stangl, D. (1991). Major depression and personality disorder. *Journal of Affective Disorders, 22,* 199–210. https://doi.org/10.1016/0165-0327(91)90066-2

Zimmerman, M., Rothschild, L. & Chelminski, I. (2005). The prevalence of DSM-IV personality disorders in psychiatric outpatients. *American Journal of Psychiatry, 162,* 1911–1918. https://doi.org/10.1176/appi.ajp.162.10.1911

Znoj, H. & Grosse Holtforth, M. (2010). Motivationale Interventionen und Beziehungsgestaltung in der Psychotherapie. In W. Lutz (Hrsg.), *Lehrbuch Psychotherapie,* 413–430. Bern: Huber.

Endnoten

1 Bink & Marsh, 2000; Finke et al., 1992; Förster & Denzler, 2006a, 2006b; Förster & Friedman, 2003; Frensch & Funke, 1995; Funke, 2000, 2003, 2006a, 2006b

2 vgl. Gottman, 1978; Hill & Lambert, 2004; Kazdin, 1986, 1994; Kendall et al., 2004; Kiesler, 1966a, 1966b, 1969, 1971; Strupp, 1978

3 Grawe 1982, 1985, 1986, 1987a, 1987b, 1988a, 1988b, 1992a, 1992b, 1995, 1997, 1998; Caspar & Grawe, 1982a, 1982b, 1992, 1996; Grawe, Bernauer & Donati, 1990; Grawe & Caspar, 1984; Grawe et al., 1990c, 1994, Grawe, Grawe-Gerber, Heininger, Ambühl & Caspar, 1996; Grawe, Heiniger, Grawe-Gerber, Ambühl & Caspar, 1996

4 vgl. Bergin & Garfield, 1971, 1994; Caspar et al., 2017a, 2017b; DelRe & Flückiger, 2016; Elliott et al., 1990, 2004; Garfield & Bergin, 1978, 1986; Goldfried & Eubanks-Carter, 2004; Herpertz et al., 2017; Lambert, 2004, 2013; Lambert & Ogles, 2016; Llewelyn et al., 2016; Lutz, 2010a, 2010b; Lutz & Böhnke, 2010; Lutz et al., 2010a, 2010b; Lutz & Grawe, 2007; Norcross et al., 2016; Orlinsky et al., 1994, 2004; Petermann & Reinecker, 2005; Strauß et al., 2007a, 2007b; Westen et al., 2004

5 Allen et al., 1988; Ambühl, 1989, 1991, 1992; Bohart & Wade, 2013; Caspar et al., 2017a, 2017b; Clarkin & Levy, 2004; Conte, Plutchik, Picard & Karasu, 1991 ; Fiedler, 2007; Garfield, 1971, 1978, 1986, 1994; Herpertz & Caspar, 2017; Hill, 1989; Marziali, 1984; Soldz et al., 1992; Talley et al., 1990

6 vgl. Backenstrass & Mundt, 2008; Beck et al., 1979, 1985; Caspar et al., 2017a, 2017b; Clark et al., 1994, 1998, 2006; Egle, et al., 2007; Ehlers, 1999; Ehlers & Clark, 2000; Fichter & Herpertz, 2008; Fiedler, 2001; Flor, 2007; Freyberger & Spitzer, 2007; Gleaves & Eberenz, 1993; Hautzinger, 2003; Hautzinger & DeJong-Meyer, 1996; Henningsen & Martin, 2008; Herpertz, 2006; Hiller et al., 1997; Jacobi et al., 2000, 2007; Lieb, 2007; Maercker, 1998, 2007; McCullough, 1991, 2000, 2003; McCullough et al., 2000, 2003; Poppe, 2008; Rief & Hiller, 1998, 2003; Rief et al., 2006; Salkovskis, 1999; Salkovskis et al., 1999, 2003; Schauenburg, 2007; Stangier & Leichsenring, 2008; Wahl et al., 2007

7 Arntz, 2003; Beck et al., 1999; Bohus, 2002, 2007; Doering et al., 2008; Doering & Sachse, 2008a, 2008b; Fava et al., 2002; Fiedler, 2003, 2007; Gouzoulis-Mayfrank et al., 2008; Habermeyer et al., 2008; Herpertz et al., 2001; Linehan, 1993; McDermut & Zimmerman, 1998; Millon, 1996; Newton-Howes et al., 2006; Renneberg, 2008; Sachse, 1999b, 2001, 2002, 2004a, 2004b, 2006a, 2006b, 2008a; Sachse et al., 2010, 2011

8 Burns & Nolen-Hoeksema, 1992; Beutler et al., 2006; Clarkin & Levy, 2004; Diguer et al., 1993; Fiorot et al., 1990; Greenberg et al., 1995; Haaga et al., 2006; Hardy et al., 1995; Newman et al., 2006; Shea et al., 1990; Thompson et al., 1988

9 Bohart & Greenberg, 1997; Greenberg & Elliott, 1997; Sachse, 1992a, 1993b, 1996a, 1996b, 2003; Sachse & Sachse, 2011

10 vgl. Bommert et al., 1972; Buckley et al., 1981; Bugge et al., 1985; Dormaar et al., 1989; Gabbard et al., 1986; Kiesler et al., 1967; Mitchell et al., 1973; Tausch et al., 1970; Truax, 1961a, 1961b, 1963, 1966a, 1966b

11 vgl. Greenberg, 1986, 1991, 1992; Greenberg & Clarke, 1979; Greenberg & Goldman, 1988; Greenberg & Pinsof, 1986; Greenberg & Rice, 1991; Greenberg & Safran, 1984a, 1984b, 1987, 1989; Greenberg, Ford, Alden & Johnson, 1993; Greenberg, Rice & Elliott, 1993; Sachse, 1984, 1986, 1999a, 1999b; 2003

12 Sachse, 1988a, 1990a, 1990b, 1990c, 1991b, 1991c, 1992a, 1992b, 1992c, 1993b; Sachse & Sachse, 2009

13 Atrops & Sachse, 1994; Sachse, 1990c, 1994b, 1995a, 1997a, 1998a, 2006a, 2018d; Sachse & Atrops, 1991; Sachse, Fasbender & Sachse, 2011a, 2011b; Sachse & Rudolph, 1992a, 1992b; Sachse & Schirm, 2015c

14 Caspar, 1997a, 1997b, 2003a, 2003b, 2003c, 2005, 2006a, 2006b, 2007a, 2007d; Caspar & Jacobi, 2004; Caspar et al., 2017a, 2017b; Herpertz & Caspar, 2017

15 Mowrer, 1939, 1940, 1960; Skinner, 1933, 1936, 1938, 1953, 1957, 1963, 1974; vgl. auch Angermeier, 1972; Angermeier & Peters, 1973; Eysenck & Rachman, 1973; Kanfer & Phillips, 1975; Kimble, 1968
16 Bartling et al., 2005; Davey, 1997; Fiegenbaum & Tuschen, 2000; Foa & Kozak, 1986; Gauthier & Marshall, 1977; Marks, 1969, 1972, 1987; Neudeck & Wittchen, 2005; Öst et al., 2004; Vocks, 2010
17 vgl. Breil et al., 2004; Eifert et al., 1997; Koban et al., 2005; Schulte, 1994, 1995, 1996a, 1996b, 1997a, 1997b, 1997c, 2000, 2001, 2003; Schulte & Eifert, 2002; Schulte & Künzel, 1989; Schulte et al., 1991, 1992; Vogel & Schulte, 1997
18 Benjamin, 1987, 1993, 1996, 2003; Bornstein, 1993, 1995; Colvin et al., 1995; Fiedler, 2003, 2004, 2005, 2006, 2007, 2014; Livesley & Jackson, 1992; Livesley & Jang, 2005; Millon, 1994, 1996, 2011; Ronningstam, 2000, 2005, 2010, 2011
19 Sachse, 1997b, 1999a, 1999b, 2000c, 2001, 2002, 2004b, 2004c, 2005b, 2006g, 2006h, 2007a, 2008a, 2013d, 2014a, 2014b, 2014f, 2014g, 2015g, 2016d, 2016e, 2016i, 2016j, 2018f, 2018g, 2019a, 2019b, 2019d, 2019e, 2020b; Breil & Sachse, 2011, 2016, 2018d; Doering & Sachse, 2008a, 2008b, 2008c, 2017a, 2017b, 2017c; von Franqué & Sachse, 2016; Sachse & Kiszkenow-Bäker, 2020a; Sachse, Breil, Sachse & Fasbender, 2013; Sachse, Fasbender, Breil & Sachse, 2012; Sachse, Fasbender & Sachse, 2014; Sachse & von Franqué, 2019; Sachse & Kiszkenow-Bäker, 2014, 2016, 2020a, 2020b, 2020c, 2020d, 2020e; Sachse, Kiszkenow-Bäker & Schirm, 2015; Sachse & Kramer, 2016, 2019; Sachse & Müller, 2016; Sachse & Pauly, 2018; Sachse & Sachse, 2016a, 2016b, 2017; Sachse, Sachse & Fasbender, 2010, 2011; Sachse & Schirm, 2015a, 2015b; Sachse & Walburg, 2017a, 2017b
20 vgl. Freudenberg, Weiland-Heil & Sachse, 2018; Lewis, Weiland-Heil & Sachse, 2018; Sachse, Müller, Diermann & Sachse, 2019; Sachse & Sachse, 2016a, 2016b, 2016c, 2016d, 2016e, 2016f, 2016g, 2016h
21 Braginsky et al., 1966; Frühauf et al., 2015a, 2015b, 2017; Higgins et al., 2003; Howard et al., 1986; Kipnis et al., 1980; Leary & Kowalski, 1990; Pontari & Schlenker, 2004; Schütz, 1995
22 vgl. Sachse, 1999a, 2001, 2002, 2006g, 2013d, 2014i, 2019a, 2019b; Tedeschi et al., 1973, 1985; Tedeschi & Norman, 1985; Tedeschi & Riess, 1981
23 vgl. Curtis & Silberschatz, 1996; Sachse, 2013d, 2014i, 2016d, 2018g, 2019a, 2019b, 2019d; Weiss, 1993a, 1993b
24 vgl. Becker & Sachse, 1998; Gäßler & Sachse, 1992a, 1992b; Sachse, 1992c, 1992f, 1994a, 1996a, 2006c, 2006d, 2006i, 2017b; Sachse & Breil, 2011; Sachse, Breil & Fasbender, 2011; Sachse & Rudolf, 2008, 2017; Sachse & Sachse, 2011; Weinrich & Sachse, 1992
25 Caspar, 1984, 1986, 1987, 1989, 1992, 1995a, 1995b, 1996a, 1996b, 1997a, 1997b, 2000a, 2000b, 2002, 2003a, 2003b, 2005; Caspar et al., 2005; Caspar & Grawe, 1982a, 1982b, 1992, 1996; Eells, 2007a, 2007b, 2013a, 2013b; Grawe, 1992a, 1992b, 1998, 2005; Grawe, Grawe-Gerber, Heininger, Ambühl & Caspar, 1996; Grawe, Heiniger, Grawe-Gerber, Ambühl & Caspar, 1996; Grawe et al., 1999; Ingram, 2016; Johnstone & Dallos, 2013; Kramer, 2019; Macneil et al., 2012; Sachse, 2019a
26 siehe hierzu: Becker & Sachse, 1998; Breil & Sachse, 2006; Sachse, 1987, 1991b, 1992a, 1992e, 1992f; 1995a, 1999a, 1999b, 2000c, 2001, 2003, 2004a, 2005a, 2006a, 2006f, 2008b, 2009b, 2015b, 2016a, 2016b, 2016f, 2019a; Sachse & Langens, 2015; Sachse, Langens & Sachse, 2012, 2018
27 vgl. Adelson, 1984; Chi, 1978, 2006; Durso & Dattel, 2006; Ericsson et al., 2006; Feltovich et al., 2006; Gobet & Charness, 2006; Hodges et al., 2006; Hoffman & Lintern, 2006; Kellogg, 2006; Norman et al., 2006; Proctor & Vu, 2006; Reimann, 1998; Rosenbaum et al., 2006; Ross et al., 2006; Sonnentag et al., 2006; Wilding & Valentine, 2006; Yates & Tschirhart, 2006
28 Alexander, 2003; Anderson, 1983; Barlow et al., 1997; Bedard & Chi, 1992; Betan & Binder, 2010; Charness, 1989, 1991; Chase & Simon, 1973; Chi, 1978, 2006; Chi et al., 1981, 1982, 1988; de Groot, 1965; Davis, 2009; Dino & Shanteau, 1984; Eells et al., 2005; Ericsson & Smith, 1991a, 1991b; Ericsson & Staszewski, 1989; Ericsson et al., 1990, 1993, 2006; Eteläpelto, 1993; Feltovich et al., 2006; Fisher & Galer, 1984; Gaeth & Shanteau, 1984; Hinsley et al., 1978; Johnson et al., 1981; Klein, 1993; Larkin et al., 1980; Lesgold, 1984; Lesgold et al., 1988; Lipshitz & Strauss, 1997; Newmark & Lederman, 1987; Patel & Groen, 1991; Patel & Kaufman, 1995; Persons, 2008; Schank et al.,

1999; Schmitt & Klein, 1996; Schneider, 1985; Shanteau, 1987, 1989, 1992; Shanteau & Gaeth, 1981; Shanteau & Phelps, 1977; Simon & Simon, 1978; Sonnentag, 1998; Spilich et al., 1979; Stokes et al., 1997; Tsang & Voss, 1996; Vessey, 1986; Voss et al., 1983

29 vgl. Cantor, 1982; Chapman & Chapman, 1967, 1969; Golding & Rorer, 1972; Kurtz & Garfield, 1978; Rosenhan, 1973; Wells & Sturm, 1996

30 z. B. Aspenson et al., 1993; Beutler et al., 1995; Horn, McGowan, Mitchell, Mellott, Lilly & Martinez, 2007; Horn, Troyer, Hall, Mellott, Coté & Marquis, 2007; Jones & Mehr, 2007; Larner, 2001; Mellott & Mehr, 2007; O'Gorman, 2001; Petersen, 2007; Stoltenberg & Pace, 2007; Weiss, 2018

31 vgl. Kramer, Pascual-Leone, Rohde & Sachse, 2015, 2018a, 2018b; Kramer, Gholam, Maillard, Kolly, Püschel & Sachse, 2020; Maillard, Berthoud, Kolly, Sachse & Kramer, 2020; Signer, Estermann, Sachse, Caspar & Kramer, 2019

32 vgl. Cramer, 1989; Ebeling & Feistel, 1994; Haken, 1995, 1981; Haken & Schiepek, 2010; Kriz, 1992; Prigogine & Stengers, 1986; Schneider, 1988; Tschacher, 1990

33 vgl. Argyris et al., 2010, 2017; Baecker, 2016; Bischof, 2016; Briggs & Peat, 1990; Frank, 2017; Haken & Schiepek, 2010; Kriz & Tschacher, 2017; Malik, 2002; Schiepek, 1991, 1999; Schiepek et al., 1992, 1997, 2000; Strunk & Schiepek, 2014; Tretter, 2005; Wimmer, 2016

34 Breil & Sachse, 2009; Fasbender & Sachse, 2018; Kramer, Püschel, Breil & Sachse, 2009; Sachse, 1983, 1992a, 2003, 2005a, 2006b, 2008b, 2013a, 2015b, 2016a, 2016g; Sachse, Breil & Fasbender, 2009; Sachse & Fasbender, 2013, 2017; Sachse, Fasbender, Breil & Sachse, 2011; Sachse, Fasbender & Sachse, 2011a, 2011b; Sachse, Püschel, Fasbender & Breil, 2008

35 vgl. Barber et al., 1999, 2000; Castonguay et al., 1996; Cooley & LaJoy, 1980; Gaston, 1990; Gaston et al., 1991, 1994; Jordan, 2003; Krupnick et al., 1996; Lambert & Barley, 2002, 2008; Marziali, 1984; Norcross, 2002; Safran & Wallner, 1991; Salvio et al., 1992; Svartberg & Stiles, 1994; Webb et al., 2011

36 Sachse, 1987, 1996a, 1997b, 1999a, 1999b, 2001, 2004b, 2006b, 2013a, 2013b; 2016a

37 vgl. Barrett-Lennard, 1962; Carkhuff, 1972; Elliott et al., 1990; Farber & Lane, 2002; Gomes-Schwartz, 1978; Gurman, 1977; Hansen et al., 1968; Kiesler et al., 1967; Klein et al., 2002; Lambert et al., 1978; Lietaer, 1984; Mitchell et al., 1973; Orlinsky et al., 1994; Parloff et al., 1978; Rogers, 1942, 1951, 1957, 1958; Sachse & Elliott, 2002; Tausch et al., 1967, 1969, 1970; Truax, 1961a, 1961b, 1962a, 1962b, 1963, 1966a, 1966b, 1966c, 1968a, 1968b, 1971; Truax & Carkhuff, 1964, 1965, 1967; Truax & Mitchell, 1971; Truax & Wargo, 1969; Truax et al., 1966a, 1966b

38 Belz & Caspar, 2017; Caspar, 1986, 1987, 1989, 1995a, 1995b, 1996a, 1996b, 2000a, 2000b, 2001, 2002, 2003c, 2005, 2006a, 2006b, 2007a, 2007b, 2008a, 2008b, 2008c, 2009a, 2009b, 2013a, 2013b, 2019; Caspar & Berger, 2011; Caspar & Belz, 2012, 2017a, 2017b; Caspar & Ecker, 2008; Caspar et al., 2000, 2005; Caspar & Grawe, 1982a, 1982b, 1992, 1994, 1996; Grawe, 1982, 1986; Grawe & Caspar, 1984; Grawe et al., Grawe, Grawe-Gerber, Heininger, Ambühl & Caspar, 1996; Grawe, Heiniger, Grawe-Gerber, Ambühl & Caspar, 1996; Kramer et al., 2011; Znoj & Grosse-Holtforth, 2010

39 vgl. Breil & Sachse, 2011, 2016; Sachse, 1987, 1997b, 1999a, 2000c, 2001, 2003, 2004c, 2006b, 2013c, 2016b, 2017b, 2019a; Sachse, Breil & Fasbender, 2009; Sachse, Sachse & Fasbender, 2010

40 vgl. Bartlett, 1932; Beck, 1979; Crocker et al., 1984; Hedlund & Rude, 1995; Herrmann, 1965; Mandler, 1979; Norman, 1982; Norman & Bobrow, 1975; Piaget, 1945, 1952, 1954, 1976; Power & Dalgleish, 1997; Rumelhart, 1980; Sachse, 1992a, 2014a, 2014b, 2014c, 2014e; Schank & Abelson, 1977; Segal, 1988; Tallis, 1995; Taylor & Crocker, 1981; Teasdale & Barnard, 1993

41 vgl. Sachse, 1999b, 2000a, 2001, 2002, 2004a, 2004b, 2006b, 2007a, 2007b, 2008b, 2013a, 2013b

42 siehe Brunstein, 1993, 1995, 2001, 2006, 2010; Brunstein et al., 1995, 1996, 2007, 2008; Brunstein & Hoyer, 2002; Brunstein & Maier, 1996, 2002, 2005; Brunstein & Schultheiß, 1996; Brunstein, Schultheiß & Grässmann, 1998; Brunstein, Schultheiß & Maier, 1999; McClelland, 1989; McClelland et al., 1989

43 vgl. Brunstein, 1993, 2006, 2010; Brunstein et al., 1995, 1996, 1998, 2007, 2008; Brunstein, Maier & Schultheiß, 1999; Brunstein, Schultheiß & Maier, 1999; Brunstein & Maier, 1996, 2002, 2005; Kuhl & Kaschel, 2004